ENDOSCOPE

消化内镜
基础与技巧

主编 / 〔日〕浦冈俊夫

译 / 林香春

北京科学技术出版社

Original Japanese title: RESIDENT NO TAMENO SHOKAKINAISHIKYO KOTOHAJIME

edited by Toshio Uraoka

© Medical View, Co., Ltd., 2023

Original Japanese edition published by Medical View Co., Ltd.

Simplified Chinese translation rights arranged with Medical View Co., Ltd. through The English Agency (Japan) Ltd. and Eric Yang Agency, Inc.

著作权合同登记号 图字：01-2024-3916

图书在版编目（CIP）数据

消化内镜基础与技巧 ／（日）浦冈俊夫主编 ；林香春译. —— 北京 ： 北京科学技术出版社，2025. —— ISBN 978-7-5714-4584-3

Ⅰ．R570.4-64

中国国家版本馆CIP数据核字第2025WS0147号

责任编辑： 张真真
责任校对： 贾　荣
责任印制： 吕　越
封面设计： 申　彪
出 版 人： 曾庆宇
出版发行： 北京科学技术出版社
社　　址： 北京西直门南大街16号
邮政编码： 100035
电　　话： 0086-10-66135495（总编室）　0086-10-66113227（发行部）
网　　址： www.bkydw.cn
印　　刷： 雅迪云印（天津）科技有限公司
开　　本： 787 mm×1092 mm　1/16
字　　数： 476千字
印　　张： 21
版　　次： 2025年8月第1版
印　　次： 2025年8月第1次印刷
ISBN 978-7-5714-4584-3

定　　价：228.00元

主编简介及编者名单

主编

浦冈俊夫　群马大学大学院医学系研究科消化与肝病内科学教授

　　率先开展了需要精准技术的结肠镜黏膜下剥离术，开启了针对消化道肿瘤的微创治疗。在冈山大学、日本国立癌研究中心、庆应义塾大学等积累了丰富的经验。同时积极开展临床研究以及针对落后地区和海外医师的技术指导，精通医疗器械以及附件的开发，获得多项专利。

编者（按照书中出现的顺序）

辻　阳介	东京大学医学部附属病院次世代内镜开发讲室特任准教授
山崎刚明	国立癌研究中心东病院消化内镜科
砂川弘宪	国立癌研究中心东病院消化内镜科
矢野友规	国立癌研究中心东病院消化内镜科科长
小松康宏	群马大学名誉教授（医疗质量与安全学）
栗林志行	群马大学大学院医学系研究科消化道与肝脏内科学病院讲师
西田　勉	市立要中病院消化内科部长
落合刚启	奥林巴斯株式会社内镜市场部
关　正广	富士胶片医学株式会社内镜事业部技术部营业技术组
菅原二朗	HOYA 株式会社 PENTAX life care 事业部品质保证统括部
森田圭纪	神户大学医学部附属病院国际癌医疗研究中心消化内科特任准教授
佐佐木基	庆应义塾大学医学部肿瘤中心微创疗法研究开发部特聘研究员、消化内镜技师、临床检查部技师
矢作直久	庆应义塾大学医学部肿瘤中心微创疗法研究开发部教授
富田英臣	爱媛大学医学部附属病院光学医疗诊疗部
玉井尚人	东京慈惠会医科大学内镜医学讲座准教授
八田和久	东北大学病院消化内科病院讲师
吉井新二	札幌医科大学医学部消化内科学教研室讲师
土山寿志	石川县立中央病院副院长
北泽尚子	早期胃癌检诊协会附属茅场町诊所
中岛宽隆	早期胃癌检诊协会附属茅场町诊所所长
赵　利奈	东京大学医学部附属病院消化内科
角嶋直美	东京大学医学部附属病院光学医疗诊疗部
藤城光弘	东京大学医学部附属病院消化内科教授
春日健吾	群马大学大学院医学系研究科消化道与肝脏内科学
上山浩也	顺天堂大学医学部消化内科学教研室准教授
高桥亚纪子	佐久医疗中心内镜内科副部长
小山恒男	佐久医疗中心内镜内科部长
石原真悟	伊势崎市民病院消化内科医长
桑井寿雄	吴医疗中心·中国癌研究中心消化内科医长/内镜中心主任
水本　健	吴医疗中心·中国癌研究中心消化内科

丰岛　治　　　丰岛内镜诊所所长

西泽俊宏　　　国际医疗福祉大学医学部消化内科教授

根本大树　　　福岛县立医科大学会津医疗中心小肠结肠内科

中岛勇贵　　　福岛县立医科大学会津医疗中心小肠结肠内科

富樫一智　　　福岛县立医科大学会津医疗中心小肠结肠内科教授

小林　望　　　国立癌研究中心中央病院检诊中心主任

田中宽人　　　群马大学大学院医学系研究科消化道与肝脏内科学

宫地英行　　　昭和大学横滨市北部病院消化道中心准教授

朝山直树　　　广岛市立北部医疗中心安佐市民病院消化内科部长

永田信二　　　广岛市立北部医疗中心安佐市民病院副院长/消化内科主任部长

鸣田贤次郎　　广岛市立北部医疗中心安佐市民病院内镜内科副部长

丝井祐贵　　　群马大学大学院医学系研究科消化道与肝脏内科学

山下　贤　　　广岛大学病院内镜诊疗科

冈　志郎　　　广岛大学病院消化内科教授

田中信治　　　JA 尾道综合病院院长/日本消化内镜学会理事长

福泽诚克　　　东京医科大学消化内科准教授

桥本　悠　　　群马大学大学院医学系研究科消化道与肝脏内科学

志贺永嗣　　　东北大学病院消化内科

下田将之　　　东京慈惠会医科大学病理学教研室教授

山崎嵩之　　　国立癌研究中心中央病院内镜科

阿部清一郎　　国立癌研究中心中央病院内镜科

斋藤　丰　　　国立癌研究中心中央病院内镜科科长

田原利行　　　济生会宇都宫病院消化内科主任诊疗科长/内镜中心副主任

高林　馨　　　庆应义塾大学医学部内镜中心专任讲师

高取祐作　　　庆应义塾大学医学部肿瘤中心

加藤元彦　　　庆应义塾大学医学部肿瘤中心教授

东　玲治　　　一宫西病院消化内科部长/消化内镜中心主任

冈村幸重　　　佐野厚生综合病院副院长/消化内科主任部长

引地拓人　　　福岛县立医科大学附属病院内镜诊疗部长，病院教授

今井健一郎　　静冈县立癌研究中心内镜科医长

堀田欣一　　　静冈县立癌研究中心内镜科部长代理

伊藤纱代　　　静冈县立癌研究中心内镜科

高柳骏也　　　NTT 东日本关东病院消化内科

大圃　研　　　NTT 东日本关东病院消化内科部长

山本阳一　　　静冈县立癌研究中心内镜科医长

小野裕之　　　静冈县立癌研究中心院长兼内镜科部长

细谷隆一　　　群马大学医学部附属病院光学医疗诊疗部

加藤博也　　　冈山大学病院光学医疗诊疗部长/准教授

中井阳介　　　东京大学医学部附属病院光学诊疗部准教授

土屋贵爱　　　东京医科大学临床医学系消化内科学领域准教授

胁冈　范　　　国立癌研究中心中央病院肝胆胰内科医长

小嶋启之　　　东京医科大学临床医学系消化内科学领域

系井隆夫　　　东京医科大学副院长/临床医学系消化内科学领域主任教授

细江直树　　　庆应义塾大学医学部内镜中心副中心长，准教授

三泽将史　　　昭和大学横滨市北部病院消化道中心讲师

专家介绍

矢作直久

包括十二指肠癌在内的消化道病变内镜切除第一人　　第 43 页专栏

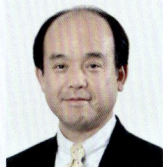

在东京通信病院内镜研修后进入东京大学第 1 内科。在当时认为使用前端钝而短的刀可避免穿孔的理念下，开始使用细圈套器的前端进行切开、剥离，并利用这一技术开发了 Flex-Knife。还提倡在切开、剥离过程中发生出血时使用注水泵以及止血钳。其后开发了 DualKnife、Flex Lifter 等各种各样的器材，于 2005 年任虎之门医院消化内科部长，自 2010 年开始出任庆应义塾大学癌研究中心教授、微创疗法研究开发部部长。

小野裕之

食管癌、胃癌内镜治疗第一人　　第 273 页专栏

在国立癌研究中心中央病院积累了丰富的经验，于 2022 年任静冈县立癌研究中心内镜科部长。自 2023 年开始任该中心院长，内镜科部长。为 ESD（内镜黏膜下剥离术）治疗领域的先驱者之一，主导有关 ESD 适应证相关的临床研究，为扩大 ESD 的临床应用范围做出了重要贡献。治疗了 3000 例以上的早期胃癌以及浅表型食管癌，是日本国内乃至世界的著名研究 ESD 手法的内镜界代表性人物。

藤城光弘

内镜检查及围手术期管理第一人　　第 277 页专栏

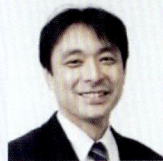

曾在日立制作所日立松合医院、国立癌研究中心中央病院消化内科等进行内镜学习，于 2000 年回归东京大学医学部附属病院消化内科。2009 年开始任光学医疗诊疗部长，2019 年任名古屋大学消化内科教授，2021 年开始任东京大学医学部附属病院消化内科教授。2016 年成为"内镜检查、围手术期管理标准化研究会"的牵头人。深度参与内镜相关的保险合同方案、英文陆稻集、指南的制订和专科医师制度的探讨，自 2022 年开始任日本消化内镜学会理事。

系井隆夫

胆管、胰腺内镜治疗第一人　　第 302 页专栏

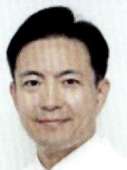

曾任昭和大学北部病院消化中心兼职讲师、筑波大学光学诊疗部非常勤讲师、庆应义塾大学消化内科客座教授等，现在为东京医科大学副院长、消化内科学领域主任教授、肝胆胰中心主任。精通肝胆胰疾病的诊疗，尤其擅长无法手术的进展期胰腺癌的综合治疗，是积极推广内镜治疗技术的先驱者之一。通过在海外开展治疗示范及技术演讲等活动，在国际医学界享有盛誉。

斋藤　丰

结肠内镜诊断治疗第一人　　第 308 页专栏

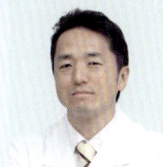

曾在国立癌研究中心内镜中心、三井纪念病院消化内科等学习，自 2012 年开始任国立癌研究中心中央病院内镜中心主任、内镜科科长。2019 年开始担任日本消化内镜学会国际委员会委员长、AI 推进委员会委员长等多项职务。东京医科大学消化内科学讲座兼职教授，开发消化内镜诊断及治疗、放大内镜诊断及 AI 下内镜诊断、EMR/ESD 等的先驱者之一，曾在国内外进行多次内镜指导、现场演示等。

前言

从医学生时期就立志做一名能独当一面的消化内科医师的我开始学习上消化道内镜检查是在任住院医师的第 1 年，第 2 年开始学习结肠镜检查。当时的培训体系和现在不同，医学生们能够在更早的阶段进入自己希望进入的专业领域实践。当时我的指导老师提出了一个要求，那就是独立完成钡灌肠检查。渴望能尽早做结肠镜检查的我和技师长商量，我每天从早晨就开始操作，以尽可能完成更多的钡灌肠检查，然后在傍晚的科室会议中，我展示拍摄的照片并接受点评及指导；同时我还努力自学，当时的学习参考书及笔记我珍藏至今。那时并没有多少能够从基础学起的内镜参考书，也没有多少能够用来自学的教材。

在全国热心于年轻医师培养教育的医师们的大力支持下，我编写了这本有关消化内镜诊疗必备基本知识、技术以及应用的书。本书内容丰富、通俗易懂，通过视频以及图像传递一些技巧和心得。在编写过程中，我邀请了内镜高手们给住院医师留言，这也让我培养年轻医师的热情更加高涨。我曾经有景仰的老师，我也希望自己能成为受年轻人景仰的专家，相信这些积累和总结也会与我实现自己的理想及未来成长密切相关。

我们在不断钻研以患者为中心的内镜诊疗技术的同时，也应将确保内镜诊疗的安全作为重中之重。虽然内镜诊疗开展广泛，但是我们要记住内镜诊疗是具有一定相关并发症的侵袭性技术，需要确保包括围手术期管理在内的医疗安全。

本书可在住院医师、年轻医师通过自学掌握知识和提升技术的过程中提供参考，如果他们的指导老师、内镜护士等医疗相关人士也受益，这将是我的幸运。衷心希望最佳的内镜诊疗技术能够惠及每位患者的身心。

最后，我要感谢 Medical View 编辑部的井上、长泽在新冠病毒流行时期付出的努力，也衷心感谢为本书的出版做出贡献的各位相关人士。

浦冈俊夫

2023 年 5 月

缩略词表

A	ADR	adenoma detection rate	腺瘤检出率
	AI	artificial intelligence	人工智能
	APC	argon plasma coagulation	氩等离子体凝固术
	AS	aethoxysklerol	乙氧硬化醇®
	ASGE	American Society for Gastrointestinal Endoscopy	美国内镜学会
	AV	anal verge	肛门下缘
B	BA	brownish area	棕色区域
	BLI	blue laser imaging/blue light Imaging	蓝激光成像技术 / 蓝光成像技术
C	CADe	computer-aided detection	计算机辅助发现
	CADx	computer-aided diagnosis	计算机辅助诊断
	CCD	charge coupled device	电耦合器
	CE	capsule endoscopy	胶囊内镜
	CFP	cold forceps polypectomy	冷活检钳息肉切除术
	CMOS	complementary metal oxide semiconductor	互补性金属氧化半导体
	CS	colonoscopy	结肠镜
	CSP	cold snare polypectomy	冷圈套器息肉切除术
D	DL	demarcation line	边界线
	DLBCL	diffuse large B-cell lymphoma	弥漫大 B 细胞淋巴瘤
	DR	desmoplastic reaction	间质反应
E	EC	endocytoscopy	超放大内镜
	EDOF	extended depth of field	景深放大
	EGD	esophagogastroduodenoscopy	上消化道内镜检查
	EGJ	esophagogastric junction	胃食管交界区
	EHEC	enterohemorrhagic E. coli	肠出血性大肠埃希菌
	EIS	endoscopic injection sclerotherapy	内镜下注射硬化疗法
	EMR	endoscopic mucosal resection	内镜黏膜切除术
	ENBD	endoscopic nasobiliary drainage	内镜鼻胆管引流术
	ENPD	endoscopic nasopancreatic drainage	内镜鼻胰管引流术
	EO	ethanolamine oleate	硬化剂
	EP	endoscopic papillectomy	内镜下十二指肠乳头切除术
	EPBD	endoscopic papillary balloon dilation	内镜下乳头球囊扩张术
	EPLBD	endoscopic papillary large-balloon dilation	内镜下乳头大球囊扩张术
	ERCP	endoscopic retrograde cholangiopancreatography	内镜逆行胰胆管造影术
	ESD	endoscopic submucosal dissection	内镜黏膜下剥离术
	EST	endoscopic sphincterotomy	内镜十二指肠乳头括约肌切开术
	EUS	endoscopic ultrasonography	超声内镜
	EUS-CD	EUS-cyst drainage	超声内镜引导胰腺囊肿引流术
	EUS-CDS	EUS-choledochoduodenostomy	超声内镜引导胆总管十二指肠吻合术
	EUS-FNA	EUS-fine needle aspiration	超声内镜引导细针穿刺术
	EUS-GBD	EUS-gallbladder drainage	超声内镜引导胆囊引流术
	EUS-HDS	EUS-hepaticoduodenostomy	超声内镜引导肝管十二指肠吻合术
	EUS-HGS	EUS-hepaticogastrostomy	超声内镜引导肝胃吻合术
	EUS-PD	EUS-pancreatic duct drainage	超声内镜引导胰管引流术
	EVL	endoscopic variceal ligation	内镜下食管静脉曲张套扎术

F	FAP	familial adenomatous polyposis	家族性腺瘤性息肉病
G	GDH	glutamate dehydrogenase	谷氨酸脱氢酶
	GIST	gastrointestinal stromal tumor	消化道间质瘤
	GVHD	graft versus host disease	移植物抗宿主病
H	HFP	hot forceps polypectomy	热活检钳息肉切除术
	HGA	high-grade adenoma	高异型度腺瘤
	HSE	hypertonic saline epinephrine	高渗盐水 - 肾上腺素
	HSP	hot snare polypectomy	热圈套器息肉切除术
	HUS	hemolytic uremic syndrome	溶血性尿毒综合征
I	IEE	image enhanced endoscopy	图像增强内镜
	IMGP	inflammatory myoglandular polyp	炎性肌腺管息肉
	IV-EUS	interventional EUS	介入性超声内镜
J	JES	Japan Esophageal Society	日本食管学会
	JNET	Japan NBI Expert Team	日本 NBI 专家团队
L	LCI	linked color imaging	联动成像技术
	LGA	low-grade adenoma	低异型度腺瘤
	LSBE	long segment Barrett's esophagus	长段巴雷特食管
M	MALT	mucosa associated lymphoid tissue	黏膜相关淋巴组织
	MESDA-G	magnifying endoscopy simple diagnostic algorithm for early gastric cancer	早期胃癌放大内镜诊断简化流程
	MLP	multiple lymphomatous polyposis	多发性淋巴样息肉病
	MRCP	magnetic resonance cholangiopancreatography	磁共振 - 胰胆管成像
	MRSA	methicillin-resistant staphylococcus aureus	抗甲氧西林金黄色葡萄球菌
	MSI	microsatellite instability	微卫星不稳定
N	NBI	narrow band imaging	窄带成像技术
	NET	neuroendocrine tumor	神经内分泌肿瘤
O	OE	optical enhancement	光学增强
	OXEI	oxygen saturation endoscopic imaging	氧饱和度内镜成像技术
P	PCAB	potassium-competitive acid blocker	钾离子竞争结合型抑酸剂
	PCCRC	post-colonoscopy colorectal cancer	结肠镜检查后结直肠癌
	PDT	photodynamic therapy	光动力疗法
	PPI	proton pump inhibitor	质子泵抑制剂
	PTP	press through package	压缩性包装片
R	RAC	regular arrangement of collecting venules	规则排列的集合静脉
	RC	red color sign	红色征
	RDI	red dichromatic imaging	双红成像技术
	RS	rectosigmoid	直乙交界
S	SCC	squamous cell carcinoma	鳞状细胞癌
	SCJ	squamocolumnar junction	鳞状上皮 - 柱状上皮交界区
	SDA	superior duodenal angle	十二指肠上角
	SDJ	sigmoid-descending junction	降乙交界
	SMT	submucosal tumor	黏膜下肿瘤
	SSBE	short segment Barrett's esophagus	短段巴雷特食管
	SSL	sessile serrated lesion	无蒂锯齿状病变
	SSS	systematic screening protocol for the stomach	胃内的系统筛查方法

T	TCI	target controlled infusion	靶控输注
	TCS	total colonoscopy	全结肠镜检查
	TSA	traditional serrated adenoma	锯齿状腺瘤
	TXI	texture and color enhancement imaging	结构增强成像技术
U	UEMR	underwater EMR	水下 EMR
W	WGA	white globe appearance	白色球状物
	WGC	wire-guided cannulation	导丝引导插管
	WLC	Wire-loaded cannulation	导丝负载插管
	WLI	white light imaging	白光成像技术

关于视频

  本书内容相关视频是由各位编者精心制作而成。在视频中，编者们对相关操作进行了解说、分析。

  视频在各章节中可以扫码观看。初学或观察不清时，请放慢播放速度。

目录

有关"研修医"和"住院医师"的说明

本书中的"研修医"是指"初级阶段的研修医"，"住院医师"是指包括结束初级阶段研修的"专科医师"在内的研修医。但是为了避免造成混乱，没有进行严格的统一，按照各医院的习惯称呼及定义。

第 1 章

进入内镜室之前！

内镜的基础

辻 阳介

要 点

（1）内镜检查可以发现消化道病变。

（2）直接接近病变，内镜下治疗病变。

（3）一定要明确检查目的，获得患者的理解及同意。

消化内科医师在研修时，是无法避开内镜学习的。对于这样的"技术活"，人们经常关注的是掌握技术，但是不能"只见树木不见森林"。掌握内镜检查及治疗在消化内科诊疗中的作用以及在实施时的适应证和禁忌证很重要。

内镜检查（治疗）的作用

除了胆胰内镜略有不同外，通常消化内镜检查是"直接观察从口腔到肛门的消化道内部"的手段。能"直接观察"这一点很重要，这是和其他检查图像（如 CT）完全不同的特征。通过内镜可以直接观察，可以取组织，还可以花点时间获得动画信息，因此，内镜的作用之一是可以观察到出现消化道症状或者身体其他症状时消化道内部的变化。例如，可以发现消化道内的炎症、溃疡、肿瘤等，必要时还可以做组织活检。随着近些年内镜技术的进步，内镜不仅可以活检，还可以完成内镜黏膜下剥离术（endoscopic submucosal dissection，ESD）这样的早期癌根治切除术以及止血、狭窄扩张等各种治疗。

更重要的是，内镜不仅可对局限性病变进行诊疗，还可以观察到消化道蠕动减弱或增强、血流下降、水肿等状态（图 1-1、1-2）。

另外，内镜检查不仅可应用于内科诊疗，在体检发现不伴有症状的早期消化道恶性肿瘤中也发挥着重要作用。

内镜检查（治疗）的适应证及禁忌证

如前所述，我们需要在时刻记住消化内镜检查（治疗）目的的基础上，进行内镜检查及治疗。

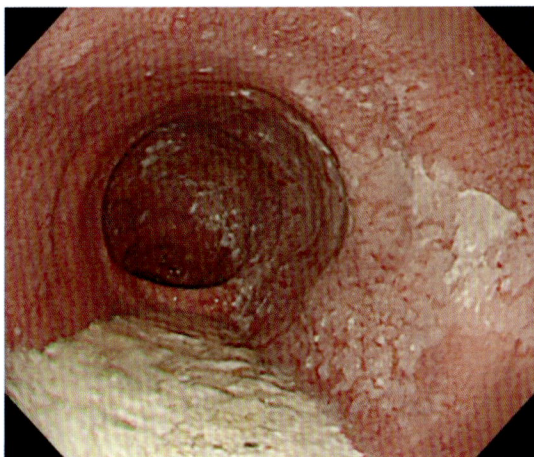

图1-1 食管腔内的观察

食管扩张，蠕动减弱，食物残渣潴留，疑为贲门失弛缓症。

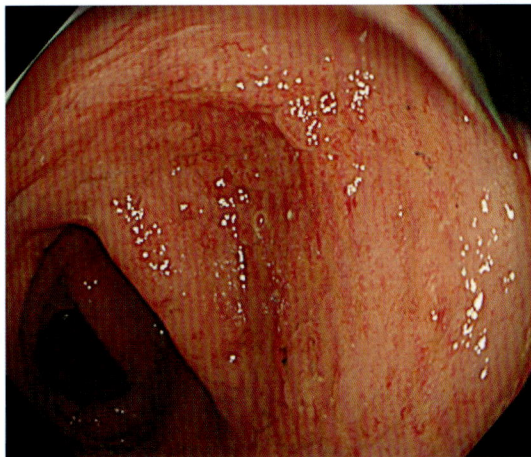

图1-2 结肠管腔内的观察

血管透见消失，黏膜弥漫性发红、粗糙，部分水肿，为肠炎的表现，本病例为溃疡性结肠炎。

不能只要有申请单就做内镜。如果针对某种疾病实施内镜检查的目的明确，该种疾病就可视为内镜检查的适应证。禁忌证目前不能一概而论，比如消化道穿孔（在过去是禁忌证），由于最近出现了消化内镜下缝合技术，因此不能武断地说"消化道穿孔为内镜的禁忌证"。如果适应证明确，还要明确实施内镜检查的获益是否大于风险。

另外，还要重视"患者知情同意"。内镜检查可以说是一项安全的微创检查，但是也会有一定的概率出现并发症，因此应让患者了解检查的意义及风险，只有患者同意检查才能确保实施检查的正当性。

内镜室的基本设备、器材

山崎刚明，砂川弘宪，矢野友规

要 点

（1）了解内镜室的基本设备、器材。

（2）了解安全且高效的内镜室的配置。

（3）了解内镜室的洁污分开。

内镜室的基本设备、器材

内镜室的基本设备及器材包括确认及管理患者状态时的必要物品、内镜检查时的必要物品、内镜治疗时的必要物品。图1-3是可以同时做治疗的比较大的内镜室。

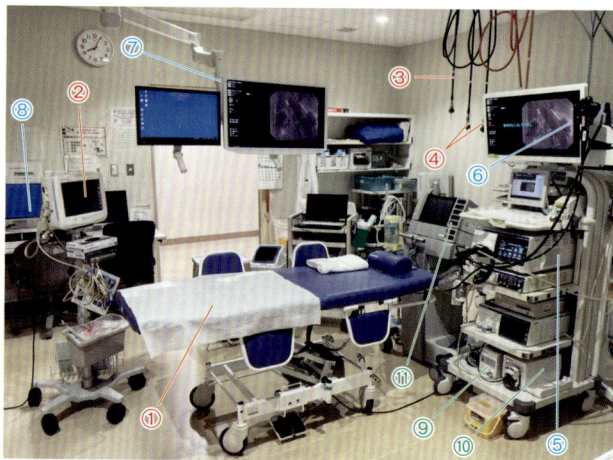

图1-3　内镜室的设备、器材

我们医院上消化道检查时设备和器材的摆放。①床；②监护仪；③氧气管道和吸氧装置；④负压吸引管道和吸引管；⑤光源和主机；⑥内镜；⑦显示器；⑧电脑终端；⑨CO_2送气装置；⑩注水装置；⑪高频电发生装置。

■ 确认及管理患者状态时的必要物品

（1）床：镇静下进行检查及治疗时，使用可移动检查床会更方便。

（2）监护仪：监测生命体征（血压、SpO_2、心电图等），需要进行日常维护。

（3）氧气管道和吸氧装置：在镇静下进行检查及治疗时，常使用鼻导管吸氧。

（4）负压吸引管道和吸引管：在检查及治疗时清理患者的口腔。

■ 内镜检查时的必要物品

（5）光源和主机：多放置在台车上。

（6）内镜：选择适合每个病例的内镜。

（7）显示器：除了内镜显示器，旁边再放一个可以看到电子病历的显示器会更方便。我们医院是将 2 个显示器悬挂起来使用。

（8）电脑终端：在各个检查室配备输入检查报告以及电子病历的终端，这样在检查前、检查中能够迅速参考过去的检查报告以及诊疗信息，收集有用的信息。

■ 内镜治疗时的必要物品

（9）CO_2 送气装置：在下消化道内镜检查及内镜治疗时是必需的，需要连接到专用的注水瓶以及 CO_2 管路或者钢瓶。

（10）注水装置：治疗时以及视野不良时的必要物品，需要连接管。

（11）高频电发生装置：需要根据治疗的脏器及使用的附件改变设置。

除上述物品以外，还有前端帽及附件、药品等。我们医院不是在各个检查室配置这些物品，而是将它们放在一个地方集中管理。

每个内镜的外径、钳道直径、钳道位置都各不相同，要根据每个病例选择最合适的内镜。每个内镜中心要在每个检查间做一个列表，以便初学者迅速选择内镜。

> ＼ 指导医师的观点 ／
>
> 在踏入内镜室之前，要确认在内镜室需要做的工作，掌握必要器材的使用方法。平时要和护士、技师协作，确认日常使用的机器能够正常运转，这一点很重要。即使是在急诊进行内镜检查及治疗，也要在检查前冷静确认器械能够正常运转。

● 内镜室的配置

介绍一下我们内镜室为了安全、高效地进行检查所做的配置。

- 为了检查床能够顺畅地进出检查室，把患者和工作人员的动线分开，确保检查床通过的空间（图 1-4a）。
- 台车摆放在患者的头侧，显示器摆放在内镜医师容易观察到的位置及高度。我们医院在上、下消化道检查中采用不同的摆放方式（图 1-4b）。
- 患者的位置要方便内镜医师及助手面对面交流（图 1-5a）。
- 生命体征监测装置摆放在内镜医师和助手都容易观察到的位置。
- 由于检查和治疗过程中经常会清理口腔内液体，除了内镜吸引，还设置了患者用的负压吸引通路。
- 将内镜显示器及电子病历显示器并列摆放，可以一边参考必要的信息一边检查。

另外，我们医院在护士站集中管理每个检查室的生命体征监测仪，一旦发现异常值，协助的护士能够迅速和检查室联系及确认。在检查及治疗过程中内镜医师和助手常常不能放下手中的操作，因此要建立能够向检查室以外区域呼叫支援的体系。

内镜室的洁污分开

内镜室是清洁物品与污染物品混杂存在的特殊环境。使用前的内镜要保持清洁，使用后的内镜由于附着患者的体液，属于被污染的物品。为了避免患者与患者之间及患者与医务人员之间发生交叉感染，需要考虑避免使用后的内镜污染其他患者、医务工作者及内镜室的环境。

我们医院会将使用后的内镜（污染）迅速放入专用的筐中运送到清洗室（图 1-5b）。从内镜室到清洗室有工作人员专用通路，与患者的动线分开。另外，有时会有分不清内镜是使用过的还是清洁的情况，因此，使用过的内镜不能再次挂在镜架上（图 1-5c）。当分不清内镜是清洁的还是使用过的时不要直接使用。总之，在内镜室要遵循洁污分开的原则。

内镜需要灭菌或者高水平消毒，要关注内镜的清洁。使用后的内镜要在清洗室进行手动、机械性清洗及消毒后送到专用保管库管理。我们医院平时由专门的工作人员进行内镜的清洗消毒，而在周末、下班后则由内镜医师代为清洗消毒。为了让大家都能了解清洗流程和内镜保管方法，我们会定期做讲座。

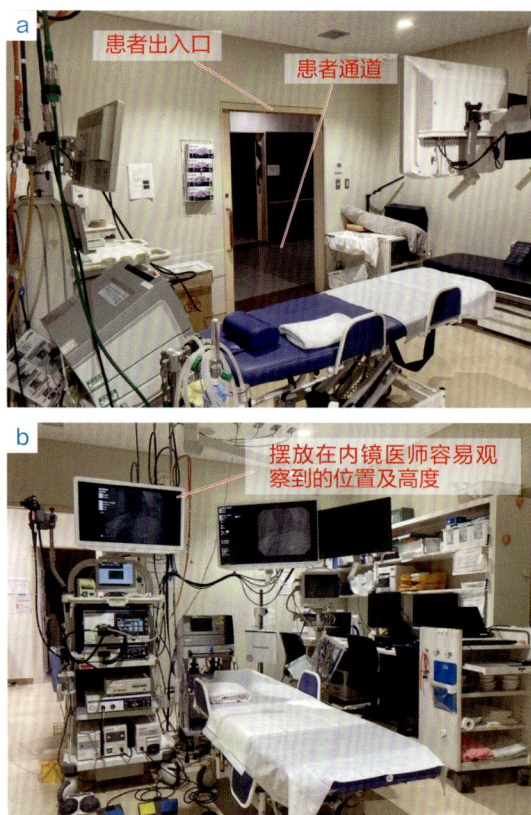

图1-5　检查室的物品摆放

a. 内镜医师和助手面对面；b. 转运使用后的内镜的筐；c. 装载了内镜检查必需物品的台车，显示器右侧的镜架原则上只能挂清洁的内镜。

图1-4　内镜室的配置

a. 宽的出入口便于转运患者；b. 肠镜检查室的配置，台车及显示器的摆放位置。

3 医疗安全对策

小松康宏

要 点

（1）内镜诊疗为"手术"。

（2）内镜诊疗要依照 WHO《手术安全指南》进行安全对策管理。

（3）要培养对风险的敏感性，努力打造拥有专业技能及应对风险能力的团队。

（4）领导的责任是让团队成员勇于提出存在的风险。

随着消化内镜技术以及安全性的提高，对高风险患者提供高难度治疗时的医疗安全风险也增加了。为了保障医疗从业者的安全，使他们能够放心地实施消化内镜检查、治疗，需要注意以下两点：①严守基本的医疗安全原则；②强化应对意外事件的能力。2009 年，WHO 发布了《手术安全指南》，从安全的角度讲，"手术（surgery）"不仅限于外科手术，还包括"切开、摘除、改变，以及插入诊断性或治疗性内镜检查或者治疗疾病的措施"，希望大家时刻记住消化内镜要依照"手术"的安全标准实施。有关知情同意以及技术层面医疗安全的注意事项请参照其他章节。

医疗安全的国际常识

在实施消化内镜操作时，要遵守国际安全标准。表 1-1 列出了 WHO 以及国际医院评价组织（Joint Commission International，JCI）的安全目标项目。如果按照这一顺序实施，可以百分之百防止"误认患者"，绝不会出现"标本误认"。在患者入室、实施麻醉前，一定要通过"患者姓名、出生日期或者 ID"这两种不同的标识来确认患者，要在病历中记录在术前准备时做了患者确认相关事项。

为了防止误认病理组织标本，在内镜诊疗前进行准备工作时，要确认是否有取活检的计划。另外在取活检的时候，要准备用 2 种不同的标识（患者姓名、出生日期或者 ID）标记的标本容器，严格遵守"绝对不向没有姓名的容器内放入标本"的原则。WHO 指南强烈推荐"所有的手术标本要正确记录患者 ID、标本名称及标本取材的部位（取材场所以及左右位置），同时需要一个团队成员读标本的标识，另一个成员口头确认是否一致"。这一过程无须特殊的装置，也不需要花费时间及费用。

表1-1　国际安全标准

WHO 手术安全指南
目标 1：团队对正确患者的正确部位实施手术
目标 2：团队采用能减轻患者疼痛并防止由麻醉药物带来的不良事件的方法
目标 3：团队充分讨论困难气道以及呼吸功能丧失情况的发生率，并做出恰当的准备
目标 4：团队意识到大量出血的风险并进行恰当的准备
目标 5：团队避免诱发对患者具有重大风险的过敏反应或者副作用
目标 6：团队常规使用将手术部位感染风险最小化的方法
目标 7：团队避免在手术创面遗留医疗器材以及纱布（海绵）
目标 8：团队回收所有手术标本，并正确识别
目标 9：团队做高效率的沟通，为安全实施手术进行必要的信息交流
目标 10：医院和公共卫生系统日常监测允许的手术量、手术例数及转归

JCI 国际安全目标
目标 1：正确识别患者
目标 2：谋求有效的沟通
目标 3：提高麻醉药物的安全性
目标 4：实施安全的手术、侵入性处置
目标 5：降低医疗相关感染风险
目标 6：降低跌倒带来的患者风险

注："手术"包括"内镜下治疗"。

对于感染的管理是安全管理的重要课题。需要对器械的清洗和消毒、医护人员的手卫生等严格执行标准预防对策，这些要遵循相关学会的指南，同时要监督及记录具体实施情况。

⬡ 术前评估

要时刻保持"风险意识"，提高"识别患者状况""预知危险"的能力。在诊疗前需要评估环境、器材以及患者的风险，事先评价内镜诊疗有可能发生的风险。为了和相关人员共享这些信息，要在病历的固定位置记录这些信息。对于合并多种疾病的高龄患者以及在多个医疗机构和药店就诊的患者，要将他们"现在服用的所有药物制作成精确列表"。尤其是要准确询问患者是否服用抗血栓药物，如果需要术前停药，不要只是口头指导患者，还要用文书给予患者指导。

⬡ 术前讨论及评估

术前讨论（事先碰头）是共享患者的风险以及检查、治疗中的注意事项并进行确认的重要环节。要讨论团队全部成员的任务、检查计划、各自的经验、力量、资格以及患者在诊疗中可能发生的问题。由于术者及助手在检查及治疗中集中精力操作，难以详细观察患者的状况，因此在术前讨论中要将检查、镇痛、镇静相关的计划以及患者特有的问题等在团队内共享。领

导要告知团队成员，如果在检查及处置过程中存在令人不放心的情况，发现的人要及时报告，这点是很重要的。

确认清单不仅可以避免遗漏重要事项，还可以相互交流。但是，为了避免陷入"确认清单疲劳"，清单上的项目要严格选择那些确实可以实施、记录的项目。

🌸 诊疗中的监测

镇痛、镇静相关的注意事项这里暂不涉及，但是要注意以下几点：①要对气道是否存在插管困难进行 Mallampati 分类评价，如果预测插管困难则需要进行特殊的准备；②实施镇静的医师、在镇静中监测患者全身状态的医师及护士要接受镇静相关的培训；③在镇静实施过程中，除了内镜操作医师外，还要另外配备不间断监测患者生命体征的医疗人员。

🌸 诊疗后的复盘

诊疗后的复盘可以有效保障及强化诊疗质量和诊疗安全。要确认诊疗过程是否按照诊疗流程实施，是否有更好的流程改进措施。在诊疗过程中是否发生了预料之外的事件以及需要诊疗后观察及处理的事项。除了将以上内容记录到病历中，还需要口头准确传递信息。

使用镇痛、镇静药物后，需要由专人负责在恢复室观察患者的呼吸、循环及意识状态，各项指标满足各个医院出恢复室的标准后才能回家或者回病房。对于回家的患者，要向其介绍回家后的注意事项（呼吸状态、腹痛、腹胀，以及便血、黑便等大便性状的变化），还要告知其医院的联系方式。

🌸 沟通及团队协作

重大医疗事故的原因大多数为沟通及团队协作出现了问题。为了提高医疗质量及医疗安全，医疗工作者不仅要有专业知识及技能，还要具备团队协作能力。团队协作能力不是自然形成的，需要学习并掌握。美国卫生保健研究与质量管理机构（Agency for Healthcare Research and Quality）基于"团队步骤"这一证据开发的团队培训项目在日本也较普及。该团队培训项目注重领导力、状况监测、相互支援、沟通这 4 个要素，相关的实施方法见表 1-2。沟通方法包括 SBAR、再确认，领导力方法包括任务清单等，相互支援的方法包括二次挑战规则等，希望医疗工作者在日常业务中常规使用这些措施。

■ SBAR

这是随时关注患者的状态并将相应对策的重要信息有效传递的方法，包括 Situation（状况：患者发生了什么）、Background（背景：临床背景和状况）、Assessment（评价：问题在哪里）、Recommendation 和 Request（建议和改进：如何解决问题）。

表1-2　团队培训项目的4个要素及方法

要素	内容及方法
领导力	为了达成共同的目标，明确成员的任务，共享对状况的认知。包括任务清单、共同努力、总结
状况监测	对状况、环境有共同的认知。包括监测患者状况、成员状况、设施设备等环境状况、任务的推进状况
相互支援	可以预见其他成员的需求并支援或者寻求支援。包括提出建设性的反馈，发现其他成员未注意到的问题并能提出建议，二次挑战规则、反馈等
沟通	团队成员之间共享全部信息。包括 SBAR、出声（发出声音确认）、再确认、传递

■ 再确认

虽然口头医嘱原则上是不被承认的，但是在情况紧急以及检查、治疗过程中，有时候不得不进行口头医嘱。在下口头医嘱时，接收医嘱者要重复医嘱内容并获得发出医嘱者的认可，完成闭环沟通。这不是单纯的"重复一次"，还包括发出医嘱者确认接收医嘱者正确理解医嘱的过程。

■ 任务清单、共同努力、总结以及心理安全感

在执行过程中出现一些预料之外的问题时，要将相关人员召集起来进行中途协商，并和团队共享问题，更改业务步骤或角色分工。确保团队成员能够共享任务目标、问题和角色分工，这是领导者的义务。

领导的任务是制造不分职位及分工，大家能毫无顾虑地提出问题的氛围，创造"心理安全感"。"心理安全感"高的团队会产生良好的结果，降低医疗事故的发生风险。好的领导对于经验少的工作人员提出的问题，即使提出的问题是错误的，也要感谢他提出问题而不是训斥他。

■ 二次挑战规则

在将问题传达给对方时，为了让对方确实能够听到，至少要向对方传达 2 次，即使第一次被忽视，第二次也可将问题准确传递给对方。被传递者也要知晓"二次挑战规则"这一安全性流程，认真应对。

参考文献

[1] 日本麻酔科学会: WHO 安全な手術のためのガイドライン 2009（日本語訳）. http://www.anesth.or.jp/guide/pdf/20150526guideline.pdf
[2] Joint Commission International. Hospital accreditation standards.7 版.
[3] Agency for Healthcare Research and Quality. TeamSTEPPS®. https://www.ahrq.gov/teamstepps/index.html（URL の最終アクセス日は 2023 年 3 月 24 日）

4 知情同意书

栗林志行

┤ 要 点 ├

（1）医师认为做好充分的说明就可以了，但是患者能充分理解说明的内容更重要。

（2）重要的是让患者理解知情同意书的内容，建议让医师和患者以外的第三者阅读一下，确认知情同意书的内容能够被充分理解。

（3）为了让患者充分理解知情同意书的内容，在说明和获得同意之间要给患者充分的考虑时间。

近年来，由于医疗安全相关意识的不断提高，知情同意的重要性被大家广泛认知。本节在介绍知情同意的同时，还介绍了向患者说明时应该包含的内容。

● 所谓的知情同意

知情同意是 2007 年医疗法修订时在医疗法第 1 条中追加提出的，"医师、口腔医师、药剂师、护士以及其他从事医疗工作的人员在提供医疗服务时，必须进行适当的说明，努力获得接受医疗服务的人的理解"。在这一条文中并没有提到有关患者的"同意"，但是基于 2013 年的《精神保健福祉法》（41 条），厚生劳动大臣的指南中将知情同意的概念定义为"医师等在提供医疗服务时要进行恰当的说明，并获得患者的理解及同意"。

● 知情同意与医师的责任

■ 知情同意与医疗工作者的说明责任

知情同意是以患者存在"自我决定权"为前提，在不能说明存在医疗过失时，为了追究医师的民事责任而在美国诞生的法学理论。但是在美国，单纯只是知情同意不充分并不能在法律上胜诉，而在德国"医师有说明的义务"，否则是可以追究医师的刑事责任的，在 19 世纪末就有因为发生了未经同意的治疗行为而被处以伤害罪的案例。虽然在日本没有被判定为刑事责任的先例，但是当没有充分说明医疗行为及医疗危险性时，医师会被认为有民事责任。

如上所述，从医师的角度看，知情同意会被强调为在法庭上具有回避责任的一面，但是，

"知情同意的存在方式相关的研讨会"指出，知情同意不应该被认为是患者主张权利以及医疗工作者回避责任的工具，而应被认为是构建更加和谐的医疗环境的最基本的方式。

■ 知情同意的成立要素

知情同意的成立要素包括：①患者具有同意能力；②医疗工作者做了恰当的说明（说明要点）；③接受医疗工作者说明的患者根据意向性想法决定同意（同意的要点）。同意能力是能够正确理解医疗工作者的说明以及自身的处境等现状，进一步对照自己的思考以及价值观理性决定是否实施医疗行为的能力。如果没有这样的同意能力，不能根据本人意愿决定是否实施医疗行为时，需要家属或者监护者进行代理决定。但是，只要本人具备同意能力，除了为防止对他人的危害而采取的强制医疗外，不能实施违反患者意愿的医疗行为。

免除知情同意的理由包括：①紧急事态；②医疗特权；③概括性同意；④为了防止对他人的危害等。所谓医疗特权是指说明医疗行为的真相后，妨碍患者合理决定或者损害患者健康时，会出现不能满足知情同意要素而不能发挥知情同意的作用，需要免除知情同意要素的情况。在癌症患者中有关病名以及预后的说明适用于这样的免除条件，但是由于医疗特权具有较强的与保护自主决定权相反的可能性，必须慎重使用。概括性同意是指患者针对个别医疗行为预先表达了免除知情同意的情况下，只要该决策是经过任意合理的过程做出的，医疗工作者就可以在不获得知情同意的情况下进行医疗行为，实际上这一例外事项很少使用。

● 同意以及获取同意的实际操作

■ 应该获得同意的检查、治疗

什么样的诊疗行为必须获得说明以及同意并没有明确规定。但是，日本医疗功能评价机构在医院功能评价中要求明确"说明和同意的范围"。一般规定有创检查或者治疗要有说明和同意，但是内镜诊疗即使是单纯检查也多少会有创伤，因此建议内镜诊疗相关的所有项目都要进行针对检查及治疗的充分说明并获得同意。由日本消化内镜学会所属的内镜检查、围手术期管理标准化研究会发行的《内镜检查及围手术期管理标准化手册》中有上消化道内镜检查、下消化道内镜检查、胆胰内镜检查、小肠镜检查、胶囊内镜检查、治疗内镜检查的同意书模板（图1-6）。另外，内镜检查及治疗多数是在镇静下完成的，由于镇静具有发生并发症的风险，建议镇静也要获得知情同意。近些年发现，使用结晶紫染色存在患癌的风险，日本消化内镜学会对于使用结晶紫染色做出如下阐述："在临床使用结晶紫染色时，如过去提醒的那样，其安全性在现阶段（2023年3月）尚未确立，因此，只有在使用结晶紫染色患者的获益大于风险时才可使用，同时操作医师及医院要负起责任，使用最小剂量。"建议使用结晶紫染色时获得患者同意。

同意书（例）

×××医院院长

患者姓名：_____

出生日期：_____年_____月_____日

说明日期：_____年_____月_____日

说明医师：_____

我本人充分理解了上消化道内镜检查的目的、内容，以及伴随的并发症等，同意实施这一检查。在检查过程中若出现需要紧急处置的情况，同意进行相应的处置。

内镜检查　　　　　　同意　　　　　　不同意
活检检查　　　　　　同意　　　　　　不同意
使用镇静剂　　　　　同意　　　　　　不同意

　　　　　　　　　　　　　　　　　　　　　　年　　　　月　　　　日

　　　　　　　　　　本人姓名（签名）_____

　　　　　　　　　　代理者姓名（签名）_____

说明者及就诊者签名后，作为文书保管。

存在的问题及今后的课题
- 急诊内镜的 IC（不能获得患者本人同意时的对策）
- （政策性）内镜筛查的 IC（不活检或者活检后的医疗保险诊疗等）
- 经鼻内镜检查的 IC（经鼻内镜检查特有的术前准备、检查方法、记录并发症的必要性）
- 宗教理由下不同意输血等特殊事项的对策

图1-6　上消化道内镜检查同意书（转载自参考文献[6]）

IC—知情同意。

■ 应该说明的内容

在上述的《内镜检查及围手术期管理标准化手册》中，要求知情同意的内容包括：①疾病名称或者由症状疑诊疾病名称；②内镜检查和治疗的目的、操作方法、必要性、预期效果等；③预测可能的危险性（并发症）及对策，并发症发生率；④替代检查及替代治疗的可能性以及优缺点；⑤患者不接受这一医疗行为时预计可能发生的问题等。建议在上述项目基础上在同意书中加上联系方式，共计 10 项（表 1-3）。

另外，建议尽量写相关并发症的具体内容以及发生率。日本消化内镜学会进行了有关并发症的全国调查，同意书可以使用这一数据，如果医疗机构有相应数据时建议使用自己的数据。一般对于可预期的并发症，有必要记录可预期并发症的发生率，建议发生率不明确的并发症、

表1-3 同意书的必要项目

序号	项目	内容
1	疾病名称和病情的说明	尽量使用图等容易理解的方式记录，建议让未成年人也能看得懂
2	检查（治疗）的目的、必要性、有效性	有关检查（治疗）的目的和必要性、有效性，建议基于临床证据进行说明
3	检查（治疗）的内容及注意事项	尽量用有利于患者理解的方式介绍患者体验的具体内容，对于原因也应进行介绍。建议不仅介绍当日的内容，还要介绍前一天的处置以及其后的观察内容
4	检查（治疗）伴随的风险及其发生率	有关风险及其发生率，建议按照发生率由高到低的顺序记录，严重的并发症也要记录。尽可能记录具体的危险性、并发症发生的概率（本医院的数据，学会官网等的数据）
5	并发症发生时的对策	记录有可能发生的并发症及其对策
6	可能的替代检查（治疗）	记录选择别的检查（治疗）时的获益及风险
7	不接受检查（治疗）时可能的预后	尤其是有关治疗，建议说明不进行治疗时的临床过程（预后等）
8	患者的具体希望	尤其是美容的问题，要确认该患者特有的价值观以及期待值并记录
9	撤回检查（治疗）的同意书	记录患者同意后，任何时间都可以撤回同意
10	联系方式	记录紧急联系方式和撤回同意时的联系方式

（转载自参考文献 [7]）

严重的并发症都要记录在案。我们应该避免造成患者不必要的不安，但是，即使发生严重的并发症以及死亡的病例非常少，也要说明发生率绝不是零。

■ 说明及获得同意时的注意事项

医师认为做了充分的说明，而患者及家属没有充分理解的情况并不少见。因此，除了口头说明以外，有必要采用书面的方式表述其内容，并获得患者的确认。说明过程中需要注意的是，尽量避免使用专业术语，建议使用患者容易听懂的表达方式。说明及记录的内容要使人容易理解，不仅是诊疗相关的医师能解释清楚，其他科室的医师也能解释清楚。有关获得同意的时机，除需要紧急处理的检查和治疗以外，建议说明后给患者及家属充分的时间考虑再获得其同意。

共同决策

目前有一个词引起了大家的关注，那就是"（医患）共同决策"，也称为"（医患）协助决策"，意思是根据患者最重要的事项，医患协同，选择最适合患者的医疗决策的医患沟通过程。知情同意是在将医疗人员建议的被认为是最可行的治疗方案进行信息公开的基础上得到患者自发的委托，"（医患）共同决策"是医疗工作者和患者共同思考最适合患者的诊疗方法。患者希望的方案并不一定是最合适的方案，当存在多个选择，并且不确定哪个选择为最佳时，"（医患）共同决策"尤为重要。

总结

大家逐渐认识到知情同意的重要性，但未必真正理解其理念。医疗工作者往往重视规避责任，进行形式上的说明，有时会迫使患者进行治疗选择。而从患者的角度看，会出现仅主张患者权利或者以不懂专业术语为理由，不主动理解医师的说明，将治疗选择权交给医师的情况。知情同意是希望得到认真说明的患者和需要进行充分说明的医疗工作者相互协作，构建良好医疗环境的方法。我们要充分理解这样的理念，为构筑良好的医患关系而努力。

参考文献

[1] President's commission for the study of ethical problems in medicine and biomedical and behavioral research. Making Health Care Dicisions. 1982；Vol.1 Report.
[2] 樋口範雄：医療過誤. アメリカ不法行為法　第2版. 弘文堂，東京，2014.
[3] 町野 朔：インフォームド・コンセントの誕生と成長. 医の倫理の基礎知識2018年版. 日本医師会.
[4] 丸山英二：第5回内保連合宿討議　インフォームド・コンセントと法律.
[5] 公益財団法人日本医療機能評価機構，看護サーベイヤー市川幾惠：Practica "考える" Vol.2，2017.
[6] 日本消化器内視鏡学会附置研究会，内視鏡検査・周術期管理の標準化に向けた研究会：内視鏡検査・周術期管理の標準化ハンドブック. 日本メディカルセンター，東京，2019.
[7] 前田正一　編集：インフォームド・コンセント　その理論と書式実例. 医学書院，東京，2005.
[8] 古田隆久，ほか：消化器内視鏡関連の偶発症に関する第6回全国調査報告2008年～2012年までの5年間. 日消化器内視鏡会誌. 2016; 58: 1466-1491.
[9] インフォームド・コンセントの在り方に関する検討会報告書~元気の出るインフォームド・コンセントを目指して~. 1995.

5 急诊内镜的必要知识和准备

西田　勉

> **要 点**
>
> （1）即使是急诊内镜，也不要忘记常规的流程。需要冷静处理包括超时、内镜及
> 附件的选择，内镜观察、诊断、治疗以及患者监测在内的事项。
> （2）即使是急诊内镜，也必须进行知情同意。
> （3）要认识到"尽快"不一定是最好。

急诊内镜及其适应证和禁忌证

急诊内镜的定义为"以明确如果不处理就有可能出现全身状况恶化的上、下消化道和胆胰急症的病因，对其采取治疗及判断预后为目的的最优先的内镜检查及治疗"。要充分把握患者全身状况，结合患者病史，寻求血流动力学稳定，甄别出现合并症及死亡风险的患者后，决定是否进行急诊内镜，并明确急诊内镜的目的（以急救还是诊断为目的），综合考虑是否实施。

休克状态原则上是急诊内镜的禁忌证，如果出现判断困难的情况，建议和上级医师讨论。

实施体系的建立及急诊内镜的前期准备

■ 实施体系的建立

- 如果患者为急诊就诊，需要和首诊医师充分协作，获得患者信息。
- 在夜间、休息日做急诊内镜时，要确保有精通内镜诊断、治疗的医师以及数名护士或者内镜技师在场。
- 建议急诊团队中有日本消化内镜学会认定的专业医师。
- 有必要构建在内镜处理困难时，与放射科（血管造影等）、外科（急诊手术等）协同治疗的体系。
- 有必要明确各医院可诊疗的疾病以及向上级医院转诊的标准。
- 要熟知医院及设备，确定应对流程。
- 建议医院内充分讨论并确定需要在平时准备好、急诊时需要的物品，以及急诊时可能接诊疾病的诊疗路径和方法。

■ 采集病史及体格检查

- 确认患者的意识状态、呼吸、血压、脉搏等生命体征。
- 要充分认识到，在早期消化道出血时红细胞压积、血红蛋白浓度下降不明显，有可能造成对出血量的估计不足。
- 确认最后一次进食时间、口服药（抗血栓药物、非甾体抗炎药、激素）、伴随疾病（心脏疾病、肾功能不全、肝脏疾病、恶性肿瘤等）、既往史（消化道出血史等）、饮酒吸烟史、手术史（头颈部手术史、放疗史等可能造成插管困难等）、内镜检查史等。
- 在和本人问诊困难时，要尽可能向家属等收集信息。有病情介绍信的患者如有需要确认的信息，可以和介绍医师确认；如果有本院就诊史，有必要确认病历的内容。

■ 知情同意

- 由于消化内镜检查、治疗是有创性医疗行为，需要对其必要性和危险性获得知情同意。
- 与预约的检查不同，由于急诊内镜多是在高风险的状态下实施的操作，不仅要交代获益，还要充分告知有可能出现的风险。
- 在有可能输血以及使用血液制品时，也有必要进行知情同意。

■ 镇静

- 日本消化内镜学会的《镇静内镜诊疗指南（第2版）》提出，在急诊内镜时，如果患者生命体征稳定，使用镇静剂多有益处，但是如果患者状态不佳，使用镇静剂有时候并不会有帮助。需要评价风险，综合判断是否使用镇静剂。
- 在能够进行应急对策的环境（急救卡、AED等除颤仪）中，在有准确的监测、准备好拮抗剂的前提下使用半衰期短的镇静剂。

■ 急诊内镜的诊断治疗

- 急诊内镜中消化道出血的病例最多，占90%以上。以消化性溃疡出血、静脉曲张出血等上消化道出血及结肠憩室出血等下消化道出血较多。其他病例还包括消化道异物取出、结肠癌造成的梗阻、乙状结肠扭转、胆胰恶性肿瘤造成的梗阻性黄疸、胆总管结石造成的急性胆管炎等。
- 即使下消化道出血可能性大，仍不要忘记也有可能是上消化道来源的出血。
- 对于静脉曲张出血以及少见的主动脉人工血管置换术后主动脉肠瘘等出血，如果延误诊断会出现生命危险，因此我们有必要考虑各种可能性。
- 消化道异物常由高龄以及小儿误咽造成。常见异物包括压缩性包装片（press through pack，PTP）、牙科材料、硬币等各种物品。建议详细询问病史，在内镜诊疗前先进行CT等检查。
- 由于可疑梗阻性黄疸以及急性胆管炎进行内镜逆行胰胆管造影术（endoscopic retrograde

cholangiopancrea tography，ERCP）时，首先要做其他影像学检查，掌握疾病状态，如果做了 CT 检查，要确认胃内是否有残渣，并在 ERCP 前确认是否有乳头旁憩室。

- 在急诊内镜后也要监测全身状况以及针对疾病进行治疗，必要时要探讨输血及使用血液制品的可能性。

在检查、治疗后，要由主管医师向患者或者家属进行充分的说明，努力构建和谐的医患关系。

■ 我们医院的尝试

模拟在实施急诊内镜检查时出现紧急情况，利用出现的场景进行演练，以查找存在的问题。我们医院利用角色分配法每年举行一次模拟演练（图1-7）。在模拟演练中，不仅要确认技术要点，还要分析团队内的沟通、评价出现的漏洞等。

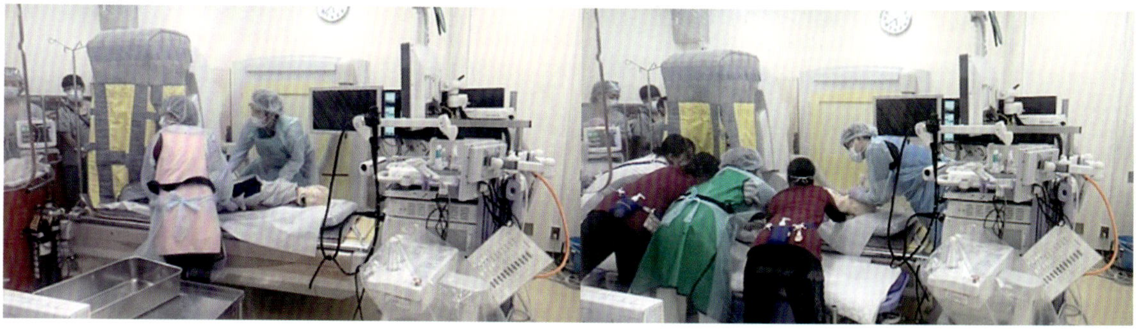

图1-7　模拟在实施急诊内镜检查时出现紧急情况，利用出现的场景进行演练

指导医师的观点

住院医师可在一线做到什么程度取决于其对内镜知识及技术的掌握程度，原则上在内镜操作技术上有一定的助手经验就有可能基于指导医师的判断，在指导医师的指导下完成不造成患者转归恶化的操作。指导医师要将确保患者安全作为最优先的事项，给予住院医师建议，在随时可以接替住院医师的前提下进行指导。

住院医师的提问

Q　"实施急诊内镜的时机？"

A　首先要评价患者的状态，获得患者及家属的知情同意，了解患者的全身状况，确认做好了充分的急诊内镜的准备（实施急诊内镜的环境、确保有最低限度的工作人员）。当判断困难时，要和上级医师讨论。要理解并不是急诊内镜做得越早越能获得更好的结局。

参考文献

[1]　日本消化器内視鏡学会 監修：消化器内視鏡ハンドブック 改訂第 2 版．日本メディカルセンター，東京，2017．
[2]　日本消化器内視鏡学会 編集：日本消化器内視鏡学会の内視鏡診療における鎮静ガイドライン 第 2 版．2020．
[3]　日本消化器内視鏡学会 監修：消化器内視鏡ガイドライン 第 3 版．医学書院，東京，2006．
[4]　Nishida T：Feasibility and safety of colonoscopy performed by nonexperts for acute lower gastrointestinal bleeding：post hoc analysis. Endosc Int Open. 2021；9：E943-E954.
[5]　Guo CLT：Timing of endoscopy for acute upper gastrointestinal bleeding：a territory-wide cohort study. Gut. 2022；71：1544-1550.
[6]　Niikura R：Efficacy and safety of early vs elective colonoscopy for acute lower gastrointestinal bleeding. Gastroenterology. 2020；158：168-175.

第**2**章

在开始内镜之前！

使用的机器及其附件的基础知识

1 内镜的基本结构、种类及使用方法
（奥林巴斯公司）

落合刚启

🔷 内镜的基本结构

内镜系统包括内镜和内镜主机（彩色显示器、主机、光源装置、录像系统）两部分（图 2-1），有的内镜是主机与光源为一体的一体式。内镜包括操作部、插入部、前端部、连接部。连接部与主机相连，将图像传到显示器供观察（图 2-2）。显示器会显示由内镜前端的小型摄像装置（CCD 等）获得的鲜明图像。

操作部有可以上下左右调整内镜弯曲部角度的镜角、送气送水钮、吸引钮、可以插入附件的钳道口（图 2-3）。内镜前端有可以清洗被黏液及血液污染的镜头时喷出水及空气的喷头以及物镜的超小型高性能 CCD 等（图 2-4）。

◎奥林巴斯株式会社
图2-1 内镜主机

◎奥林巴斯株式会社
图2-2 内镜

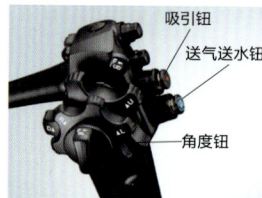

◎奥林巴斯株式会社
图2-3 操作部

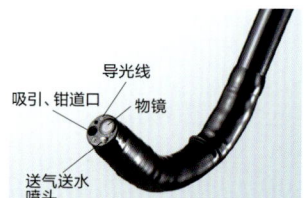

◎奥林巴斯株式会社
图2-4 前端部

🔷 内镜的种类（奥林巴斯生产）

根据不同的使用目的(观察脏器)，奥林巴斯生产了多种内镜。表 2-1 为主要应用于消化道领域的内镜种类。

表2-1 应用于消化道领域的内镜种类

型号（缩写）	名称	使用目的
GIF	上消化道常规电子内镜	对上消化道（咽部、食管、胃、十二指肠）进行观察、诊断、拍片及治疗
CF / PCF	电子结肠镜	对结肠进行观察、诊断、拍片及治疗
JF / TJF	电子十二指肠镜	对包括近端十二指肠在内的上消化道进行观察、诊断、拍片及治疗
SIF	电子小肠镜	对小肠或者一直到小肠的上消化道和下消化道（消化道领域的管腔）进行观察、诊断、拍片及治疗
GF	电子超声内镜	在对上消化道（消化道管腔）进行观察、诊断、拍片及治疗的同时，使用超声波观察上消化道（对消化道领域及其周围脏器进行观察、诊断、拍片和超声下治疗）

内镜使用中的注意点

内镜是精细的医疗器械，使用时需要十分小心。尤其是插入部、前端部较易发生故障。如果将插入部弯成小圈或者反复将同一部位弯曲拉伸就可能造成起皱褶或者弯曲。

插入部的硬度容易下降，这不仅会使插入性能下降，还会使插入部内部的 CCD 连接线、各种钳道、导光线等明显打弯，从而造成内镜故障。如果前端部受到冲击有可能造成镜头破裂等前端部破损，这不仅会影响内镜观察，甚至还会造成零件脱落（图 2-5）。

※ 详细的使用方法请参照附送的使用说明书及附加的文书。

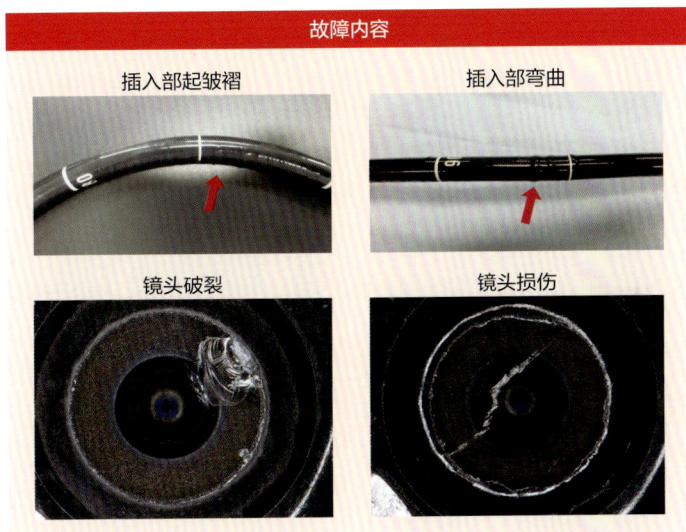

故障内容

插入部起皱褶　　插入部弯曲

镜头破裂　　镜头损伤

◎奥林巴斯株式会社

图2-5　内镜故障

奥林巴斯内镜的特点

■ 窄带成像技术

窄带成像技术（narrow band imaging，NBI）是使用将光线窄带化成中心波长为 415 nm 和 540 nm 的观察光，从而达到增调黏膜表层的毛细血管（和毛细血管密度增加的区域）以及黏膜表层的微结构的目的，形成基于数字光学法的图像增强观察功能。希望通过增强与周边黏膜及血管的对比，以便病变的筛查（发现病变）。进一步通过 NBI 放大观察来详细显示血管及表层结构，为各种分类方法的确立提供依据（质的观察、量的观察）（图 2-6、2-7）。

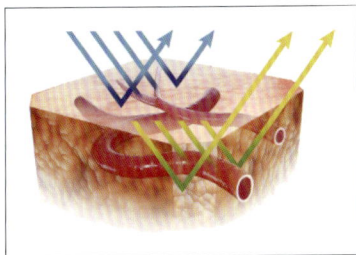

◎奥林巴斯株式会社

图2-6　窄带成像技术图像

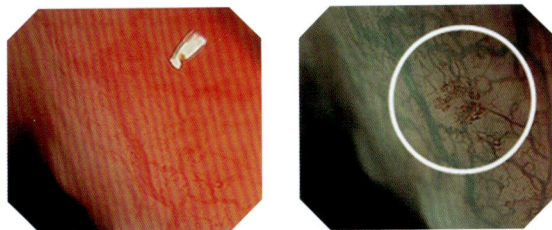

食管的白光成像技术图像　　食管的窄带成像技术图像

来源：腹部健康（https://wx.ongkekankocom/）

图2-7　白光成像技术（white light imaging，WLI）、窄带成像技术（NBI）图像

■ 景深放大功能

景深放大（extended depth of field，EDOF）是将近处及远处 2 个对好焦点的图像合为一个图像，从而获得大范围的对好焦点的内镜图像的技术（图 2-8）。

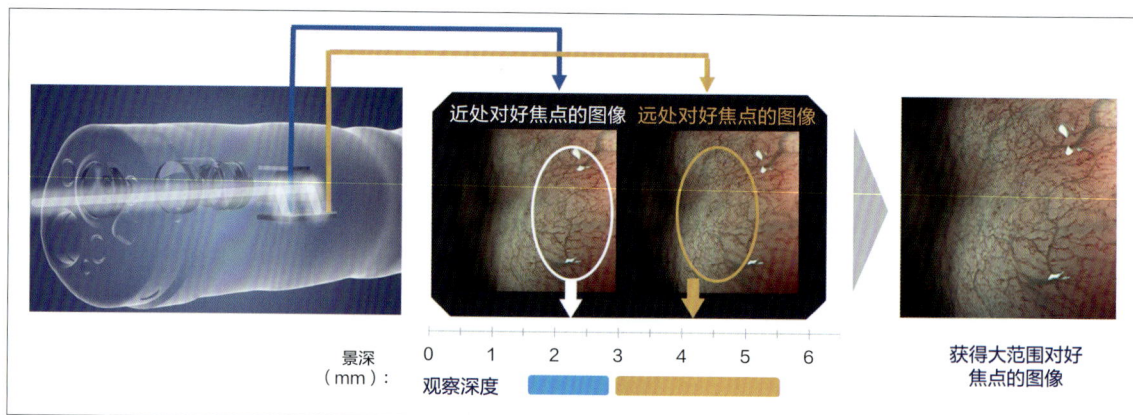

◎奥林巴斯株式会社

图2-8 景深放大功能

？ \ 住院医师的提问 /

Q 顺次式和同时式摄像方法的不同是什么？

A 顺次式是通过 RGB 滤光器依次发出 R（red）、G（green）、B（blue）的光，用单色 CCD（CMOS）拍摄反射光后，在主机内将图像数字化的拍摄方式。而同时式是直接发出白色光，用彩色 CCD（CMOS）拍摄后，在主机内进行图像数字化的拍摄方式（图 2-9）。顺次式在图像的再现性上有优势，但是会出现颜色偏差。同时式可以获得无颜色偏差的图像，但是和顺次式相比，图像的信息量少。两种方法各有优缺点。

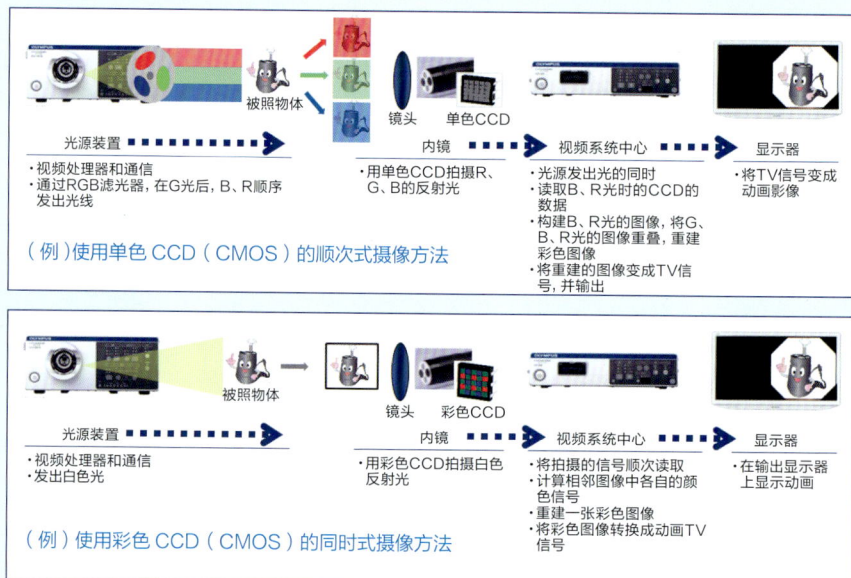

◎奥林巴斯株式会社

图2-9 顺次式和同时式摄像方法的不同

2 内镜的基本结构及使用方法
（富士胶片公司）

关 正广

内镜的摄像原理

内镜是插入人体内进行观察的照相机。插入消化道进行观察的软性内镜要连接到主机系统使用（图2-10）。经过光导纤维将光源的光线传导到消化道并照射，内镜前端的摄像头接收黏膜的反射光并将这一信号转换为电信号输送到处理器。处理器将经过处理的图像信号映射到显示器以供观察（图2-11）。

术者左手手持的内镜部分（图2-12）叫操作部，插入人体内的部分叫插入部。插入部由前端部、弯曲部、软性部构成。将内镜连接到主机的管路叫LG软性部，一端有连接主机的连接装置。操作部有控制弯曲部镜角的角度钮、拍摄静止图像的冻结钮等。

在前端部（图2-13）有物镜、发出照射光的导光器、吸引液体和伸出器械的钳道出口、向物镜注水注气的送水喷头、向前注水的副送水喷头等。

图2-10 内镜系统

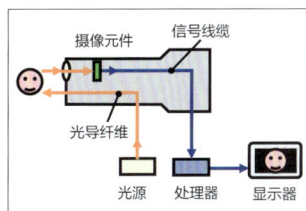

图2-11 Video scope的原理

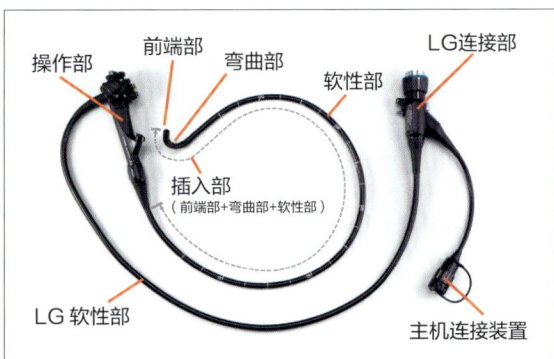

图2-12 内镜各部分的名称

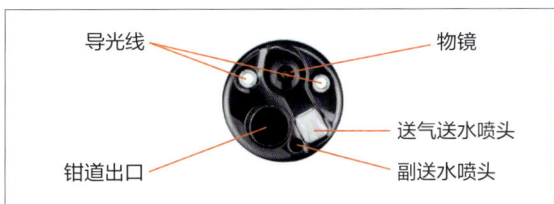

图2-13 前端部

内镜的管路结构

内镜除了有传导光的光导纤维以及传导图像信号的线路以外，还有几个管路。

吸引通道（图2-14的红色）与吸引器连接，在操作部呈Y字形分开。钳道口有由橡胶制成的钳道帽，钳道帽可避免空气漏出。按压吸引按钮可以从钳道出口将消化道内的液体及残渣吸引出来。钳道帽有线状开口，可以通过活检钳及附件，然后从内镜前端的钳道出口伸出。在钳道内有附件时，由于管路变窄，吸引强度会变弱。另外，如果钳道帽脱落或者钳道帽的盖子打开，也会造成吸引强度减弱。

光源内藏着送气泵，当连接内镜使送气泵启动后，在送气通道（图2-14蓝色）内有空气流动。在安装好送气送水按钮的状态下，空气会通过按钮的开口流出，如果将这个开口堵上，则按钮的瓣膜打开，空气会流向插入部。送气送水喷头朝着物镜释放空气可以将附着于物镜上的水吹走，也可以向胃内送气。

如果将送气送水按钮按下去，则可以在按钮处阻断从送气泵注入的空气，这样使没有去处的空气给予注水瓶内的水面压力，从注水瓶压出的水通过送水通道（图2-14的蓝色）经送气送水喷头朝物镜流出，这样可以将物镜上附着的污物去除。

当注水瓶没有拧紧或者没有O形环，有可能造成漏气而不能送气送水。

副送水通道（图2-14绿色）从入口到出口为一条管道，从送水装置注入的水自前端的副送水喷头朝着前方清洗待观察部位。

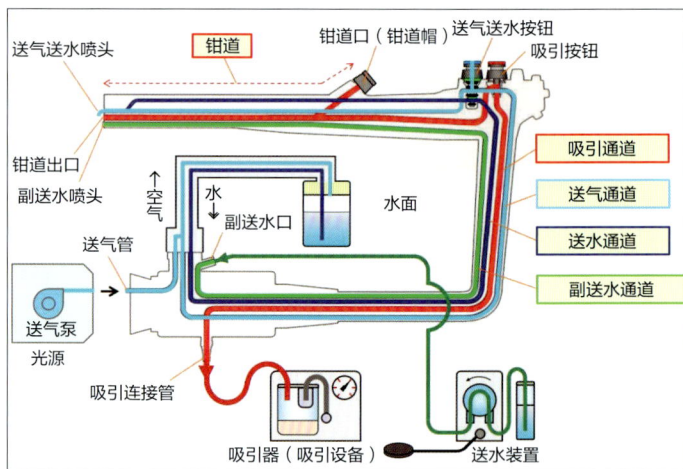

图2-14 管路的结构

搬运及持镜方法

如图2-15所示，内镜包括操作部、连接部以及插入部。我们需要用2只手拿住内镜的3个部分。要注意避免拿得太紧造成内镜故障或者手滑使内镜掉落。尤其是前端部有摄像头，如果弄坏，修理费可能会很贵。

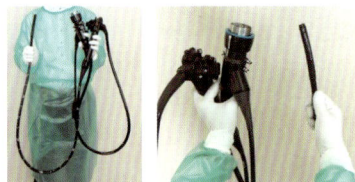

图2-15 持镜的方法

？ ＼ 住院医师的提问 ／

Q 什么是图像增强内镜？

A 图像增强内镜（image enhanced endoscopy, IEE）是一种不仅用白光观察，还要将蓝紫色等不同的光组合起来照射或者加上图像处理后，增强消化道黏膜表面结构以及血管轮廓的观察方法。蓝激光成像技术（blue laser imaging）和蓝光成像技术（blue light imaging）（BLI）是将表层血管表现为浓茶色，以构建更容易观察的图像（图2-16）。例如，根据血管是规则还是被破坏等的不同，判断息肉为非肿瘤性还是肿瘤性病变。联动成像技术（linked color imaging, LCI）是增强黏膜附近轻微的颜色差别并获得图像。即使是在白光下看起来几乎相同的黏膜颜色，也可以以淡紫色和橙色显示出差别（图2-17）。

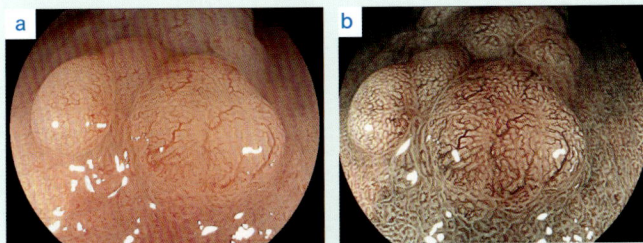

图2-16 蓝光成像技术
a. 白光；b. 蓝光。

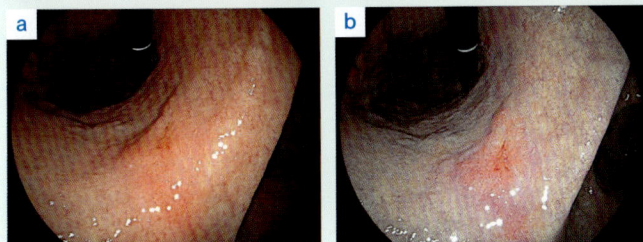

图2-17 联动成像技术
a. 白光；b. 蓝光。

住院医师的提问

Q CCD 和 CMOS 有什么不一样？

A 近年来，除了使用 CCD 元件以外，还有机型使用 CMOS 传感器。两者之间的差别是在 A/D 转换（将模拟信号转换为数字信号）中（表 2-2）。CCD 是在内镜中以模拟信号传送，在处理器中变换为数字信号。在以模拟信号传送的过程中，信号逐渐衰减。而 CMOS 是直接转换成数字信号后再传送，因此比 CCD 的信号衰减少，有可能减少图像暗的部位的噪点。

表2-2 CCD 和CMOS 的不同

项目	CCD	CMOS
	电耦合器	互补性金属氧化半导体
信号传导原理		
元件大小	可以很小	大
信号衰减	多	少
暗处的噪点	多	少

注：由于是常规比较，也有和这些不同的情况。

内镜的基本构造、种类及使用方法
（HOYA 公司）

菅原二朗

内镜、图像处理器的概要

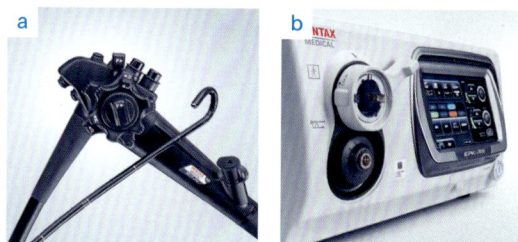

图2-18　内镜、图像处理器的概要

内镜（图 2-18a）包括连接部、插入部（与患者接触的部分），插入部包括软性部、弯曲部和前端部。图像处理器（图 2-18b）有接入内镜的插入口、进行各种设定的控制面板、连接显示器的背侧面板。图 2-19 是其他的主要机种。

可经鼻插入的 PENTAX Medical 上消化道内镜 EG17-J10（图 2-18a，表 2-3）前端外径 5.4 mm，软性部直径 5.7 mm，特点为细，可应用于多类患者。可以输出高清图像（High definition，HD）的 PENTAX Medical OPTIVISTA PLUS 图像处理器 EPK-i7010J（图 2-18b）。

表2-3　EG17-J10的详细数据

项目	具体信息
名称	EG17-J10
视野角度	140°（直视）
观察深度	3 ～ 100 mm
前端硬性部直径 / 前端外径	φ 5.75 mm / φ 5.4 mm
软性部直径	φ 5.7 mm
钳道最小直径	φ 2.0 mm
弯曲角度	上：210°　下：120°
	右：210°　左：120°
有效长度	1100 mm

上消化道内镜
EG16-K10

上消化道内镜
EG27-10

上消化道内镜
EC34-10T系列

十二指肠镜 ED34-i10T2
一次性抬钳器前端帽（DEC）

图2-19　其他的主要机种

特征

■ 高精细图像

可以输出 HD 的 OPTIVISTA PLUS 与搭载高像素 CCD 的 i 系列内镜 EG17-J10 结合，能够提供高精细内镜图像（右侧 QR 码可以看视频）。

■ 光学增强（optical enhancement，OE）

与图像增强功能 OE 结合，可提高对黏膜表面血管及结构的识别能力（图 2-20）。搭载了

视频 2-1　高精细图像

可以同时实时显示白光图像和 OE 图像的 Twin 模式，可以边比较白光图像和 OE 图像边观察。

　　*OE 的 Twin 模式仅可匹配 i 系列内镜。

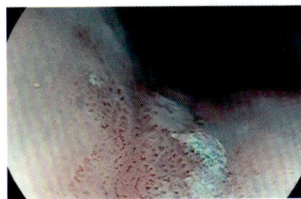

图2-20　OE模式的放大功能

● EG17-J10 的基本使用方法

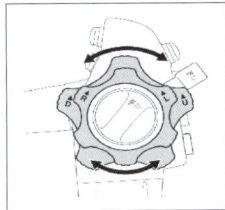

①将内镜的电缆线和光源插口连接到图像处理器主机的各个插口。

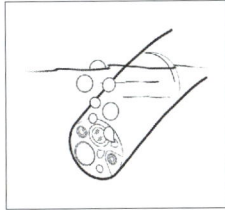

②操作上下左右各个方向钮。有时候为了保持前端的弯曲角度，用上下左右方向钮锁定装置和锁定镜角。

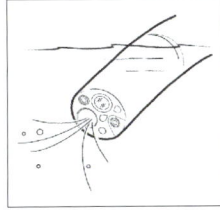

③挡住水气钮中央小孔，可以向内镜前端的送气喷头或者送气送水喷头送气。按下水气钮可以向送水喷头或者送气送水喷头送水。

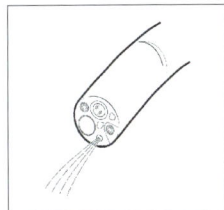

④按压吸引钮可以通过钳道吸引体腔内的体液。

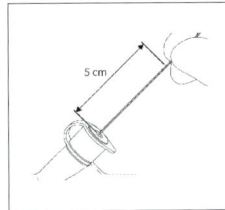

⑤连接附送水管，通过注射器以及水泵经内镜前端的注水喷头喷洒灭菌水（除结肠镜以及经鼻内镜以外，部分上消化道内镜具备这一功能）。

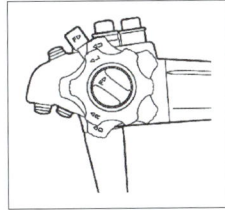

5 cm

⑥在通过钳道口插入附件时，要手持距钳道口约5 cm处缓慢插入。

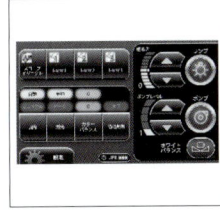

⑦按下远程控制钮，可以远程控制该钮的功能。根据需要可以拍照、记录到硬盘、VTR录像等。

⑧在图像处理器的液晶显示面板上可以进行亮度设定、泵的强度设定，也可以进行白平衡设定等各种设置。

● 使用中的注意点

　　在每次使用前要按照使用说明书进行内镜及其附属品、图像处理器等的准备和检查。另外，和本机一起使用的其他相关机器也要按照说明书进行准备及检查。

？ ＼ 住院医师的提问 ／

Q　如何使用图像增强功能？

A　PENTAX Medical 的系统搭载着 i-scan 这一图像增强技术，OE（光学增强）模式通过 SE（表面增强）、CE（对比增强）、TE（色彩增强）帮助提高对于血管、腺管以及表面结构的可识别性。可以在一个画面上同时显示白光图像以及 OE 图像，方便做比较观察（Twin 模式）。

4 消化道内镜检查及治疗中所需附件的使用基础

森田圭纪

要 点

（1）供消化道内镜检查及治疗使用的附件有很多种，需要了解每种附件的功能及特性。

（2）在成为术者之前，需要通过做助手来积累经验。

（3）由于内镜及技术在不断进步，需要不断学习新的知识。

近年来，由于消化内镜相关医疗器械及技术的进步，我们在临床实践中需要学习、掌握的知识及技术在不断增加。本节将给大家介绍住院医师在消化内镜检查治疗中必须掌握的附件的使用技巧及注意点。

有关消化内镜

在消化内镜诊疗中，首先需要掌握的是有关内镜系统以及内镜的使用方法。有关这方面的详细内容请参考其他章节以及厂家的使用说明书。本节主要介绍临床实践中的使用要点。

选择合适的内镜并确认其功能

在治疗过程中，恰当地接近病变以及内镜的可操作性对于治疗的成功起关键作用，因此，我们需要掌握所使用的内镜的特点。近年来，治疗用内镜具备注水功能，钳道直径也达到了 3.2 mm，因此在插入各种附件的状态下也可以完成吸引操作。另外，内镜外径变细、前端硬性部变短，使内镜转弯半径变小。为了改善插入性能而设置了被动弯曲功能，但是在结肠进行内镜黏膜下剥离术（endoscopic submucosal dissection，ESD）这样的精细操作时有可能会产生偏移，增加了精细操作的难度，需要引起注意。在上消化道内镜的发展中，还出现了双弯曲内镜，可以更容易地接近胃内难以接近的部位。一般在不同的脏器会使用相应的内镜，但是在直肠可以使用更容易做反转操作的上消化道内镜，在十二指肠深部可以使用更长的结肠镜。

内镜搭载了 NBI（奥林巴斯公司）、BLI（富士胶片公司）、LCI（富士胶片公司）以及双红成像技术（red dichromatic imaging，RDI）（奥林巴斯公司）等图像增强技术。如果利用好这些功能，对于发现病变以及详细诊断、高效止血等都有很大的帮助。可以在内镜的按钮上预设好这些功能，事先确认各个按钮的设置。

另外，在使用前要确认好内镜镜角、送气送水钮是否好用，也要确认好送气模式（空气还是CO_2）（图 2-21）。长时间使用会使钢丝变松导致镜角不好用，造成反转操作困难。在内镜治疗时，为了减轻送气造成的腹胀以及预防空气栓塞的发生，常使用二氧化碳气体。需要注意不要误送入空气或者双送气（同时注入空气和二氧化碳气体）。

图2-21 确认内镜的动作

a. 外观；b. 手部的操作。

在进行消化内镜检查时

- 内镜前端帽（图 2-22）

对放大观察时保持内镜的稳定以及结肠镜进镜时确保视野是有帮助的。一般会采用接触黏膜面也不会造成黏膜损伤的柔软材质的帽（MAJ 系列，奥林巴斯公司）以及弹性帽［包括直筒型和缝隙型（TOP 公司）］。安装时，要确保在显示器上看不到帽的前端。

- 活检钳

各厂家出售的是分别用于上消化道及下消化道的活检钳。操作时只需要开合，比较简单。但是在实际操作时由于存在呼吸波动和消化道蠕动，为了确保准确采集样本，操作者需要与患者呼吸节奏相配合，努力在恰当的时机稳稳抓取样本。

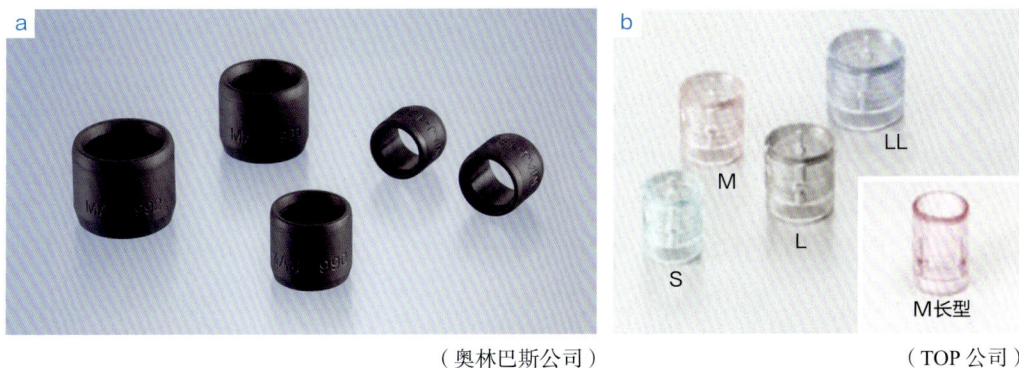

（奥林巴斯公司）　　　　　　　　（TOP 公司）

图2-22 内镜帽（检查用）

a. MAJ 系列；b. 弹性帽（直筒型和缝隙型）。

- 镜头清洁剂［Cleash（富士胶片公司）、SL 清洁剂（杉浦研究所）等］

为了避免在检查中出现镜头模糊、污染而使用喷雾时，也可用棉签等涂抹镜头及前端帽。

🌸 在进行消化内镜治疗时

消化内镜治疗时需要使用多种附件，下面为主要操作所需要的附件及其使用要点。

■ 内镜下止血术

内镜下止血术是在消化内镜治疗中使用较多的操作，也是必须掌握的基本技术。有多种止血方法，在这里介绍一下使用的主要附件。另外，如果通电过度，有可能造成消化道穿孔，需要十分注意。

- 内镜帽（前端帽）

这是与出血部位保持合适的距离、确保良好的视野所必需的。如果将直筒型弹性帽前端露出稍长一些，就可以更容易地在前端帽内开闭钛夹。另外，在更换附件时以及在各种止血措施不能很好地起效时也可以用内镜帽压迫出血的部位。

- 内镜夹子［EZ Clip®（奥林巴斯公司）、SureClip®（MICRO-TECH ENDOSCOPY 公司）等，图 2-23］

出血时有时候需要夹闭包括溃疡等比较硬的组织，因此常使用具有较强抓持能力的臂较短的夹子。另外，前端呈钝角的夹子由于在闭合后两个夹子臂之间的间隙较小，也常用于止血时。在止血过程中，需要熟练掌握通过手柄的开合等操作来达到更精准、快速地旋转夹子及迅速接近目标部位的方法。最近出现了较多可重复夹闭的夹子。

- 止血钳［Coagrasper®、Coagrasper G®（奥林巴斯公司）、HemoStat®（宾得公司）等，图 2-24］

需要掌握和活检钳一样的开合操作及旋转操作。要注意只能夹闭血管，避免夹闭肌层。在难以夹闭血管或微小血管出血的情况下，也可以在止血钳闭合的状态下使用。另外，需要掌握高频电装置的设置，一般使用 soft COAG 模式。

- 氩等离子体凝固术

APC2 或者 APC3（ERBE 公司）常用于渗血等表面出血。探头在不接触出血部位的情况下使用 forced 或者 pulsed 模式。

- 内镜下食管静脉曲张套扎术（endoscopic variceal ligation，EVL）装置（图 2-25）

气压式 EVL 套扎装置（sumius 公司）等可以治疗食管、胃底静脉曲张及结肠憩室出血。在吸引需治疗的部位后，使用接在连接线上的 2.5 ml 注射器快速注入空气，并推出 O 形环。

- 确保内镜视野的凝胶（大冢制药工厂，图 2-26）

在消化道大出血难以保障内镜视野时，将本凝胶注入钳道内后，可以在内镜前端形成由透明凝胶生成的空间，有利于止血的操作。

（奥林巴斯公司）

图2-23 内镜夹子
a. EZ Clip®；b. SureClip®。

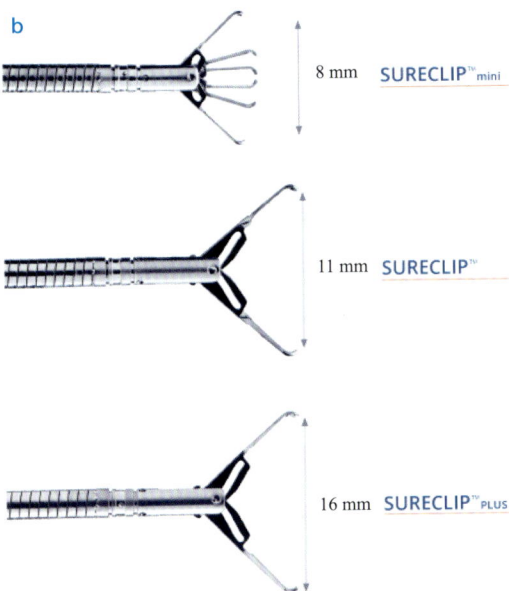

8 mm SURECLIP™ mini

11 mm SURECLIP™

16 mm SURECLIP™ PLUS

（MICRO-TECH ENDOSCOPY公司）

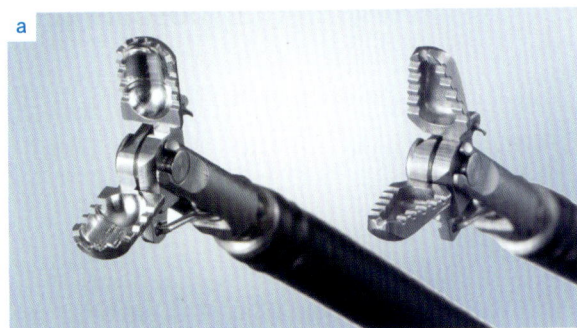

（奥林巴斯公司）

（宾得公司）

图2-24 止血钳
a. 左侧为Coagrasper G®，右侧为Coagrasper®；b. HemoStat®。

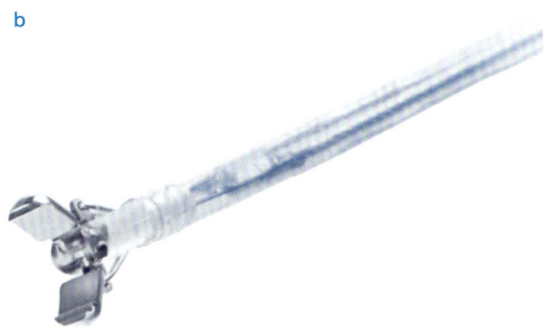

非套管型

（sumius社）

图2-25 内镜下食管静脉曲张套扎装置
气压式EVL套扎装置。

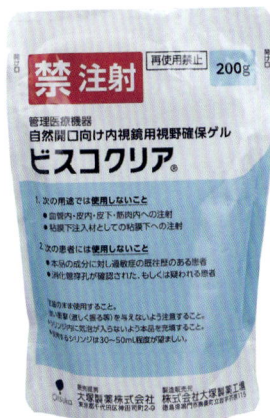

（大冢制药工厂）

图2-26 确保内镜视野的凝胶
BiscoClear®

消化内镜基础与技巧 | 31

■ 冷圈套器息肉切除术（CSP）、内镜黏膜切除术（EMR）、水下EMR（UEMR）

- 圈套器［Lasso snear®（AGSMed Tech 公司）、SnareMaster Plus®（奥林巴斯公司）等，图 2-27］

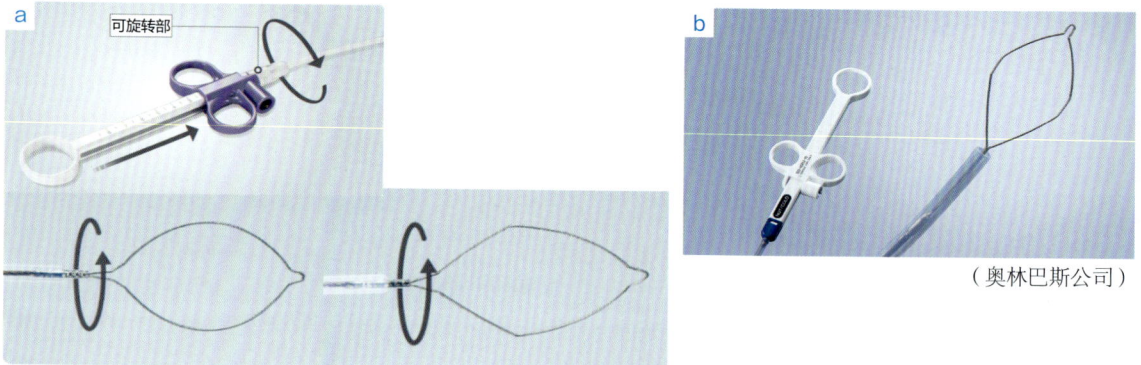

（AGS Med Tech公司）

（奥林巴斯公司）

图2-27　圈套器

a. Lasso snear®；b. SnareMaster Plus®。

冷圈套器息肉切除术（cold snare polypectomy，CSP）主要是针对术前诊断为腺瘤的直径小于 10 mm 的病变的治疗，除此之外的可以用圈套器完整切除的病变适用于内镜黏膜切除术（endoscopic mucosal resection，EMR）、水下 EMR（underwater EMR，UEMR）或者息肉切除术。理想的圈套器应该可旋转、可通电以及耐用。

- 注射针（super grip®，Top 公司，图 2-28）

局部注射针有很多种，在 EMR 中使用生理盐水注射，但是在 ESD 中会使用像透明质酸等黏稠度高的盐水，建议使用 2.5 ml 的小注射器。在进出针的过程中要注意避免对内镜的损坏以及消化道黏膜的损伤。

- 内镜帽（前端帽）

一般使用弹性帽的 Slit 型、Hall 型、Focus 型（Top公司）等不妨碍视野的直筒状帽。在做 UEMR 的时候，由于水和空气具有折射率，要把前端帽的前端露出稍长一些，这样就可在视野中看到帽的前端。

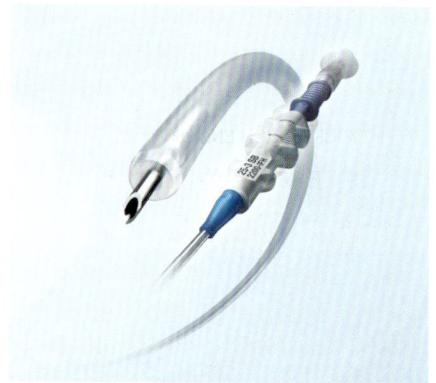

（Top公司）

图2-28　注射针（super grip®）

■ 内镜黏膜下剥离术（ESD）（图2-29）

内镜黏膜下剥离术（endoscopic submucosal dissection，ESD）是在切开病变周围的黏膜后，使内镜进入黏膜下层，一边识别肌层一边进行黏膜下层剥离来切除病变的方法。

- 各种电刀

ESD 使用的电刀可以分为前端型［Dual Knife J（奥林巴斯公司）、Flush Knife BT-S（富士

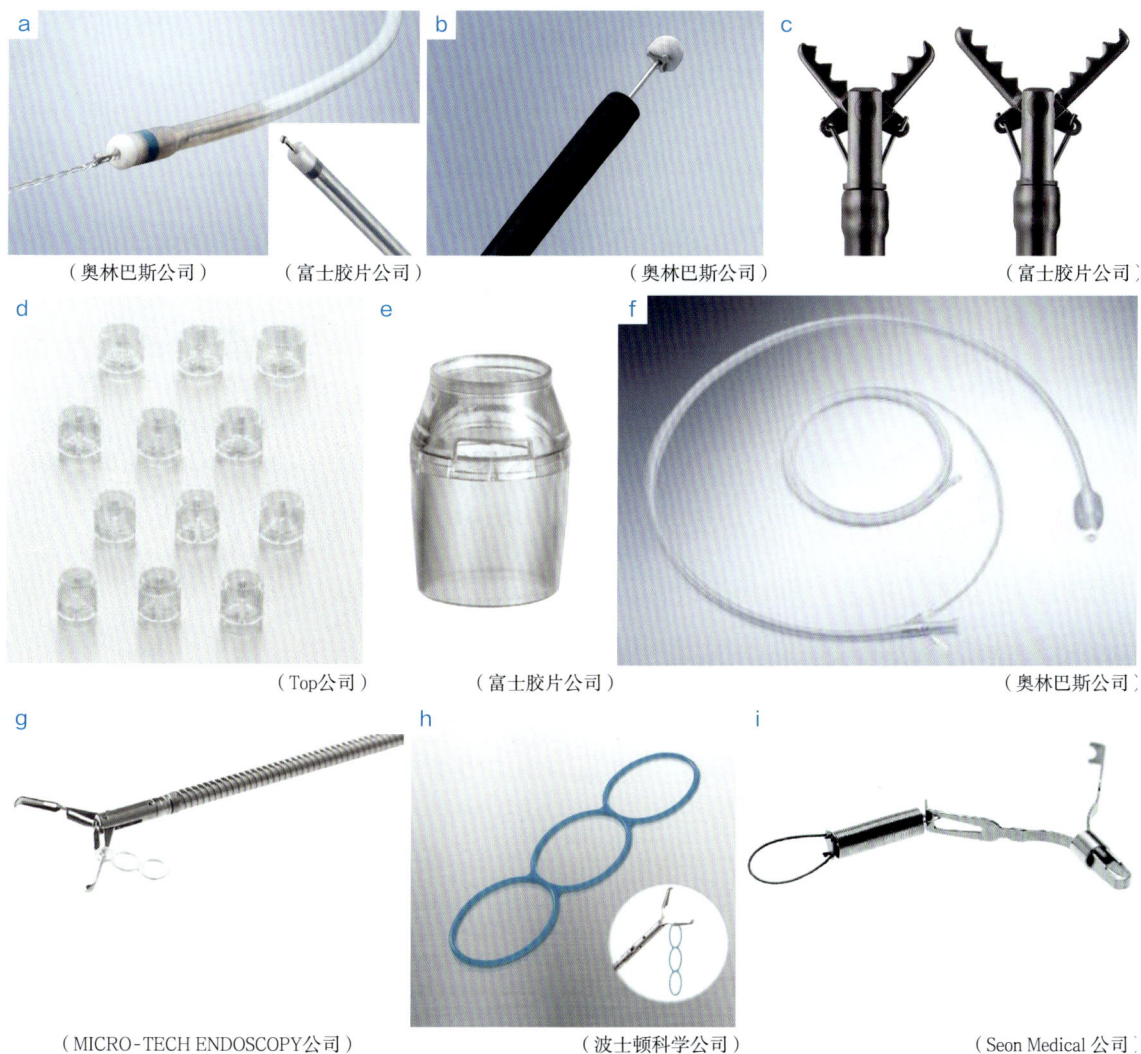

a
（奥林巴斯公司）　（富士胶片公司）

b
（奥林巴斯公司）

c
（富士胶片公司）

d
（Top公司）

e
（富士胶片公司）

f
（奥林巴斯公司）

g
（MICRO-TECH ENDOSCOPY公司）

h
（波士顿科学公司）

i
（Seon Medical 公司）

图2-29　ESD使用的各种附件

a. Dual Knife J，Flush Knife BT-S；b. IT knife 2；c. Clutch Cutter；d. 弹性帽，Slit型、Hall型、Focus型；e. ST帽，短型；f. 单气囊外套管ST-SB1°；g. SureClip Traction Band；h. Multi Loop Traction Device°；i. S-0Cip°。

胶片公司）等〕、绝缘型〔IT knife 2（奥林巴斯公司）等〕、剪刀型〔Clutch Cutter（富士胶片公司）等〕。前端型具有局部注射功能，适合用于有较硬纤维化的组织以及需要精准操作的病变，但是由于没有绝缘体，具有穿孔的风险。绝缘型具有部分绝缘的功能，可以一次切较大的范围，但是对于伴有严重纤维化的病变会出现切除困难。剪刀型安全性高，适合初学者，但是需要旋转到合适的方向和位置，要求有熟练的助手配合。所有刀都有优缺点，建议准备多种刀，以便根据脏器及病变特点选择使用，这对于我们扩大可治疗病变的范围是很重要的。

- 内镜帽（前端帽）

建议使用比检查用的帽稍微硬一点的帽。由于从食管及胃内进入黏膜下层较容易，建议使用弹性帽 Slit 型或者 Hall 型（Top 公司）等直筒型帽，而在结肠及十二指肠，由于进入黏膜下层比较困难，常使用 ST 帽短型（富士胶片公司）等前端较细的帽。

图2-30 经内镜缝合使用的各种器材

a. SureClip®；b. 尼龙绳；c. OTSC®；d. SutuArt®。

- 牵引器材

最近正在普及初学者也可以安全实施 ESD 的牵引器材。带牵引线的钛夹以及 SureClip Traction Band（Micro-Tech Endoscopy 公司）、Multi Loop Traction Device®（波士顿科学公司）等牵引装置安装简便，而使用 S-O Clip®（Seon medical 公司）则需要一定的熟悉度。传统的方法是在病变侧夹闭 S-O Clip® 后，另一个钛夹一般夹闭在病变的肛侧，但是经常会发生牵引过程中钛夹脱落的情况。如果先在病变肛侧的正常黏膜侧夹闭 S-O Clip®，再用一般的钛夹推进式夹闭病变侧的黏膜，操作会更顺畅（视频 2-1）。在使用牵引时，无论哪种情况，都需要确保在病变侧有足够的边距来夹闭钛夹。

- 单气囊外套管

治疗结肠病变时，有时会因患者结肠冗长、肥胖、术后状态等因素而造成内镜操作不稳定、操作困难的情况。这时候可以安装单气囊外套管 ST-SB1（奥林巴斯公司）固定肠管，改善内镜的可操作性。

视频 2-2
S-O Clip 的
安装方法

■ 内镜下缝合术（图2-30）

为了应对 EMR、ESD 等操作过程中出现术中穿孔或者迟发穿孔以及预防术后出血，缝合技术在临床上是非常重要的。主要的方式是使用钛夹（包括带线的钛夹）夹闭，而前端呈锐角的钛夹可使夹子的两臂紧紧咬合在一起，更适合用于缝合。当需要缝合较大的范围时，需要使用双钳道内镜以及尼龙绳进行褥式缝合法，或应用 OTSC®（Ovesco Endoscopy 公司）进行全层缝合。近期，也有报道使用 Sutu Art®（奥林巴斯公司）的经内镜手缝合术。随着有关缝合技术的创新研究越来越多，有必要了解各种方法的特征。另外，由于这种技术常常在急诊状态下使用，为了能够沉着地完成操作，建议使用培训模型等做好训练。

■ 内镜下异物取出术（回收病变法）（图2-31）

在取出异物或者回收内镜治疗后大的病变时，采用不损伤消化道以及病变的爱护性回收方法是很重要的。建议使用外套管以及滑动管确保回收路径，通过内镜前端帽以及异物钳或者回收网兜（奥林巴斯公司）回收。前端推进式网兜（八光公司）在回收大的病变时是有效的，但是需要熟悉其使用方法。

无论是住院医师还是熟练者操作，对于患者来讲，都要求好的治疗效果。因此，应在充分了解医疗器械的基本使用方法后，在见习以及作为助手的操作中积累经验（图2-32），为将来作为主要术者做好准备。尤其是在急诊或者治疗出现问题时，我们要迅速做出恰当的处理。我们要时刻思考如何使术者的检查及治疗更顺利。在做助手时，要锻炼自己根据现状预测可能出现的情况的能力，这种锻炼有利于自己成为术者后的操作。另外，每天要复盘自己在操作过程中遇到的问题以及可能的问题。由于内镜器材以及技术在不断进步，不断更新信息也是非常重要的。

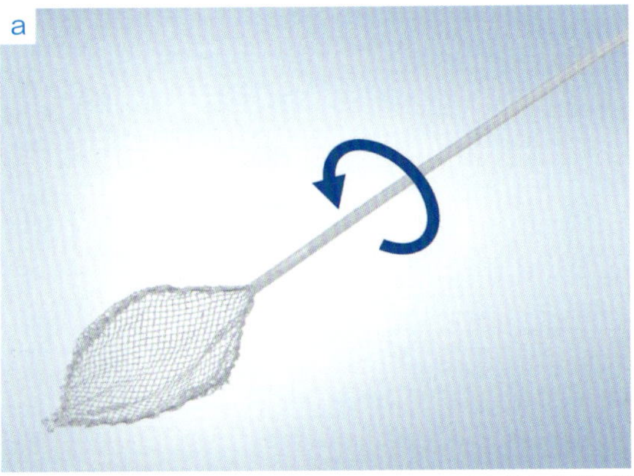

（奥林巴斯公司）

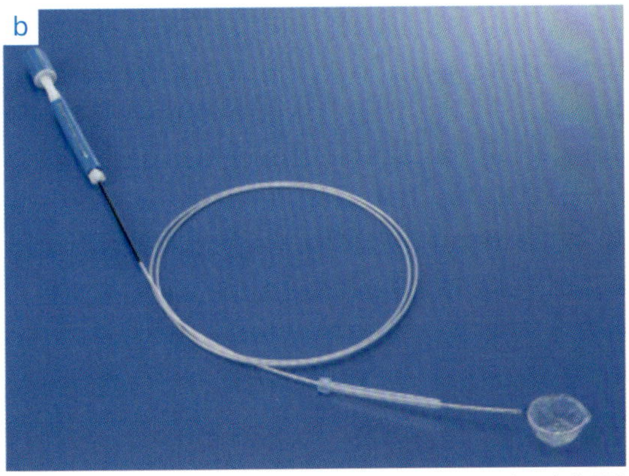

（八光公司）

图2-31 回收网兜
a. 回收网兜（可旋转型）；b. 前端推进式网兜。

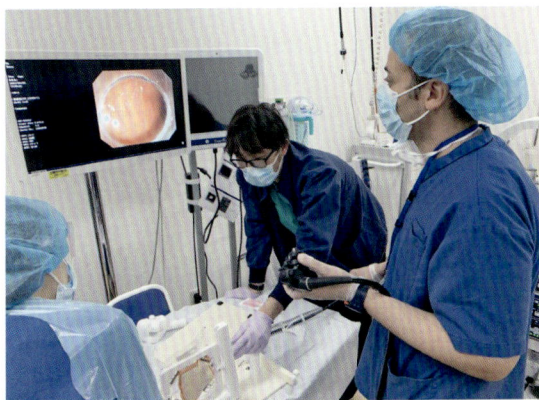

图2-32 使用培训模型进行附件使用实践
使用VTT MUCOSA TYPE 黏膜模型（KOTOBUKI MEDICAL公司）和自制的培训模型

参考文献

[1]　Yano T, et al. Gel immersion endoscopy：a novel method to secure the visual field during endoscopy in bleeding patients（with videos）. Gastrointest Endosc. 2016; 83: 809-811.

[2]　Nomura T, et al. Suturing techniques with endoscopic clips and special devices after endoscopic resection. Dig Endosc. 2022. doi：10.1111/den.14427. Online ahead of print.

[3]　Inoue T, et al. Novel protective retrieval device for a large rectal cancer specimen resected by endoscopic submucosal dissection. Dig Endosc. 2021; 33: e129-e130.

5 高频电装置及设定

佐佐木 基

要 点

（1）使用高频电装置时，要掌握有关电的基础知识。

（2）不仅要选择设定数值以及模式，还要根据电流密度使用附件。

（3）不要按照设定好的参数消极地"使用"，而是要基于基础知识"操作"。

在息肉切除术、内镜黏膜切除术（EMR）、内镜黏膜下剥离术（ESD）、内镜十二指肠乳头括约肌切开术（endoscopic sphincterotomy，EST）等技术中必须使用产生能量的高频电装置，但它的基本原理和电特性等基础知识比较难理解。近年来，随着设备性能的飞跃性提高，也出现了无须详细设定的机型。但是，如果对其基础一无所知，在做治疗助手或自己实施治疗时，就无法判断设定的数值是否最合适，不知道如何更改设置等，难免会出现穿孔等并发症。在这里给大家介绍高频电装置的基础知识以及基于此的笔者对于参数以及模式的设置方法。

高频电装置的基础知识及电的特性

高频电装置是通过附件向组织通电而产生的热（焦耳热）和电弧放电对组织进行切开、剥离、凝固、切除的机器。说起"电"有人会担心触电，高频电装置利用"100 kHz 以上的高频电流不会引起触电"的电特性，使用 300 kHz 以上频率的电，只提取热量和火花组合成高频电装置。

另外，高频电装置主要有决定切断速度和输出强度的"W（瓦特）"和"effect"设置，还有切开方式不同的"切开模式"和"凝固模式"，它们互相组合成适合每一种治疗的模式。

W（瓦特）和effect

W（瓦特）指通过整个附件的通电量，由于电会转换成"热"，所以电量越多，产生的热量也就越多。随着热量的增加，从附件向组织传导热的速度加快，因此切开组织更容易。W（瓦特）就是决定"切割性能"的因素（图 2-33）。

"effect"是指在机器上进行 1 ～ 5 级的每隔 0.1 级的设置，这反映输出电压。电压是"推动电流的力量"，电压越大，附件前端的火花就越强。也就是说，effect 是决定火花大小和强度的因素。另外，火花的强度和大小决定附件周围的凝固范围及深度，所以也可以说"effect"是凝固能力的设定（图 2-34）。

■ 切开波与凝固波

如前所述，高频电装置由切开波和凝固波组成，通过调整"切开模式"和"凝固模式"的平衡形成各种模式。

切开波由连续波电流构成，通过连续输出电流使组织内的温度急剧上升，触发水蒸气，实现尖锐切割。由于是连续电流，不需要强行将电压入组织，因此使用低的电压。

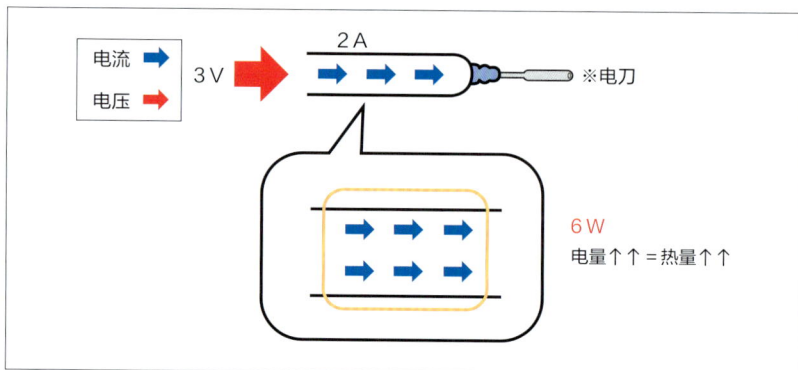

图2-33　电流、电压、电量的关系

凝固波由间断性输出电力的断续波构成，通过间歇性地输出电流使组织内温度缓慢上升。重复"加热、冷却"过程，将组织烧断以提高凝固能力。由于是断续波，在一次输出过程中要将电用强力压入，需要高的电压（图2-35）。

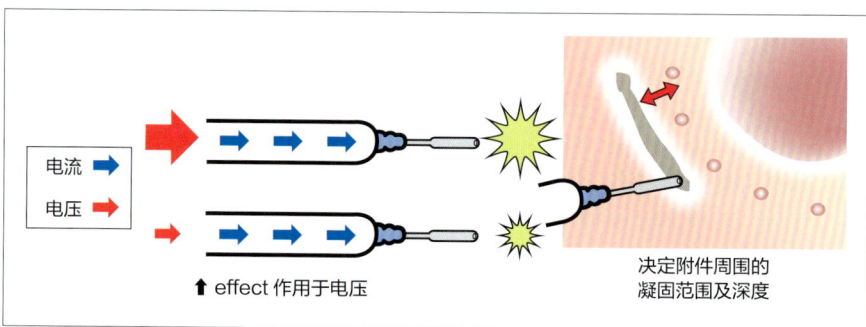

图2-34　effect 的作用

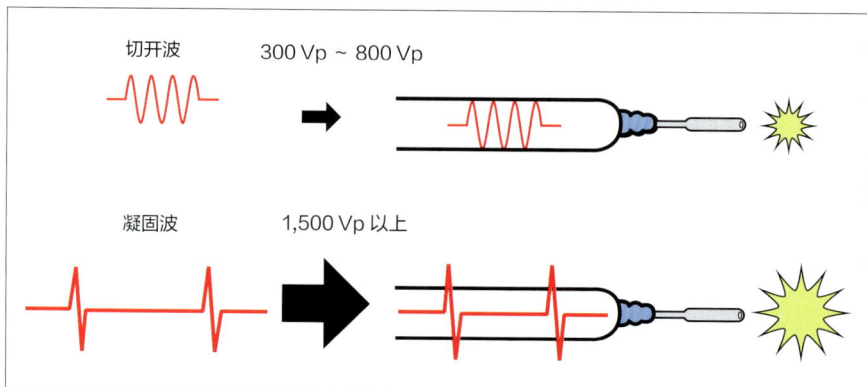

图2-35　切开波和凝固波的差别

■ 电流密度

为了最大限度地发挥通过调整两种模式的平衡而形成的各种输出模式的特点，需要将输出的电高效地输送到组织。这时，电流密度的概念就显得尤为重要。

电流密度指的是内镜附件与组织接触点处的电的密集程度。由于附件形状不同，造成与组织的接触面积不同，切断方式和凝固能力也会不同。即使使用相同的模式、相同的输出参数向组织通电，电流密度也会因附件与组织接触面积的不同而发生变化，从而实现锋利地切开或者较强的凝固能力（图2-36）。另外，即使使用了相同的附件，也可以通过改变与组织的接触程度做出调整。在使用尼龙绳切除有蒂型息肉时以及使用止血钳进行止血时，通过调整电流密度进行处理也是重要的（图2-37）。

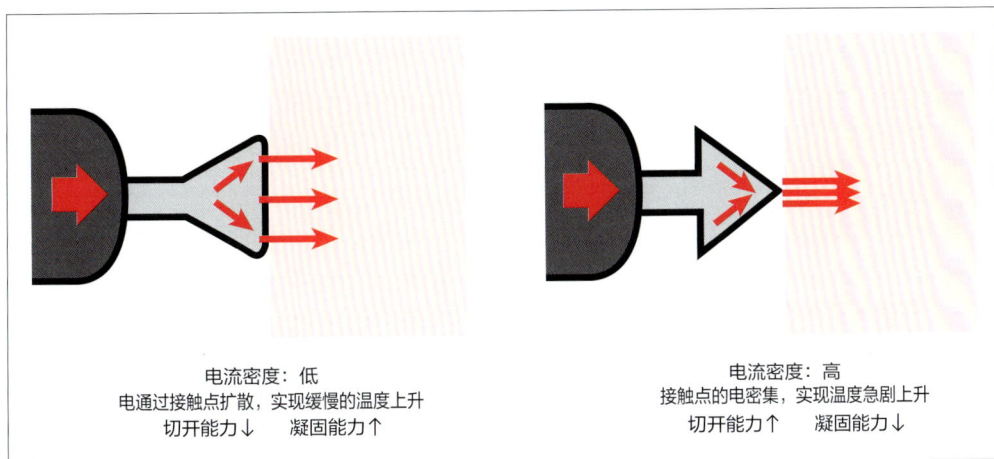

电流密度：低
电通过接触点扩散，实现缓慢的温度上升
切开能力↓　凝固能力↑

电流密度：高
接触点的电密集，实现温度急剧上升
切开能力↑　凝固能力↓

图2-36　电流密度与切开、凝固能力的关系

①仅夹闭止血点

电流密度分散

通电时间延长
但止血范围大
要注意对肌层的损伤

②夹闭止血点后抬起

电流密度集中

短时间完成凝固，
而且可以点对点止血

图2-37　止血时的电流密度

高频电装置的种类

在消化内镜治疗领域主要使用的高频电装置有 ERBE 公司（销售：Amco 公司）的 VIO 系列以及奥林巴斯公司的 ESG 系列（图 2-38）。不同机型的使用方法以及模式名称有所不同，但是基础是一样的。初学者一定要充分掌握其使用方法，以应对紧急情况下的使用。

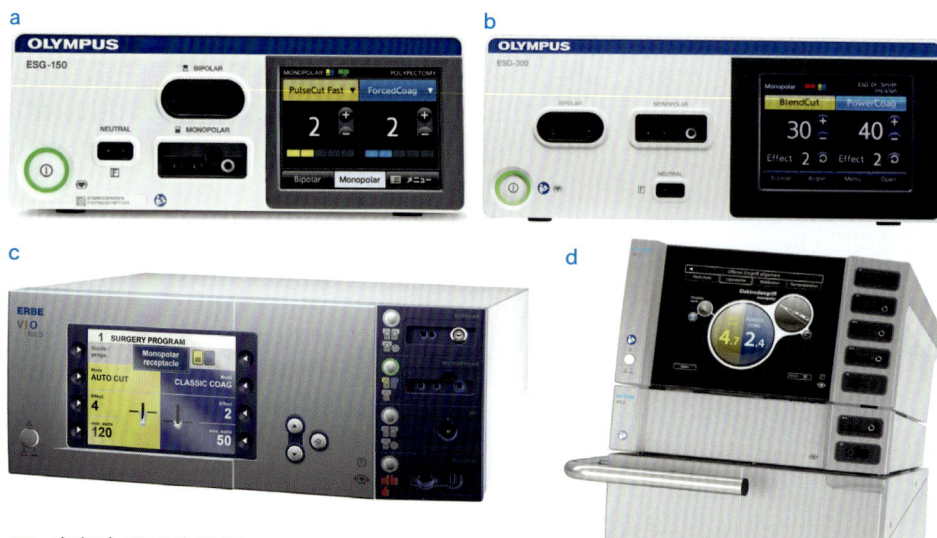

图2-38 高频电装置的种类

a. ESG-150°（奥林巴斯公司）；b. ESG-300°（奥林巴斯公司）；c. VIO300D（ERBE 公司）；d. VIO3°（ERBE 公司）。

高频电装置的各种模式

现简单介绍一下在消化内镜治疗中使用的模式。在这里主要介绍临床上使用较多的 VIO 系列、ESG 系列的模式（表 2-4，图 2-39）。

■ Soft coag 模式和 APC 模式

是高频电装置稍微特殊的模式，在临床上，应按照使用说明进行操作，但重要的是熟练掌握特定模式的基础知识。

- Soft coag 模式

是在用止血钳止血处理时使用的模式，在不引起水蒸气爆发和组织炭化的情况下实现凝固的模式。然而，Soft coag 模式虽说是凝固模式，但所使用的电流波是"连续波波形"，前面已经介绍过，"连续波波形"是"切开波"。

也许大家会有一个疑问，"切开波会不会切断组织呢？"，这与电的特性有关，"电压在 200 V 以下的电流不会产生电弧放电（火花）"。Soft coag 是通过将电压控制在 200 V 以下，仅利用"热和火花"中的"热"进行凝固的模式。

表2-4 高频电装置的各种模式

切开模式	自动切开（Auto cut）（VIO） 纯切开（Pure cut）（ESG）	单纯使用切开波的切开模式。切开顺畅，需要注意出血问题
	高切（High cut）（仅VIO）	Auto cut 模式的衍生。增强了电弧的强度、大小。提高电阻高时的切开性能
	内镜切开（Endo cut）（VIO） 脉冲切开（Pulse cut）（ESG）	切开期和凝固期交替输出的模式，有切开时间和间隔时间
	干切（Dry cut）（VIO） 混切（Blend cut）（ESG）	为了尽量在保持切开性能的情况下减少出血而设计的切开模式
凝固模式	强制凝固（Forced coag）	兼顾切开及凝固性能的标准凝固模式
	迅速凝固（Swift coag）（VIO） 强制凝固（Power coag）（ESG）	比 Forced coag 的切开性能更好的模式，和 Dry cut 类似，但是电压略高，便于止血
	喷射凝固（Spray coag）	通过高电压在空气中放电的凝固模式，以非接触的表浅凝固为目的。适用于氩气等离子体凝固术

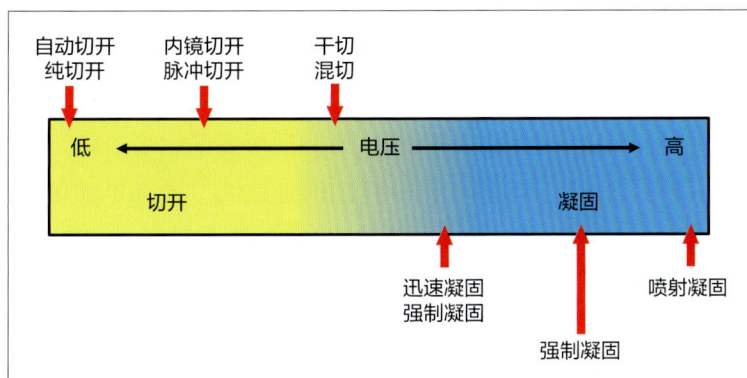

图2-39 各种输出模式的关系图

■ 氩气等离子体凝固术（argon plasma coagulation，APC）模式

该模式是将氩气与高压电流相结合，实现非接触凝固的模式。氩气通过高电压电流就会出现离子化，变成带电状态。电流通过形成带电状态的氩气后提高了电气效率，从而实现非接触的强凝固（图 2-40）。使用时，调整气体流量和电的输出参数非常重要，推荐从低流量开始，凝固不足时要逐渐提高输出参数。另外，由于氩气以及形成的烟雾会造成消化道内压力升高，需要通过内镜吸引减压。

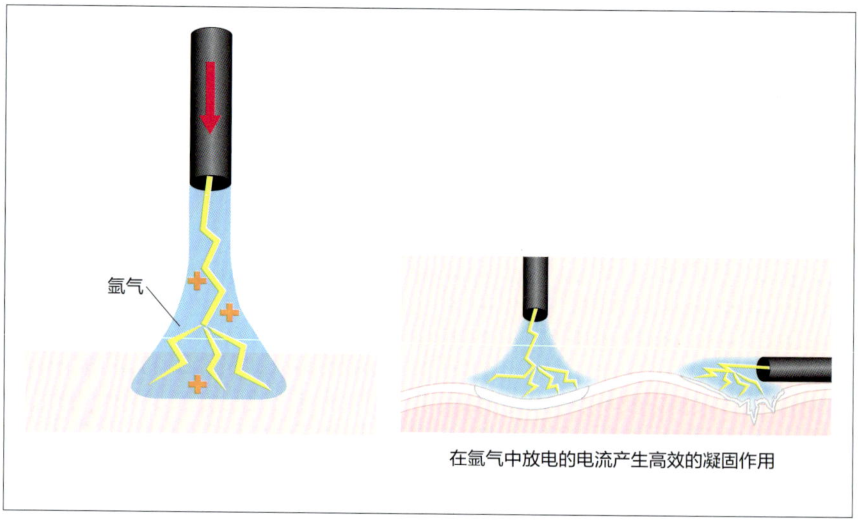

在氩气中放电的电流产生高效的凝固作用

图2-40 APC模式的原理

高频电装置的设置

在各种治疗中所使用的模式和设定值会根据高频电装置的种类、使用的附件、指导医师的习惯而不同，因此不做详细介绍，请参考各家医院使用时的设置以及文献。

在选择模式时很重要的是，要控制 EMR 时切除后形成的溃疡的状况，ESD 时刀的切开幅度、速度以及电弧的大小，EST 时有利于括约肌切开的幅度。在不断重复操作的过程中，找到适合自己的设定是非常重要的。

\ 住院医师的提问 /

Q 什么情况下需要调整高频电装置的模式以及参数？

A 往往是在遇到不寻常的情况下，才会调整使用的高频电装置模式以及参数，例如实施 ESD 时黏膜下层有丰富的脂肪层，估计脂肪的通电性能下降，就需要提高 effect 值确保凝固能力或者提高 W 值改善切开性能。最重要的是要根据内镜图像进行判断，根据具体情况进行输出参数的平衡及调整。

向专家学习内镜的心得 ①

流畅的、正确的内镜操作是基础

矢作直久

内镜诊疗是将细长的管状内镜放入体腔内进行医疗操作的，虽然不能说是严格意义上的远程操作，但从某种意义上来说就是远程操作从外面看不到的内镜前端来进行观察或者治疗。因此，如何高效且正确地从体外控制内镜前端是内镜技能提升的关键。

尽可能使内镜取直

一般来说，如果内镜轴是弯曲的，握着内镜操作部的左手的动作就很难传到内镜前端，所以有必要尽可能保持内镜取直。初学者们热衷于内镜手法，目不转睛地盯着画面看，很多时候都没有注意到内镜已经严重弯曲了。因此，如果觉得操作困难或感觉奇怪的时候，要确认内镜是否弯曲，养成经常保持内镜取直的习惯是很重要的。首先要调整检查台的高度，避免内镜打弯。如果这样效果不明显，医师要后退一步，与患者保持一段距离。只要保持内镜取直，在不勉强的范围内操作，就能顺畅地、没有多余动作地完成内镜检查，就能在不疲劳的情况下进行大量的检查和长时间的诊疗。

用左手的旋转驱动内镜轴的旋转

除了结肠镜进镜以外，在上消化道内镜中不推荐用右手握住内镜并旋镜控镜。右手要轻轻维持内镜不打弯，并辅助稳定地进出内镜。一般来说，右手只专注于内镜的进出，通过旋转左前臂或左手腕来控制整个内镜轴的旋转方向会使操作比较顺畅。只要保持内镜轴取直，稍微向上打镜角后左旋内镜前端就会朝向左侧，向右旋转则内镜前端就会朝向右侧。像这样即使完全不使用左右钮，前端也会朝向左或右。特别是上消化道，只需要将左右钮作为辅助使用就足够了，通过旋转左手来驱动内镜旋转就可以轻松控制内镜前端的朝向。

尽可能只用左手控制镜角

我们经常看见不熟练内镜操作的医师以及欧美医师用左手拇指操作上下钮，还不行的话，会用右手操作左右钮。但是，如果右手离开内镜，内镜位置会发生改变或者不能进出内镜，因此不推荐使用这个方法。特别是在需要边旋镜边进镜的结肠镜操作时，右手离开内镜会使内镜的位置发生改变，使进镜变得困难。因此，要用右手扶着内镜，单用左手操作上、下、左、右

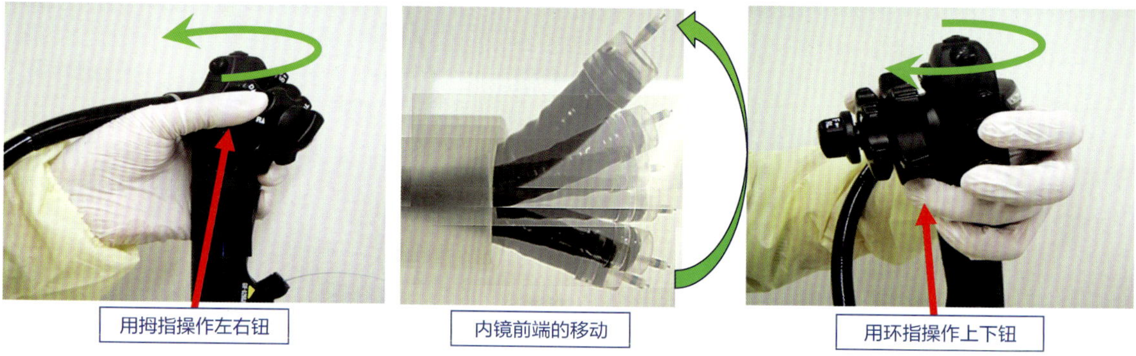

用拇指操作左右钮　　　　　内镜前端的移动　　　　　用环指操作上下钮

图2-41　单用左手的内镜操作

稍微打镜角后向左右旋转左手腕，可以使内镜前端向左右转。

镜角。另外，除了扶住内镜以外，右手还要操作附件的进出，因此有必要练习单用左手进行镜角的操作。但手小的人很难做到，建议用小指（有时候用环指）和拇指的根部保持内镜轴，用拇指、中指（有时候用环指）同时操作上下、左右镜角钮。在复杂操作时可加上左手腕和左前臂的旋转来旋转内镜轴，完成单用左手进行精细的内镜操作（图2-41）。ESD时，即使看着身体没有做任何的动作，但从内镜图像可以看到内镜前端的动作很顺畅就是因为缓慢而精准地实施了这样的动作的缘故。不管是多么难的内镜操作，这样顺畅、精准的内镜操作都是基本的操作方法。

可以照搬使用！

使用的药物及用量

服用抗血栓药物时的说明及指导

富田英臣

> **要 点**
>
> （1）不要轻易停用抗血栓药物。
> （2）根据内镜下的出血风险及患者的血栓风险判断。
> （3）充分注意内镜检查后的出血及血栓栓塞。

在社会老龄化的背景下，服用抗血栓药物的患者接受消化内镜检查的概率在增加。可以日本消化内镜学会发表的《针对服用抗血栓药物者的消化内镜诊疗指南》和《关于服用包括直接经口抗凝药（DOAC）在内的抗凝药物补充2017》为基础判断是否需要停药或恢复服药，但是在实际临床中犹豫不决的情况并不少见。

为什么我们需要关注口服抗血栓药物的患者呢？因为消化内镜中需要做黏膜活检、内镜黏膜下剥离术（ESD）等可能出血的操作比较多。服用抗血栓药物会增加出血性并发症的发生风险，如果可以停药尽可能在停药后进行消化内镜诊疗。而停药会增加血栓栓塞的风险，一旦发生心肌梗死和脑梗死，有时会出现严重后果。因此，对于不同的患者必须考虑血栓栓塞的风险和出血的风险以及预计操作的消化内镜造成的出血风险，指导患者是否需要停用抗血栓药物。

基于指南的抗血栓药物的服用方法

■ 血栓栓塞风险的评价

当我们遇到服用抗血栓药物的患者需要进行消化内镜诊疗时，首先要了解该患者为何必须服用抗血栓药物。抗血栓药物常被用于冠状动脉支架植入术后、脑梗死后以及治疗房颤等情况，每种疾病发生血栓栓塞的风险都不同。另外，不同的发病时间，血栓栓塞的风险也有所不同。表3-1列出了因停药导致血栓栓塞的高风险人群，符合这一条件的患者不应轻易停药。

有时候患者并不知道自己正在服用抗血栓药物。在不能充分掌握血栓栓塞的风险时，必须要和开具抗血栓药物处方的医师确认后再开消化内镜的医嘱。

表3-1　停药造成血栓栓塞的高风险人群

1. 抗血小板药物相关
• 冠状动脉支架植入术后 2 个月
• 冠状动脉药物洗脱支架植入术后 12 个月
• 脑血流重建术（颈动脉内膜剥脱术、支架植入术）后 2 个月
• 主干动脉伴有 50% 以上狭窄的脑梗死或者一过性脑缺血发作
• 最近发生的缺血性脑卒中或者一过性脑缺血发作
• 闭塞性动脉硬化症 Fontaine 3 度（安静时疼痛）以上
• 颈动脉超声检查、磁共振图像上判断具有停药后的高风险所见时
2. 抗凝药物相关
• 心源性脑梗死病史
• 合并瓣膜病的房颤（机械瓣置换术后、风湿性僧帽瓣疾病）
• 不合并瓣膜病的高风险房颤
• 僧帽瓣机械瓣置换术后
• 机械瓣置换术后血栓栓塞既往史
• 人工瓣置入
• 抗磷脂综合征
• 深静脉血栓、肺栓塞
※ 在用华法林等抗凝药物治疗时，停药引起的血栓栓塞风险尚不确定，但一旦发生，往往会造成严重的后果。建议将所有使用抗凝药物的病例都作为高风险人群对待。

■ 患者的出血风险评价

对服用抗血栓药物的患者来说，出血并发症是致命的副作用，因此需要评估出血风险。虽然服用抗血栓药物不一定与消化道出血风险有直接关系，但还是需要知晓根据患者的状态有可能有容易出血的情况发生。

评价冠状动脉疾病患者服用 2 种抗血小板药物期间进行消化内镜诊疗的风险时适用"高出血风险（HBR）"（图 3-1）。在 HBR 中，低体重（高龄）、心力衰竭、贫血、末梢血管疾病、慢性肾脏疾病（透析）被认为是需要特别注意出血的因素。另外，评价房颤患者进行抗凝疗法的出血风险时适用"HAS-BLED 评分"（表 3-2、图 3-2），高血压、肝肾功能障碍、脑卒中、出血既往史、65 岁以上、药物（非类固醇抗炎药、抗血小板药物）、酒精是高风险因素。

■ 消化内镜操作类型与出血风险

在日本消化内镜学会发表的指南中，根据出血危险程度将消化内镜操作进行了分类（表 3-3）。在指南发表后，广泛使用的冷圈套器息肉切除术、经口内镜下肌切开术（POEM）、内镜下乳头大球囊扩张术（EPLBD）等是根据各项技术指南的内容分类、记载的。虽然指南中没有明确记载超声内镜引导下胆管引流术（EUS-BD）等技术，但现阶段认为伴有黏膜切开以及缺损的技术操作应该判断为高出血风险的消化内镜操作。今后有可能进一步根据操作技术以及不同脏器进行细化分类。

指南中建议根据消化内镜出血危险程度进行药物服用的管理，如表 3-4 所示。

图3-1 实施PCI时应考虑的高出血风险（HBR）因素
红圈内是日本重点关注的因素。

（转自日本循环学会2020年 JCS指南 抗血栓疗法）

表3-2 HAS-BLED评分

简称	危险因素		分值
H	Hypertension	高血压（收缩压 > 160 mmHg）	1
A	Abnormal renal and liver function	肾功能异常、肝功能异常（各1分）*1	1 或 2
S	Stroke	脑卒中	1
B	Bleeding	出血*2	1
L	Labile INRs	不稳定的国际标准比值（INR）*3	1
E	Elderly（> 65y）	高龄（>65 岁）	1
D	Drugs or alcohol（1point each）	药物或酒精（各1分）*4	1 或 2

图3-2 年大出血发生率和HAS-BLED评分

注：*1. 肾功能损伤［慢性透析、肾移植、血肌酐 200 μmol/L（2.26 mg/dl）］，肝功能损伤［慢性肝损伤（肝硬化等）或者检验值异常（胆红素值 > 正常上限 ×2 倍，AST/ALT/ALP> 正常上限 ×3 倍）］。
*2. 出血史、出血倾向（出血因素、贫血等）。
*3. 不稳定的 INR，升高或者 INR 在治疗范围内时间（TTR）< 60%。
*4. 抗血小板药物、消炎镇痛药物的使用，酒精依赖症。

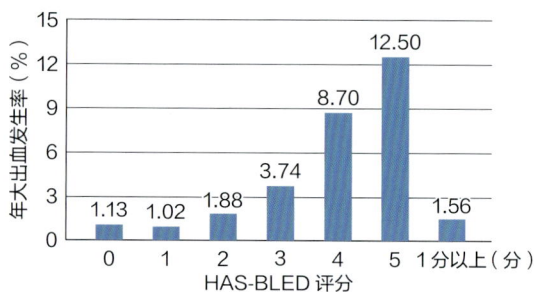

表3-3 根据出血风险分类的消化内镜操作

1. 普通的消化内镜操作	4. 高出血风险的消化内镜操作
• 上消化道内镜（包括经鼻内镜）检查 • 下消化道内镜检查 • 超声内镜检查 • 胶囊内镜检查 • 内镜逆行胰胆管造影	• 息肉切除术（通电的息肉切除术） • 内镜黏膜切除术（EMR）、水下 EMR（UEMR） • 内镜黏膜下剥离术（ESD） • 内镜十二指肠乳头括约肌切开术（EST） • 内镜下十二指肠乳头切除术（EP） • 超声内镜引导细针穿刺术（EUS-FNA） • 经皮内镜下胃造瘘术（PEG） • 内镜下注射硬化疗法（EIS） • 内镜下消化道扩张术 • 内镜下黏膜烧灼术 • 经口内镜下肌切开术（POEM） • 内镜下乳头大球囊扩张术（EPLBD） • 超声内镜引导胆管引流术（EUS-BD） • 内镜下假性囊肿引流术 • 内镜下清创术
2. 内镜下黏膜活检（除超声内镜下穿刺活检术）	
3. 低出血风险的消化内镜操作	
• 气囊内镜（device assisted enteroscopy） • 标记（钛夹、高频电、点墨等） • 消化道、胰管、胆管支架植入术（不做切开） • 内镜下乳头球囊扩张术 • 冷活检钳息肉切除术 • 冷圈套器息肉切除术	

表3-4 不同出血风险下，抗血栓药物的服用方法

分类	具体药物	普通的消化内镜 内镜下黏膜活检 低出血风险的消化内镜	高出血风险的消化内镜
抗血小板药物	阿司匹林	继续	血栓栓塞低风险组：停药 3 ~ 5 日 血栓栓塞高风险组：继续
	噻嗪吡啶诱导物	继续	血栓栓塞低风险组：停药 5 ~ 7 日 血栓栓塞高风险组：置换为 ASA/CLZ
抗凝药物	华法林	继续 （PT-INR < 3.0）	置换为肝素[*1] 继续（PT-INR 治疗范围）[*2] 临时换为 DOAC（NVAF/DVT 病例）[*3]
	直接经口抗凝药（DOAC）	继续 [避开（血药浓度）高峰期 （服药后 2 ~ 4 小时）]	治疗当日停药（血栓栓塞高风险组治疗后马上恢复 DOAC，也可以在次日早晨恢复 DOAC 前置换为肝素）

注：ASA—阿司匹林；CLZ—西洛他唑；NVAF—非瓣膜病性心房颤动；DVT—深静脉血栓。
*1. 治疗前 3 ~ 6 小时停药。
*2. 非瓣膜病性心房颤动中，一级预防血栓低风险患者，INR 为 1.6 ~ 2.6；二级预防血栓高风险患者，年龄 ≥ 70 岁者 INR 为 1.6 ~ 2.6，< 70 岁者 INR 为 2.0 ~ 3.0。
*3. 临时更换为 DOAC 者，要确认 PT-INR < 2.0，根据肾功能等决定用量。

开医嘱时不确定会采用什么样的内镜处置时对患者的说明及处理（图 3-3）

■ 上消化道内镜

在门诊进行上消化道内镜检查时一般做观察（包括色素放大观察）和活检等操作。对于服用抗血栓药物的患者，有时候难以确定其是否可以进行活检。按照指南，即使服用多种抗血栓药物也可以进行活检。过去的研究也提示服用抗血栓药物不会增加活检后出血的风险。

但是，服用抗凝药时需要注意。有报道称，服用华法林的患者，如果 PT-INR > 3.0 则会出现消化道出血控制不良，因此必须在检查前一周内测定 PT-INR。如果有可能，最好在检查当天进行血液检查。服用 DOAC 的患者，在服药 2 ～ 4 小时内血药浓度达到峰值，建议不要在这个时间段进行活检。如果是上午的检查，在检查后恢复饮水时服用当日的药物。

如果需要活检，建议使用细的活检钳，且在活检后确认出血停止。无论是否服用抗血栓药物，活检后都会有少量出血，有必要向患者说明如果检查后发现便血等消化道出血的可疑症状时，要及时联系医师。

有时候需要在外科手术前于病变周围做标记，无论是点墨还是夹闭钛夹都要向患者进行说明。

■ 下消化道内镜

在门诊进行下消化道内镜检查时一般做观察、活检、标记以及息肉切除术等操作。观察、活检以及标记时对患者的说明同上消化道内镜检查即可，但是由于息肉切除属于高出血风险的

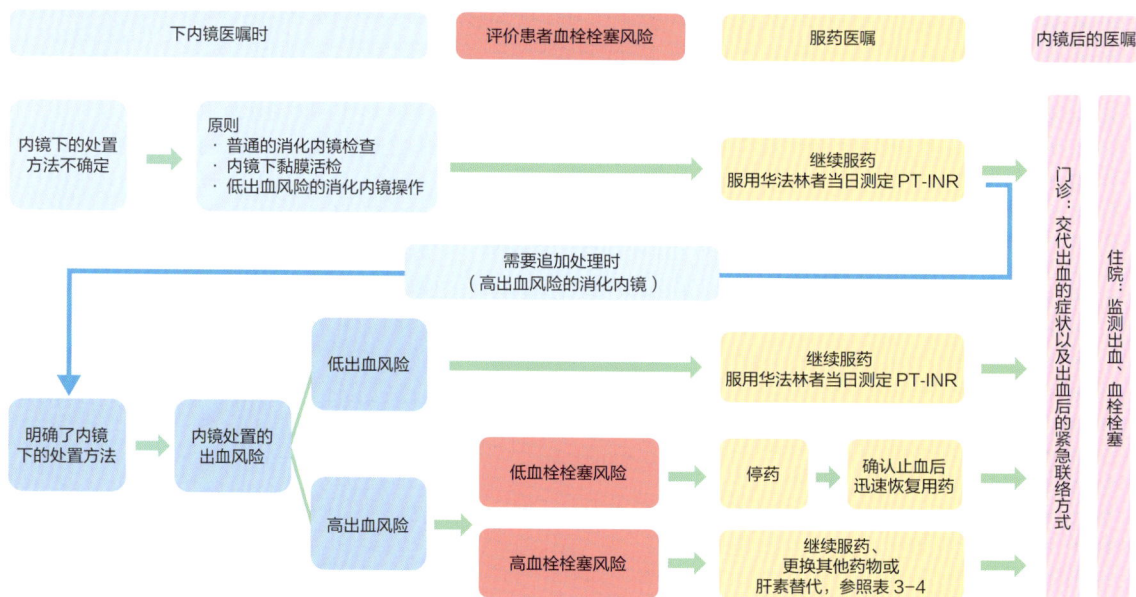

图3-3　内镜处置不确定时的患者告知及指示

消化内镜操作，有必要进行不同于检查的患者说明。问题是在检查前很难预测这个患者是否有息肉。

切除息肉的方法有冷活检钳息肉切除术（cold forceps polypectomy，CFP）、冷圈套器息肉切除术（cold snare polypectomy，CSP）、热活检息肉切除术（hot forceps polypectomy，HFP）、内镜黏膜切除术（EMR）以及内镜黏膜下剥离术（ESD）等。直径为 3 mm 以下的息肉可选择 CFP，直径为 10 mm 以下的息肉可以选择 CSP。CFP、CSP 都要通过图像增强、放大观察进行病变性质的诊断，只有排除癌的病变才是其适应证。CFP、CSP 与采用高频电装置的处置相比迟发出血的风险低，可以在门诊不停用抗血栓药物的情况下进行。但是，如果患者具有前述的高出血风险，即使是做 CFP、CSP，有时也需要暂时停用抗血栓药物或住院观察，应根据每个患者的具体情况采取相应的措施。

EMR 是在门诊实施还是需要住院实施，不同的医院和术者选择有所不同，由于在指南上被分类为"高出血风险的消化内镜"，因此需要做 EMR 时，应对口服抗血栓药物在内的情况进行管理，并重新预约检查。

开胃肠镜医嘱时，内镜操作类型明确时对患者的说明及处理（图3-3）

■ 门诊诊疗

在门诊实施的消化内镜检查包括超声内镜检查、胶囊内镜检查。专用超声内镜由于前端硬性部分比普通内镜长，进镜有些困难。但仅用于观察时，对患者的说明和普通的消化内镜检查一样即可。胶囊内镜检查也可以用与普通的消化内镜检查相同的说明和医嘱。

预计需要在门诊实施 EMR 时，应按照表 3-4 进行抗血栓药物管理。另外，有些医院进行 ESD 术后狭窄及外科手术后吻合口狭窄的消化道扩张术时，按照高出血风险的消化内镜操作处理。

■ 住院诊疗

住院进行消化内镜诊疗时由医疗人员帮助进行服药管理，因此医师需要做出简单、易懂的服药管理医嘱。是继续服药还是停药，如果停药，需提出准确的停药时间以及恢复用药时间。

在住院诊疗中，普通的消化内镜诊疗、内镜下黏膜活检、CFP、CSP 的医嘱和门诊相同。另外，表 3-1 中所示的低出血风险的消化内镜诊疗，即使住院也可以在不停用抗血栓药物的情况下进行，因此可以继续服用抗血栓药物。

高出血风险的消化内镜诊疗要根据患者的血栓栓塞风险明确说明是继续服药还是停药。停止使用抗血栓药物时，血栓栓塞的发生也与内镜诊疗前的禁食水相关，因此需要根据检查时间调整检查前的禁水时间以及输液量。即使按照指南做也有可能发生出血以及血栓栓塞，因此在围手术期需要进行严密的监测。

因消化道出血行急诊内镜操作时对患者的说明及处理

服用抗血栓药物的患者因消化道出血行急诊消化内镜诊疗时，首先要了解患者的全身情况，处理失血性休克。在失血性休克的情况下，止血要优先于预防血栓栓塞，有时候不得不停用抗血栓药物。消化道出血大多可以通过内镜治疗和血管内治疗来控制，但也有可能出现难以控制的出血。这时候，服用华法林的患者需要使用凝血酶原复合物以及维生素 K，服用达比加群的患者需要使用依达赛珠单抗（idarucizumab）、Xa 因子抑制剂安得塞奈（Andexanet Alfa）。使用这些拮抗剂会增加血栓栓塞的风险，因此必须向患者充分说明"由于出现威胁生命的出血，有必要减弱抗血栓药物的效果"。在确认止血后迅速恢复服用抗血栓药物。

目前（2012 年及 2017 年）的指南认为，由于停用抗血栓药物引起的血栓栓塞会造成比出血更严重的转归，因此推荐在最短的停药期内完成消化内镜诊疗。患者服用抗血栓药物会增加出血的风险，但多数情况下可以通过内镜得到处理。要充分说明造成偏瘫等严重后遗症的可能性，必须了解服用抗血栓药物伴随的风险。另外，很重要的是在诊疗记录中明确记载向患者说明的内容。

\ 住院医师的提问 /

Q "对服用抗血小板药物的 PCI 术后患者，处方医师要求在内镜治疗时更换为肝素，但是指南中没有相关记载，如何是好？"

A PCI 术后患者使用肝素替代抗血小板药物并没有有效性的相关报道，日本循环学会也并没有推荐。对于高血栓栓塞风险的患者，内镜医师要向处方医师建议继续服用阿司匹林或者使用噻嗪吡啶诱导物代替阿司匹林。另外，建议和医院的心血管内科医师讨论使用方法。

Q "对于治疗后出血较多的胃 ESD，有没有评估其出血风险的方法？"

A ESD 在不同的脏器出血风险不同，胃 ESD 的出血风险最高。根据日本多中心胃 ESD 术后出血风险评估系统（BEST-J 评分），除了服用抗血栓药物外，还要根据慢性肾病（透析）、胃窦区域、伴随疾病以及治疗部位进行精细计算。

\ 指导医师的观点 /

服用抗血栓药物者常合并心、脑血管疾病，不同疾病的出血、血栓栓塞的风险各不相同。我们要做好风险评估，做好药物的管理，避免为了患者而进行的治疗反而对患者不利。

2 为了完成高质量内镜检查的术前用药

玉井尚人

/ 要 点 /

（1）咽部麻醉时要注意利多卡因的标准最高剂量（200 mg）。

（2）要了解结肠镜检查肠道准备药物的特点，努力确保用药安全。

上消化道内镜

■ 消泡剂、去黏液剂

要实现高质量的上消化道内镜检查，必须创造良好的观察环境。特别是感染幽门螺杆菌时，会造成胃黏液性状的改变，仅靠内镜下注水很难充分清洗胃黏膜。因此，最好在检查开始前口服消泡剂和去黏液剂（如二甲基硅油 8 ml ＋ 小苏打 1 g ＋ 蛋白酶 20 000 U 溶于水）。但是，由于去黏液剂有可能加重出血，有胃内出血的患者禁用，进行内镜下止血术时也应避免服用。

■ 咽部麻醉

在上消化道内镜检查时，主要使用 8% 利多卡因喷洒剂和（或）2% 利多卡因胶浆进行咽部麻醉。使用 8% 利多卡因喷洒剂时，每按压一次喷洒钮会喷出 0.1 ml 溶液（相当于 8 mg 利多卡因）。充分的咽部麻醉不仅可以减轻患者的痛苦，还与高质量的上消化道内镜检查相关，但必须要注意利多卡因过量的问题，利多卡因的标准最高剂量为 200 mg，应避免用 8% 利多卡因喷洒剂喷洒 25 次以上。

使用 2% 利多卡因胶浆进行咽部麻醉时，通常使用 5 ～ 15 ml（相当于 100 ～ 300 mg 利多卡因），但考虑到前面提到的利多卡因的最高剂量，建议最多使用 10 ml。

在同时使用 8% 利多卡因喷洒剂和 2% 利多卡因胶浆时，必须十分注意，避免超过最高剂量。

结肠镜检查肠道准备药物

日本使用的肠道准备药物包括钠钾合剂；钠、钾、抗坏血酸合剂（MOVIPREP）；无水硫酸钠、硫酸钾、水合硫酸镁合剂（SUPREP）；水合匹克硫酸钠、氧化镁、无水枸橼酸散；枸橼酸镁；磷酸二氢钠水合物·无水磷酸氢钠。下面介绍一下每个药物的特征及注意点。

■ NIFLEC®

NIFLEC®（钠钾合剂）是聚乙二醇电解质溶液，不会轻易影响电解质平衡，对肾功能损伤的患者是第一选择。在结肠镜检查当日或者前一天以 1 小时内约 1 L 的速度经口服用，直到排泄液变透明后停止服药。一般服用 2 L，如果 2 L 不能获得充分的清洗效果时可以服用 4 L。和后面讲的高张 polyethylene glycol（PEG）比较，需要服用的溶液量较大，需要注意患者的接受度。

■ MOVIPREP®

MOVIPREP®（钠、钾、抗坏血酸合剂）是含抗坏血酸的高张聚乙二醇电解质溶液，在检查当日以 1 小时内约 1 L 的速度经口服用。在服药约 1 L 后，饮水或者茶约 0.5 L。但是在服药后难以再饮用水或者茶时，可以在服用药液约 180 ml 后，饮用其半量的水或者茶。要注意，即使是服用 2 L 药液仍不能得到充分的清洗效果时是不允许追加药量的。这时候需要考虑加压灌肠等措施。对于肾功能损伤的病例不是禁忌证，但是有引起体液电解质异常的风险，需要谨慎使用。

■ SUPREP®

SUPREP®（无水硫酸钠、硫酸钾、水合硫酸镁合剂）的有效成分是焦亚硫酸钠、硫酸钾以及水合硫酸镁，每一种药都具有缓泻作用。可以选择在检查前一天和检查当日服药的分次服药法和当天服药法。在检查前一天或当天，在 30 分钟内口服 480 ml 溶液后，1 小时内饮水或茶约 1 L。但是，为了应对口服药物后难以饮用水或茶的情况，允许在服用药液 240 ml 后饮用其一倍量的水或茶。很多报告显示其清洗效果优于其他药液，有望提高结肠肿瘤性病变的检出率，但要注意重度肾功能不全（肌酐清除率不足 30 ml/min）是禁忌证。

■ PICOPREP®

PICOPREP®（水合匹克硫酸钠、氧化镁、无水枸橼酸散）在服药量、味道（容易喝）等方面能提高患者的接受度。一般成人每次将 1 包 PICOPREP 溶解于约 150 ml 的水中，在结肠镜检查前经口服药 2 次。在第 1 次服用后，数小时之内最少服用 5 次 250 ml 透明饮料，第 2 次服用后在检查或者结肠镜检查 2 小时前最少服用 3 次 250 ml 的透明饮料。因为含有镁，重度肾脏功能损伤（肌酸酐清除率不足 30 ml/min）是用药的禁忌证。

■ MAGCOROL® P

MAGCOROL® P（枸橼酸镁）可以高渗液给药或等渗液给药。在高渗液给药时，将枸橼酸镁 34 g 溶解于水中，配成总量约为 180 ml。在检查前 10 ~ 15 小时口服药物 144 ~ 180 ml。等渗液给药时，将 68 g 枸橼酸镁溶解于水中，配成总量约为 1800 ml。将 1800 ml 溶液在检查前 4 小时以上服用，每次在 1 小时内服用 200 ml。注意即使没有得到充分的清洗效果，服药量也不能超过 2 400 ml。

■ Visiclear®

Visiclear®（磷酸二氢钠水合物·无水磷酸氢钠）搭配口服药和水或者茶，患者的接受度较高。从结肠镜检查前 4 ~ 6 小时开始，每次服用 5 片以及 200 ml 水，每 15 分钟一次，共给药 10 次（共计 50 片）。但是，高血压病、肾功能障碍为禁忌证。

在选择肠道准备药物时请参考表 3-5。

表3-5　代表性肠道准备药物的使用方法及禁忌证等

通用名	商品名及照片	使用方法	禁忌证	用量上限
钠钾合剂	NIFLEC®（EA 制药）	检查当日服用或者检查前一天服用	一般禁忌证 *	4 L 为上限
钠、钾、抗坏血酸合剂	MOVIPREP®（EA 制药）	检查当日服用	一般禁忌证、胃排空障碍、对药物成分过敏	2 L 为上限
无水硫酸钠、硫酸钾、水合硫酸镁合剂	SULPREP®（富士制药工业）	分次服用（检查前一天、当日）或当日	一般禁忌证、胃排空障碍、对药物成分过敏、重度肾功能损伤	960 ml 为上限
水合匹克硫酸钠、氧化镁、无水枸橼酸散	PICOPREP®（日本化学制药）	分次服药（检查前一天、当日，或者检查前一天分 2 次）	一般禁忌证、胃排空障碍、对药物成分过敏、重度肾功能损伤	不超过 2 包
枸橼酸镁	MAGCOROL®P 等（堀井新药工业）	当日服用	一般禁忌证、可疑急腹症、肾损伤	2 400 ml 为上限
磷酸二氢钠水合物·无水磷酸氢钠	Visiclear®（Zeria 新药工业）	当日服用	一般禁忌证、对药物成分过敏、重度肾功能损伤、急性磷酸盐相关肾病、高龄高血压病、淤血性心功能不全或者不稳定型心绞痛、Q-T 延长综合征、严重的室性心律失常、腹水	50 片为上限

注：* 一般禁忌证包括消化道梗阻或者可疑梗阻、肠穿孔、中毒性巨结肠。

第 3 章 使用的药物及用量

如何更好地使用镇静药、镇痛药以及解痉药

八田和久

要　点

（1）在苯二氮䓬类药物中推荐使用咪唑安定。

（2）在内镜室中，非麻醉科医师使用丙泊酚仅限于美国麻醉医师协会身体状况分级系统（ASA-PS）分类为Ⅰ类或Ⅱ类的患者，由接受过气道保护等训练的医师实施。

（3）充分掌握药物的知识（半衰期、用量、副作用、禁忌证）和进行必要的监测［意识水平、脉搏、血压、氧饱和度（＋呼吸监测）］可以防止医疗事故。

为了减少内镜诊疗给患者带来的不适，做镇静下内镜诊疗的比例在不断增加。但是镇静、镇痛也有风险，日本调查发现，与术前准备相关的并发症中，46.5% 与镇静、镇痛药物相关。因此，恰当使用镇静、镇痛药物对消化内镜医师来说是很重要的。

内镜诊疗过程中的镇静深度目标

消化内镜指南中设定了以下镇静深度目标。

（1）内镜检查：中度镇静（有意识下的镇静）→对于提问或者触觉刺激有反应。

（2）内镜治疗：重度到深度镇静→对重复刺激或者疼痛刺激有反应。

如何使用镇静药物？

在消化内镜诊疗中，保险适应证药物只有盐酸右美托咪定，除此之外的药物都是在保险适应证外使用。而在临床中使用的镇静药物以苯二氮䓬类药物（地西泮、咪唑安定、氟硝西泮）为主。从镇静效果以及患者的满意度考虑，指南推荐使用苯二氮䓬类药物咪唑安定和苯二氮䓬类药物拮抗剂氟马西尼。

镇静药物及其拮抗剂的特点和详细情况见表3-6。表3-7列出了咪唑安定、氟马西尼依据体重的使用量，图3-4介绍了丙泊酚靶控输注（target controlled infusion，TCI）泵的使用方法。使用TCI泵时，输入体重后就可以给予相应的药物剂量。各种药物都有优缺点，例如咪唑安定在大量饮酒者中有时候难以得到满意的镇静深度。这样的患者使用丙泊酚是有效的，但

表3-6　镇静药物及其拮抗剂

种类	药物	半衰期	使用方法[†]	副作用	禁忌证
催眠镇静药	地西泮	35 小时	5 ~ 10 mg 静脉注射 / 肌内注射	缓脉、低血压、呼吸抑制、运动失调、血栓性静脉炎等	急性闭角型青光眼、重症肌无力等
	咪唑安定	2 ~ 6 小时	初始剂量 0.015 ~ 0.060 mg/kg 静脉注射，根据需要追加 0.015 ~ 0.030 mg/kg	低血压、呼吸抑制、呼吸停止、舌后坠、室速、心搏骤停、恶性综合征等	急性闭角型青光眼、重症肌无力等
	氟硝西泮	7 小时	初始剂量 0.004 ~ 0.03 mg/kg 静脉注射，必要时追加 0.002 mg/kg（蒸馏水稀释）	低血压、呼吸抑制、呼吸停止、舌后坠、意识错乱等	急性闭角型青光眼、重症肌无力等
	盐酸右美托咪定	2.4 小时	初始负荷剂量及给药速度：6 µg /（kg·h），给药 10 分钟；维持量及速度：0.2 ~ 0.7 µg /（kg·h）	低血压、高血压、缓脉、呼吸抑制、低氧血症、房颤等	本药过敏史
静脉麻醉药	丙泊酚	2.6 分钟	0.5 ~ 2.0 mg/kg 静脉注射（参考图 3-4）	低血压、呼吸停止、缓脉、过敏反应、恶性综合征等	大豆油、蛋黄卵磷脂过敏史
拮抗剂[‡]	氟马西尼	50 分钟	初始剂量 0.2 mg，缓慢静脉注射，必要时每次追加 0.1 mg（总量不超过 1.0 mg）	头痛、兴奋、血压升高、恶心、肝功能异常等	长期使用苯二氮䓬类药物的癫痫患者等

注：[†]：基于指南（参考文献 2）中记载的使用方法，参考药物使用说明书做了部分修改。

　　[‡]：针对苯二氮䓬类药物（地西泮、咪唑安定、氟硝西泮）的拮抗剂。

表3-7　咪唑安定、氟硝西泮根据体重在临床上的使用量（基于表3-6的用量）

药物	使用方法	使用时间	40 kg	50 kg	60 kg	70 kg	80 kg
咪唑安定（10 mg）	1 支（10 mg）用盐水稀释到 10 ml	初始	0.6 ~ 2.4 ml	0.7 ~ 3 ml	0.9 ~ 3.6 ml	1 ~ 4.2 ml	1.2 ~ 4.8 ml
		追加	0.6 ~ 1.2 ml	0.7 ~ 1.5 ml	0.9 ~ 1.8 ml	1 ~ 2.1 ml	1.2 ~ 2.4 ml
	1 支（10 mg）用盐水稀释到 10 ml	初始	1.2 ~ 4.8 ml	1.5 ~ 6 ml	1.8 ~ 7.2 ml	2.1 ~ 8.4 ml	2.4 ~ 9.6 ml
		追加	1.2 ~ 2.4 ml	1.5 ~ 3 ml	1.8 ~ 3.6 ml	2.1 ~ 4.2 ml	2.4 ~ 4.8 ml
氟硝西泮（2 mg）	1 支（2 mg）用蒸馏水稀释到 10 ml	初始	0.8 ~ 6 ml	1 ~ 7.5 ml	1.2 ~ 9 ml	1.4 ~ 10.5 ml	1.6 ~ 12 ml
		追加	0.4 ml	0.5 ml	0.6 ml	0.7 ml	0.8 ml
	1 支（2 mg）用蒸馏水稀释到 20 ml	初始	1.6 ~ 12 ml	2 ~ 15 ml	2.4 ~ 18 ml	2.8 ~ 21 ml	3.2 ~ 24 ml
		追加	0.8 ml	1 ml	1.2 ml	1.4 ml	1.6 ml

是丙泊酚还是建议麻醉专科医师使用。因此在进行镇静时，要充分理解各种药物的特征，并结合各医院的现状选择镇静药物。无论选择何种药物，重要的是要进行监测。监测的基本内容包括意识状态、血压、脉搏、氧饱和度。近年来，因呼气末 CO_2 浓度、呼吸次数等呼吸监测可以在早期监测出呼吸异常，逐渐被大家重视。

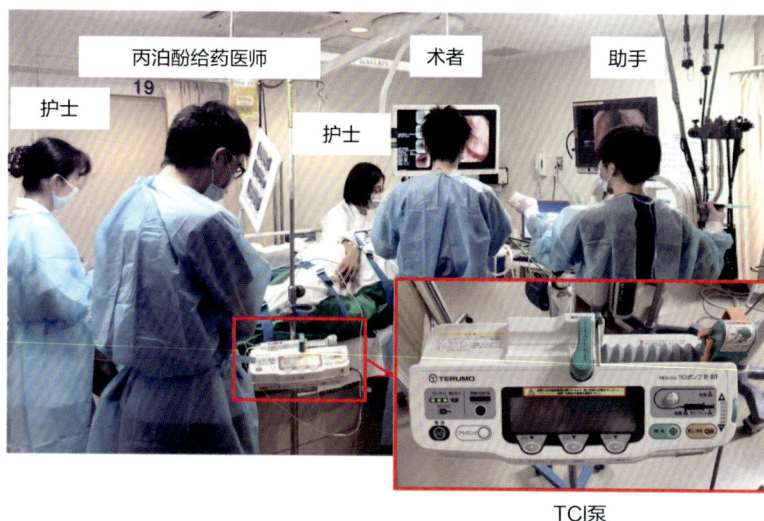

① 在 TCI 泵中安装装有 500 mg 丙泊酚（50 ml）的注射器后输入体重
② 给予初始负荷剂量的丙泊酚 20 mg（2 ml）
③ 以 10 mg/（kg·h）的速度持续泵入丙泊酚
④ 10 分钟后将丙泊酚给药速度降到 5 mg/（kg·h）（如果在 10 分钟内收缩压降到 100 mmHg 以下，则提前减少维持剂量）
⑤ 10～15 分钟后如果患者没有体动，以 4～5 mg/（kg·h）的维持量持续泵入；如果出现体动，给予 10～20 mg（＝1～2 ml）负荷量或者增加维持量到 5～8 mg/（kg·h）

图3-4　本院在内镜治疗中使用TCI泵给予丙泊酚

如何使用镇痛药物？

指南指出，在内镜逆行胰胆管造影中，在镇静药物的基础上加用镇痛药物是有用的，除此之外还有需要这样用药的场合吗？本院是在治疗内镜中追加使用镇痛药物的。在消化内镜诊疗中使用的镇痛药物有阿片类镇痛药（盐酸哌替啶、芬太尼）、拮抗性镇痛药（戊唑辛），拮抗剂为盐酸纳洛酮，详情如表 3-8 所示。有关内镜中使用的镇痛药物的比较试验很少。在有关芬太尼与盐酸哌替啶的比较研究中，二者在患者满意度等很多方面具有相同的效果。因此，可以根据各医院的实际情况进行选择。

如何使用解痉药物？

在消化内镜诊疗中使用的解痉药物包括丁溴东莨菪碱、胰高血糖素，使用方法及详细情况如表 3-8 所示。丁溴东莨菪碱具有抑制消化道运动及抑制唾液分泌的作用，广泛应用于上消化道内镜诊疗中。严重的副作用包括过敏性休克、眼调节障碍等，近年来在上消化道内镜中逐渐停用，在结肠镜及治疗内镜中至今依然在使用。在使用丁溴山莨菪碱时需要注意表 3-8 中的禁忌证，不能使用丁溴东莨菪碱的患者可使用胰高血糖素。

表3-8 镇痛药物及其拮抗剂、解痉药的详情

种类	药物	半衰期	使用方法†	副作用	禁忌证
阿片类镇痛药	盐酸哌替啶（35 mg/50 mg）	4小时	35 ~ 50 mg 静脉注射/肌内注射/皮下注射	呼吸抑制、低血压、意识错乱、支气管痉挛、呕吐等	严重肝损伤、慢性肺部疾病的心功能不全等
	芬太尼（0.1 mg/0.25 mg）	3.6 小时	1 ~ 3 μg/kg 静脉注射	呼吸抑制、呼吸停止、低血压、心律不齐、兴奋、头痛等	喘息患者曾有气道痉挛发作史等
拮抗性镇痛药	戊唑辛（15 mg/30 mg）	0.7 ~ 2 小时	15 mg 静脉注射；追加用药：15 mg 静脉注射	呼吸抑制、恶心、粒细胞缺乏、无尿、血压上升及下降等	戊唑辛过敏史等
拮抗剂‡	盐酸纳洛酮（0.2 mg）	64 分钟	一次 0.2 mg 静脉注射，如效果不佳，每隔 2 ~ 3 分钟用 0.2 mg，追加 1 ~ 2 次	肺水肿、血压上升、心动过速、恶心、震颤等	盐酸纳洛酮过敏史等
镇痛药	丁溴东莨菪碱（20 mg）	作用持续时间：约 40 分钟（肌内注射）	10 ~ 20 mg 静脉注射/肌内注射/皮下注射	过敏反应、眼睫状肌功能障碍、瞳孔扩大、口渴、便秘、排尿障碍、颈痛、心悸、皮疹等	闭角型青光眼、前列腺肥大引起的排尿障碍、严重的心脏疾病、麻痹性肠梗阻等
	胰高血糖素（1 mg）	作用持续时间：15 ~ 20 分钟（静脉注射），25 分钟（肌内注射）	1 mg 静脉注射/肌内注射，当消化道运动重新开始时追加 1 mg	过敏反应、高血糖、低血糖、高血压、恶心、头痛等	嗜铬细胞瘤、胰高血糖素过敏史

注：†：镇痛药及其拮抗剂是基于指南（参考文献 2）中记载的使用方法，参考药物使用说明书做了部分修改。

‡：盐酸哌替啶、芬太尼、戊唑辛的拮抗剂。

？ ＼ 住院医师的提问 ／

Q 在消化内镜诊疗镇静时是否可以使用丙泊酚？

A 《消化内镜指南第 2 版》指出，即使是非麻醉医师，接受气道保护培训后也可以在内镜室使用丙泊酚。但是有限制条件，患者仅限于 ASA-PS 分类为 I 类或者 II 类的患者（轻度的全身疾病），由接受过气道保护培训的医师实施。在我们医院，如果使用丙泊酚，需要签署丙泊酚使用同意书。

参考文献

[1] 古田隆久，ほか：消化器内視鏡関連の偶発症に関する第 6 回全国調査報告 2008 年 ~ 2012 年までの 5 年間．Gastroenterol Endosc. 2016; 58: 1466-1491.

[2] 後藤田卓志，ほか：内視鏡診療における鎮静に関するガイドライン 第 2 版．Gastroenterol Endosc. 2020; 62: 1635-1681.

[3] American society of anesthesiologists task force on sedation and analgesia by non-anesthesiologists. practice guidelines for sedation and analgesia by non-anesthesiologists. Anesthesiology. 2002; 96: 1004-1417.

[4] Ominami M, et al. Comparison of propofol with midazolam in endoscopic submucosal dissection for esophageal squamous cell carcinoma : a randomized controlled trial. J Gastroenterol. 2018; 53: 397-406.

[5] Dzeletovic I, et al. Impact of fentanyl in lieu of meperidine on endoscopy unit efficiency : a prospective comparative study in patients undergoing EGD. Gastrointest Endosc. 2013; 77: 883-887.

4 色素内镜检查中使用的药物

吉井新二

要 点

（1）要了解色素内镜检查中使用的药物的特征（对比法、染色法、色素反应法）。

（2）要了解不同的靛胭脂浓度染色效果不同，应灵活使用。

（3）由于卢戈氏液含有碘，在检查前应确认患者是否有造影剂过敏史。

色素内镜检查中使用的药物

本节介绍常规消化内镜检查时常用的靛胭脂、结晶紫、卢戈氏液。

■ 靛胭脂

靛胭脂是一种蓝色染色剂，它可存留于病变的凹凸部和腺管开口部，以进行对比强调，即所谓的对比法（图 3-5a）。可以用注射器从钳道直接喷洒至病变处。我们医院使用的靛胭脂浓度为上消化道 0.1%，结肠 0.2%。

如果使用 0.4%（20 mg / 5 ml）的安瓿制剂，可用靛胭脂 1 安瓿（图 3-6a）+ 蒸馏水 20 ml + 少量二甲硅油（Gascon，图 3-6c）调制成 0.2% 的浓度。如果用 0.2%（20 ml）的瓶装制剂（图 3-6b），可在结肠镜检查中使用原液，在上消化道内镜检查中使用少量蒸馏水 + 二甲硅油（Gascon）加倍稀释。不同浓度的靛胭脂染色效果不同，需要注意（图 3-7）。特别是在胃中，靛胭脂浓度过高会使细微的凹凸和色调的变化变得不明显，要在了解不同浓度的靛胭脂的染色效果的差异后选择使用。由于靛胭脂容易被冲洗掉（由于胃肠蠕动而被冲洗掉），在染色不佳时建议完全清洗干净后再染色。

■ 结晶紫

由于被黏膜的被覆上皮吸收，腺管开口部周边内染色，可以观察到腺管开口部（pit）。结晶紫被分类为染色法（图 3-5b）。近年来因可使细胞核染色而被应用到超放大观察中。一般使用 0.05% 的结晶紫溶液。由于尚未被认定可以应用于内镜检查中，因此，我们医院是院内制成 1% 的试剂，检查时将 1% 的结晶紫溶液 0.5 ml + 蒸馏水 19.5 ml + 少量二甲硅油（Gascon，图 3-6c）制成 0.05% 的结晶紫染色液。结晶紫染色液如果像靛胭脂一样直接从钳道喷洒会

图3-5 色素内镜的分类

a. 对比法（靛胭脂）；b. 染色法（结晶紫）；c. 色素反应法（碘）。

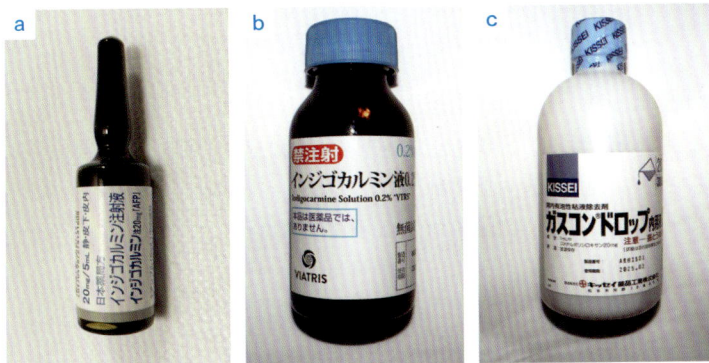

图3-6 色素内镜中使用的药物

a. 0.4%靛胭脂；b. 0.2%靛胭脂；c. 消泡剂。

图3-7 不同浓度靛胭脂的染色效果差别

a. 0.1%靛胭脂；b. 0.2%靛胭脂。

造成大范围的染色，使视野变暗，因此要使用染色专用管（non traumatic tube）以及喷洒管在病变处滴下少量染液进行染色。在充分清洗黏液后滴下结晶紫染液，等待片刻后用清水清洗多余的染液。要重复染色2～3次，直至染成合适的颜色（参考第187页）。

■ 卢戈氏液

卢戈氏液为含碘的溶液，碘可与正常食管扁平上皮内含有的糖原发生反应，形成茶褐色，就是所谓的色素反应法（图3-5c）。食管癌部位没有糖原，因此不被染色，呈现黄白色不染带。除了癌以外，炎症也会出现不染带，在碘染色后数分钟，癌的不染带呈现粉红征（pink color sign），有助于鉴别诊断。喷洒的是卢戈氏液，但是染色的是碘，因此该染色法又被称为"碘染色法"。由于含有碘，在检查前需要确认患者是否有造影剂过敏史以及碘过敏史。如果过去有严重的碘过敏史，需要用窄带成像技术（NBI）等图像增强内镜检查方法替代。碘染色要使用喷洒管进行食管全程的染色。由于卢戈氏液有较强的刺激性，较多患者出现染色后胸痛、胃灼热等症状，因此在检查结束后应喷洒 2.5% 的硫代硫酸钠中和碘。

由于卢戈氏液和结晶紫一样没有被认定可以用于内镜检查中，我们医院是院内制成1.5% ～ 3.0% 的试剂。

＼ 指导医师的观点 ／

需要充分清洗附着于黏膜上的黏液。如果在病变附着黏液的状态下进行色素染色，会造成凹凸的对比不清或者染色不充分（图3-8）。因此，无论是哪种染色，在染色前进行充分的清洗都很重要。清洗时有可能造成病变出血，要考虑重力方向，从重力上游的正常黏膜侧开始喷洒。

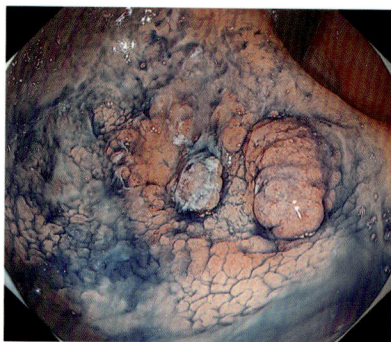

图3-8　黏液冲洗不充分的病例（与图3-7为同一病例）

＼ 笔　记 ／

还要知晓检查后对患者的指导。检查后对患者的指导往往是由内镜室的工作人员进行，但实施内镜检查的医师也要掌握。靛胭脂染色后有时会出现尿便呈蓝色，这是由药物的自然排泄所致，不必担心。在卢戈氏液染色后会出现持续数小时到1天的胃灼热等症状。为了减轻这些症状可喷洒硫代硫酸钠，在即使这样做症状依然较明显时，可以喝牛奶缓解症状。

参考文献

[1]　日本消化器内視鏡学会 監修: 消化器内視鏡ハンドブック 改訂第 2 版. 日本メディカルセンター，東京，2017.

第4章

首先从这里开始

上消化道内镜检查

上消化道内镜检查的目的、适应证、禁忌证

土山寿志

要 点

（1）可疑存在上消化道疾病的所有患者均有检查的适应证。

（2）检查前必须掌握患者的既往史、服药状态、特殊嗜好、过敏史等情况。

（3）高质量内镜检查与检查前根据检查目的明确重点观察部位相关 。

目的及适应证

上消化道内镜检查的目的包括：对无症状患者进行上消化道筛查；疾病治疗后的随访及疗效评价；有消化异常患者的病因检查；在化疗和手术前进行肿瘤分期等。

符合上述条件的患者均有上消化道内镜检查的适应证。

要说明检查目的并得到患者理解，同时获得患者的病史、服药情况、特殊嗜好、幽门螺杆菌感染情况是很重要的（图4-1）。

上消化道内镜检查的并发症包括与术前准备中的咽部麻醉、镇静、镇痛相关的情况，检查本身的并发症多为出血及损伤等。这些并发症即使是很谨慎地检查也可能发生，要熟练掌握发生并发症时的对策。

不仅要在检查时监测，在检查后也需要监测。

指导医师的观点

有饮酒、吸烟史的人群为头颈部癌及食管癌的高风险人群，幽门螺杆菌感染史为胃癌的风险因素。应预测可能的疾病风险，以便进行高质量的内镜检查。另外还要掌握家族患癌史。

笔 记

对于COVID-19感染者或者疑似感染病例，在2023年3月这个节点，推荐仅对紧急情况进行消化内镜检查。有关适应证以及必要的防护在日本消化内镜学会网页中不断更新。

ID:　　　　姓名　　　　　　

问诊表【上消化道内镜检查 】

针对以下问题，符合的请打"√"
有可能与其他的问诊表有重复，为了检查的顺利进行，请您协助完成。如有不明之处，请联系工作人员。

①为了减少检查不适，您希望使用镇静药物吗？ 在检查后需要自己驾驶汽车、摩托车、自行车者则不能使用镇静药物	□ 希望 → 明白当日不能驾驶车辆 □ 不希望 □ 与医师商谈
②有没有药物过敏史？	□ 无 □ 酒精（消毒用） □ 碘（增强 CT） □ 利多卡因（牙、咽喉麻醉） □ 其他（　　　）
③您是否有正在治疗的疾病？	□ 无 □ 心脏病（冠心病、心肌梗死、心律失常等） □ 青光眼　　□ 前列腺肥大 □ 甲状腺疾病 □ 肾功能不全（□ 透析中 → 动静脉造瘘 　　　　　　　　　□ 左手 □ 右手） □ 糖尿病 □ 其他
④是否服用导致血液难以凝固（＊）的药物？＊抗血栓药物：拜阿司匹林、氯吡格雷、华法林、达比加群、利伐沙班、阿哌沙班、水合羟沙班等	□ 未服用 □ 定期服用 　药物名称【　　　】 　□ 今日 　□ 已服用 □（　　天前开始停用）
⑤【女性】是否在妊娠期或哺乳期？	□ 否　□ 妊娠中（包括可能妊娠） □ 哺乳期

⑥有关幽门螺杆菌（＊）＊在胃内生长的细菌，与胃溃疡及胃癌相关	□ 未检查过 □ 曾做过检查，阳性 　→□ 根除治疗成功 　　□ 根除治疗失败 □ 未治疗 □ 做过检查，为阴性
⑦有关饮酒的问题	□ 不饮酒 　→□ 从来不饮酒 　　□ 曾有过一周喝酒 3 次以上 □ 饮酒 　→□ 种类（　　）一日量（　　）一周（　　）次
⑧有关吸烟的问题	□ 不吸烟 □ 曾吸烟（已戒烟） □ 吸烟 总吸烟量一日（　　）支，共（　　）年
⑨是否有癌症病史（包括正在治疗中的）	□ 无 □ 有 病名（　　　）
⑩是否做过胃镜检查	□ 无 □ 有 上一次 □ 轻松 □ 一般 □ 痛苦
⑪如果对检查有什么意见，请记录	

日期：　　年　月　日　　　记录者：　　　（亲属关系：　　）

图4-1 问诊表示例

禁忌证

原则上，怀疑休克状态、消化道梗阻、消化道穿孔的患者是上消化道内镜检查的禁忌证。但是如果与疾病治疗相关，需要专科医师的判断以及在充分的知情同意后实施。

当怀疑上消化道出血，如果不止血休克就不能缓解时，要在输血及严密的全身管理的基础上实施急诊内镜操作（图 4-2）。

胃十二指肠穿孔时，如果局限性腹膜炎程度较轻，可以选择内科保守治疗，为了了解穿孔的愈合状态或者明确穿孔的病因，可以在输注 CO_2 的情况下，以最小的充气量进行穿孔部位的确认。

＼ 指导医师的观点 ／

对于全身状态不佳的患者进行上消化道内镜检查时，要以最低限度的检查为主，如果没有发现大的病变应迅速终止检查。内镜下困难时，可以使用针对食管胃底静脉曲张的SB（sengstaken blakemore，森格斯塔肯-布莱克莫尔）管。对于胃十二指肠出血，可考虑外科治疗或者介入血管内的治疗。

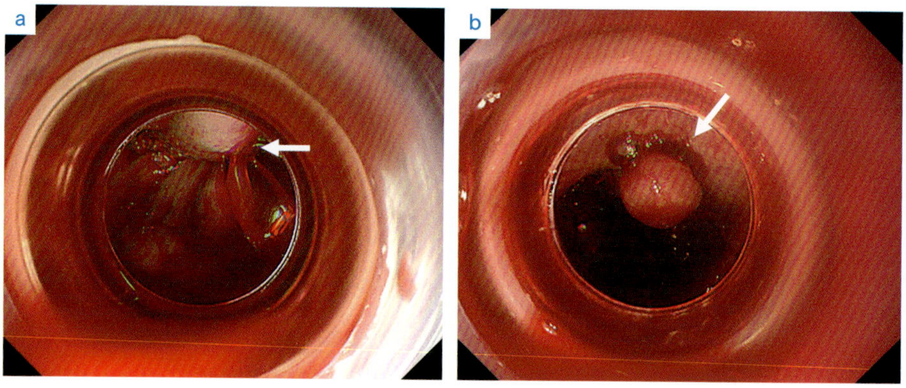

图4-2　休克状态的食管胃底静脉曲张破裂1例

a. 在输血及大量输液维持血压的状态下进行急诊上消化道内镜检查，确认为食管胃底静脉曲张出血（白色箭头）；b. 实施内镜下食管胃底静脉曲张套扎术（endoscopic variceal tigation，EVL）止血（白色箭头）。

参考文献

[1]　吉田隆久，ほか：消化器内視鏡関連の偶発症に関する第 6 回全国調査報告　2008 年 ~ 2012 年までの 5 年間．Gastroenterol Endosc. 2016; 58: 1466–1491.

[2]　日本消化器病学会：上部消化管内視鏡　スクリーニング検査マニュアル．医学図書出版，東京，2017.

[3]　日本消化器内視鏡学会：新型コロナウイルス感染症（COVID-19）への消化器内視鏡診療についての提言．https://www.jges.net/medical/covid-19-proposal（2023 年 3 月閲覧）

2 进镜时必要的解剖学基础
（鼻腔、咽部至十二指肠）

北泽尚子，中岛宽隆

要 点

（1）了解解剖结构对于顺畅的内镜操作及观察是重要的。

（2）要掌握各脏器重点观察部位的标志。

（3）掌握癌的处理规则，了解各部位的名称及划分。

鼻腔

经鼻内镜检查时，内镜要通过被中鼻甲、下鼻甲、鼻中隔围绕的"总鼻道"插入（图 4-3a）。总鼻道向内进一步分为被中鼻甲下端、下鼻甲上端、鼻中隔围绕的"中鼻甲通道"和被下鼻甲下端和鼻中隔围绕的"下鼻甲通道"（图 4-3b）。在进镜时，要选择内腔较宽的通道，如果通道都狭窄时，则选择对侧鼻腔插入。如果左右 4 个通路都窄，就不要执着于经鼻检查，需要考虑经口检查。

中鼻甲通道（图 4-3c）：内镜经外鼻孔进入鼻腔后，在图像中央可见中鼻甲。内镜进入中鼻甲附近，打向上的镜角后，可以在图像左右观察到鼻中隔、下鼻甲，在画面下方观察到中鼻甲，将被这些结构包绕的鼻腔放在图像中央后缓慢进镜，就可以观察到内腔宽阔的上咽部。

下鼻甲通道（图 4-3d）：进镜到鼻腔，向下鼻甲下端和鼻中隔之间的通道缓慢进镜，就可以观察到和中鼻甲通道同样的上咽部。

指导医师的观点

在鼻腔内轻柔地操作内镜是很重要的，不仅在进镜时，在退镜时也很重要。由于在内镜前端会有很轻微的凹凸，可能会损伤鼻腔，因此在退镜到中咽部后，要稍微左右旋转内镜，一边寻找抵抗少的方向一边缓慢操作。

咽喉部

咽喉部的解剖结构较复杂，在这里依据"咽喉肿瘤的处理规则第 6 版修正版"进行说明。

中咽部的范围为硬腭和软腭的移行部到舌骨上缘(或者会厌底部)高度的范围(图 4-4a ~ f 蓝色部分)。硬腭和软腭的移行部黏膜颜色不同，内镜下可以识别（图 4-4a、b）。中咽部上壁

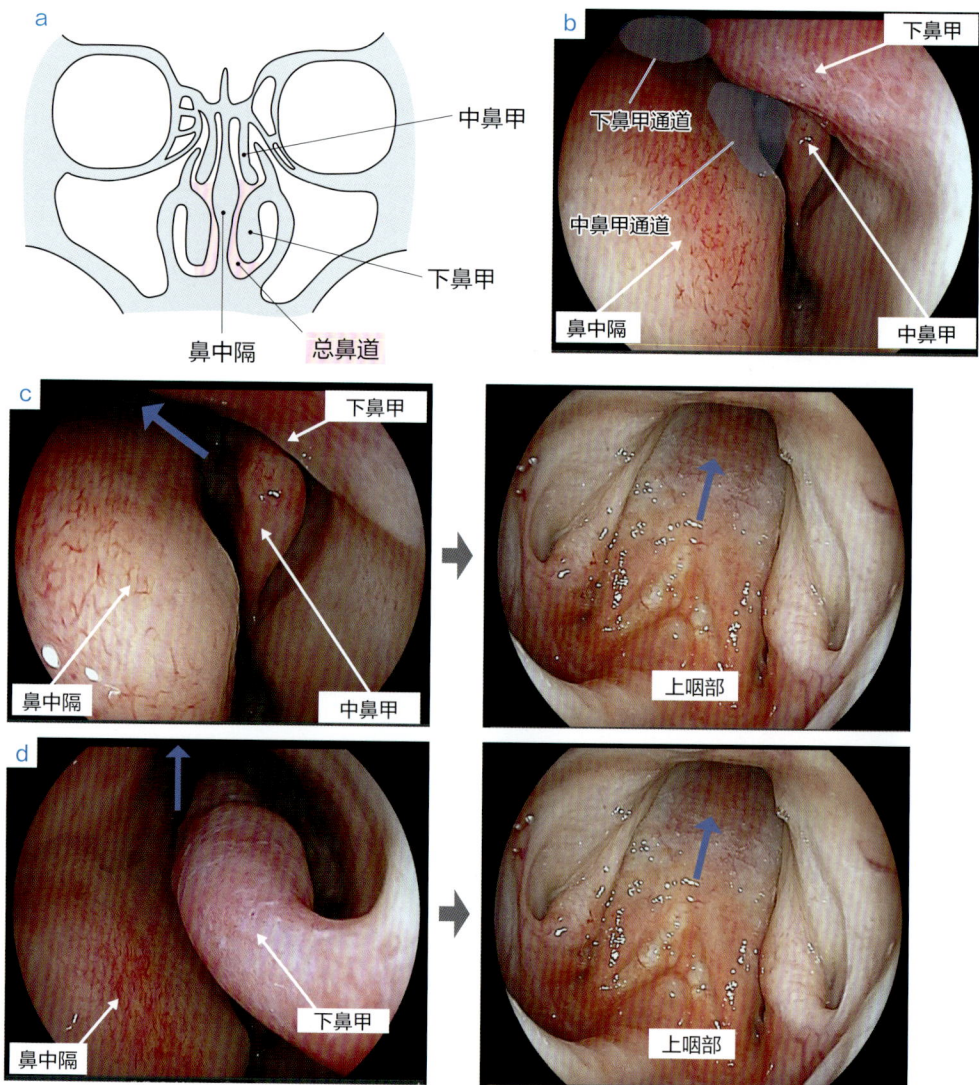

图4-3 鼻腔的解剖

a. 正面像；b. 右鼻腔；c. 中鼻甲通道；d. 下鼻甲通道。

由软腭下面和悬雍垂组成。

中咽部侧壁由软腭扁桃体、扁桃体窝以及腭舌弓组成（图 4-4c、d）。腭咽弓隆起在侧壁，它的后方为中咽部后壁。

中咽部前壁由舌根和会厌窝形成（图 4-4e、f）。舌根部和会厌根部以及两侧的舌外侧咽侧索之间，用虚线勾勒出来的部分是会厌窝。中咽部和下咽部的界线是咽侧索的虚线以及相当于会厌高度水平的向后壁延长的线。

下咽部位于喉头的后方，其远端与食管相连（图 4-4g ~ j 绿色部分）。采用 Valsalva 法将下咽部打开就可以观察到，下咽部是由左右梨状窝、环后部（下咽部前壁）和下咽部后壁组成（图 4-4g、h）。梨状窝是由咽侧索、披裂会厌皱襞、披裂隆起外缘、甲状软骨外侧缘连接

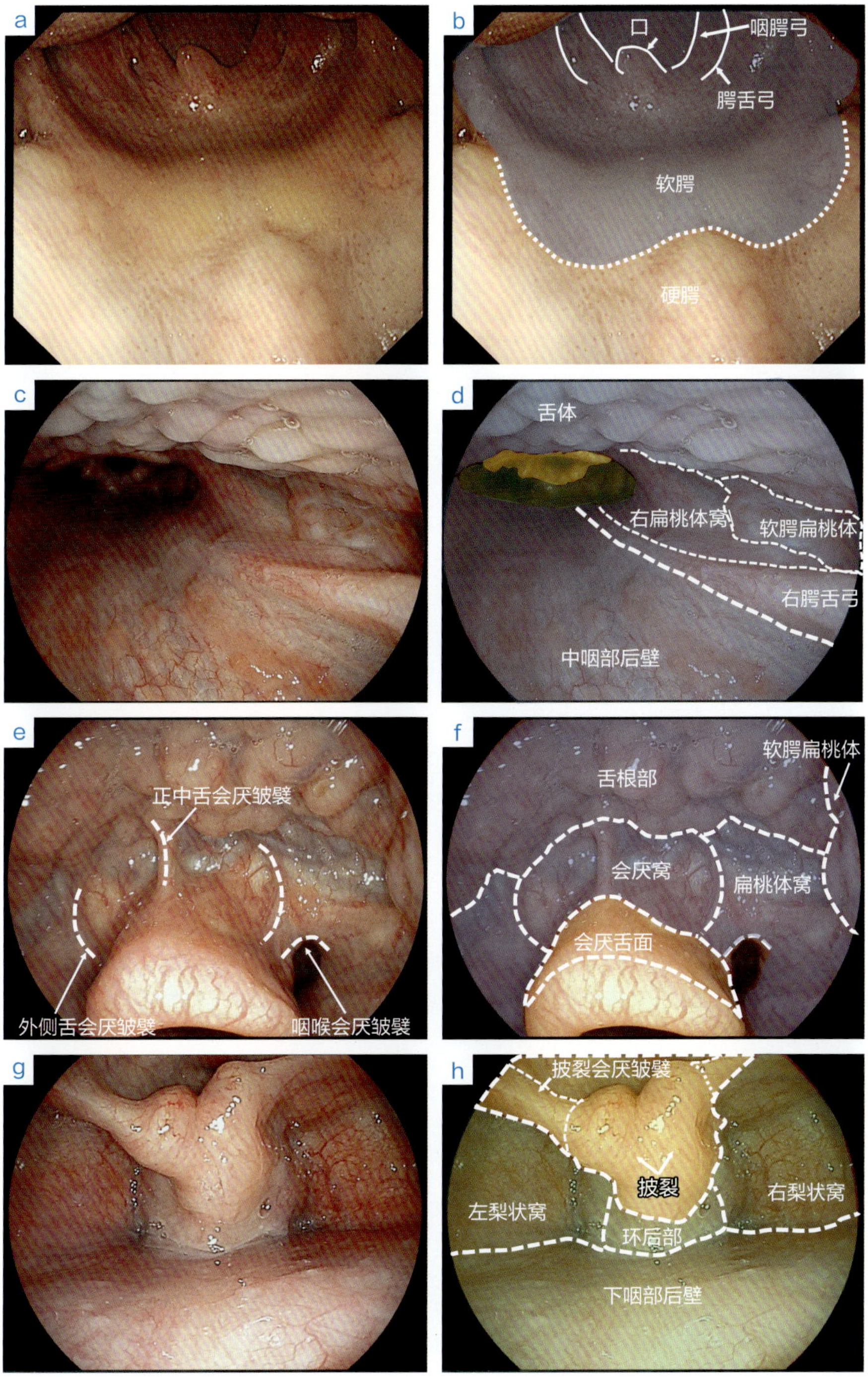

图4-4 咽喉部的解剖

a、b. 中咽部上壁；c、d. 中咽部侧壁、后壁；e、f. 中咽部前壁；g、h. 下咽部。

线包围的区域。环后部相当于下咽部前壁，下咽部后壁的范围为舌骨上缘（内镜下为会厌根部）的高度到环状软骨的下缘以及一侧梨状窝最底部的范围。

喉部为将咽部连接到气管的管状结构（图 4-4i、j 黄色部分）。以声门为中心，前方为

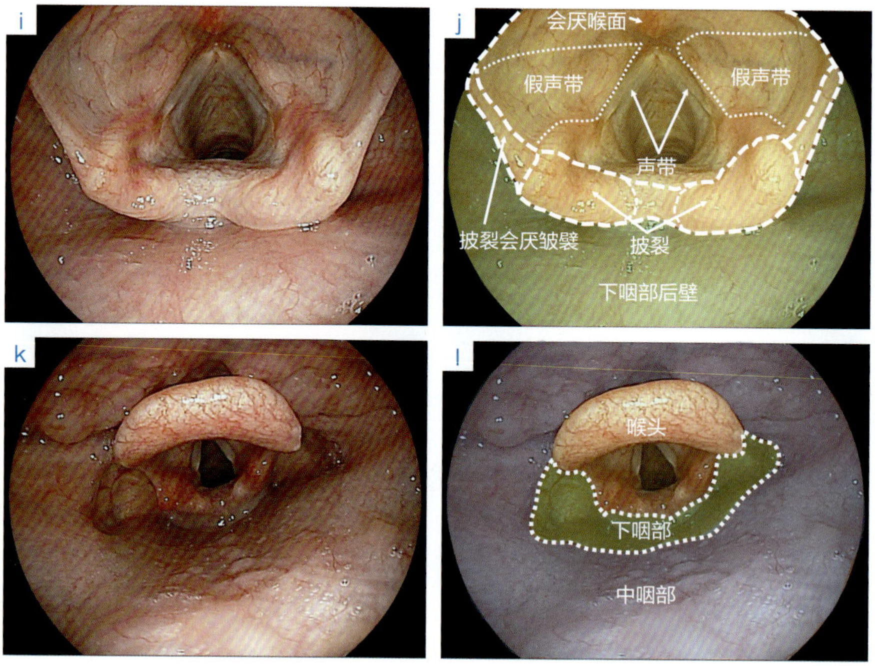

图4-4 咽喉部的解剖（续）

i、j. 喉头；k、l. 大体分区。

会厌，侧方为披裂会厌皱襞，后方为披裂。披裂会厌皱襞的虚线内侧为喉头，外侧为下咽部。另外，声门上部中，位于喉头入口下方和声带皱襞上方的部分被称为假声带。

💡 \ 指导医师的观点 /

为了掌握复杂的咽喉部解剖，首先需要掌握大体分区（图4-4k、I）。喉头为黄色显示的范围，被披裂和会厌包围着。下咽部为绿色显示的范围，由左右梨状窝、环后部和下咽部后壁组成。剩下的蓝色范围为中咽部。先掌握这样的大体分区后，再了解各部位的详细解剖会更好一些。

食管

食管是连接咽部的约25 cm长度的管状、肌性脏器，是食物的通道，连接咽部和胃。食管周围有椎体、支气管、主动脉弓以及心脏等（图4-5a）。食管有3个生理狭窄，第1生理狭窄为食管入口部，第2生理狭窄为主动脉弓以及左主支气管与食管的交叉部位，第3生理狭窄为胃食管交界区。这3个生理狭窄为内镜观察时的标志。另外在食管癌处理规则第12版中将胸骨上缘到气管分叉部下缘称为胸段食管上部（Ut），将气管分叉下缘到胃食管交界区两等分，上半部分叫胸段食管中部（Mt），下半部分叫胸段食管下部（Lt）。在第12版的修订项目中，取消了腹段食管（Ae），将胃食管交界区的上下2 cm的部位定义为胃食管交界区（Jz）。

在食管的内镜图像中投射了周边的解剖。在距门齿25 cm处的左前壁有形成第2生理狭窄的主动脉弓压迫，它的肛侧即可见到左主支气管压迫的横行切迹（图4-5b）。根据日本操作

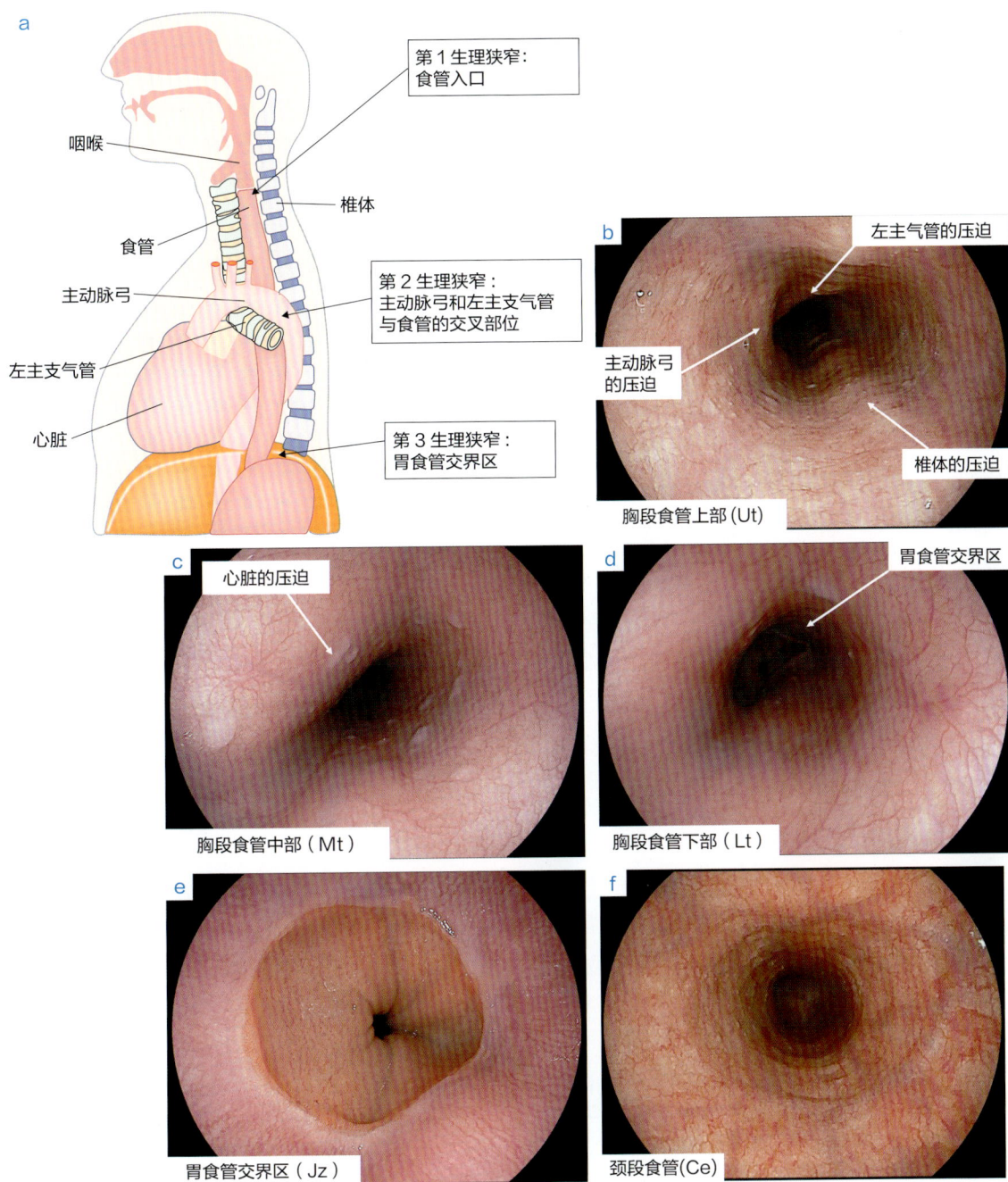

a. 食管与周围脏器的关系
- 咽喉
- 椎体
- 食管
- 第1生理狭窄：食管入口
- 主动脉弓
- 左主支气管
- 心脏
- 第2生理狭窄：主动脉弓和左主支气管与食管的交叉部位
- 第3生理狭窄：胃食管交界区

b. 胸段食管上部（Ut）
- 左主气管的压迫
- 主动脉弓的压迫
- 椎体的压迫

c. 胸段食管中部（Mt）
- 心脏的压迫

d. 胸段食管下部（Lt）
- 胃食管交界区

e. 胃食管交界区（Jz）

f. 颈段食管（Ce）

图4-5　食管的解剖

a. 食管与周围脏器的关系；b. 胸段食管上部；c. 胸段食管中部；d. 胸段食管下部；e. 胃食管交界区；f. 颈段食管。

规范的食管分区中，将左主支气管压迹以上叫胸段食管上部，将其肛侧叫胸段食管中部。在距门齿30 cm处可观察到心脏的压迫以及跳动（图4-5c）。

在心脏跳动的远端距门齿约35 cm处为胸段食管下部（图4-5d），从这个位置远景可以观察到胃食管交界区。让患者深吸气更容易观察胃食管交界区（图4-5e）。

由于在进镜时观察颈段食管困难，因此主要在退镜时观察（图 4-5f）。将内镜退到距门齿约 25 cm 时，要求患者吸气后憋住气，然后一边连续送气一边观察即可。食管入口部附近的标志是栅状血管。

胃

胃是连接食管与十二指肠的管腔面积最大的消化道器官（图 4-6a）。在内镜图像上，与食管黏膜的边界为食管下段栅状血管的下端，或者是胃大弯纵行皱襞的口侧末端。与十二指肠球部的边界是幽门轮。胃的上部在肋弓下。胃食管交界区在第 11 胸椎左侧，幽门轮在第 1 腰椎右侧，两个部位前后分别固定在后腹膜上，中间部分没有被固定，没有被横结肠和肝左叶覆盖的区域与前腹壁相接。长轴方向的长度在小弯为 15 cm，在大弯为 45 cm 左右，管腔最宽处的直径为 12 cm 左右。

在《消化内镜术语》中，沿着长轴方向将胃分为贲门部、穹隆部、胃体部、胃角部、胃窦部、幽门前区以及幽门，胃体部进一步分为上部、中部、下部（图 4-6b）。

在胃癌处理规则第 15 版中将大弯、小弯三等分，将各点连接起来分为上部、中部以及下部 3 个区域（图 4-6c）。环周方向分为小弯、前壁、大弯及后壁（图 4-6d）。

内镜检查俯视观察的标志是分水岭（图 4-6e）和大弯皱襞（图 4-6f）。分水岭是胃体上部后壁的皱襞的末端，是胃体和穹隆部的分界。观察胃体部时调整 6 点钟方向为大弯，9 点钟方向为前壁，12 点钟方向为小弯，3 点钟方向为后壁。像这样了解胃壁的环周分区是观察胃的基础。

进一步进镜可以观察到胃角和幽门轮（图 4-6g）。仰视观察的标志为小弯线（图 4-6h）和贲门（图 4-6i）。小弯线是连接贲门部小弯和胃角部小弯中央的假想线。小弯线的左侧为前壁，右侧为后壁。在贲门部也一样，要有意识地观察小弯。

？ \ 住院医师的提问 /

Q 在瀑布胃操作内镜有技巧吗？

A 瀑布胃是指胃的上部呈大的反"く"字形的胃（图 4-6j）。如果没有意识到瀑布胃而推进内镜，内镜会在穹隆部形成大的襻而不能进入胃体部。这时候要将内镜退回到胃食管交界区后充分吸气，将穹隆部的空间缩小。然后用向上的镜角越过分水岭，然后一边向右旋一边沿着小弯将内镜向肛侧推进。这样使内镜的弯曲部~远端碰到胃壁，获得推进的力量从而到达胃窦。在胃窦充分送气后解除胃的变形，就容易完成随后的观察。细的内镜轴的反弹力较弱，内镜容易打弯，需要注意。

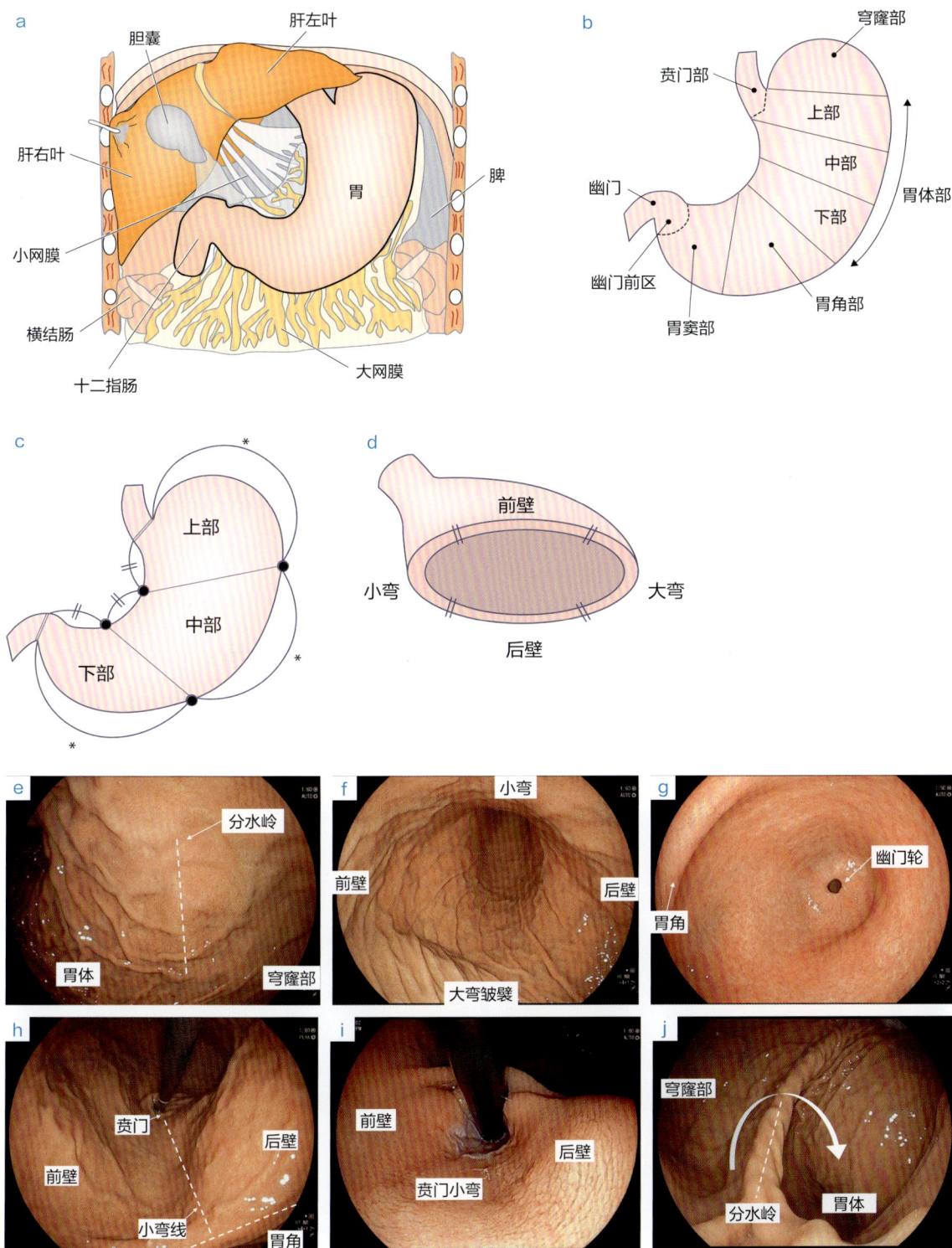

图4-6 胃的解剖

a. 胃与周围脏器的关系；b. 胃的分区；c. 胃的3分区；d. 胃的横断面分区，胃的标志；e. 分水岭；f. 胃体大弯皱襞；g. 胃角、幽门轮；h. 小弯线；i. 贲门；j. 瀑布胃。

十二指肠

十二指肠是与胃相连的长约 25 cm 的 C 形弯曲的消化道，围绕着胰头部走行（图 4-7a），分为球部、降部、水平部、升部。

从幽门的肛侧到十二指肠上角（superior duodenal angulus）为球部（图 4-7b），从十二指肠上角到水平部为降部。十二指肠乳头有开口，胆汁及胰液等消化液自此流入十二指肠（图 4-7c）。

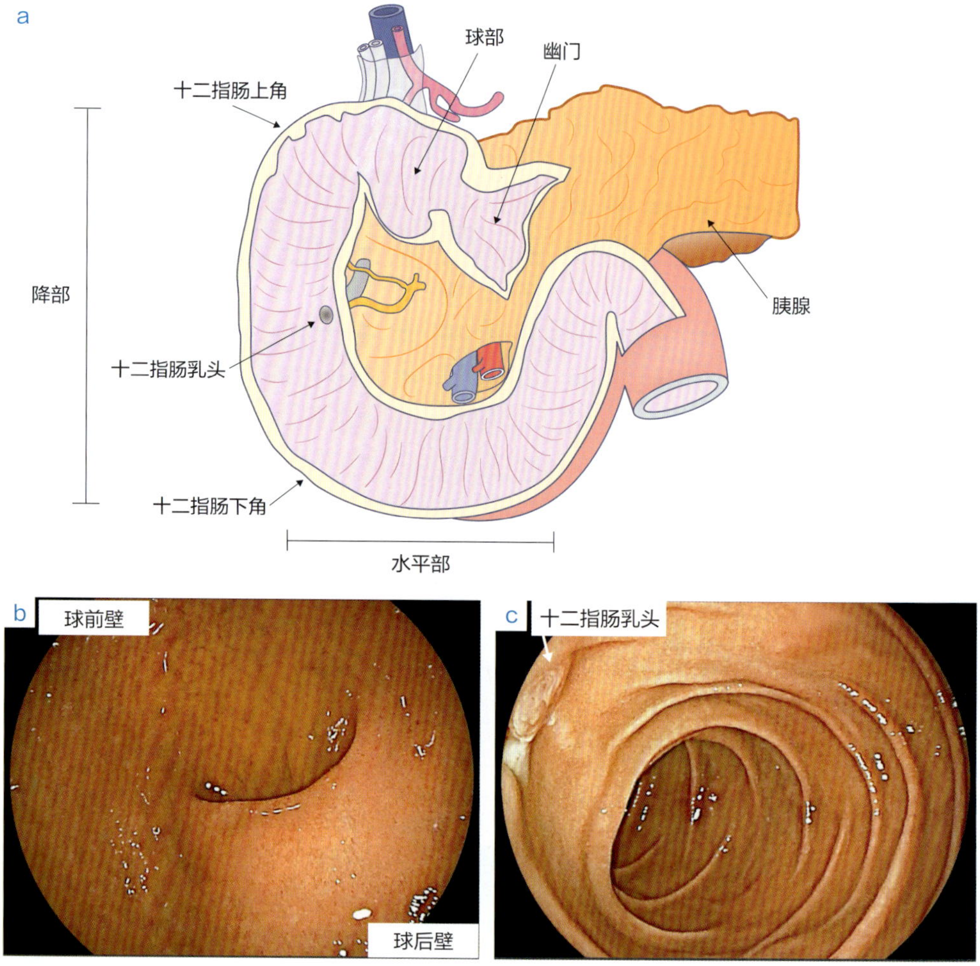

图4-7 十二指肠的解剖

a. 十二指肠与周围脏器的关系；b. 球部；c. 降部。

参考文献

[1] 日本頭頸部癌学会 編：頭頸部癌取り扱い規約 第 6 版補訂版. 金原出版，東京，2019，p.102-106.
[2] 日本食道学会 編：食道癌取り扱い規約 第 12 版，金原出版，東京，2022，p.6-7.
[3] 日本消化器内視鏡学会用語委員会 編：消化器内視鏡用語集 第 4 版，杏林舍，東京，2018，p.4-7.
[4] 日本胃癌学会 編：胃癌取り扱い規約 第 15 版，金原出版，東京，2017，p.3.

3 避免漏诊的筛查
（群马大学病院编写）

栗林志行

要 点

（1）尽可能去除唾液及黏液，进行无遗漏的观察。

（2）有意识地观察贲门小弯以及胃体后壁等容易漏诊的部位。

（3）将患癌风险分层，做相应的高质量检查。

咽喉部

（1）尽可能观察咽喉部。由于按压舌根会造成呕吐反射，因此在进镜时要注意避免触碰后壁侧。

（2）为了避免诱发呕吐反射，不要进行不必要的吸引及送水。

（3）联合使用图像增强模式观察（图4-8a、b）。

（4）观察梨状隐窝时，要让患者发声（图4-8c、d）。

（5）如果患者呕吐反射较重，先进行食管、胃、十二指肠的观察，在退镜时观察梨状隐窝会更容易。

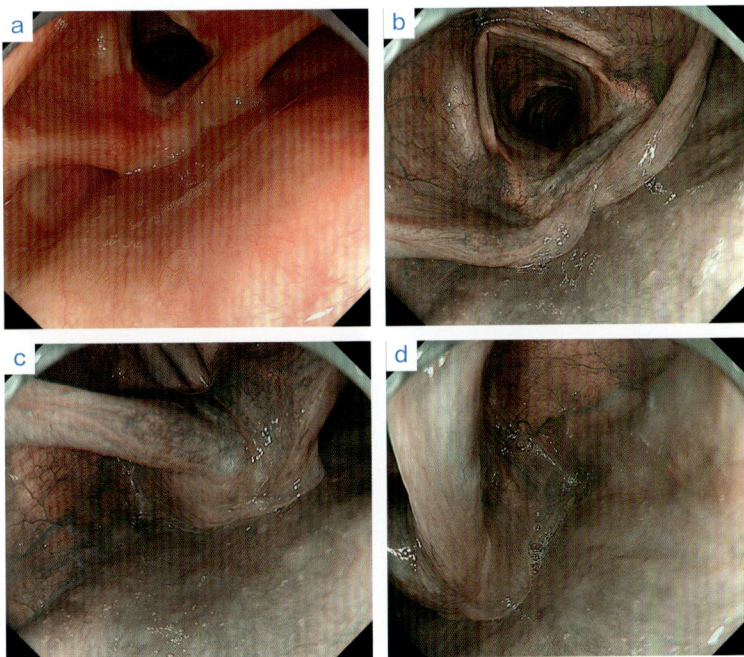

图4-8 咽喉部的观察

a. 使用WLI的咽喉部观察；b. 使用NBI的咽喉部观察；c. 患者发声后观察左侧梨状窝；d. 发声时观察右侧梨状窝。

指导医师的观点

由于下咽癌、喉癌与食管癌有相同的高危因素，因此合并存在的情况并不少见。要在检查前确认是否存在饮酒、吸烟史，饮酒后是否脸红等，评估咽喉部癌及食管癌的风险。进行风险分层管理可以提高内镜检查质量，避免不必要的侵袭性检查。

（1）进镜到食管后，要经钳道注入混有消泡剂的水，或者用注水泵清洗唾液以及黏液，在清洗时要关注重力的方向，水要打在右侧壁。

（2）按照食管上段（图4-9a）→食管中段（图4-9b）→食管下段（图4-9c）→胃食管交界区（图4-9d）的顺序拍片。拍片的顺序不要重复，这样更容易掌握病变的位置。

（3）在进行食管拍片时，让患者深呼吸可以使食管张开，有利于观察。

（4）到了胃食管交界区，让患者深吸气后憋住气，可清楚地观察到鳞状上皮－柱状上皮交界处（squamocolumnar junction，SCJ）。

（5）建议使用WLI观察后于图像增强模式下再观察（图4-10a～d），避免遗漏病变。

（6）图像增强模式下观察时，要避免食管壁完全张开，这样可以增加病变和正常黏膜之间的对比，使病变更容易被发现。

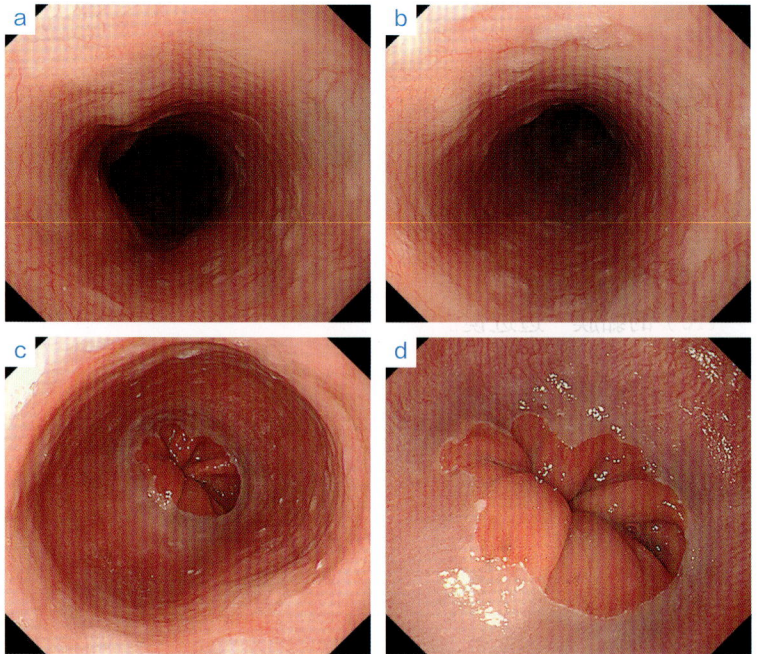

图4-9　食管的观察

a. 食管上段；b. 食管中段；c. 食管下段；d. 胃食管交界区。

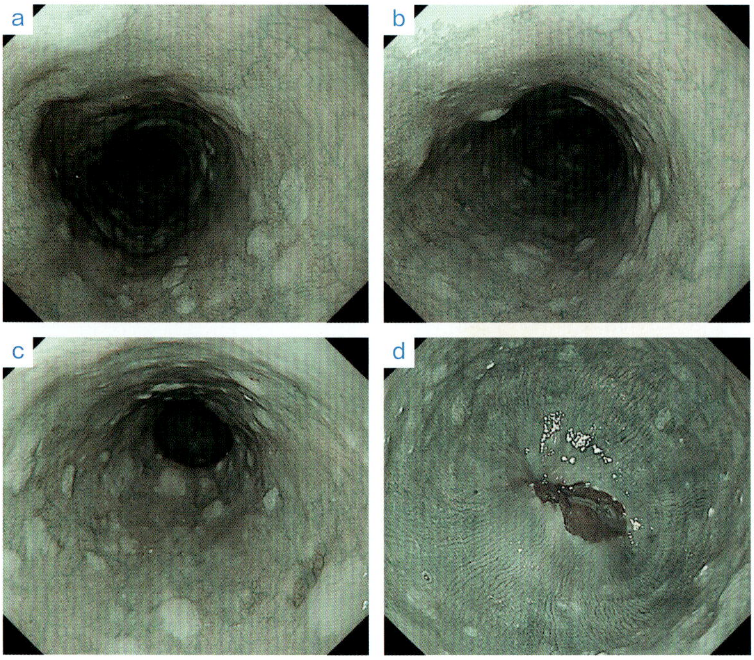

图4-10　利用NBI观察食管

a. 食管上段；b. 食管中段；c. 食管下段；d. 胃食管交界区。

?

Q 食管的标志有哪些？

A 明确的标志只有 SCJ，但是左主支气管的压迹也可以作为标志（气管分叉处为胸段食管上段和中段的界线）。另外，内镜轴发生偏离会造成误认标志的情况，因此按照水流的方向判断重力方向并保持内镜轴稳定是非常重要的。

胃和十二指肠

（1）内镜进到胃内后，一边观察胃体大弯（图 4-11a）、胃角大弯（图 4-11b）、胃窦（图 4-11c）的黏膜一边进镜。要尽量减少对胃内液体的吸引。一直简单观察到十二指肠球部。

（2）在进入十二指肠球部以前，要先观察容易被内镜擦伤的胃体下部大弯以及胃角小弯并留下照片。

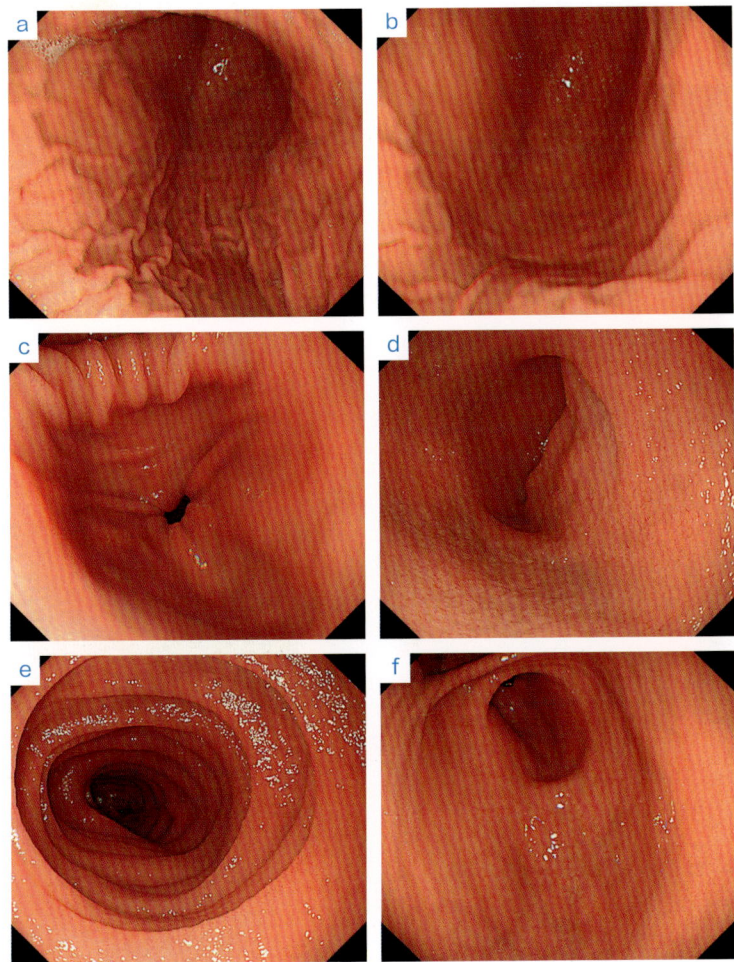

图4-11 胃及十二指肠的观察

a. 进镜时的胃体大弯；b. 进镜时的胃角大弯；c. 进入十二指肠前的胃窦部；d. 十二指肠球部；e. 十二指肠降部；f. 进入十二指肠后的胃窦部。

（3）在内镜进入十二指肠时，常会由内镜的刺激造成呕吐反射，因此要反转内镜，将胃内的空气吸引出来，也有必要告知患者有腹部被压迫的感觉。

（4）在观察了十二指肠球部前后壁（图 4-11d）后观察包括十二指肠乳头在内的降部（图 4-11e）。

（5）返回胃内后，一边上下左右转动内镜一边观察胃窦（图 4-11f）→胃角（图 4-11g）→胃体下部（图 4-11h）→胃体中部（图 4-11i）→胃体上部（图 4-11i）并拍片。

（6）在胃体上部一边观察大弯一边反转内镜，观察胃底穹隆部及贲门后，在反转的状态下按照胃体上部（图 4-11j）→胃体中部小弯（图 4-11k）→胃体下部 → 胃角前壁以及胃角小弯（图 4-11l）顺序观察并拍片。

（7）在反转的状态下观察胃角→胃体下部→胃体中部前后壁（图4-11m）→胃体上部→穹隆部（图4-11n）→贲门部（图4-11o）以及容易忽略的胃体后壁并拍片。

（8）在胃内观察时需要注意空气量。如果送气量过多，有可能造成贲门黏膜撕裂，而送气量过少有可能遗漏病变。

（9）如果患者打嗝，不能使胃壁伸展时，可以让患者收紧下颌；若即使这样还是无法使胃壁伸展时，可以用手指压迫喉头，以减少打嗝。

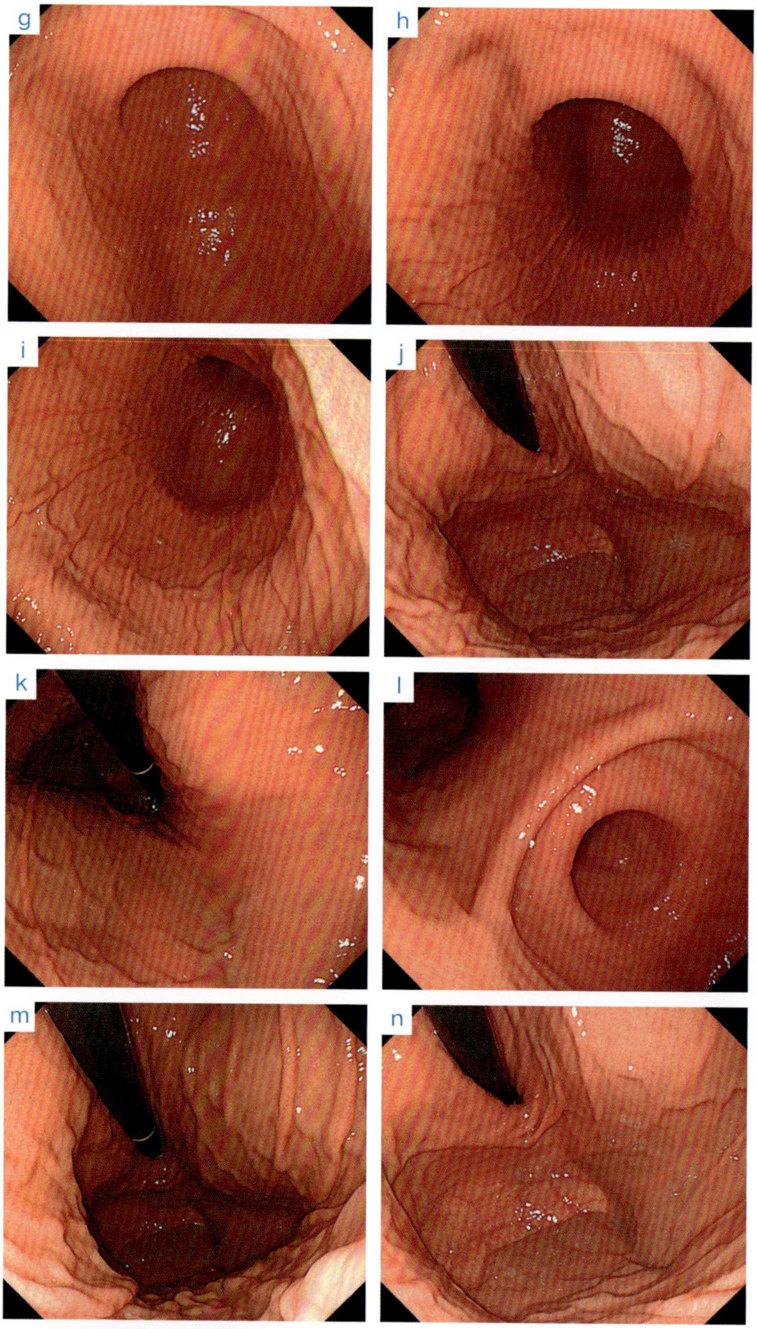

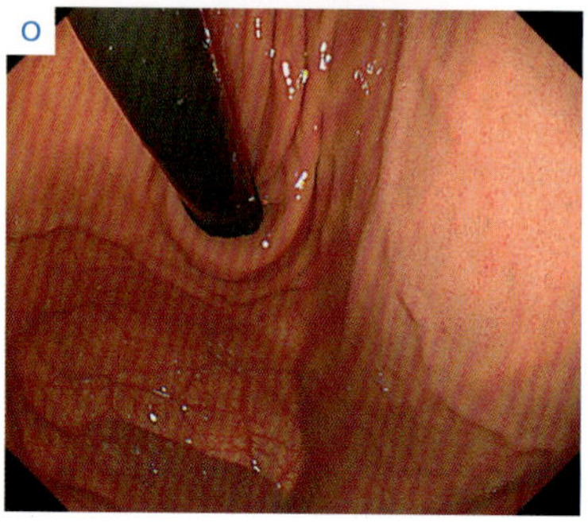

图4-11 胃及十二指肠的观察（续）

g. 胃角；h. 胃体下部；i. 胃体中上部；j. 反转内镜下的胃体上部；k. 反转内镜下的胃体中部小弯；l. 反转内镜下的胃角小弯；m. 反转内镜下的胃体前后壁；n. 穹隆部；o. 贲门部。

\ 指导医师的观点 /

　　有时候，黏膜因与内镜接触而发红或出血。对于容易与内镜发生接触的胃体大弯、胃角小弯、括约肌存在的部位要在进镜前观察。

　　根据是否存在萎缩以及规则排列集合静脉（regular arrangement of collecting venules，RAC）来评估是否存在幽门螺杆菌感染，并进行风险分层，可以高效率地完成内镜筛查。

\ 住院医师的提问 /

Q　观察胃角时，由于内镜过于接近胃角而难以观察时该如何做？

A　一边吸引胃内的空气，一边保持内镜向上的镜角并缓慢推进内镜，这样就可以观察到胃角。在推进内镜之前，要告知患者可能出现不适的感觉。

4 避免遗漏病变的观察法（石川县立中央病院编写）

土山寿志

\ 要　点 /

（1）所有上消化道疾病可疑患者均有检查适应证。
（2）检查前必须掌握患者的既往史、服药状态、特殊嗜好、过敏史等情况。
（3）检查前根据检查目的明确重点观察部位与高质量内镜检查相关 。

咽喉部

软腭存在色素沉积与咽喉部癌相关（图 4−12a），利用 WLI 观察即可。

用窄带成像技术（narrow band imaging，NBI）按照软腭→两侧腭弓、悬雍垂→左、后壁，右中咽部→会厌舌面（图 4−12b-1、b-2）→ 声带（图 4−12c）→环后部、两侧梨状窝的顺序系统观察。

对于好发癌的梨状窝的观察能力较差，为了获得良好的视野，建议使用喉头展开法观察（图 4−12d-1、d-2、e）。可适当结合发声法、牙垫法（图 4−12f）以及调整体位法（图 4−12g）等方法。

\ 笔　记 /

我们医院是在使用镇静剂的状态下，利用装有黑色帽的具有放大功能的内镜进行筛查。优点是容易观察到食管入口的部位，并可在发现病变后即刻进行详细的放大观察。使用的图像增强技术是NBI。

\ 指导医师的观点 /

由于是容易存留唾液的部位，要尽可能在进镜时观察。风险因素不同，癌的发生率也不同，即使没有风险因素也可能发生癌，要尽可能仔细观察。

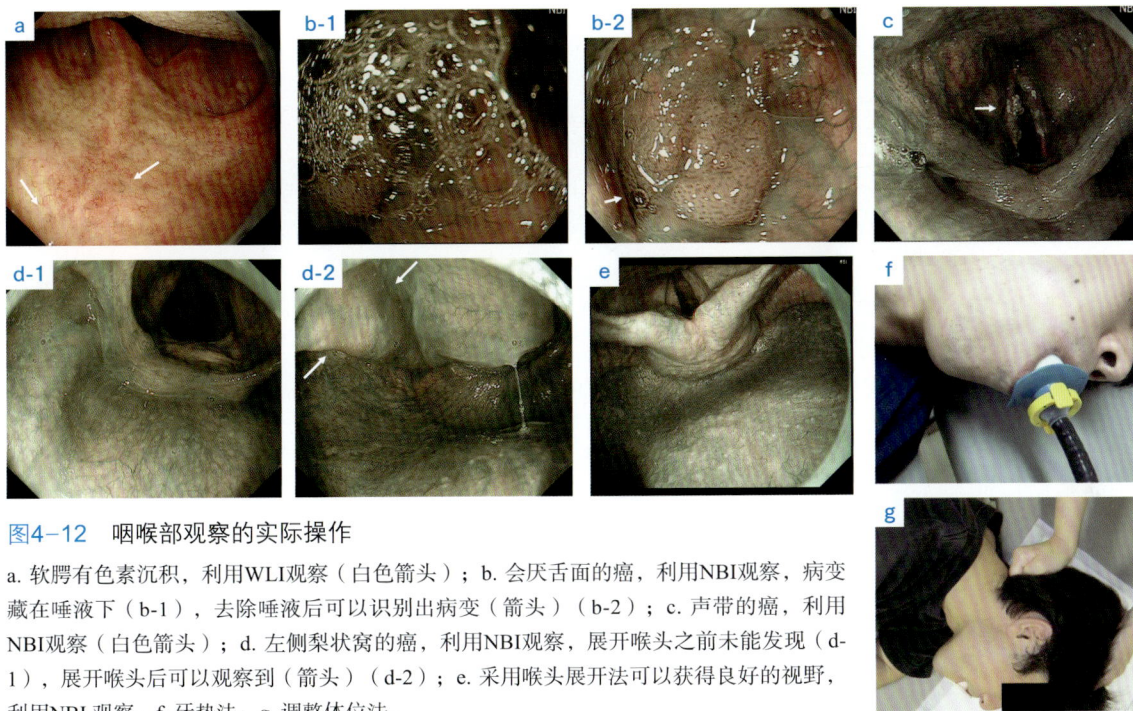

图4-12 咽喉部观察的实际操作

a. 软腭有色素沉积，利用WLI观察（白色箭头）；b. 会厌舌面的癌，利用NBI观察，病变藏在唾液下（b-1），去除唾液后可以识别出病变（箭头）（b-2）；c. 声带的癌，利用NBI观察（白色箭头）；d. 左侧梨状窝的癌，利用NBI观察，展开喉头之前未能发现（d-1），展开喉头后可以观察到（箭头）（d-2）；e. 采用喉头展开法可以获得良好的视野，利用NBI观察；f. 牙垫法；g. 调整体位法。

食管

进入咽喉部之后继续利用 NBI 观察。

食管入口部容易形成观察死角（图 4-13a，箭头方向），要在进镜及退镜时观察。具体做法是边旋镜边退镜后再次进镜（视频 4-1）。使用黑色帽可以避免内镜过分接近黏膜，弱放大更容易对上焦距。

冲洗上消化道。

生理性狭窄及蠕动会造成漏诊，需要更详细的观察。

不仅要观察凹凸不平，还要关注颜色改变（图 4-13b）。

视频 4-1 食管入口部的往返观察

💡 \ 指导医师的观点 /

食管入口的内镜黏膜下剥离术（endoscopic submucosal dissection，ESD）容易造成术后狭窄，需要早期发现。另外，巴雷特食管癌（图4-13c）在增加，应避免不活检而贸然诊断为反流性食管炎。

胃

建议根据《早期胃癌内镜诊断指南》中"发现早期胃癌"的相关观点进行实践。

对于胃蠕动过快造成观察困难的病例，建议使用抑制胃蠕动的药物。

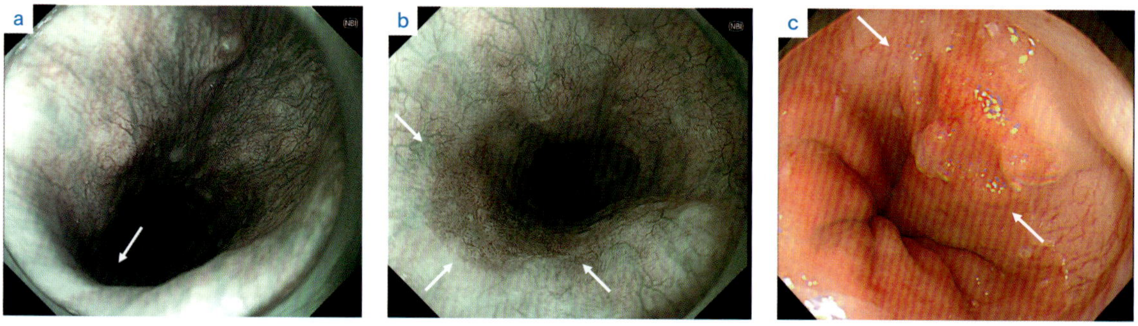

图4-13 食管观察的实际操作

a. 食管入口部容易形成观察死角，利用NBI 观察（箭头）；b. 癌的部位表现为棕色区域（brownish area，BA），利用NBI 观察（箭头）；c.巴雷特食管癌，利用WLI观察（箭头）。

增加黏膜的可识别性可提高早期胃癌的诊断率，强烈推荐使用去黏液剂以及消泡剂。

胃内的观察时间与早期胃癌的发现相关，建议花些时间进行详细的胃内观察。

为了发现早期胃癌，建议使用系统筛查法进行胃内的系统观察（图 4-14）。

研究显示，图像增强模式下的观察有利于早期胃癌的发现，期待提高发现率（图 4-15a-1、a-2）。

指导医师的观点

颜色变化、凹凸不平、血管透见消失、自发出血是发现早期胃癌的契机，建议调整空气量，花些时间进行详细的观察（图4-15b、c）。另外，人类只能发现"自己见过的病变"，因此内镜医师掌握的知识会影响胃癌的发现。为了应用这些胃癌有关的知识，必须拍摄可供详细评估病变的鲜明图片，因此，内镜医师应该同时培训手艺（技术）和眼睛（知识）。

十二指肠

在完成胃内观察后，进行十二指肠球部到降部的观察。

胃型肿瘤在球部多见，很少有白斑（图 4-16a）。

发现肠型腺瘤、早期癌的重要契机是绒毛发白（图 4-16b）。

要关注是否存在十二指肠乳头部肿瘤（图 4-16c）。

指导医师的观点

十二指肠肿瘤治疗难度大，早期发现可降低治疗难度。近年的报告显示，十二指肠肿瘤多见于胃黏膜没有萎缩的情况。另外，还有不少非肿瘤性病变的内镜表现需要掌握。

（转载自参考文献5）

图4-14 胃内的系统筛查法（systematic screening protocol for the stomach，SSS）

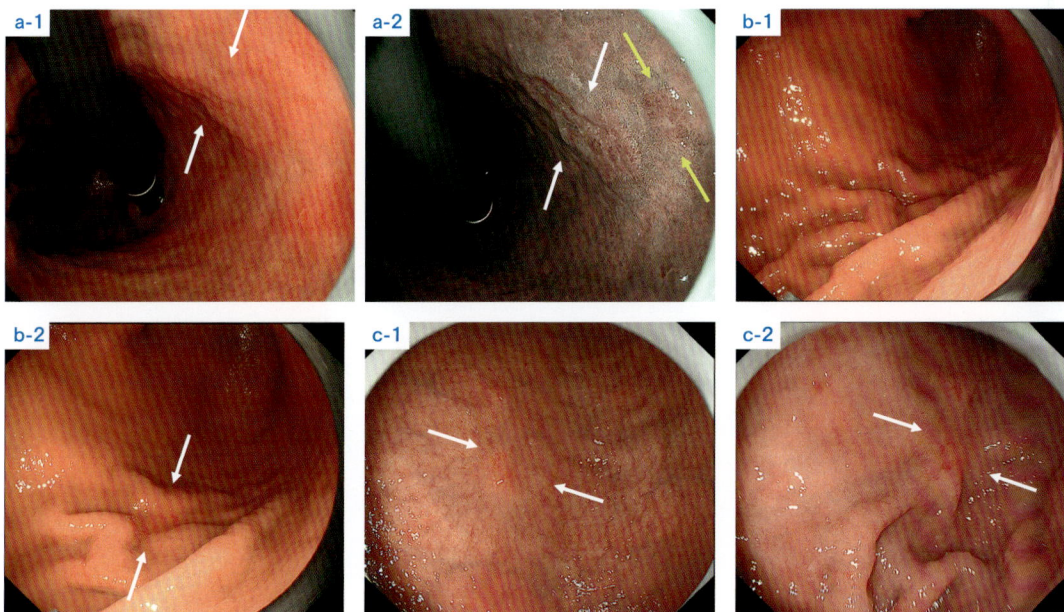

图4-15 胃观察的实际操作

a. 胃体小弯的2处癌，在白光下也可以观察到颜色变化，黏膜凹凸不平，病变较大（白色箭头），但是肛侧平坦的、颜色改变不明显的小的癌并没有被发现（a-1）；利用NBI观察肛侧的癌（黄色箭头），它的颜色变化被增强，变得容易被识别（a-2）；b. 胃体下部大弯的癌，利用WLI观察，由于隐藏在皱襞之间，没有被识别（b-1）；送气后皱襞之间被打开，可见轻微发红的癌（白色箭头）（b-2）；c. 胃体中部大弯的癌，利用WLI观察，由于颜色改变、黏膜面凹凸不平、血管透见消失而被识别（白色箭头）（c-1）；吸气后，凹陷面变得明显，容易被识别（白色箭头）（c-2）。

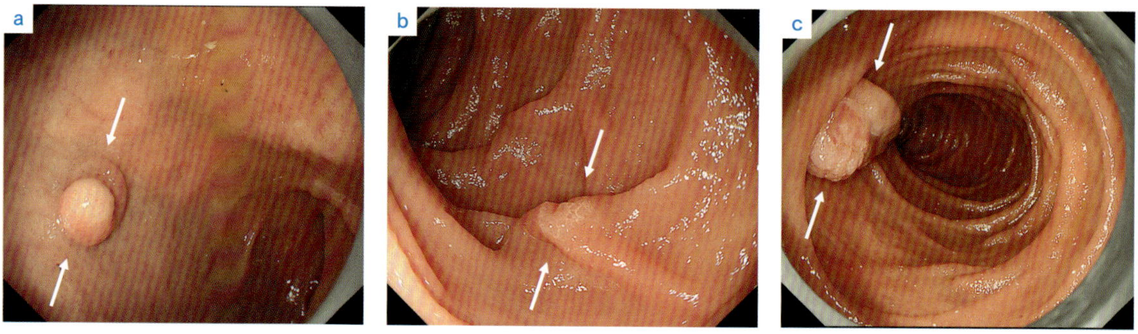

图4-16 十二指肠观察的实际操作

a. 球部的早期癌（箭头），因隆起上的隆起而被关注；b. 降部的腺瘤（箭头），因变白而被关注；c. 乳头部的癌（箭头），不仅发白，还有发红的部分混杂在一起，以及凹凸不平。

参考文献

[1] Nakanishi H：Detection of pharyngeal cancer in the overall population undergoing upper gastrointestinal endoscopy using narrow-band imaging：a single-center experience, 2009-2012. Gastrointest Endosc. 2014; 79: 558-564.

[2] 八尾建史，ほか：早期胃癌の内視鏡診断ガイドライン．Gastroenterol Endosc. 2019; 61: 1283-1319.

[3] Yoshida N, et al：Early gastric cancer detection in high risk patients：a multicenter randomized controlled trial on the effect of second generation narrow band imaging. Gut. 2021; 70: 67-75.

[4] Kawasaki A, et al：Non-atrophic gastric mucosa is an independent associated factor for superficial non-ampullary duodenal epithelial tumors：A multicenter matched case-control study. Clinl Endosc. 2023; 56: 75-82.

[5] Yao K：The endoscopic diagnosis of early gastric cancer. Ann Gastroenterol. 2013; 26: 11-22.

5 避免遗漏病变的观察法
（东京大学编写）

赵 利奈，角嶋直美，藤城光弘

要 点

（1）要一边和患者交流一边检查，尽可能地减少咽反射及痛苦，咽反射少会使观察更容易。

（2）要按照自己的观察顺序检查，避免漏诊。

（3）检查时，要知晓容易形成观察死角的部位并关注这些部位。

咽喉部

（1）为了减轻咽反射，要注意避免压迫舌根。这时候让患者发出"1"的声音可以使会厌和舌之间出现间隙，使内镜容易进入。

（2）有大量饮酒史及吸烟史或者有食管癌治疗史等高风险因素的患者，要采用 NBI 确认是否存在咽喉部病变。

（3）按照软腭→悬雍垂→中咽部→会厌→下咽部左侧壁、后壁、右侧壁→左右梨状窝→喉头的顺序观察。

（4）对高风险的患者进行下咽部检查时，使用 Valsalva 法是有效的。由于喉头被抬举，在咽喉–食管入口附近可以形成良好的视野（图 4–17）。

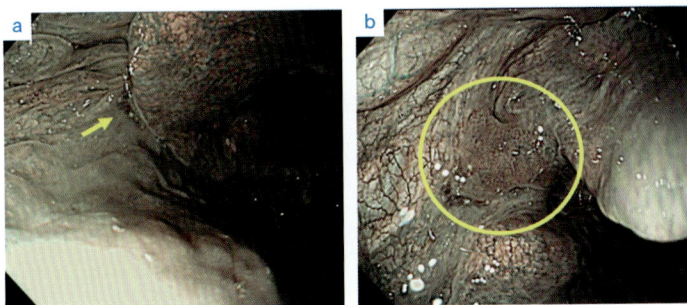

图4–17　咽喉部的观察

a. 利用NBI可观察到轻微的棕色区域，但是不能观察病变的全貌；b. 采用 Valsalva 法的观察。发现直径近10 mm的棕色区域。活检诊断为鳞状细胞癌（squamous cell carcinoma，SCC）。

食管

（1）按照食管上部→食管中部→食管下部→胃食管交界区的顺序观察，将 12 点钟方向放在前壁拍片。

（2）掌握在食管观察中容易形成死角的部位。"食管入口部""第 2 生理性狭窄""食管前壁""胃食管交界区"是容易漏诊的部位。

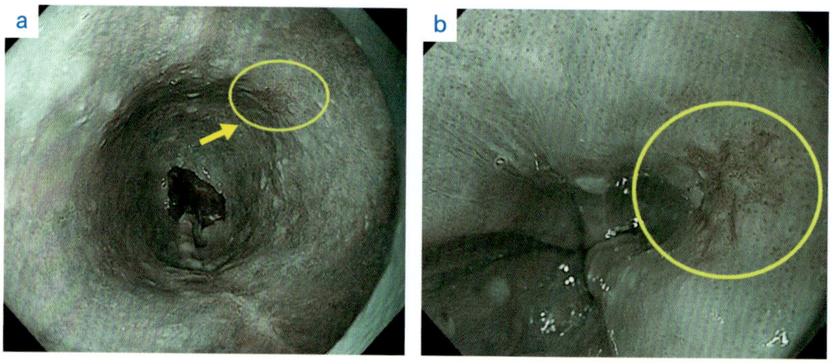

图4-18 利用NBI观察食管

a. 在食管下段前壁发现直径为10 mm左右的棕色区域。如果将食管壁完全伸展，
则病变不明显；b. 稍微吸出气体后观察，可以清楚地观察到凹陷面。

- 食管入口部

这是进镜时容易造成呕吐反射的部位，难以在此进行详细的观察。另外，进镜时常不能很好地伸展管腔，因此要先在短时间内确认此处是否有颜色的变化以及大的病变。退镜时让患者憋住气后，一边送气一边观察。

- 第2生理性狭窄

受主动脉及左主支气管的压迫，难以观察其肛侧而容易遗漏病变。要操控镜角，探进去观察。

- 食管前壁

食管和内镜呈切线方向，对需要注意观察的难点，稍微吸气观察更容易。

- 胃食管交界区

在收缩双态下难以观察全貌，可以让患者深吸气后憋住气再观察。

（3）在食管的筛查中，利用NBI观察是有帮助的，建议联合使用WLI及NBI进行双重观察确认。利用NBI观察时，可以在稍微吸气的状态下而不是在管壁完全展开的状态下观察，这样更容易显示出病变（图4-18）。

胃和十二指肠

（1）内镜进入胃内后吸气、吸引→胃体大弯→边观察胃窦大弯边进镜到幽门→十二指肠球部、十二指肠上角→十二指肠降部，内镜返回胃内。

（2）内镜返回胃内后进行胃内的详细观察。为了避免遗漏病变，要规划好自己的观察顺序并拍片。

拍照顺序：一边送气一边对胃窦和胃角的小弯、后壁、大弯、前壁等部位分别拍片。然后反转内镜对胃体前壁、胃体大弯进行观察，再接着观察胃底穹隆部、贲门后一边推进内镜一边

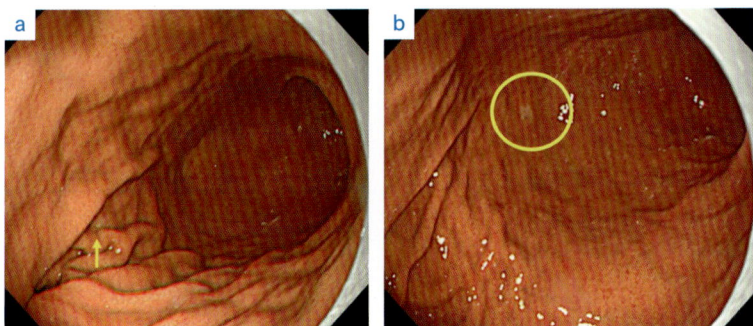

图4-19 胃体大弯的观察

a. 胃体大弯的皱襞伸展不良，无法观察到皱襞之间（箭头）；b. 送气使皱襞伸展，发现胃体中部大弯有直径约6 mm的褪色（圆圈）。活检诊断为低分化腺癌。

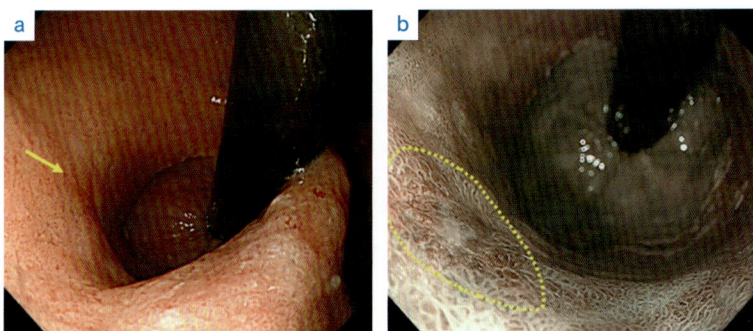

图4-20 贲门的观察

a. 贲门小弯可见轻微的黏膜发红（箭头）；b. 小心操作内镜，窄带光下可见直径约5 mm的凹陷，还可见与凹陷一致的边界线（demarcation line）和异常血管（圆圈），活检诊断为高分化腺癌。

图4-21 胃角窦侧小弯的观察

a. 胃角窦侧小弯可见略微凹陷的黏膜变化；b. 一边吸气一边向幽门进镜，打满向上的镜角后可以直视病变。活检诊断为高分化腺癌。

观察胃体后壁、胃体小弯后回到胃角。然后对胃体下部、胃体中部、胃体上部的小弯、后壁、大弯、前壁分别拍照。

（3）要掌握容易漏诊的部位。在胃内，"胃体大弯""胃体后壁""贲门""胃角窦侧小弯"被认为是容易漏诊的部位。

- 胃体大弯

有时候在皱襞之间掩藏着病变，需要在充分送气下观察（图 4-19）。

- 胃体后壁

由于内镜处于切线方向，胃体后壁难以观察。有必要利用旋镜及左右镜角观察可能的死角。

- 贲门

在反转操作下使用向上的镜角，有时候还要加上左右镜角，从后壁进行旋转，就可较容易地观察到贲门（图 4-20，视频 4-2）。

视频 4-2
贲门的观察

- 胃角窦侧小弯

胃角窦侧小弯的观察是在胃体部反转的状态下一边吸气一边向内推进内镜进行观察的（图 4-21）。

6 培训方法
（群马大学病院编写）

春日健吾

要　点

（1）在指导医师的监督下，使用模拟器进行培训。

（2）初学者检查所花费的时间无论如何都会比熟练者长，建议给予患者镇静药物后操作。

（3）即使使用镇静药物，仍要避免强行操作，遇到困难时，要求助指导医师。

在我们医院，先在模拟器上进行培训后再对患者进行检查。做内镜时，要和指导医师一起为患者做检查。为了避免检查过程中和指导医师之间的交流以及中途将操作交给指导医师等给患者带来不安，指导医师和初学者要在检查前和患者打好招呼。由于初学者完成高质量的检查比熟练者花费的时间更长，建议使用镇静药物。但是即使使用了镇静药物，也要避免强行操作，遇到困难时，要将操作交给指导医师。

利用模拟器的培训法

我们医院技能中心的模拟器包括局部模拟装置 AccuTouch（图 4-22a）、结肠镜培训模型、胃十二指肠内镜练习模型等，任何时候都可以进行培训。通过模拟器可以学习内镜的基本操作、筛查观察以及活检操作等（图 4-22b）。

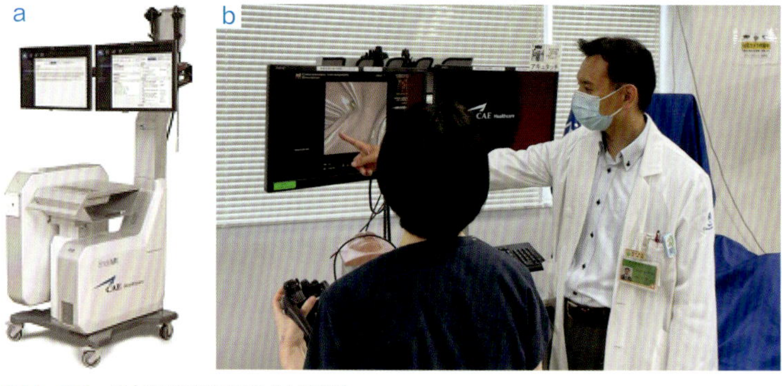

图4-22　利用模拟器进行培训

a. AccuTouch（CAE Health care公司）；b. 我们医院的培训现场。

■ 上消化道内镜培训法

上消化道内镜技术是最基本的内镜技术，被认为是大多数初学者需要最先学会的操作。首先要在退镜时练习保持内镜在胃和食管腔内（所谓的不形成红色视野的状态），体验与模拟器不同的感觉。之后通过胃造瘘口练习如何保持内镜在同一视野，最后过渡到筛查检查。需要注意的是，初学者的注意力往往都集中在内镜操作中，有时候难以发现病变。

检查时，指导医师也需要在场，对是否存在病变进行双确认，以保证医疗质量。另外，指导医师还要给初学者反馈在检查时是否完成了基本的操作、观察是否存在死角、是否因过于专注操作而忘记了和患者交流等。

■ 在培训时需要注意的事项

我们医院认为，检查时最应该注意的是保证医疗质量。因此，在检查前要确认上次检查时咽反射是否强烈、是否存在重度萎缩性胃炎等患癌高风险因素等。对于在检查前预测检查难度大的病例，从开始就要让指导医师检查。另外，如果患者处于清醒状态，在检查过程中指导医师当场向初学者进行反馈可能会令患者不安，因此可以适当考虑使用镇静药物。一开始就计划使用镇静药物的病例也许是适合做培训的病例。另外，仅以筛查为目的的检查如果操作时间明显超过 10 分钟或者难以从咽部进镜到食管的操作困难病例，要转交给指导医师操作。

过于挑选病例会减少初学者可操作的病例数，但是我认为参观学习指导医师检查高风险病例也是很重要的。指导医师需要注意的是，"手术要靠看和偷学"这种昭和时代的观念，由于效率低下，已经不再是主流。初学者要关注患者的生命安全，在做好充分准备的基础上再进行检查。

\ 笔 记 /

由于每个人的持镜方法、镜角的操作方法有所不同，因此初学者要向多名指导医师学习，掌握适合自己的操作方法。也许我的想法有些过时了，但我认为初学者不仅要接受指导，更重要的是以学习技术的姿态观摩其他医师的手法。

7 培训方法
（石川县立中央病院编写）

土山寿志

> **要 点**
> （1）在系统观察的同时拍摄清晰的照片。
> （2）在记录内镜所见时使用准确的术语。
> （3）内镜医师需要培训手（技术）和眼睛（知识）。

初级住院医师及专科医师的初级培训

初级住院医师要在使用内镜培训模拟器熟悉内镜操作的同时掌握常规观察法。专科医师通过对初级实习医师的指导，回顾自己的操作方法（图4-23）。

在我们医院，包括筛查内镜在内，原则上在上消化道内镜检查时应戴上黑色的放大内镜前端帽。在咽、喉、食管区域使用 NBI 观察，在胃和十二指肠先使用 WLI 观察，当发现病变时再联合 NBI 放大观察诊断。

专科医师在进行临床实际的内镜检查之前，要先培训"眼睛"。具体来说，就是要看很多在常规观察以及 NBI 放大观察下的良性、恶性病变，学习 NBI 放大观察的诊断体系。

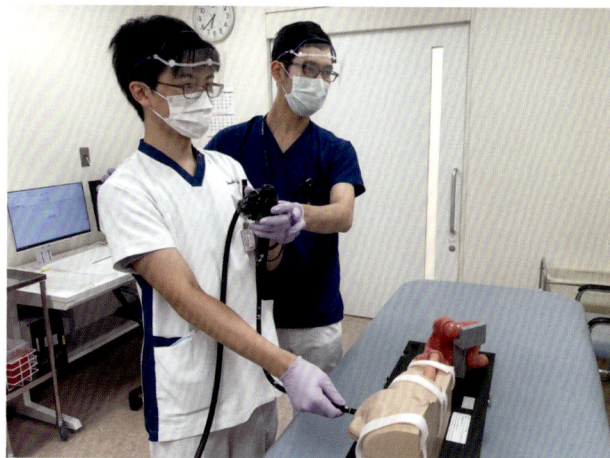

图4-23 使用内镜模型的培训

日常内镜检查中的培训

检查前需要从问诊单和病历中了解患者的饮酒史、吸烟史、服药史、既往史、癌症家族史等风险因素。如果患者有上消化道检查史，至少从最近的几次检查中确认是否曾存在病变、活检史以及检查时需要注意的项目。如果患者有上消化道癌的治疗史，则需要参考病理报告以及治疗情况等。

使用咽喉展开法观察需要重点观察咽喉部的病例，还要观察舌头。在使用镇静药物进行检查时，要在观察完咽喉部之后再使用镇静药物。

与系统观察一样重要的是要留取清晰的图像。要充分清洗黏液，获得没有模糊、水汽的图像，要努力拍摄经得起诊断时推敲的图像。

拍摄病变部位的图片时，要拍摄常规观察以及色素染色观察的近景、远景、充气后、吸气后的图像，然后按照NBI低倍放大、最大倍率放大的顺序拍摄，以拍摄经得起诊断时推敲的图片为目标。

为了在内镜报告中使用准确的术语，建议使用报告模板完成报告。这样不仅可以培训使用正确的语言及描述顺序书写报告，同时也可以反映出在实际检查时的关注点。进一步用自由的输入方式记录病变的特征、诊断依据、鉴别诊断等内容。

在内镜诊断中使用grade分类。诊断自信度高的病变即使不做活检也可以做出诊断，而诊断自信度低的病变不做活检就不能明确诊断，依次在报告中记录：grade 1，非癌、诊断自信度高；grade 2，非癌、诊断自信度低；grade 3，判定困难；grade 4，癌、诊断自信度低；grade 5，癌、诊断自信度高。随着医师的熟练程度增加，诊断自信度高的比例以及诊断准确率也会增加。

在活检后，要在病理申请单上记录医师怀疑什么、希望了解什么等。

反馈

活检结果一定要由指导医师双确认，并决定进一步的检查以及治疗方案。当内镜诊断与活检结果背离时，要查询原因并分析，和专科医师讨论，这样做可以提高诊断率。

应定期举办病理医师和内镜医师的联合讨论会议（图4-24）。要将内镜诊断和病理诊断做对比，真正了解内镜下观察到的部分其真正的病理情况。

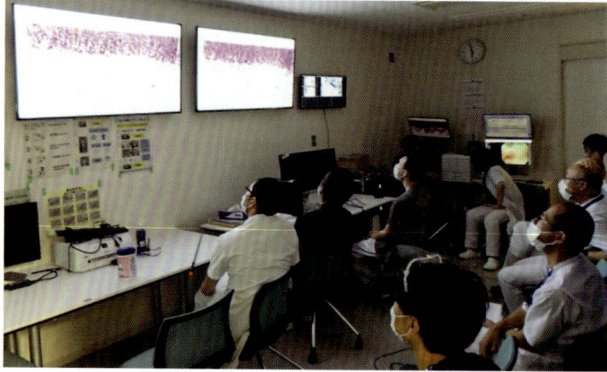

图4-24 病理医师、内镜医师的联合讨论会

指导医师的观点

在会议中要让专科医师进行图像读片，以培养用正确的语言读片的能力。专科医师还要树立能用自己拍摄的清晰图片做会议报告以及撰写论文的目标。

笔 记

在放大观察时，初学者经常会出现在拍片过程中由于镜角变化而找不到观察部位的情况。此时，要指导他们掌握以下操作方法：不要使胃壁过度伸展、充分利用好水下观察法、用左手的中指或者无名指固定镜角、用右手控制解冻按钮等。

参考文献

[1] Nakanishi H, et al : Evaluation of an e-learning system for diagnosis of gastric lesions using magnifying narrow-band imaging : a multicenter randomized controlled study. Endoscopy. 2017; 49: 957-967.

[2] Yao K, et al : Diagnostic performance and limitations of magnifying narrow-band imaging in screening endoscopy of early gastric cancer : a prospective multicenter feasibility study. Gastric Cancer. 2014; 17: 669-679.

[3] 八尾建史：動画で学ぶ胃拡大内視鏡テクニック. 日本メディカルセンター，東京，2012.

8 培训方法
（东京大学病院编写）

辻 阳介，藤城光弘

要　点

（1）在内镜培训前，通过读书掌握基础知识。

（2）在实际临床操作之前，要使用脏器模型熟练掌握内镜的基本操作。

（3）在临床现场，要在指导医师的监督下完成检查。由于是对患者的检查而不是练习，适当的时候要将操作交给指导医师继续完成检查。

在开始上消化道内镜培训前，重要的是要求初学者掌握可通过理论学习掌握的知识。有些知识是需要在书本中学习和掌握的，例如检查适应证、内镜机器原理以及使用药物等知识。忽视这些基础知识而只关注进镜等技术是不行的。当然，如果不实际操作内镜，进镜技术还是会有难以理解的部分，但也不推荐完全不学习和观摩就直接操作内镜。

利用胃的模型

首先要利用简单的器官模型练习，掌握内镜的基本操作。目前有很多种内镜训练模型（图4-25），最近还出现了能配合内镜操作出现"难受"等生物反应的模型（"mikoto"，orpa Health 公司），但由于价格原因，并不是所有医院都能配备。使用器官模型学习十二指肠的进镜和观察技巧、胃内观察技巧等是最好的培训方法。

在临床现场的培训

最初是在退镜时练习在食管以及胃内将管腔放在内镜图像中央并保持稳定的技术。因此，在最初阶段要集中练习在镇静下退镜以及观察病变，然后逐渐开始内镜检查（筛查）。

这时候需要指导医师进行一对一的指导，但是，在检查过程中指导医师频繁地和初学者交流、指导会引起患者的不安，这一点对指导医师来说非常难把握尺度，这也是要求初学者使用脏器模型掌握"内镜的基本操作"后再进入临床现场培训的理由。如果能够完成基本操作，在临床中就不会出现指导医师必须纠正操作的场景。最理想的指导方式是对遗漏的检查部位进行提醒。当出现"进镜到食管困难""遇到瀑布胃难以越过幽门""患者的反射强烈难以继

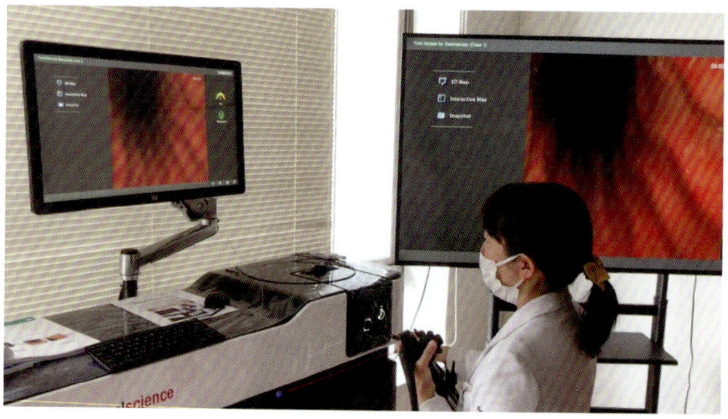

图4-25　使用培训模型的内镜培训

使用医用结合虚拟现实技术（virtual reality，VR）培训模型的内镜培训。我想今后这样的培训会逐渐被推广。

续检查"等情况时，不要犹豫，将操作交给指导医师。

　　作为指导医师，要监督初学者是否出现"进行危险操作""有遗漏的部位""没有注意到病变（没有识别出图像中的病变）"等情况。针对需要改善之处，要在检查后边讨论边反馈。虽然对于初学者是理所当然的事情，但是我们一定不要忘记"即便是初学者也是在做对患者来讲非常重要的检查！"。

9 发现病变后的常规观察法及放大观察法（以胃癌诊断为中心）

上山浩也

要 点

（1）边判断病变的特征边拍摄清晰的病变远景、近景照片，进行病变性质、范围及浸润深度的诊断。

（2）有效利用图像增强内镜（IEE），获取病变的特征。

（3）使用放大内镜获得有关病变特征的追加信息，进行正确的诊断。

内镜诊断的顺序

■ 利用WLI观察（使用OLYMPUS GIF-XZ1200）

发现病变时，要确认背景黏膜、病变部位、大小、颜色、形态、边界（范围），进行病变性质诊断 →范围诊断→浸润深度诊断。

（1）远景图像（背景黏膜、病变部位）。

背景黏膜出现萎缩、肠化生、地图样发红，预测存在幽门螺杆菌感染既往史，可在萎缩边界的地图样发红内发现红色凹陷性病变。

* 将病变放到图像中央，显示出胃角，证明病变位于胃体下部。如果有想显示的信息，需要构图将相应的信息显示得简单、易懂。

（2）中景图像（大小、颜色、形态）。

顺镜方向的图像：和周围背景黏膜比较颜色发红，可见直径约为 15 mm 的凹陷，凹陷周围可见边缘隆起。

反转观察图像：如果是胃体的病变，要在顺镜和倒镜两个方向拍照，展示病变全貌。

→ 可见直径约为 15 mm 的红色凹陷性病变，周边隆起，这个阶段还不能确认病变的性质。

* 考虑照片的构图，要把病变放在能够清楚看出病变特征的位置和角度进行拍摄。如果黏膜表面附着泡沫及黏液，要用消泡剂及蛋白酶清洗后拍照。

（3）近景图像［形态、边界（范围）］。

病变的凹陷面与周围黏膜表面结构比较，呈微细的颗粒状，凹凸不平。边界线不规整，可见蚕食征（棘状、星芒状）。

第4章 上消化道内镜检查

消化内镜基础与技巧 | 95

＊当接近病变观察内部困难时，通过调整空气量将病变立起来，就可以拍摄到清晰的照片，还要注意因接触造成出血的风险。

■ 利用NBI观察［使用OLYMPUS GIF-XZ1200（图4-26）］

（1）NBI 非放大观察。

NBI 非放大观察的远景下病变呈棕色区域。该观察法和 WLI 观察法比较可识别性提高了。

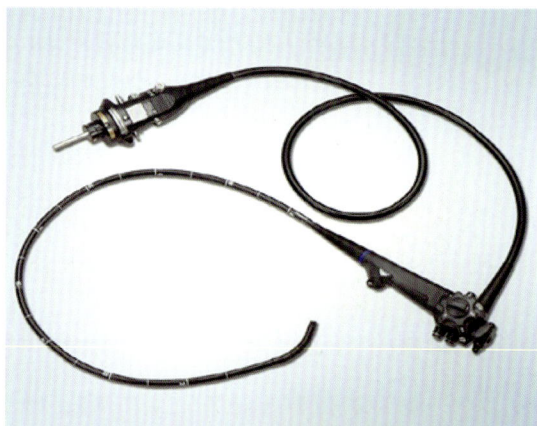

图4-26　OLYMPUS GIF-XZ1200
（奥林巴斯公司）

反转观察图像：可见直径约为 15 mm 的红色凹陷性病变，边缘可见隆起。与 WLI 图像比较，边界线更清楚，可见肿瘤进展到边缘隆起的顶部。

（2）NBI 放大观察。

低倍放大图像：与 WLI 图像比较，凹陷面的微血管及表面结构的可识别性提高了。边界线更清楚，更容易观察到蚕食征（棘状、星芒状）。

视频 4-3
早期胃癌 ESD
前精查内镜检
查的具体实践

高倍放大图像：可见边界线，以及形状不均一的微血管和表面微结构，根据 MESDA-G 诊断为癌。在病变的边缘内侧可见白色球状物（white globe appearance，WGA）。

＊全倍放大的水下拍摄法可以得到有利于正确诊断的图像（视频 4-3）。

根据以上结果，结合 WLI 观察和 NBI 观察所见，最终诊断为早期胃癌 0 ~ Ⅱ c，分化型腺癌。

胃癌与非胃癌的鉴别诊断

胃癌根据幽门螺杆菌的感染状态分为幽门螺杆菌现症感染胃癌、幽门螺杆菌除菌后胃癌（包括既往感染）、幽门螺杆菌未感染胃癌，有必要根据感染状况构建早期胃癌内镜诊断体系。对于幽门螺杆菌现症感染胃癌，根据"胃癌三角"理论，掌握背景黏膜评价、组织类型及肉眼分型是重要的，这与发现和诊断胃癌相关。对于幽门螺杆菌除菌后胃癌，要在幽门螺杆菌现症感染胃癌的概念的基础上，掌握存在低异型度上皮性肿瘤、非肿瘤黏膜覆盖的影响、与背景黏膜的相关性等内镜特征,有必要根据背景黏膜的萎缩及肠化生程度的不同来构建内镜诊断体系。幽门螺杆菌未感染胃癌根据组织类型分为胃型低异型度胃癌（包括胃底腺型胃癌）、未分化型胃癌、肠型低异型度胃癌等，需要掌握各型的内镜及病理学特征。

还应掌握各种感染状况下需要鉴别的非癌病变的特点。另外，由于各感染状况的胃癌发生率不同，尤其是在胃黏膜重度萎缩以及肠化生、有胃癌治疗史时，胃癌的发生率会增加，需要更仔细地观察。

早期胃癌的内镜诊断基础是颜色和形态的变化，具有一定的范围且表面结构和边界不规

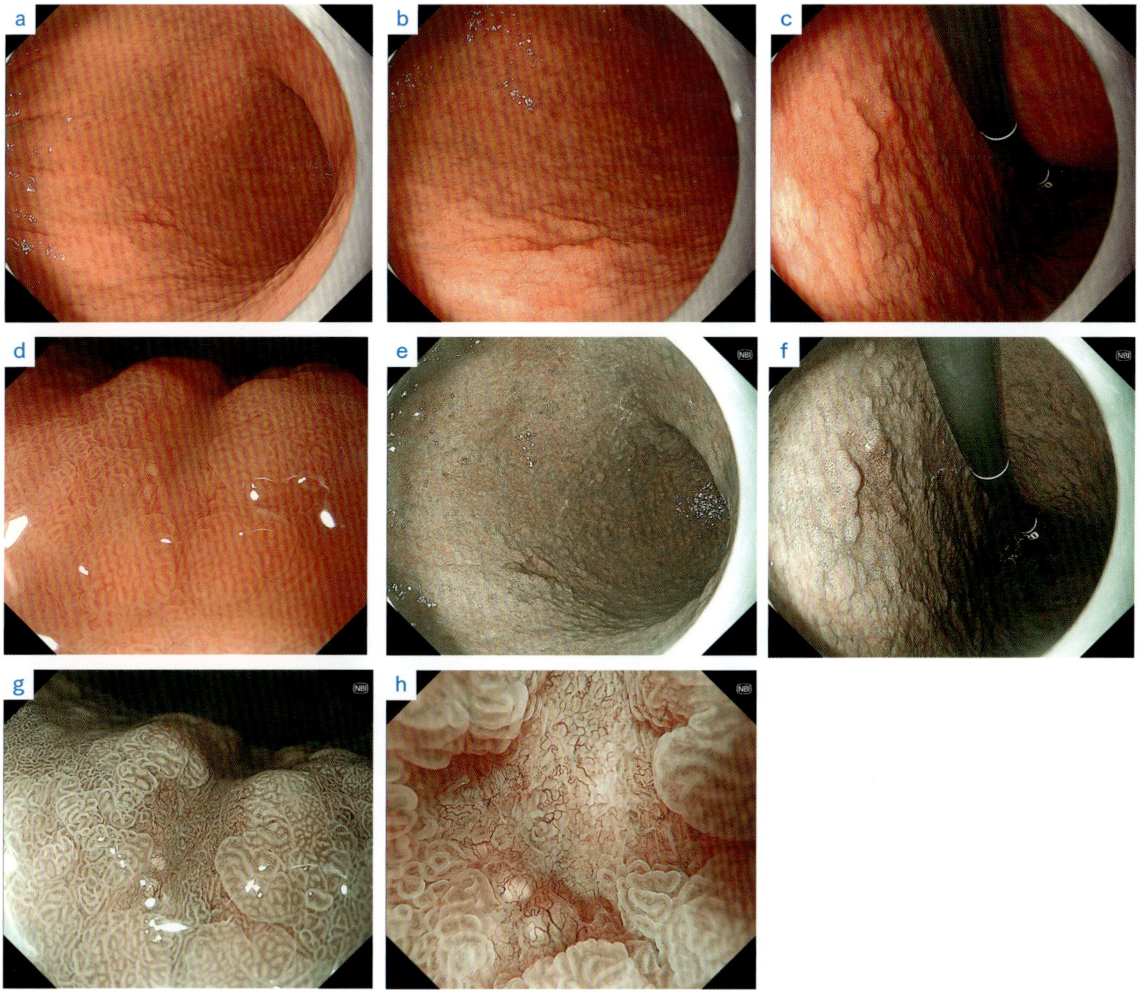

图4-27 早期胃癌

利用WLI观察

a. 远景图像；b. 中景图像（直视下）；c. 中景图像（反转图像）；d. 近景图像。60多岁，男性，幽门螺杆菌除菌后胃体下部大弯，可见直径约为15 mm的红色凹陷性病变（0～Ⅱc病变）。胃癌诊断要点：①单发病变；②病变的表现（不规则的形态、表面结构的变化、颜色的变化、血管透见消失）；③边界（明显的边界，蚕食征，边缘隆起）。病理诊断：M，0～Ⅱc，15 mm，tub1，pT1a/M，Ly0，V0，UL0，pHM0，pVM0。

利用NBI观察

e. 远景图像；f. 中景图像（反转图像）；g. 近景图像；h. NBI放大观察。MESDA-G：不规则微血管形态（MVP），不规则表面微结构（MSP），清晰边界线（DL），诊断为癌。凹陷边缘内侧存在白色球状物。

则时可以诊断为癌。另外，癌常表现为颜色发红（有时表现为淡红色～黄色），凹凸不平，大小不一的颗粒状，蚕食征（棘状、星芒状、断崖状），边缘隆起，血管透见消失，易出血，自发出血等（图4-27）。需要掌握以下胃癌相关的基础知识：WLI观察下的背景黏膜特征，发现可疑胃癌病变（筛查的摄影方法）、胃炎样病变（G）、溃疡性病变（U）、隆起性病变（P）等，根据形态进行肿瘤性病变和非肿瘤性病变的鉴别诊断等。早期胃癌根据组织类型分为分化型腺癌和未分化型腺癌2种，由于致癌机制及进展形式不同，内镜下的特征也不同，所以需要掌握内镜下诊断各种组织类型胃癌的基础知识（图4-28）。

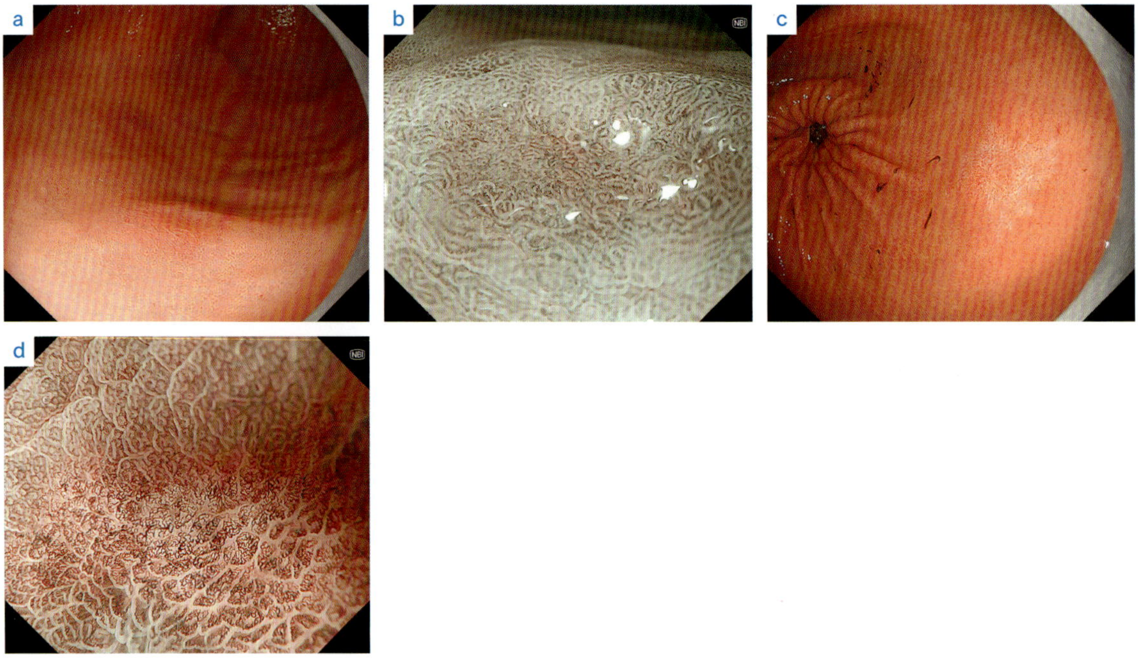

图4-28 分化型腺癌和未分化型腺癌的不同

组织类型	分化型腺癌（pap, tub1, tub2）	未分化型腺癌（por, sig）
年龄	高龄者多见	相对年轻者多见
性别	男性多见	无明显差别
背景黏膜	存在萎缩、肠化生	没有萎缩的胃底腺区域
颜色	发红、白色多见	褪色多见
肉眼分型	0～Ⅱc、0～Ⅱa多见	初期为0～Ⅱb，进展后变成0～Ⅱc
边界表现	棘状，星芒状	初期为平坦状，进展后变成断崖状
病变内部构造	胃小区形态，呈细颗粒状	初期小凹间部开大，进展后变成无结构
溃疡形成	有时伴有溃疡	常伴有溃疡
放大内镜结合窄带成像（M-NBI）下表现	微血管（V）形态或表面（S）微结构出现不规则状，且边界线（DL）多清晰	初期VS均规则且无DL，进展后V常表现为不规则，且出现DL

图4-28 分化型腺癌和未分化型腺癌的不同

a. 分化型腺癌，利用WLI观察；b. 分化型腺癌，利用NBI放大观察；c. 未分化型腺癌，利用WLI观察；d. 未分化型腺癌，利用NBI放大观察。

在胃癌与非胃癌的鉴别诊断中，除菌后胃中发生的片状发红和胃癌的鉴别诊断在临床中有时候会成为问题。图4-29为除菌后在胃窦出现的片状发红，常为多发，可见明显的红色小凹陷，是典型的片状发红（非癌），但是黄圈内的凹陷与其他凹陷的颜色不同，有必要与胃癌鉴别。部分除菌后胃癌的特征性表现为呈淡红色～黄色，因此在白光下捕捉细微的颜色变化以及微结构的变化是重要的。近年来，有报道联动成像技术（linked color imaging，LCI）（富士胶片公司）、结构增强成像技术（texture and color enhancement imaging，TXI）（奥林巴斯公司）等能够更明显地显示出这样细微的颜色差，有利于发现病变（图4-29、4-30）。病变发红的凹陷在白光下凹陷边缘不清楚，但是切换到 TXI 模式和 NBI 模式下观察，凹陷边缘的形态显示得很清楚，边界规则，判断为非胃癌。在 NBI 放大观察中也观察到微血管及表面微结构规则，按照 MESDA-G 诊断为非胃癌。

早期胃癌的内镜诊断指南中指出，图像增强观察对早期胃癌性质的诊断是有帮助的，建议进行图像增强观察。NBI/BLI（富士胶片公司）联合放大内镜观察对癌和非癌的鉴别诊断是有帮助的，MESDA-G 的诊断体系被广泛应用于内镜诊断中。另外，放大内镜观察对于胃腺瘤和癌症的鉴别、组织类型的鉴别、肿瘤性病变的边界诊断也有帮助，但是早期胃癌的内镜诊断基础是白光观察下病变性质的诊断，图像增强内镜（image enhancement endoscopy，IEE）、放大内镜是白光内镜诊断的辅助手段，可用来确认观察结果。

图4-29　片状发红（非癌病变）

a. 利用WLI观察：胃窦小弯见略微发黄的淡红色凹陷性病变，与周围的片状发红颜色略有不同，是需要与胃癌相鉴别的病变；b. TXI模式：TXI 模式下可见与周围的片状红斑颜色差更明显；c. 利用NBI观察：NBI 下凹陷面更清楚；d. NBI放大观察：MESDA-G：微血管形态不规则，表面微结构不规则，界线清晰，诊断为非胃癌。

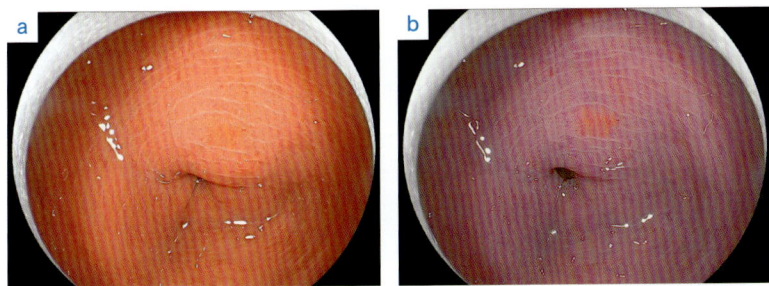

图4-30　幽门螺杆菌除菌后胃癌（分化型腺癌）

a. 利用WLI观察。胃窦小弯可见直径约为5 mm的与周围同色调的平坦型病变；b. LCI 观察。在伴有紫色肠化生的黏膜中央出现呈橙色的病变。

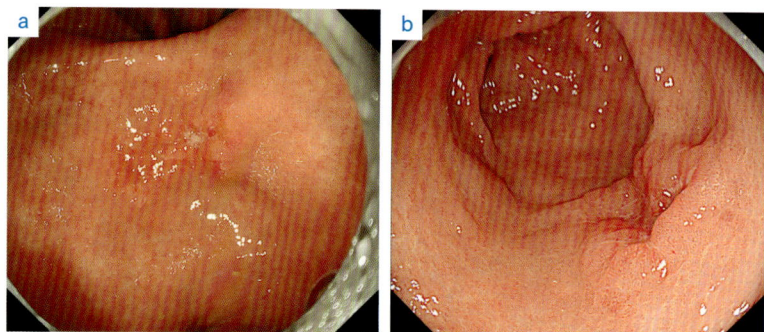

图4-31 早期胃癌（黏膜下深部浸润癌）
a. 0~Ⅱa+Ⅱc病变呈黏膜下肿瘤样隆起，伴有表面糜烂、发红（浸润深度：黏膜下1 500 μm）；b. 0~Ⅱc病变呈深凹陷，伴有黏膜下肿瘤样隆起（浸润深度：黏膜下600 μm）。

病变范围诊断及浸润深度诊断

对早期胃癌，在病变性质诊断后，需要做病变范围诊断及浸润深度诊断。在病变范围诊断时，如果病变表面有黏液及气泡，需要用消泡剂及蛋白酶清洗后观察。在白光下通过颜色改变（发红、褪色、白色、黄色等）、高度差（隆起、凹陷）、表面结构（不规则程度、一定范围的结构不同）来确定病变范围。分化型腺癌原则上是全层置换的癌腺管露出在表层，一般可以通过颜色改变以及高低不平识别病变范围（图 4-28a）。未分化型腺癌的表层被非肿瘤上皮覆盖，向腺颈部方向延伸，因此病变范围的诊断困难（图 4-28c）。一般使用 IEE 以及靛胭脂、醋酸等后通过表面结构及高度差进行更详细的观察（图 4-28b、d）。近年来，有关除菌后胃癌的病变范围诊断困难的报道逐渐增加，理由与被非肿瘤上皮覆盖以及肿瘤的低异型度有关。有报道称使用 NBI 放大观察有帮助，可以准确诊断约 90% 的除菌后胃癌的边界。在白光下诊断病变范围困难时，可以考虑使用靛胭脂染色以及醋酸染色，最后利用 NBI 放大观察进行正确病变范围的诊断。即使这样做，病变范围诊断依然困难时，在切除病变之前做病变周围的 4 点活检，以正确诊断病变范围。病变浸润深度的诊断原则上要在白光下进行，根据肉眼分型、颜色、病变大小、表面及边缘的性状进行评估及诊断。对于隆起型（0~Ⅰ型），病变的大小以及基底的性状是重要的因素，而表面隆起型（0~Ⅱa 型）多为黏膜内癌，但是如果存在大小不同的粗大结节、黏膜下肿瘤样隆起、隆起高度高、中心凹陷、表面伴有糜烂或者发红时，常伴有黏膜下浸润（图 4-31a）。表面凹陷型（0~Ⅱc 型）伴黏膜下浸润的特征常表

指导医师的观点

要明确拍摄胃病变的标准，对所有病例都反复使用相同的拍照方法，不仅可以提高照片的质量，还可以缩短检查时间。

例：使用放大内镜时

筛查时：WLI（远景、中景、近景）→ NBI（近景）→ M-NBI→ 活检

精查时：WLI（远景）→ WLI+TXI+NBI（中景）→ WLI+TXI+NBI（近景）→ M-NBI→活检

*在我院行ESD前的精查时，在上述的基础上还要使用NBI非放大~低倍放大观察确认病变全周的边界，然后通过NBI放大观察（最高倍放大+水下）拍摄诊断必要的边界区域，如果有可能，要观察病变的全周边界（视频4-4）。

视频 4-4
对早期胃癌的术前精查的实际操作

现为深的凹陷、凹陷内部无结构、凹陷内粗大隆起、平台样隆起、伴黏膜下隆起（图4-31b）。如果在白光下观察诊断较困难时，超声内镜（endoscopic ultrasonography，EUS）有时候可以辅助诊断。

？ ＼ 住院医师的提问 ／

Q 如何拍摄漂亮的照片？

A 如果检查前确定有病变，建议使用镇静药物。在检查过程中，应保持镜头无污染，在冲洗良好的状态进行检查。为此，要设法避免镜头贴在黏膜上，在吸引胃内液体时不要让镜头淹没在水下，持续微量送气，适当地少量吸引，以控制镜头的排水。清洗病变也很重要，如果有黏液，可以用蛋白酶＋碳酸氢钠＋温水清洗，注意避免出血。在保证不受呼吸及打嗝等活动的干扰下，将病变固定在画面中央。在受呼吸影响特别明显的时候，要在呼气和吸气之间静止的一瞬间拍摄照片。

＼ 笔 记 ／

什么是MESDA-G（magnifying endoscopy simple diagnostic algorithm for early gastric cancer）？

是由日本消化内镜学会、日本消化学会、日本胃癌学会联合制作的早期胃癌放大内镜诊断简化流程。在MESDA-G中，评价病变与非病变之间是否存在边界线（demarcation line，DL）以及胃黏膜的微血管形态（microvascular pattern，V）、表面微结构（microsurface pattern，S）是否规则的VS分类系统可用于早期胃癌的诊断中。VS分类系统中，首先判断是否存在边界线，然后分别分析微血管形态及表面微结构为规则/不规则/缺失，按照以下标准进行判断。

癌的诊断标准如下。

① 微血管形态规则，存在边界线。

② 表面微结构规则，存在边界线。

满足①和（或）②时诊断为癌，除此之外都是非癌。

参考文献

[1] 上山浩也：NBI 併用拡大内視鏡観察（浸水法）のフルズームのコツ. 私の消化器内視鏡 Tips. 医学書院，東京，2018，p.42-43.

[2] 中村恭一：胃癌の構造 第 3 版. 医学書院，東京，2005.

[3] 上山浩也：胃癌の診断. 明日の診療に役立つ 消化器内視鏡これ 1 冊. 診断と治療. 2022；110：135-142.

[4] Akazawa Y, et al：Usefulness of demarcation of differentiated-type early gastric cancers after helicobacter pylori eradication by magnifying endoscopy with narrow-band imaging. Digestion. 2018；98：175-184.

[5] 上山浩也，ほか：H. pylori 未感染胃癌の動向：ポスト H. pylori 時代に向けて. 日ヘリコバクター会誌. 2022；23：114-123.

[6] 平澤俊明，ほか：通常内視鏡観察による早期胃癌の拾い上げと診断. 日本メディカルセンター，東京，2016.

[7] Yao K, et al：Development of an e-learning system for teaching endoscopists how to diagnose early gastric cancer：basic principles for improving early detection. Gastric Cancer. 2017；20：28-38.

[8] 野中康一，ほか：上部消化管内視鏡診断㊙ノート. 医学書院，東京，2016.

[9] Ono S, et al：LCI-FIND trial group. Linked color imaging focused on neoplasm detection in the upper gastrointestinal tract：A randomized trial. Ann Intern Med. 2021；174：18-24.

[10] Muto M, et al：Magnifying endoscopy simple diagnostic algorithm for early gastric cancer（MESDA-G）. Dig Endosc. 2016；28：379-393.

[11] 八尾建史，ほか：早期胃癌の内視鏡診断ガイドライン. 2019；61：1283-1319.

[12] 内多訓久，ほか：早期胃癌の範囲診断. 胃と腸. 2020；55：18-27.

[13] 松浦倫子，ほか：早期胃癌の深達度診断. 胃と腸. 2015；50：603-615.

10 鉴别诊断：咽、喉、食管

高桥亚纪子，小山恒男

要 点

（1）在白光下有些咽喉部、食管部的鳞状细胞癌难以被发现，一定要用 NBI 观察。

（2）在 SCJ 的肛侧发现红色隆起时，需要鉴别其是炎性息肉还是腺癌。

咽部

在观察了中下咽的正中、左右侧壁之后，让患者憋住气，抬举披裂会厌皱襞就会使梨状窝的观察变得容易。另外，在会厌前壁也可能存在病变，因此进镜的时候要轻柔，避免引起咽反射。

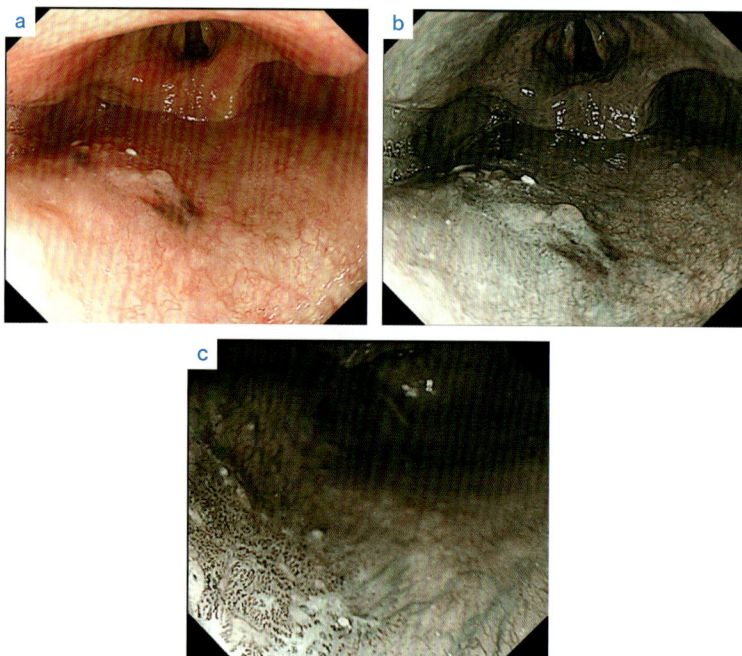

图4-32 咽部鳞状细胞癌（SCC）

a. 利用WLI 观察，可见颜色发红、色素沉积（黑色部分为色素沉积）； b. 利用 NBI观察，可见棕色区域（BA）；c. 利用NBI 放大观察，可见保持祥结构的不规则血管（JES分类B1型）。

在咽部，除了鳞状细胞癌以外，还可能有色素沉积、淋巴滤泡、乳头状瘤等。与食管相比，咽喉部碘染色困难，另外还有些病变在白光下难以发现，建议用 NBI 和 BLI 等进行观察。

■ 咽部鳞状细胞癌

酗酒、吸烟、咽部色素沉积（图 4-32a）是鳞状细胞癌（squamous cell carcinoma，SCC）的高危因素。

咽部 SCC 一般表现为平坦型或者不规则的隆起型，凹陷型少见。利用 WLI 观察，可见颜色发红（图 4-32a）

图4-33 淋巴滤泡

a. 利用WLI观察，可见保持圆形的规则的红色扁平隆起；b. 利用BLI观察，可见BA，但是未见JES分类B型血管。

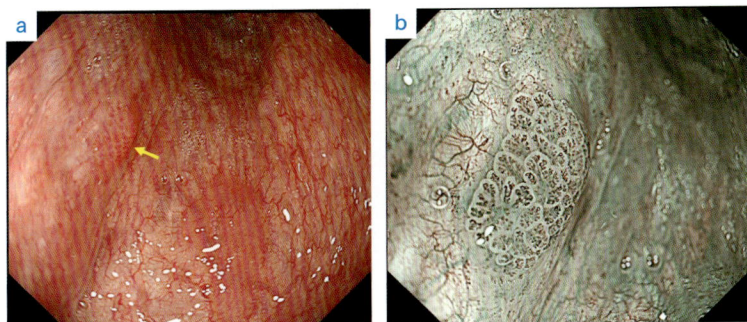

图4-34 乳头状瘤（分叶状）

a. 利用WLI观察，可见发红的隆起型病变（箭头）；b. 利用NBI放大观察，绒毛状结构内可见叶脉状血管。

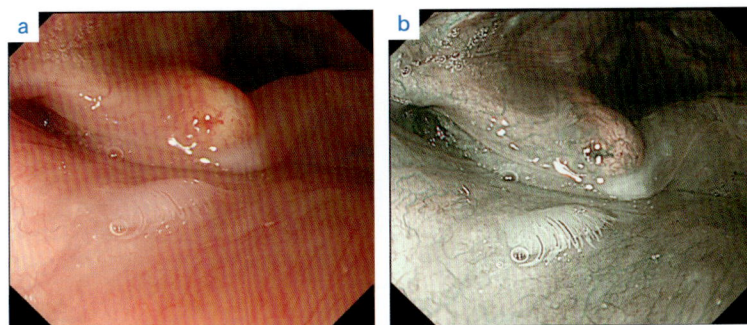

图4-35 乳头状瘤（海葵状）

a. 利用WLI观察，可见海葵样结构；b. 利用NBI放大观察，结构中心可见芯状血管。

或者色素沉积，利用NBI观察，可见棕色区域（BA）（图4-32b）。利用NBI放大观察可见保持祥结构的不规则血管［日本食管学会放大分类（JES分类）的B1型］（图4-32c）。

■ 淋巴滤泡

淋巴滤泡是需要与SCC鉴别的病变之一。淋巴滤泡多见于梨状窝，利用WLI观察，可见保持圆形的规则的红色扁平隆起（图4-33a），利用BLI观察，可见BA（图4-33b为图4-33a稍微推进内镜后的图像）。利用BLI放大观察，只能看到微细血管，不属于JES分类中的B型血管。根据以上特点可以与SCC相鉴别。

■ 乳头状瘤

乳头状瘤是另一种需要与SCC相鉴别的病变。利用WLI观察，可见呈白色或者发红的隆起型病变，还可以观察到分叶状（图4-34a中箭头所示）或者海葵样（图4-35a）的结构。利用NBI放大观察发现，分叶状隆起的绒毛状结构内可见叶脉状血管（图4-34b），海葵状结构中心可见芯状血管（图4-35b）。根据以上特点可以与SCC相鉴别。

喉部

在进入食管入口之前，要先观察喉部。观察时如果过于接近，有可能造成患者误吸或者较强的咽反射，因此要保持适当的距离。但是这样的话就会造成NBI图像偏暗，因此，利用WLI的观察变得更重要。利用WLI观察时需要关注声门的不规则隆起（图4-36）和凹陷、红色隆起以及白色区域。发现病变后要将患者介绍到耳鼻喉科就诊。

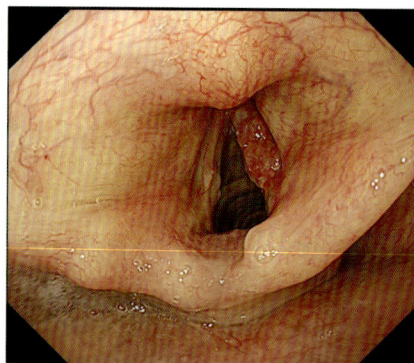

图4-36 喉癌

利用WLI观察，右侧声门见不规则隆起。

食管

观察食管时，通过左主支气管、脊柱、左心房等壁外压迫的表现明确病变所在的位置。通过调整内镜的轴使画面的12点钟方向为前壁。发现病变后，要记录病变离门齿的距离。由于进镜时观察颈段食管困难，要在退镜时仔细观察。

需要特别注意的食管疾病包括食管鳞状细胞癌、异位胃黏膜、乳头状瘤、巴雷特食管、炎性息肉等。应先观察形态（规则、不规则、隆起、凹陷）、颜色（发红、同周围颜色、发白）。由于有白光下难以发现的病变，一定要利用NBI观察。

■ 食管鳞状细胞癌

利用WLI观察，可见红色的不规则凹陷（图4-37a）或隆起。由于SCC会出现血管透见不良，要关注食管下段的纵行血管网是否消失。利用NBI观察，可见明显的BA（图4-37b）。利用NBI放大观察，可见保持祥状结构的血管（JES分类B1型）（图4-37c）以及祥状结构消失的血管（JES分类B2型）（图4-38

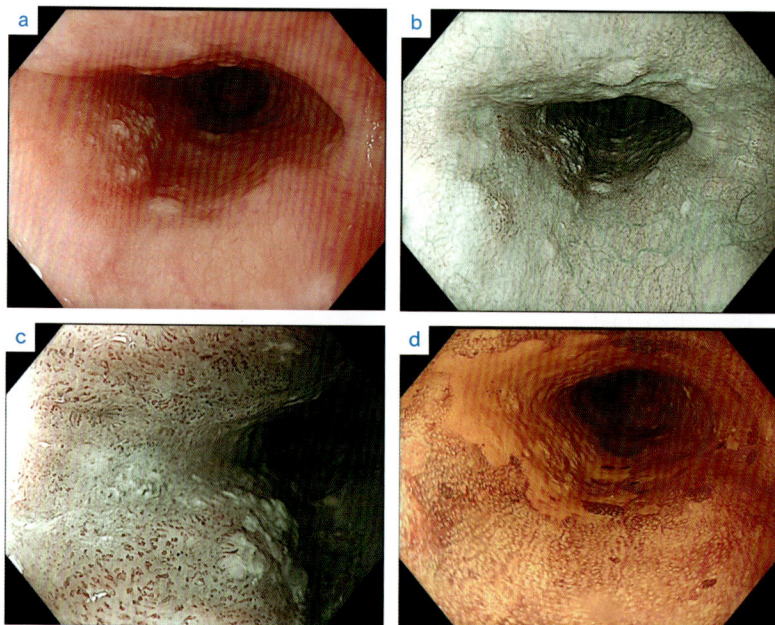

图4-37 食管鳞状细胞癌（SCC）

a. 利用WLI观察，可见红色不规则凹陷；b. 利用NBI观察，可见明显的BA；c. 利用NBI放大观察，可见保持祥结构的不规则血管（JES分类B1型）；d. 利用碘染色，可见不规则形态的不染带。

和图 4-37 不是同一病例）。碘染色下表现为不规则形态的不染带（图 4-37d），数分钟后肿瘤本身的颜色更鲜明，在 WLI 图像中称为粉红征，在 NBI 图像中称为金属银色征。

颈段食管黏膜与内镜的擦痕（图 4-39）以及黏膜萎缩（图 4-40）可表现为 BA，但是一般形态规则，在 NBI 放大观察图像中无异常血管，可以与 SCC 鉴别。

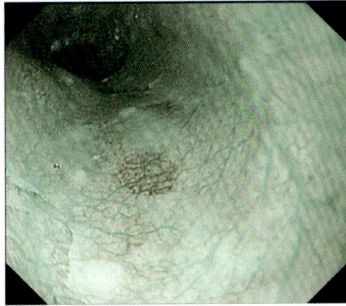

图4-38 食管鳞状细胞癌（SCC）
NBI放大观察，可见祥状结构消失的血管（JES分类B2型）。

图4-39 内镜擦痕
颈段食管黏膜与内镜的擦痕也表现为BA。

图4-40 黏膜萎缩
黏膜萎缩也会表现为BA，但是无异常血管。

■ 异位胃黏膜

异位胃黏膜是需要与 SCC 相鉴别的疾病之一。异位胃黏膜为规则的、平坦的红色黏膜，主要在颈段食管和腹段食管，可单发或者多发。利用 NBI 观察，可见明显的 BA（图 4-41a）。利用 NBI 放大观察，可见保留着 WZ（白区，white zone）的规则的 villi 样（小肠绒毛样）结构（图 4-41b）。根据以上的特点可以与 SCC 相鉴别。

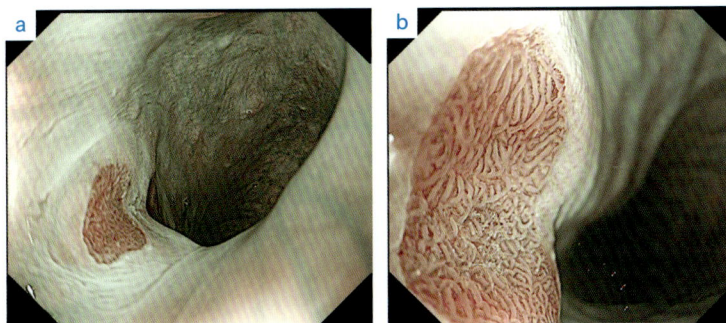

图4-41 异位胃黏膜
a. 利用NBI观察，可见明显的BA；b. 利用NBI放大观察，可见保留 WZ 的规则的 villi 样结构。

■ 乳头状瘤

乳头状瘤是需要与 SCC 相鉴别的另一种疾病。它的内镜特点与咽喉部乳头状瘤的内镜特点一样，请参考前文相关内容。

■ 巴雷特食管

胃食管交界区（esophagogastric junction，EGJ）为食管下段纵行血管的下端（如果不能判定纵行血管，采用胃纵行皱襞的口侧终点），SCJ 为鳞状上皮与柱状上皮的交界区。一般 EGJ 和 SCJ 是一致的，当二者不一致时，将 EGJ 和 SCJ 之间的黏膜称为巴雷特食管。巴雷特食管黏膜小于 3 cm 者定义为短段巴雷特食管（short segment Barrett's esophagus，SSBE），超过 3 cm 者定义为长段巴雷特食管（long segment Barrett's esophagus，LSBE）。

巴雷特食管利用 WLI 观察多表现为红色隆起型（图 4-42a），也有凹陷型（图 4-42b）；利用 NBI 观察，可见 BA；利用 NBI 放大观察可见不规则密集的表面结构。SSBE 来源的巴雷特食管常发生于 0 ～ 3 点钟方向，而 LSBE 来源的巴雷特食管在任何方向都可出现。

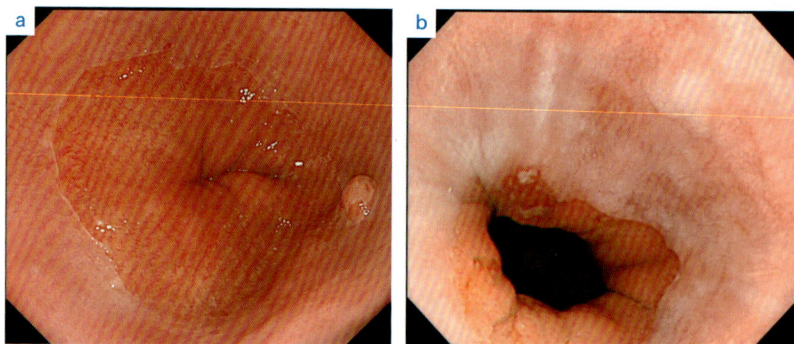

图 4-42　巴雷特食管

a. 利用 WLI 观察，可见红色隆起型病变；b. 利用 WLI 观察，可见红色凹陷型病变。

当与炎性息肉鉴别困难时，可以服用质子泵抑制剂（proton pump inhibitor，PPI）和钾离子竞争性酸抑制剂（potassium competitive acid blocker，PCAB）2 周后再次检查。如果长期服用 PPI，尤其是 PCAB，病变会被鳞状上皮覆盖，相关表现变得不典型，需要引起注意。

图 4-43　炎性息肉

利用 WLI 观察，可见红色规则隆起。

■ 炎性息肉

炎性息肉常发生于 SCJ，尤其 0 ～ 3 点钟方向，利用 WLI 观察，可见与周围颜色相同或者红色的规则隆起（图 4-43）。口侧一般多存在黏膜破坏。由于炎症较明显，活检诊断困难，不要随意活检。服用 PPI 和 PCAB 2 周后，如果是炎性息肉会缩小或者消失。

？　＼住院医师的提问／

Q　什么时候进行碘染色？

A　碘染色的刺激会让患者比较痛苦，因此在筛查时咽喉部不做碘染色。碘染色对食管癌的诊断有帮助，但是，在染色后会出现急性炎症造成表面黏膜脱落，引起病变边界不清楚，建议在 ESD 当天进行碘染色。

Q　诊断为癌而做了活检，但是结果是非肿瘤，这时候该如何处理？

A　建议将内镜图像交给上级医师确认，如果高度怀疑是癌，就要直接和病理医师讨论，必要时再次活检。

11 鉴别诊断：胃、十二指肠

角嶋直美

要 点

（1）要认识到不同的背景黏膜患胃癌的风险不同。

（2）肿瘤与非肿瘤的鉴别要根据"具有一定范围"且有"不规则的边界 / 形态"来判断。

（3）通过回顾拍摄的照片，积累知识和经验。

胃病变的鉴别

■ 背景黏膜的表现

幽门螺杆菌（HP）感染是胃癌的风险因素，因此，根据胃黏膜的表现将背景黏膜分为未感染、现症感染、既往感染（除菌后）是非常重要的。

HP 未感染胃：清洁的胃黏膜没有黏液及水肿，无萎缩，在胃体小弯可以观察到规则排列的集合静脉（regular arrangement of collecting venules，RAC）。常可见出血斑、胃体小弯线状发红、片状发红以及胃底腺息肉（图 4-44）。

HP 现症感染的胃：RAC 不可见，可见胃黏膜弥漫性发红、有白色浑浊黏液、肿

图4-44 HP未感染胃

a. HP 未感染，胃体小弯的观察；b. HP未感染，胃体大弯的观察。

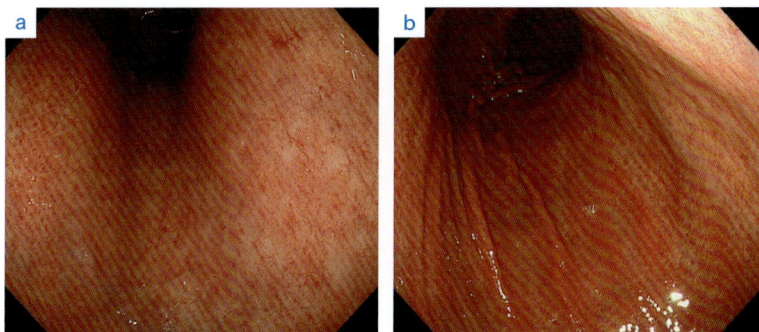

图4-45 HP现症感染胃

a. HP现症感染，胃体小弯的观察；b. HP现症感染，胃体大弯的观察。

胀、皱襞肥大等，还可见黄色瘤、萎缩、肠化生等。有时胃窦可见鸡皮样微小的凹凸不平的黏膜（图 4-45）。

HP 既往感染胃：可见地图样发红、黄色瘤。根据除菌时是否有萎缩及肠化生的程度，有时会残留萎缩及肠化生（图 4-46）。除菌后经过较长时间后有时候会出现胃底腺息肉。

对于胃黏膜萎缩的范围及程度常用木村－竹本分类评价。萎缩常从胃窦向口侧进展，当局限在小弯时称为闭合型（closed type），累及大弯时称为开放型（open type），根据它们的程度分别分为 3 种。

C1：萎缩局限于胃窦；C2：萎缩超过胃角小弯；C3：萎缩累及胃体上部小弯。

O1：萎缩累及整个小弯侧以及胃窦～胃角大弯；O2：大弯的萎缩累及胃角口侧；O3：萎缩累及整个胃（图 4-47）。

■ 隆起型病变的鉴别

根据隆起的根部性状以及是否存在上皮性变化（肿瘤性黏膜形态变化）进行鉴别（图 4-48）。

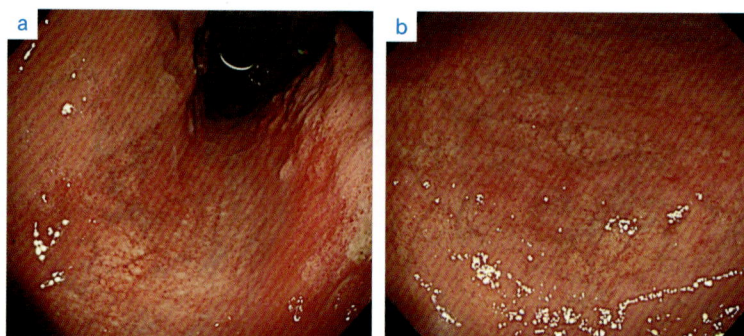

图4-46　HP既往感染胃

a. HP除菌后，胃体小弯的观察；b. HP除菌后，胃体大弯的观察。

■ 腺瘤与癌的鉴别

腺瘤的隆起是起始部明显的低平的隆起型病变，呈白色、褪色，可观察到表面平滑或者比较规则的分叶状，在图像增强内镜（image enhancement endoscopy，IEE）下表现为比较规则的管状结构（图 4-49）。隆起型癌呈红色，表面粗糙，呈不均一的分叶状或者没有分叶，有时候伴有凹陷。在 IEE 下表面结构常不规则或者密集、不清楚（图 4-50）。隆起型癌多为分化型癌，和肠型腺瘤一样，以肠化生及萎缩明显的胃黏膜为背景。

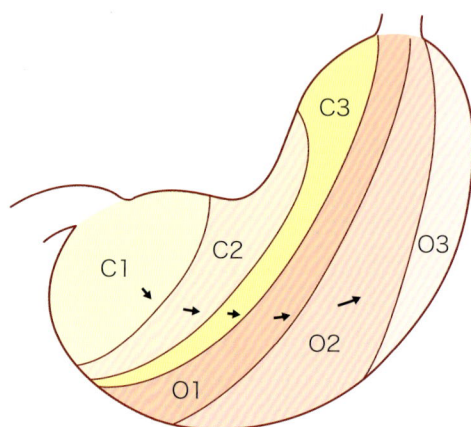

图4-47　胃黏膜萎缩的范围及分类

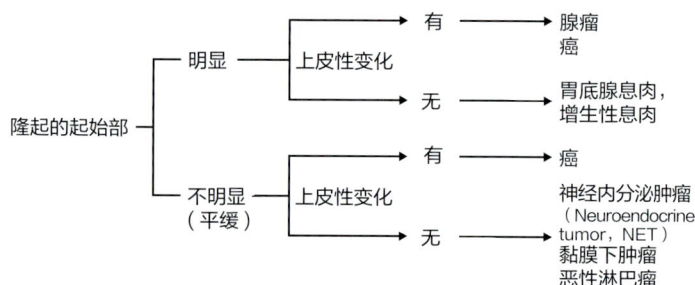

图4-48　隆起型病变的诊断流程

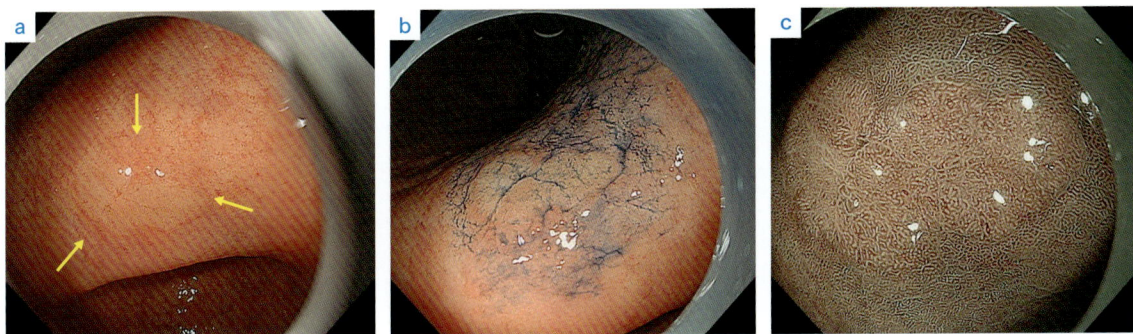

图4-49 腺瘤与癌的鉴别①

a. 胃体下部小弯直径约为14 mm的褪色低平隆起型病变；b. 色素观察可见隆起起始部明显；c. IEE下可见比较规则的黏膜结构。

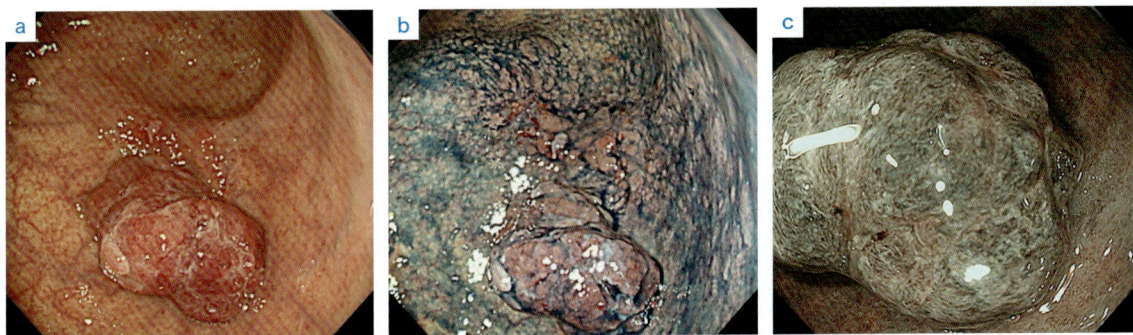

图4-50 腺瘤与癌的鉴别②

a. 胃体下部大弯的粗大结节的肛侧红色低平隆起型病变；b. 色素染色下病变的肛侧边界更清楚；c. 粗大结节的IEE观察，表面结构不清楚。

- 息肉的形态分类

使用山田—福富（YF）分类。Ⅰ型：隆起的起始部平缓；Ⅱ型：隆起的起始部形成分界线，但没有形成环形；Ⅲ型：隆起的起始部形成明显的环形；Ⅳ型为有蒂的隆起。

胃底腺息肉：胃底腺息肉以没有萎缩的胃黏膜为背景，表现为表面平滑的 1 ~ 15 mm、有微微透明感的、同色调 ~ 略微发白的、隆起起始段明显的隆起型病变。以 YF-Ⅱ和 YF-Ⅲ型较多。IEE下可见表层的小凹开口部，有时伴有扩张的血管。在口服 PPI 的患者中多见。另外，在家族性腺瘤性息肉病（familial adenomatous polyposis，FAP）患者中会发生胃底腺息肉病（图 4-51）。

增生性息肉：常见于 HP 现症感染或既往感染的胃中，表现为呈红色的无蒂 ~ 有蒂性息肉。小的病变可见管状结构，长大后表面溃烂，伴有出血和糜烂，也被称为"腐烂的草莓状"。还可以表现为其他形态，多在根除 HP 后缩小或消失（图 4-52）。

- 最近被关注的 HP 阴性胃癌

非 HP 相关胃癌占胃癌的 1% 左右。近年来被人们关注的是树莓样胃癌和胃底腺型胃癌等。

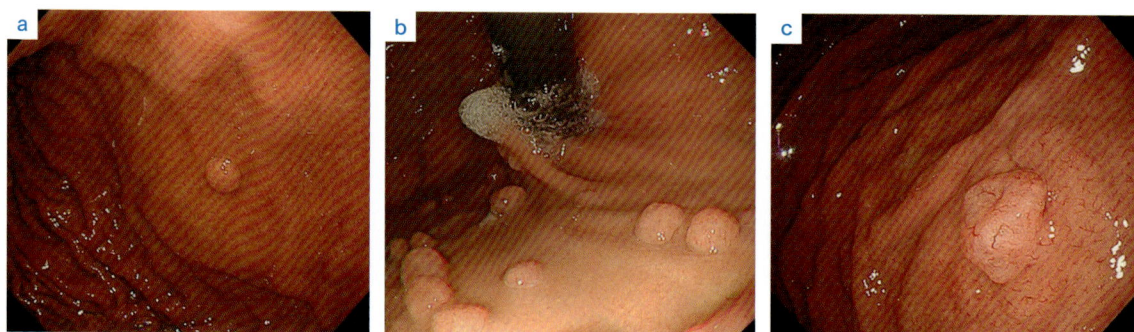

图4-51 胃底腺息肉

a. 胃体上部后壁单发的直径约为4 mm的胃底腺息肉；b. FAP患者发生的胃底腺息肉；c. 胃体上部后壁的直径约为10 mm的胃底腺息肉，表面可见RAC。

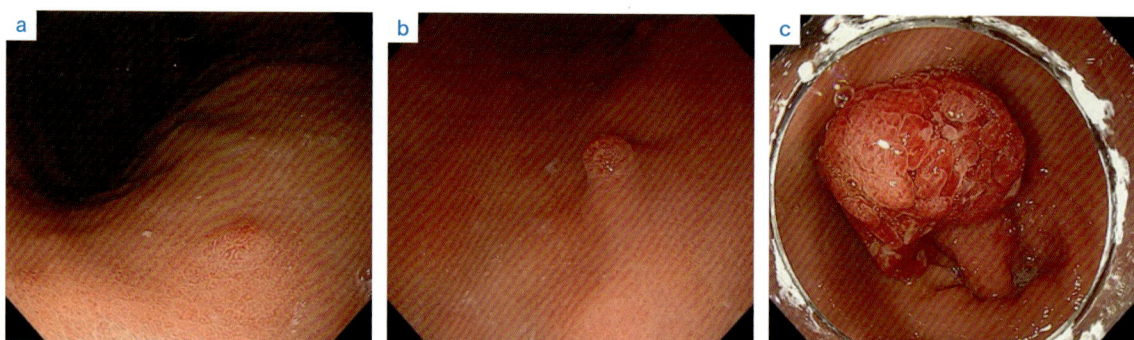

图4-52 增生性息肉

a. YF-Ⅰ型增生性息肉；b. YF-Ⅱ型增生性息肉；c. YF-Ⅳ型增生性息肉。

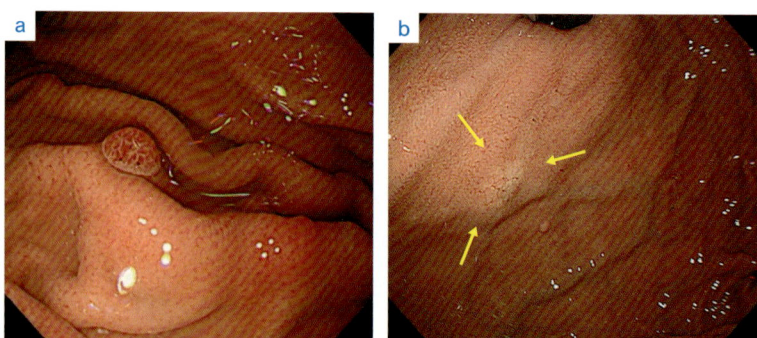

图4-53 树莓样胃癌和胃底腺型胃癌

a. 胃体上部大弯的直径约为5 mm的YF-Ⅲ型息肉。颜色明显发红，表面结构呈树莓样。背景为可见RAC的非萎缩黏膜，诊断为树莓样胃癌；b. 胃底大弯的直径约为6 mm的褪色区域，表面伴有血管扩张。为黏膜下浅层浸润（200 μm）的胃底腺型胃癌。

树莓样胃癌为低异型度的小凹上皮型胃癌，看起来像增生性息肉，但是颜色更红，表面结构更清晰，要点是背景胃黏膜没有萎缩（图4-53a）。胃底腺型胃癌表现为胃体部黏膜下肿瘤（SMT）样平缓的隆起或者褪色的凹陷，表面伴有血管扩张，表层被非肿瘤上皮覆盖，病变主体在黏膜深层增殖，因此即使是小的病变，也常会出现黏膜下浸润（图4-53b）。

图4-54 起始部平缓的隆起型病变（伴有上皮性变化）

a. 胃体中部大弯的平缓隆起，顶端伴有白色结节；b. 色素染色下，隆起部位被非肿瘤黏膜覆盖，白色结节的起始部见不规则的凹陷；c. 模式图。

- 起始部平缓的隆起型病变（有上皮性变化）

癌向深部浸润并向周围非肿瘤黏膜下发展，就会形成起始部平缓的隆起。图 4-54a 显示直径约为 20 mm 的平缓隆起，中心有不规则的凹陷，凹陷内伴有直径约为 10 mm 的白色不对称的隆起。色素染色下平缓的隆起起始部被增生的黏膜覆盖，凹陷部和中心隆起的黏膜结构不同（有上皮性变化）（图 4-54b、c）。本病例是浸润至肌层的进展期胃癌。

- 起始部平缓的隆起型病变（无上皮性变化）

（1）黏膜下肿瘤（submucosal tumor，SMT）。

被没有明显变化的非肿瘤黏膜覆盖的隆起型病变叫 SMT，为黏膜深层到肌层来源的病变或者壁外压迫性病变（图 4-55a）。通过改变空气量可以判断是壁外压迫还是壁内来源，根据颜色以及活检钳触碰的软硬度，可以在一定程度上推测病变性质。

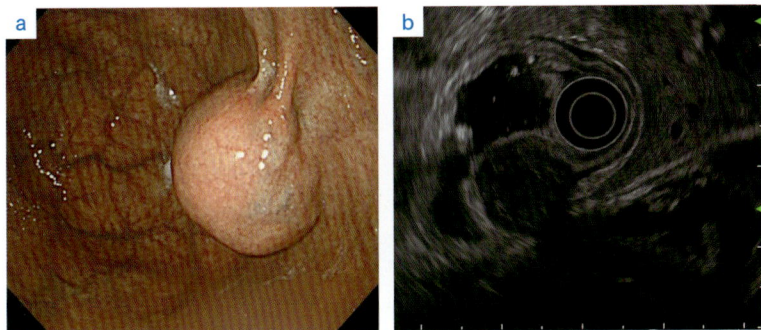

也就是说，有透明感的

图4-55 黏膜下肿瘤（SMT）

a. 被非肿瘤黏膜覆盖的SMT；b. EUS 下诊断为第4层来源的、内部略不均一的低回声肿瘤，考虑为肌源性肿瘤，为低风险的消化道间质瘤（GIST）。

柔软的 SMT →囊肿可能性大，蓝色的柔软的 SMT →血管瘤可能性大，黄色的柔软的 SMT →脂肪瘤可能性大，弹性小且可移动的 SMT →肌源性肿瘤可能性大。另外，根据好发部位，在胃窦部出现的平缓的小型隆起的 SMT，如果顶部出现脐样凹陷和开口部的病变，则考虑为异位胰腺，若胃窦部伴有糜烂的 SMT，则可预测为炎性纤维性息肉。超声内镜（end oscopic ultrasonography，EUS；图 4-55b）可以根据来自管壁的哪一层、肿瘤的形态和内部回声进一步鉴别，但是对于并不是很大的平滑肌瘤、消化道间质瘤（gastrointestinal stromal tumor，

GIST）、神经鞘瘤，有时候难以鉴别。伴有小溃疡的 SMT 可以通过活检进行诊断。神经内分泌肿瘤（neuroendocrine tumor，NET）可以表现为 SMT 样形态，有时表面形成糜烂及溃疡。

（2）恶性淋巴瘤（图 4-56）。

胃内发生的恶性淋巴瘤大部分为非霍奇金淋巴瘤，95% 以上为 B 细胞来源的黏膜相关淋巴组织（mucosa associated lymphoid tissue，MALT）淋巴瘤和弥漫大 B 细胞淋巴瘤（diffuse large B cell lymphoma，DLBCL）。佐野分类将胃 MALT 淋巴瘤按照形态学分类（表层型、隆起

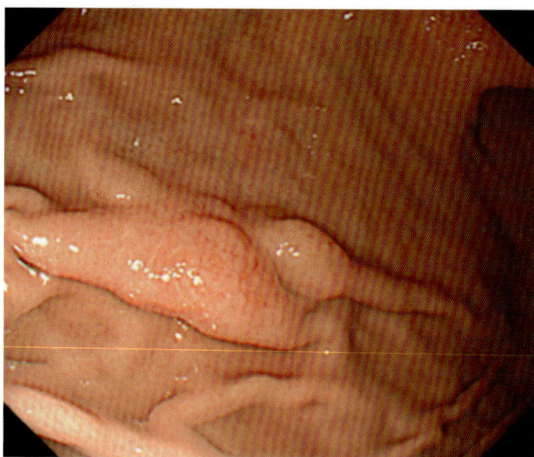

图4-56　胃体下部大弯的隆起型 MALT 淋巴瘤
平缓的隆起，表面可见颜色发红及血管扩张。

型、溃疡型、破溃型、巨大皱襞型 5 类），有时候会有复合形态。隆起型为表面平滑的 SMT 样隆起，有时表面可见颜色发红、糜烂以及毛细血管扩张。

■ 平坦、凹陷型病变的鉴别

根据凹陷的形状和边缘的形态、凹陷内的性状、凹陷周围黏膜和背景黏膜进行鉴别诊断。边缘的形态除了规则、不规则以外，还要注意有无蚕食征。凹陷的性状要关注平滑、凹凸不整、结节大小、易出血性、糜烂和溃疡。凹陷周围如果有边缘隆起和皱襞集中，需要观察随空气量的增减而发生的形态学变化（图4-57）。

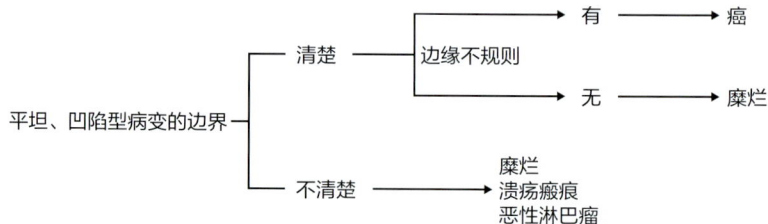

图4-57　平坦、凹陷型病变的诊断流程

- 凹陷型早期胃癌和糜烂的鉴别

良性糜烂多发于胃窦，常表现为平坦发红，平缓隆起的顶部附着出血点及白苔。边界常模糊，边缘较规则，凹陷内较均匀。同样的糜烂多发时多为良性糜烂（图 4-58a、b），但较大的、形态与其他不同的单发病变需要与早期胃癌相鉴别（图 4-58c）。

在平坦、凹陷型早期胃癌的诊断中，需要关注病变形状是否规则、是否有一定范围、凹陷的边缘是否不规则等。凹陷边缘呈锯齿状（蚕食征：蚕咬叶子的痕迹）、病变内外黏膜形态明显不同（上皮性变化）与癌的诊断相关。另外，在减少空气量时集中的皱襞前端是否变细、中断也有助于癌的诊断。皱襞前端的棒状肥大以及皱襞融合对于癌的浸润深度（黏膜下深部浸润）诊断有帮助。

平坦、凹陷型早期胃癌（0～Ⅱc，0～Ⅱb）中不同的组织类型具有其特征性的颜色、

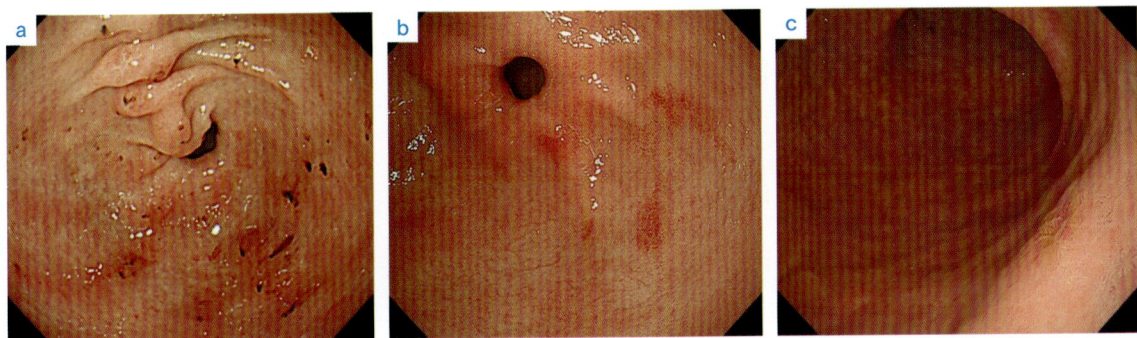

图4-58 凹陷型早期胃癌和糜烂的鉴别

a. 胃窦部的疣状胃炎,可见散在覆有陈旧出血的章鱼吸盘样糜烂;b. 胃窦部的糜烂性胃炎,可见大小不等的多发红色凹陷;c. 胃体中部后壁的单发糜烂,中心被有少量白苔,边缘被规则的再生上皮包围,诊断为良性糜烂,活检也证实该诊断。

形态、背景黏膜。分化型癌的凹陷的边缘略不清楚,凹陷内颜色常为红色,边缘呈增生性、反应性隆起,背景胃黏膜可见萎缩及肠化生(图4-59)。而未分化型胃癌的凹陷的边缘清楚,凹陷内颜色呈与周围同色调~褪色调,有时有残存的非肿瘤黏膜(即"岛状残留"),背景黏膜可见萎缩或者非萎缩。

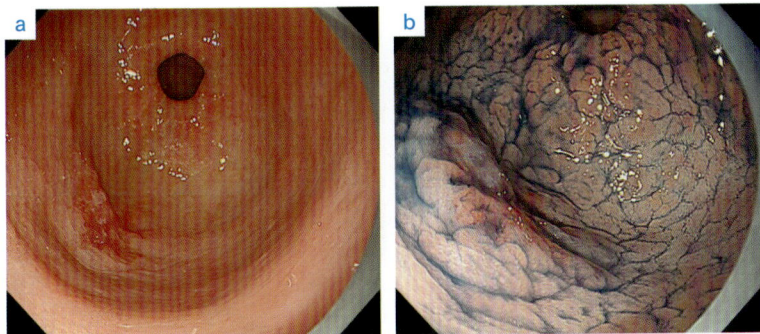

图4-59 分化型早期胃癌

a. 胃窦部前壁直径约为15 mm的红色不规则的凹陷型病变,凹陷的边界清楚;b. 色素染色后可见边缘不规则,诊断为以肠化生型胃炎为背景的0~Ⅱc型分化型早期胃癌。

未分化型早期胃癌呈褪色的不规则的凹陷型病变,萎缩边界的口侧可见非萎缩黏膜(图4-60)。局限在黏膜浅层的病变只有颜色的变化,但是浸润到黏膜深层后表现为"断崖状、突然变化"的明显的凹陷边界(图4-61)。

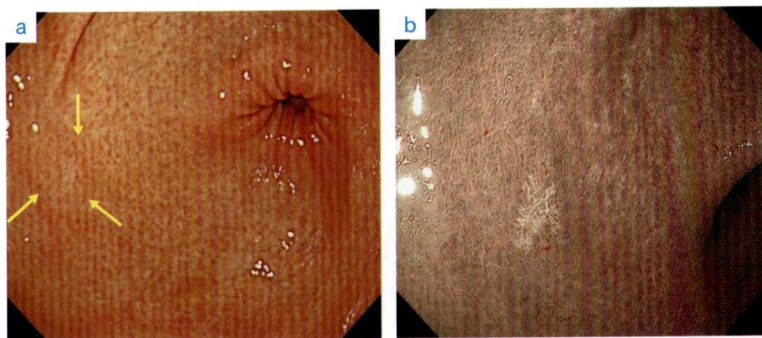

图4-60 未分化型早期胃癌

a. 萎缩边界的口侧可见直径约为6 mm的褪色区域;b. IEE下见边界清楚的不规则的褪色区域,诊断为0~Ⅱb型未分化型早期胃癌。

- 边界不清的平坦、凹陷型病变

要考虑糜烂、溃疡瘢痕、局限性萎缩、凹陷型MALT淋巴瘤等。

溃疡瘢痕（图4-62a、b）在愈合早期为红色瘢痕（S1），随着时间的推移变成白色瘢痕（S2）。良性溃疡瘢痕（消化性溃疡瘢痕以及内镜治疗后瘢痕）表现为线状或者集中于一点的皱襞，集中的皱襞无不规则的表现。

有关溃疡瘢痕和早期胃癌0~Ⅱc的鉴别，要注意的是皱襞集中的部位是否有黏膜结构异常的区域或者是否有凹陷面。在早期胃癌中，皱襞不是集中朝向一点而是有多个集中点。

凹陷型MALT淋巴瘤表现为边界略不清楚的褪色凹陷，内部可见片状或者铺路石样非肿瘤黏膜（图4-62c）。

凹陷型MALT淋巴瘤和早期胃癌的0~Ⅱc有时候难以鉴别。凹陷型MALT

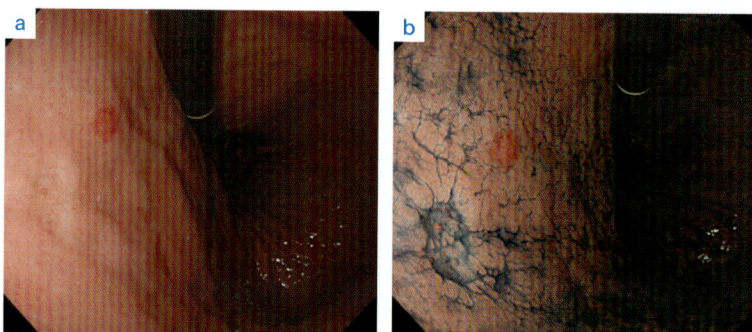

图4-61　凹陷型病变

a. 可见褪色的凹陷型病变；b. 色素染色后可见凹陷边缘呈断崖状改变。

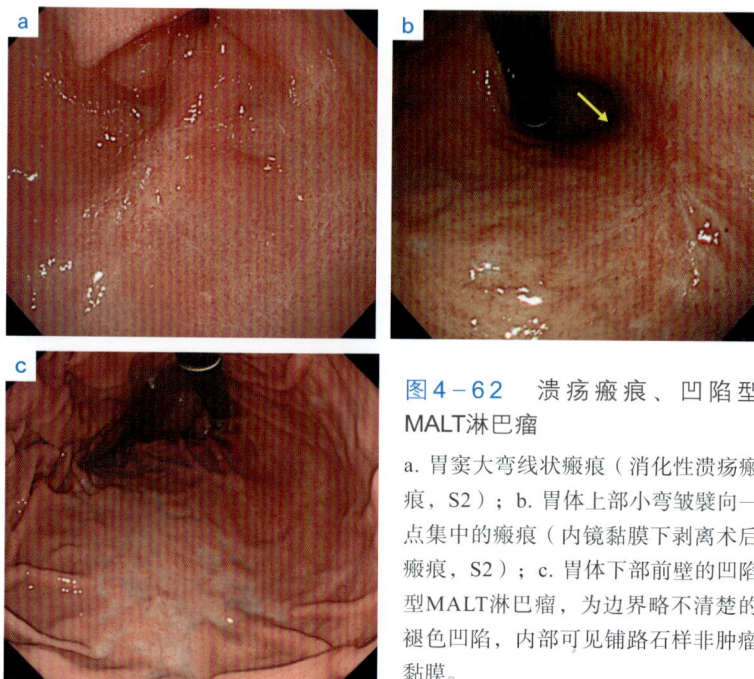

图4-62　溃疡瘢痕、凹陷型MALT淋巴瘤

a. 胃窦大弯线状瘢痕（消化性溃疡瘢痕，S2）；b. 胃体上部小弯皱襞向一点集中的瘢痕（内镜黏膜下剥离术后瘢痕，S2）；c. 胃体下部前壁的凹陷型MALT淋巴瘤，为边界略不清楚的褪色凹陷，内部可见铺路石样非肿瘤黏膜。

淋巴瘤的边界不清，边缘不规则，凹陷面略有光泽，呈均一或者水肿状，周围皱襞变细及中断少见，与胃癌相比，管壁的伸展性好。另外，胃MALT淋巴瘤常在胃内多发，表现多种多样。在IEE放大观察下，胃MALT淋巴瘤可见树枝状毛细血管（tree-like appearance），有助于诊断。

■ 溃疡性病变的鉴别（图4-63）

根据溃疡的形态和边缘是否规则、随着空气量的改变皱襞集中的表现（前端变细及中断）、溃疡底部的表现、是否伴有凹陷等进行鉴别。

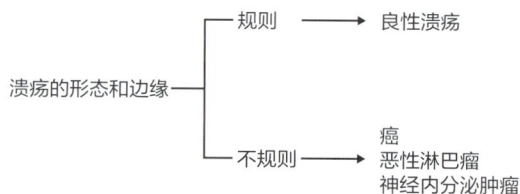

图4-63　溃疡性病变的诊断流程

表4-1　崎田·三轮分类

活动期（active）	A1	覆有厚苔，周围黏膜水肿，可见血痂和裸露的血管
	A2	周围水肿减轻，无血凝块及裸露血管
愈合期（healing）	H1	白苔变薄，边缘可见再生上皮
	H2	溃疡几乎被再生上皮覆盖，还残留少量白苔
瘢痕期（scatring）	S1	溃疡完全被再生上皮覆盖，黏膜明显发红
	S2	与周围黏膜相同，或者可见白色瘢痕

良性溃疡（消化性溃疡）多为圆形、类圆形，边缘规则。溃疡的内镜分期及分类采用崎田·三轮分类（表4-1，图4-64）。

对于不规则的溃疡，如果出现溃疡边缘不规则、蚕食样改变、凹陷溢出等，要怀疑癌性溃疡（图4-65）。

- 形成溃疡的进展期胃癌和恶性淋巴瘤的鉴别

溃疡局限型（2型）进展期胃癌，伴有明显的环堤样隆起的不规则溃疡性病变（图4-66a）。溃疡浸润型（3型）进展期胃癌，有平缓的周边隆起或者周边被破坏形成不规则的溃疡性病变（图4-66b）。无论哪种类型，溃疡边缘都是不规则的，呈蚕食样改

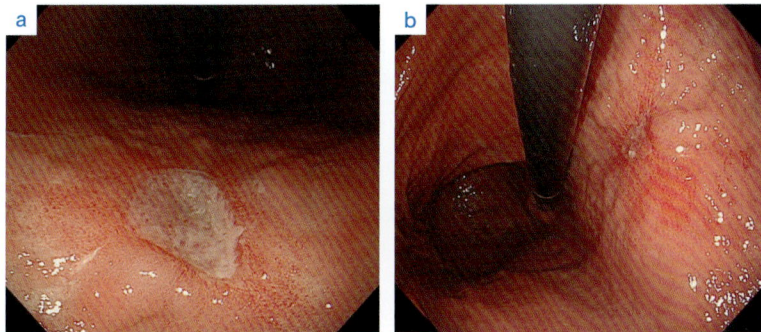

图4-64　愈合期消化性溃疡

a. 胃体中部小弯类圆形溃疡，溃疡边缘规则，可见少量再生上皮，溃疡底部被覆薄苔，为H1期消化性溃疡；b. 溃疡缩小，几乎被再生上皮覆盖，中心残留少量白苔，为H2期消化性溃疡。

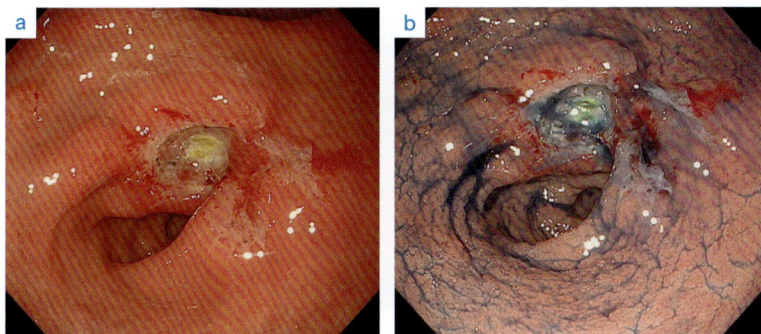

图4-65　癌性溃疡

a. 胃窦小弯的溃疡性病变。溃疡本身为圆形，看起来边缘规则，但是周围伴有凹陷，还可见以多点为中心的皱襞集中；b. 色素染色下可见周围不规则的凹陷面变得更清楚，凹陷边缘呈蚕食样改变，诊断为癌性溃疡（0～Ⅱc＋Ⅲ）。

变，溃疡底部凹凸不平。溃疡型恶性淋巴瘤表面常为平滑的、窄的环堤或者耳郭样环堤，溃疡边缘规则，基底常较平滑（图4-66c）。

- 胃癌的浸润深度诊断

通过 WLI 观察可以在一定程度上诊断浸润深度。色素染色法对于病变范围的诊断有帮

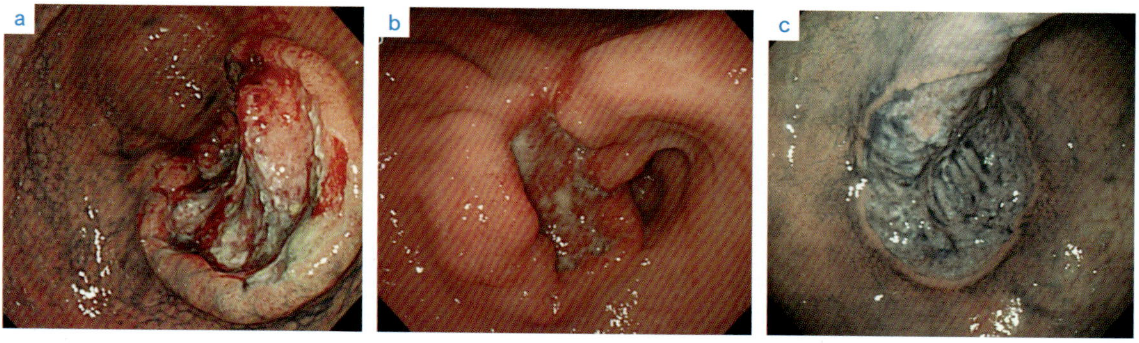

图4-66　进展期胃癌和恶性淋巴瘤

a. 胃窦后壁的2型进展期胃癌：伴有明显的环堤样隆起的不规则溃疡性病变，溃疡边缘呈蚕食样改变，溃疡底部凹凸不平；
b. 以胃角前壁为中心的3型进展期胃癌：隆起起始部平缓、部分环堤被破坏的不规则溃疡性病变，皱襞前端变细、中断，溃疡底部凹凸不平；c. 胃角前壁的恶性淋巴瘤（弥漫大B细胞型）：环堤宽度小，溃疡边缘比较规则，溃疡底部覆有薄苔，比较平滑。

助，但是在浸润深度诊断时，病变有时候会看起来比较早期，因此要在色素染色前进行浸润深度的判断。对于表浅癌，下列表现要考虑黏膜下（SM）浸润的可能性：隆起型病变出现高的隆起以及粗大结节，隆起内有明显凹陷；凹陷型病变出现较深的凹陷、凹陷内部结节及SMT样边缘隆起等。另外，还可通过在空气量较少或者充分注气后观察病变的变形度、管壁的硬度、病变的厚度等来评价是否存在SM浸润（图4-67）。如果存在皱襞集中、伴有溃疡等病

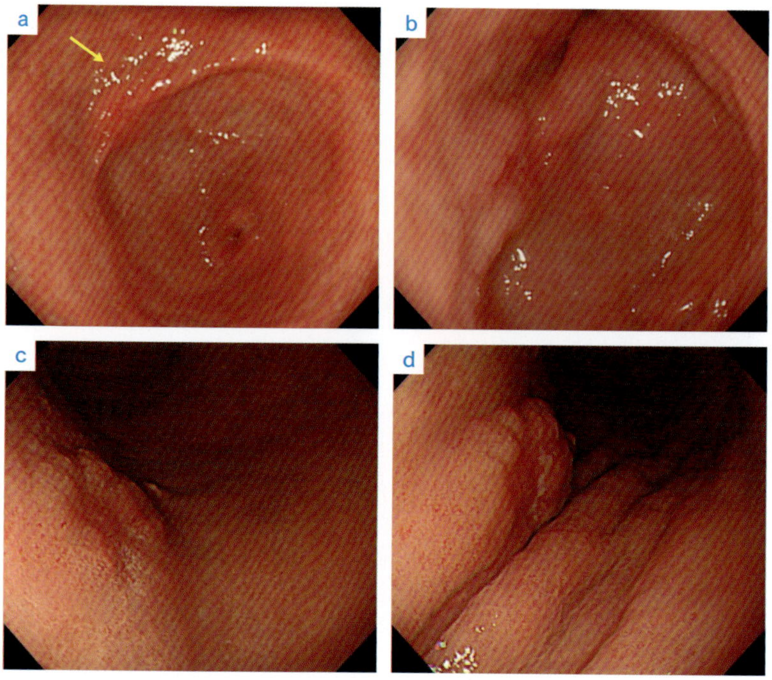

图4-67　黏膜下深部浸润癌

a. 胃窦前壁伴有边缘隆起的表浅凹陷型病变，送气后皱襞集中不消失；b. 吸气后病变柔软、变形，凹陷变浅，为伴有溃疡的黏膜内癌；c. 胃体下部大弯明显发红的凹陷型病变，边缘伴有隆起成分；d. 吸气后凹陷面不变形，未见明显的溃疡，切除标本显示为深部浸润（550μm）癌。

变，也有依靠调整空气量评价病变的变形度和管壁的硬度困难的情况。即使充分注气依然存在管壁变形、管壁僵硬时，肿瘤可能存在固有肌层的浸润，诊断为进展期胃癌，但是有时候牵拉和僵硬也可能是由溃疡的纤维化（UL-Ⅲ和UL-Ⅳ）引起的。如果存在皱襞集中，在皱襞前端有变粗或者融合等表现，提示存在SM浸润。诊断黏膜内癌时，要除外各种SM浸润的表现后才能诊断黏膜内癌。依据WLI观察的浸润深度诊断对于明显的黏膜内癌以及明显的SM2

癌（SM 500 μm 以上）的鉴别诊断是非常有帮助的，但是，对内镜黏膜下剥离术（endoscopic submucosal dissection，ESD）的适应证病变（SM1 癌、伴有溃疡的黏膜内癌）的浸润深度的评价经常会出现困难，需要结合超声内镜（EUS）进行综合判断。

■ 引起弥漫性改变的病变的鉴别

引起弥漫性改变的病变包括炎症、药物相关黏膜损伤、感染性病变等良性疾病，还有进展期胃癌（4 型，图 4-68a）、恶性淋巴瘤（皱襞粗大型）、其他脏器癌的转移性病变等恶性疾病。两者的鉴别需要根据管壁的硬度及伸展性、是否有糜烂及其形态、基础疾病（感染、肝硬化及肾功能不全、免疫功能低下、用药史、既往史等）。评估管壁的硬度及伸展性需要充分送气，观察有无皱襞肿大、管腔狭小等。

（1）4 型进展期胃癌：管腔狭小，管壁伸展不良，伴有原发的凹陷及糜烂。

（2）恶性淋巴瘤（皱襞粗大型）：黏膜有光泽，胃壁伸展性可，柔软。

（3）肥厚性胃炎（图 4-68b）：附着黏液，胃小区粗糙，皱襞肿胀，有时呈脑回状，柔软。

（4）急性胃黏膜病变：多发糜烂、出血、水肿，平缓的皱襞肥厚，柔软。

（5）各种息肉病：Cronkhite-Canada 综合征、幼年性息肉病等。

（6）胃异尖线虫病：异尖线虫咬食的部分肿胀、胃壁肥厚。

（7）各种感染性胃炎：巨细胞病毒性胃炎（图 4-68c）（地图样糜烂、深凿样溃疡等）。

（8）转移性癌：乳腺癌胃转移（类似 4 型进展期胃癌，但是没有作为原发灶的凹陷及糜烂）。

（9）胶原性胃炎：边界线不清的萎缩黏膜和颗粒状～岛状残存的扁平隆起。

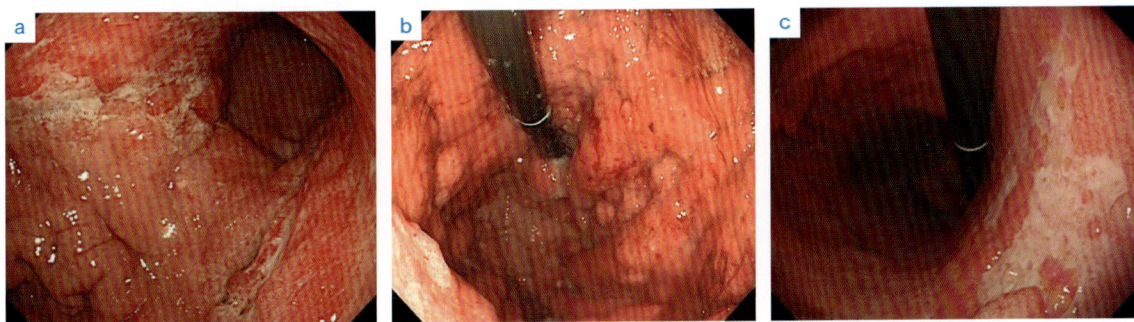

图4-68 引起弥漫性改变的病变

a. 4 型进展期胃癌：从胃体下部到口侧全周性胃壁增厚及管腔狭窄，大弯皱襞肿大、糜烂；b. 肥厚性胃炎：大量黏液附着，黏膜水肿，伴胃壁肥厚，伸展性好；c.巨细胞病毒性胃炎：地图样浅糜烂，内部可见残存黏膜。

十二指肠病变

十二指肠常见的病变多为良性疾病，肿瘤性病变和恶性肿瘤发生率较低，十二指肠病变中隆起型较多。

■ 表现为隆起的病变

发生率高的病变：炎性隆起、异位胃黏膜、Brunner 腺增生、分泌黏液型息肉、囊肿、淋巴滤泡增生、脂肪瘤、淋巴管瘤、血管瘤、异位胰腺。

发生率低的病变：错构瘤、腺瘤、腺癌、神经内分泌肿瘤、恶性淋巴瘤、肌瘤、消化道间质瘤、转移性肿瘤。

少见的病变：炎性纤维性息肉、神经瘤、副神经节瘤、肉瘤。

在十二指肠球部常见的非肿瘤性病变包括炎性隆起（图 4-69a）、胃上皮化生、异位胃黏膜、Brunner 腺增生（图 4-69b、c），有时候可以多种并存。炎性隆起为多发的与周围相同颜色~发红的小隆起，多表现为顶部伴有糜烂的平缓隆起。胃上皮化生和异位胃黏膜具有与胃小凹类似的黏膜构造。Brunner 腺增生为具有透明感的平缓隆起，有时顶部伴有开口。

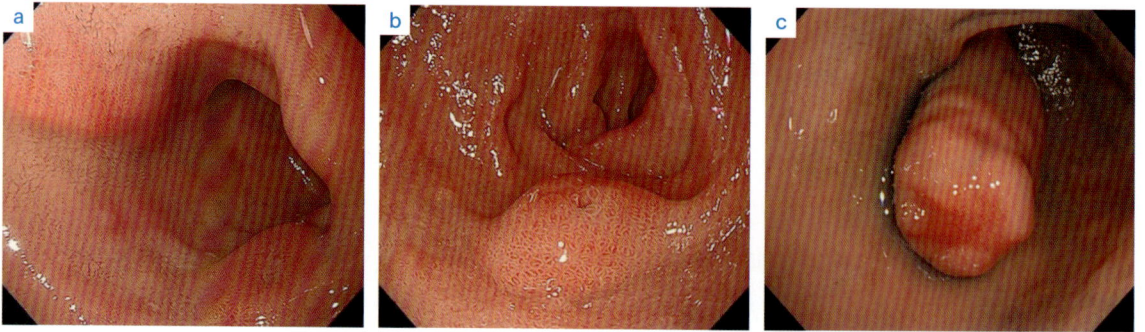

图4-69　炎性隆起、Brunner腺增生

a. 十二指肠炎：球部见平缓的、多发的红色隆起，部分顶部可见糜烂；b. 球部下壁的Brunner 腺增生：可见平缓的、略微发红的隆起，顶部伴有开口并有黏液流出，开口附近伴有胃上皮化生；c. 有蒂的Brunner腺增生：顶部可见红色凹陷，病变整体被非肿瘤黏膜覆盖。

在肿瘤和非肿瘤的鉴别中，根据病变的个数和有无区域性（是否与周围绒毛结构有边界）等可做出一定程度的鉴别。颜色和黏膜形态与周围不同，且具有一定的范围有可能为上皮性肿瘤的重要表现。日本每年非乳头部位的十二指肠癌的患病率为 23.7 / 100 万人，比食管癌和胃癌的发病率低很多，但由于上消化道内镜的普及，遇到腺瘤和表浅型癌的概率逐渐增加。

- 低异型度腺瘤（LGA）、高异型度腺瘤（HGA）、表浅型癌的鉴别

低异型度腺瘤（low grade atypia，LGA）、高异型度腺瘤（high grade atypia，HGA）、表浅型癌（图 4-70）的鉴别对于治疗方法的选择非常重要。在白光下观察的重要指标包括形态（隆起、凹陷或混合型）、隆起有无分叶结构、分叶是否均一、颜色（与周围黏膜相比发红或褪色、无颜色改变）、绒毛的白色化及病变大小。在凹陷型病变中，伴有发红、缺乏光泽、不均匀的凹凸不平，以及肿瘤直径大于 6 mm 且以发红为主的病变常为 HGA 以上的病变。

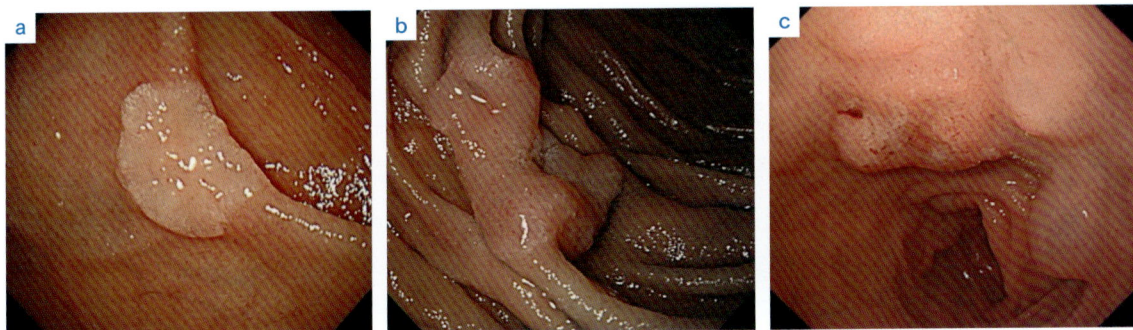

图4-70　低异型度腺瘤和高异型度腺瘤

a. 降部低异型度腺瘤，隆起起始段明显的低平、白色羽毛状隆起，具有比较均一的黏膜结构；b. 降部高异型度腺瘤，隆起起始部明显的低平、不规则隆起，内部可见发红的凹陷；c. 球部上壁直径约为20 mm、伴有不规则凹陷的低平隆起，隆起的起始段平缓，凹陷内部伴有糜烂，送气后病变伸展性差，诊断为黏膜下浸润癌（1000 μm以上）。

■ 表现为黏膜下肿瘤（SMT）形态的病变

良性疾病：Brunner 腺增生、黏液分泌型息肉、囊肿、脂肪瘤、淋巴管瘤、平滑肌瘤、异位胰腺、神经鞘瘤、静脉瘤。

恶性疾病：癌、神经内分泌肿瘤、消化道间质瘤、恶性淋巴瘤、平滑肌肉瘤、脂肪肉瘤。

十二指肠表现为 SMT 形态的良性病变比较多，通过颜色、软硬度以及可移动性等在一定程度上可以做出诊断。透明的 SMT 可能为囊肿，发黄的、柔软的 SMT 可能为脂肪瘤，黄白色伴有白点的 SMT 可能为淋巴管瘤。有弹性的、硬的 SMT 要怀疑肌源性肿瘤，但是在单纯白光下鉴别诊断困难，需要利用 EUS 评价。NET 较小的病变表现为与周围颜色相同～黄白色半球状隆起，随着病变增大可以形成中心凹陷以及溃疡（图4-71）。

■ 表现为凹陷、溃疡的病变

发生率高的病变：十二指肠憩室、消化性溃疡。

发生率低的病变：腺瘤、腺癌、恶性淋巴瘤、放射性溃疡、神经内分泌肿瘤、消化道间质瘤、转移性肿瘤。

少见的病变：肉瘤。

十二指肠憩室在降部，尤其是乳头附近多见，表现为向管腔外囊状突出的凹陷（图4-72）。

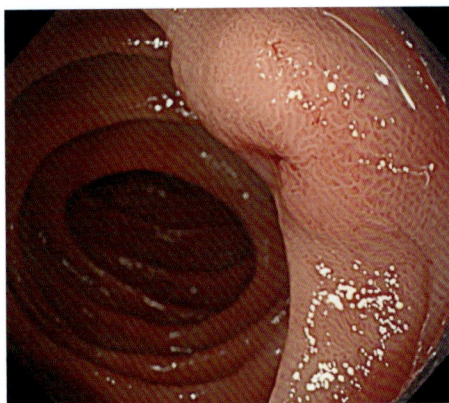

图4-71　表现为黏膜下肿瘤（SMT）形态的病变

降部直径约为 10 mm 的SMT：中央伴有凹陷，切除后诊断为神经内分泌肿瘤。

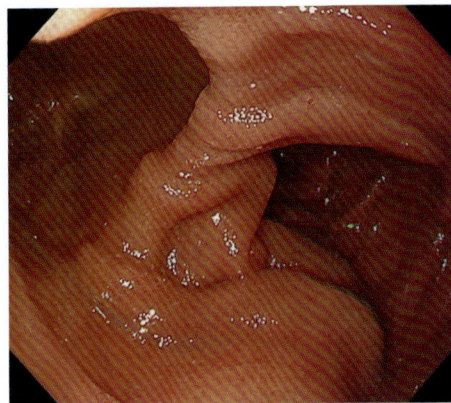

图4-72　十二指肠降部乳头旁憩室

十二指肠溃疡好发于球部，也可多发。愈合后形成瘢痕可能会出现狭窄或口袋状变形（图4-73）。溃疡分期和胃一样使用崎田·三轮分类。

良、恶性溃疡的鉴别需要关注溃疡的形态、边缘是否规则，溃疡周围有无肿瘤形成及溃疡有无凹陷面。溃疡形态和边缘不规则或者凹陷溢出、发硬时要考虑十二指肠癌（图4-74a）；虽然溃疡形态不规则，但溃疡边缘较规则且伸展性较好的情况下可能是恶性淋巴瘤（图4-74b）；以SMT为主体，伴有溃疡时要考虑NET和GIST（图4-74c）等。

■ 弥漫性改变、多种表现的病变

发生率高的病变：异位胃黏膜、胃上皮化生、炎性变化〔除了非特异性炎症以外，还包括感染性、药物性、移植物抗宿主病（graft versus host disease，GVHD）等〕、淋巴管扩张、淋巴滤泡增生。

发生率低的病变：全身性疾病（克罗恩病、溃疡性结肠炎、乳糜泻、淀粉样变性、血管炎、胶原病、过敏性紫癜）伴随的变化、恶性淋巴瘤。

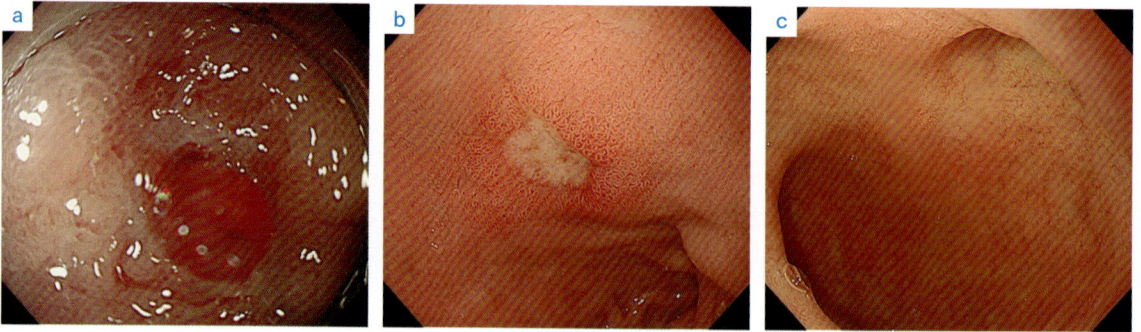

图4-73 表现为凹陷、溃疡的病变：十二指肠溃疡

a. 球部上壁伴有裸露血管的A1期十二指肠溃疡；b. 白苔变薄，边缘可见再生上皮，为H1期十二指肠溃疡；c. 溃疡愈合期由于收缩形成口袋状变形的S2期十二指肠溃疡瘢痕。

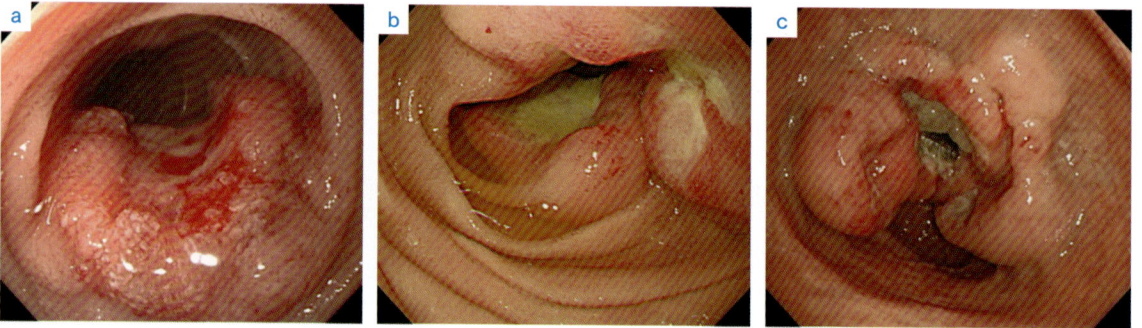

图4-74 表现为凹陷、溃疡的病变：恶性溃疡

a. 进展期十二指肠癌（2型），伴有明显环堤的不规则溃疡性病变，溃疡边缘不规则，呈蚕食样改变；b. 恶性淋巴瘤，溃疡形态不规则，边缘规则且伸展性良好；c. 十二指肠降部的消化道间质瘤，以SMT为主体，顶部形成溃疡，边缘没有明显的蚕食样改变。

异位胃黏膜和胃上皮化生可表现为单发或者多发的隆起型病变，还可以表现为平盘样隆起聚集、隆起上伴有糜烂、散在颗粒状并广泛分布于十二指肠等各种不同的形态。淋巴管扩张表现为弥漫性、散在的白点，淋巴滤泡增生为在球部多发的直径为 1 ～ 2 mm 的白色～与周围同色的多发隆起（图 4-75a）。MALT 淋巴瘤和滤泡性淋巴瘤常表现为散在的白色隆起或颗粒聚集（图 4-75b）。十二指肠炎表现为弥漫性点状发红，还可伴有糜烂、出血、水肿以及溃疡等。有时候单靠内镜下表现难以明确诊断，此时可以通过活检做出诊断。

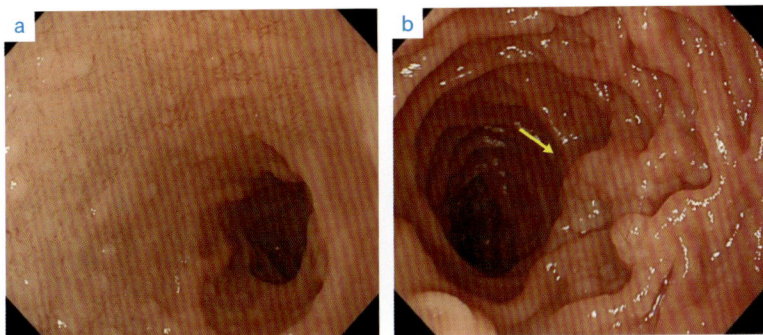

图4-75　具有弥漫性变化的病变

a. 球部的淋巴滤泡增生；b. 降部的滤泡性淋巴瘤，可见与周围同色～白色的颗粒聚集。

在呼叫上级医师之前①

瀑布胃内镜过不去时——越过分水岭！

石原真悟

　　瀑布胃（cascade stomach）是胃底部向后弯曲的胃。胃造影检查站立位时，在胃底部可以看到气－液平面（图4-76），因存留在胃底的造影剂像瀑布一样从底部流向胃体而得名。瀑布胃患者由于分泌的胃酸和食物残渣潴留在胃底部，容易出现反流症状以及消化不良。

　　在上消化道内镜中遇到瀑布胃的概率较低，内镜很难通过和普通胃一样的路径到达胃窦。瀑布胃对即使不是内镜初学者的医师来说也是挑战。笔者在写这篇文章之前用了一些方法应对瀑布胃，而且最近有幸进行了瀑布胃患者的上消化道内镜检查（esophagogastroduodenoscopy，EGD），所以请允许我给大家介绍一下。

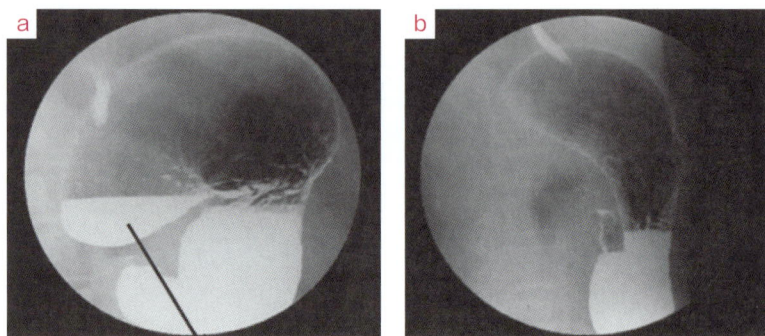

胃底的气－液平面

（转载自参考文献2）

图4-76　胃造影检查图像
a. 瀑布胃；b. 普通胃。

和普通胃有什么不同？

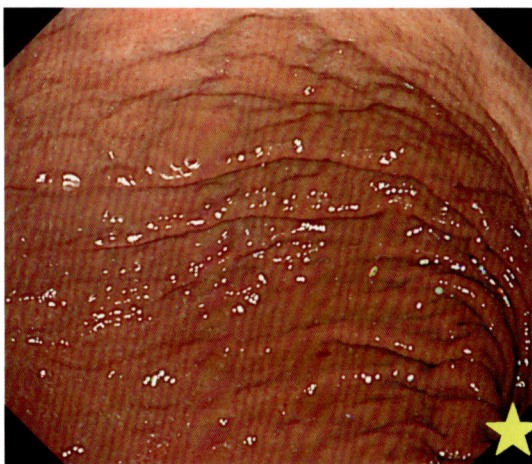

图4-77　进入瀑布胃后直视下的图像
☆为胃窦方向。

　　从贲门向下看，普通胃和瀑布胃（图4-77）有什么不同呢？看起来瀑布胃到胃窦的距离变长，如果通过普通胃一样的路径进镜，就会使内镜不能进入胃体而反转（图4-78）。虽然能看见胃窦部，但是这个状态下内镜难以进入窦侧。那么，为什么会这样呢？

　　在送气状态下，图4-79（瀑布胃）中箭头显示的是胃体上部与穹隆部交界的分水岭（底体交界）。所谓的"分水岭"是地理用语，是指"连接山和山的连线"，也可以引申为"事物的分水岭"。可以说在瀑布胃中内镜是否能够进入胃窦部，取决于能否越过这个分水岭。

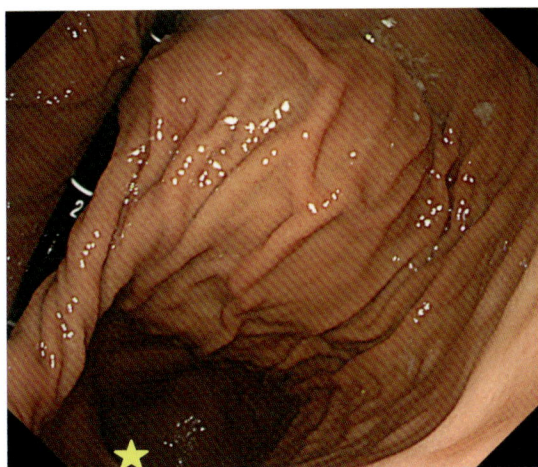

图4-78 没能越过分水岭，内镜在穹隆部反转
☆为胃窦方向。

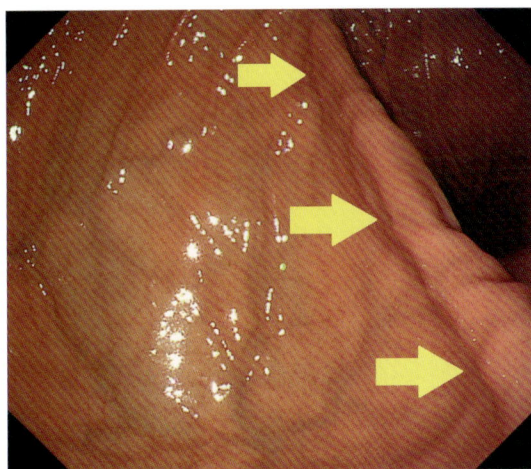

图4-79 送气状态下的瀑布胃，分水岭变高（箭头）

理论与实践

进行 EGD 时左侧卧位下的瀑布胃和空气量的关系如图 4-80 所示。在送气过多状态下的瀑布胃（图 4-80a），由于胃底部的空气使胃食管交界区（esophagogastric junction，EGJ）朝向上方，使其到分水岭边缘的距离变远，角度变差，内镜容易发生反转。而在吸气状态（图 4-80b）下，由于重力使 EGJ 下降，内镜更容易进入分水岭的边缘附近。

在越过分水岭的时候，内镜会顶到胃壁，有点盲进的感觉。在这个状态下一边寻找胃体的方向，一边推进内镜（就像在结肠镜检查中过弯曲部一样），如果内镜过软会很快反转，不能前进。如果是有一定硬度的内镜，那么就不容易反转。

现在，让我们尝试跨越分水岭吧。首先在稍微少量的空气下确认分水岭与胃窦方向的最短通路（图 4-81 黄色线）。和普通胃不同，如果偏离这个通路，分水岭会耸立在眼前，难以进镜。

在确认通路后，吸气下沿着后壁、小弯进镜。如果即将碰到胃壁、内镜即将反转时退回内镜，打开袢后在吸气下重复推进内镜。当内镜前端超过分水岭后，右旋内镜（内镜结袢不能旋转时用向右的镜角），一边吸气一

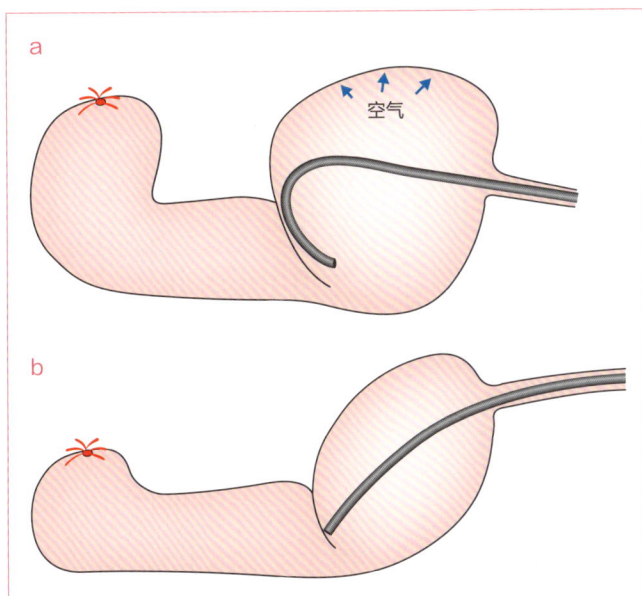

图4-80 空气量和EGJ的朝向

a.过度送气下的瀑布胃；b.吸气状态下的瀑布胃。

边退镜，内镜就会进入胃窦。其后如果没有过分推进内镜，就可以通过普通胃一样的路径进镜。

即使实施上述方法也不能越过分水岭就会使检查时间变长，进入小肠内的空气有时会压迫胃部。吸气后，压迫的部位正对着内镜（图4-82），虽然沿着箭头的方向推进内镜，但还是有些担心。如果使用CO_2送气，就不会遇到这样难以处置的状况。

不仅是瀑布胃，有时候还会有胃扭转以及内脏反转的情况，这些情况即使是上级医师也可能难以进镜。有时候需要有勇气撤退（交给上级医师），更换操作的人后重新使用CO_2送气再次进镜。

最后总结一下要点。

（1）在偏少量的空气下找到进入胃体的最短通路。

（2）吸气后，沿着后壁、小弯侧推进内镜，越过分水岭。

（3）原则上使用CO_2送气，进镜困难的时候不要太着急。

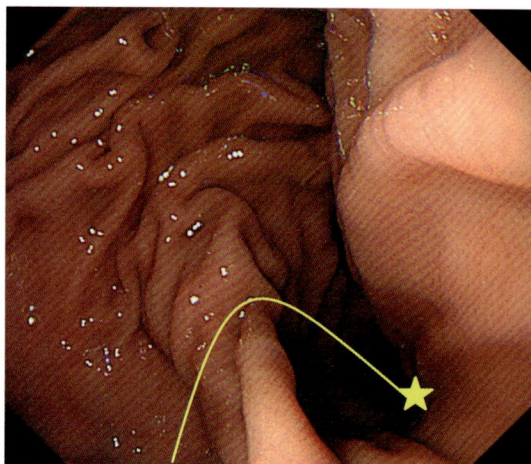

图4-81　在偏少量的空气下越过分水岭，进入胃窦的最短通路（黄色线）

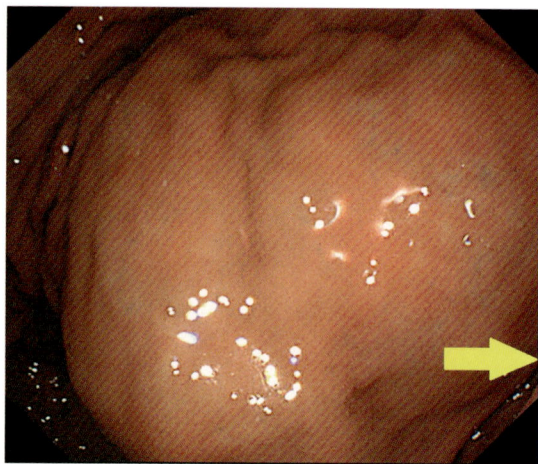

图4-82　被送气扩张的肠管压迫的瀑布胃
即使吸气也会受压迫的影响，难以看见通路。只能按照箭头的方向一点点前进。

参考文献

[1] Nielsen OF：Cascade stomach. Gastroenterology. Bockus HL, ed. WB Saunders, Philadelphia & London, 1964, p.905-909.

[2] Kawada A, et al：Increase of transient lower esophageal sphincter relaxation associated with cascade stomach. J Clin Biochem Nutr. 2017; 60: 211-215.

[3] Kusano M, et al：Cascade stomach is associated with upper gastrointestinal symptoms：a population-based study. Neurogastroenterol Motil. 2012; 24: 451-455.

在呼叫上级医师之前②

胃内镜检查中发生了黏膜损伤（Mallory-Weiss 综合征）

桑井寿雄，水本　健

内镜下的特征及分类

在进镜过程中，由于呕吐反射和送气过多的原因，可能在胃食管交界区小弯侧出现线状黏膜裂伤。根据发生部位将裂伤分为：Ⅰ型，局限于食管型；Ⅱ型，食管和胃同时损伤型；Ⅲ型，局限于胃型。Ⅱ型最多见。另外，根据严重程度将裂伤分为不伴有黏膜肌断裂的线状裂伤以及伴有黏膜肌断裂的纺锤形裂伤。一般不会导致贫血，能够自然止血，但如果是伴有黏膜肌层断裂的纺锤形裂伤，有时候需要采取止血措施。

- 局限于食管的线状裂伤

病例 1：10 余岁男童，因腹痛行上消化道内镜检查，在进镜时出现剧烈呕吐反射，食管黏膜出现了长 1.5 cm 的线状裂伤（图 4-83），在少量出血后自行止血。在注意避免过度送气的状态下，按照常规完成了检查。

- 局限于胃的线状裂伤

病例 2：70 余岁的女性，因胃造瘘行上消化道内镜检查（使用经鼻内镜），送气伸展胃壁的过程中在胃体小弯出现了长 3 cm 的线状裂伤（图 4-84）。出现轻度渗血后，出血自行停止。未做止血处理而结束内镜。

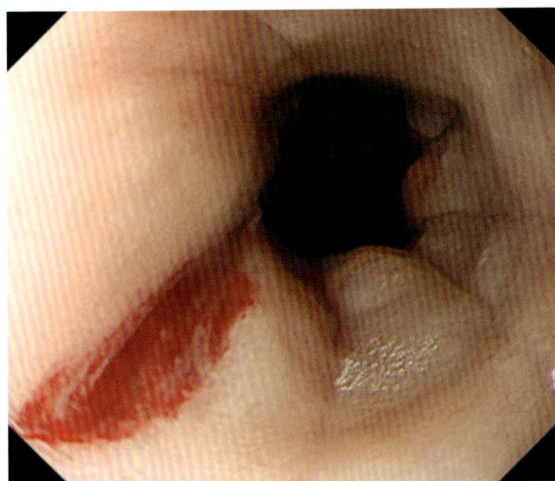

图4-83　病例1的内镜图像

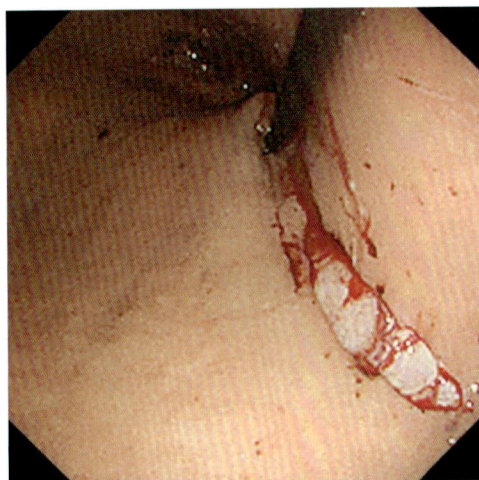

图4-84　病例2的内镜图像

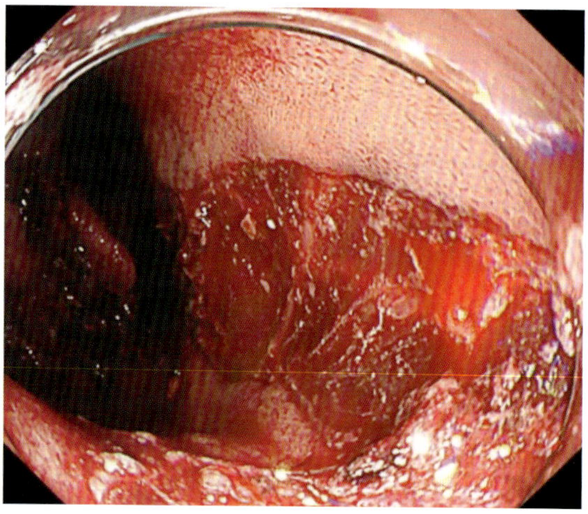

图4-85 病例3的内镜图像

- 食管胃同时损伤的纺锤形裂伤

病例3：80余岁男性，因早期胃癌行内镜黏膜下剥离术（endoscopic submucosal dissection，ESD）。术后第2天复查内镜，由于呕吐反射在胃体小弯出现了长4 cm、宽1.5 cm且伴有黏膜肌层断裂的纺锤形裂伤（图4-85）。由于持续出血而行内镜下止血术。

处理方法

首先吸引胃内的空气以降低胃内压力。另外，如果再出现呕吐反射会使伤口的撕裂加重，出血增加，要适当追加使用镇静药物等。大多数病例都会自然止血，但Forrest分类Ⅰa、Ⅰb活动性出血时，有时候需要内镜下止血。日本消化内镜学会的《非静脉曲张性上消化道出血的内镜指南》指出，除了点对点止血外，还可以闭合裂伤创面，推荐使用钛夹闭合创面。

当出血自行停止时可以继续检查，但是要注意不要进行非必要的长时间内镜检查。另外，要注意不要过度送气。有条件时建议使用CO_2送气。

检查结束后，给患者使用PCAB以及PPI等抑酸药物，根据损伤的程度追加使用海藻酸钠以保护胃黏膜。

最后总结一下要点。

（1）在胃镜进镜时，呕吐反射以及送气过多会导致本病，本病常发生于胃食管交界区的小弯侧。

（2）分为线状裂伤以及纺锤形裂伤，一般会自行止血。纺锤形裂伤需要止血处理，钛夹闭合法是有效的止血方法。

（3）在发生本综合征时，首先要吸出胃内空气以降低胃内压力。为了避免患者进一步呕吐，可适当追加使用镇静药物。

参考文献

[1] Zeifer HD：Mallory-Weiss syndrome. Ann Surg. 1961；154：956-960.

[2] 若槻　俊，ほか：医原性Mallory-Weiss症候群の検討. ENDOSCOPIC FORUM for digestive disease. 2013；29：66.

[3] Fujishiro M, et al：Guidelines for endoscopic management of non-variceal upper gastrointestinal bleeding. Dig Endosc. 2016；28：363-378.

掌握上消化道检查后就是结肠镜！

结肠镜检查

结肠镜检查的目的、适应证、禁忌证

丰岛 治，西泽俊宏

要 点

（1）目的是对下消化道进行全面检查，诊断及治疗结肠癌、炎症性疾病等消化道疾病。

（2）适应证包括：①诊断（因粪便隐血阳性以及相关症状怀疑存在下消化道疾病时）；②随访（诊断、治疗后的随访观察）；③治疗；④筛查。

（3）禁忌证：腹膜炎、消化道穿孔、肠梗阻以及可疑重症结肠炎、严重的全身状况、未获得知情同意的患者。

结肠镜检查的目的

结肠镜（colonoscopy，CS）检查的目的是对从回肠末端到结肠、肛门进行全面观察，从而诊断及治疗疾病。

近年来，随着结肠癌患病率、死亡率的增加，对结肠镜的需求也不断增加。在日本，每年结肠癌的患病人数约为16万人，占第1位（表5-1）；死亡人数约5万人，在女性占第1位。

结肠镜检查的适应证

由于结肠镜会对患者造成身体以及精神上的痛苦，因此要将检查次数降到最少，慎重选择适应证。

表5-1 日本的患病人数（除上皮内癌，根据2019的数据制作）

	男性（人）	女性（人）	男女合计（人）
第1位	前列腺癌（94 748）	乳腺癌（97 142）	结肠癌（155 625）
第2位	结肠癌（87 872）	结肠癌（67 753）	肺癌（126 548）
第3位	胃癌（85 325）	肺癌（42 221）	胃癌（124 319）

注：数据来源：人口动态统计（日本厚生劳动省大臣官方统计信息部）。

引自：日本国立癌症研究中心信息服务"癌症统计"（日本厚生劳动省人口动态统计）。

需要通过体格检查、腹部触诊、血液检查、腹部 X 线检查、超声检查以及 CT 检查等评价结肠镜检查安全性。

（1）以诊断为目的：因粪便隐血阳性、便血、排便异常、贫血、腹痛、体重减少、腹部肿瘤、结肠癌家族史等怀疑存在下消化道疾病时。

（2）以随访（诊断、治疗后的随访）为目的：下消化道肿瘤以及炎症性肠病治疗后。

（3）以治疗为目的：下消化道肿瘤的切除、对出血的控制、针对狭窄的支架置入术等。

（4）以筛查为目的（自费诊疗）（表 5-2）。

表5-2　结肠镜检查的适应证

①诊断	粪便隐血阳性
	便血
	排便异常
	贫血
	腹痛
	体重减少、腹部肿瘤
	结肠癌家族史
②随访	结肠肿瘤（癌、神经内分泌肿瘤、腺瘤、SSL）
	炎症性肠病（溃疡性结肠炎、克罗恩病）
③治疗	结肠肿瘤的切除
	下消化道出血的止血
	下消化道狭窄的支架置入
	经肛肠梗阻导管的插入
	乙状结肠扭转的复位
④筛查	—

注：SSL—无蒂锯齿状病变。

有报道称出现粪便隐血检查阳性时，未接受精细检查的患者的结肠癌死亡率较接受精细检查的患者增加 4～5 倍，因此不推荐粪便隐血阳性者进行随访。另外，复查粪便隐血也是不合适的，尤其是采用2日法粪便隐血检查2次都是阳性的人中结肠癌的发现率很高，其中进展期癌较多，因此要尽快预约结肠镜检查。

❓ \ 住院医师的提问 /

Q 高龄患者需要注意的事项是什么？

A 由于高龄患者使用肠道清洁剂可能出现肠穿孔、低氧血症等并发症且死亡率增加，所以风险较高。然而，高龄患者罹患结肠癌以及死亡的比例高（75 岁以上分别为 40% 以上和 50% 以上），结肠镜的获益也较大。针对高龄患者的适应证需要综合判断，在获益大于风险时适合检查，在判断困难时，要和上级医师讨论。创伤小的替代检查包括 CT 以及结肠胶囊内镜。需要事先进行安全性评估，通过纠正脱水、使用口径细的内镜、监测循环动态等方法进行安全检查。

结肠镜检查的禁忌证

结肠镜检查的禁忌证包括腹膜炎（有腹膜刺激症状）、消化道穿孔或者疑似消化道穿孔、肠梗阻或者疑似肠梗阻、重症结肠炎、严重的全身状态（休克、意识障碍、重度心肺疾病等）、未获得患者知情同意、不配合的患者等（表 5-3）。另外，对腹主动脉瘤、妊娠、大量腹水、大量消化道出血患者需要谨慎对待。

💡 \ 指导医师的观点 /

结肠镜检查的并发症如表5-4所列，需要确认。

· 肠道清洁剂引起的并发症：因清洁肠道引起的肠梗阻、肠穿孔、误吸等。

· 镇静、镇痛、解痉药物引起的并发症：使用镇静、镇痛及解痉药物时，要关注呼吸、循环的监测，有问题需要及时快速应对。

· 操作带来的并发症：肠穿孔是进镜操作带来的最严重的并发症，初学者操作时容易发生。肠穿孔容易发生于乙状结肠和降乙交界，原因是强行进镜。对穿孔风险高的病例（严重的肠粘连、进镜困难等），建议尽早交给上级医师操作。

表5-3　结肠镜检查的禁忌证

- 腹膜炎
- 消化道穿孔或者疑似消化道穿孔
- 消化道梗阻或者疑似消化道梗阻
- 重症结肠炎
- 严重的全身状态
- 未获得患者知情同意
- 不配合的患者
- 胃排空障碍[*]

注：[*]应用肠道清洗剂的禁忌证。

表5-4　结肠镜检查的并发症

肠道清洗剂引起的	肠穿孔、肠梗阻
	误吸
	休克、全身过敏反应
	脱水、低钠血症
	缺血性结肠炎
	Mallory-Weiss 综合征
	恶心、呕吐
	迷走神经反射
镇静、镇痛、解痉药物引起的	呼吸抑制、低氧血症
	血压下降、升高
	休克，全身过敏反应
	心律不齐
	恶心、呕吐
	谵妄
	复苏延迟
操作引起的	肠穿孔、直肠穿孔
	出血、裂伤
	腹痛
	迷走神经反射
	过度换气
	缺血性结肠炎
	脾损伤
	腹主动脉破裂

第 5 章　结肠镜检查

参考文献

[1] 浦冈俊夫，ほか：大腸 観察法．消化器内視鏡ハンドブック 改訂第 2 版．日本消化器内視鏡学会卒後教育委員会．日本メディカルセンター，東京，2017，p.366-380.
[2] 斎藤　丰，ほか：大腸内視鏡スクリーニングとサーベイランスガイドライン．日消化器内視鏡会誌．2020; 62: 1519-1560.
[3] 池松弘朗，ほか：大腸 挿入手技（全大腸内視鏡検査）．消化器内視鏡ハンドブック 改訂第 2 版．日本消化器内視鏡学会卒後教育委員会．日本メディカルセンター，東京，2017，p.356-365.
[4] 佐藤　龍：糞便隠血検査の精度と陽性時の対応．下部消化管内視鏡スクリーニング検査マニュアル．日本消化器内視鏡学会．医学図書出版，東京，2018，p.29-37.
[5] Toyoshima O, et al. Priority stratification for colonoscopy based on two-sample faecal immunochemical test screening : results from a cross-sectional study at an endoscopy clinic in Japan. BMJ open. 2021; 11: e046055.
[6] 乾　和郎，ほか：循環動態モニタリングガイドライン．消化器内視鏡ガイドライン 第 3 版．日本消化器内視鏡学会卒後教育委員会．医学書院，東京，2006，p.45-52.
[7] 北野正剛，ほか：偶発症対策ガイドライン．消化器内視鏡ガイドライン 第 3 版．日本消化器内視鏡学会卒後教育委員会，医学書院，東京，2006，p.64-72.
[8] 吉井新二，ほか：腸管洗浄剤服用前に確認すべきリスクと対策．下部消化管内視鏡スクリーニング検査マニュアル．日本消化器内視鏡学会．医学図書出版，東京，2018，p.51-53.
[9] 西川雄祐，ほか：腸管前処置の方法と評価法．下部消化管内視鏡スクリーニング検査マニュアル．日本消化器内視鏡学会．医学図書出版，東京，2018，p.54-58.
[10] 小池智幸，ほか：総論 偶発症の実態と対策．消化器内視鏡ハンドブック 改訂第 2 版．日本消化器内視鏡学会卒後教育委員会．日本メディカルセンター，東京，2017，p.75-85.
[11] 玉井尚人：鎮痙剤，鎮静・鎮痛剤の使用とモニタリング．下部消化管内視鏡スクリーニング検査マニュアル．日本消化器内視鏡学会．医学図書出版，東京，2018，p.59-63.

2 与结肠镜进镜相关的解剖

根本大树，中岛勇贵，富樫一智

要 点

（1）以最小的送气量寻找管腔前进的方向。

（2）了解自由肠管和固定肠管。

（3）要在掌握内镜前端在结肠的位置的基础上进镜。

有关结肠镜的进镜理论对初学者来讲是很难理解的，往往要在积累一定的经验后才能慢慢理解。因此，为了学习结肠镜的进镜技术，首先需要掌握结肠的解剖学知识。在本节中，以结肠的解剖学基础为中心，介绍初学者也能快速理解的进镜要点。

结肠的解剖基础

■ 结肠

结肠由从口侧开始的盲肠、结肠、直肠 3 个部分构成，包括约 300 例结肠 CT 检查的研究发现，结肠的全长平均为（150.3±18.5）cm（最短 109.7 cm，最长 195.9 cm），女性和便秘患者的结肠更长。盲肠为回盲瓣上缘尾侧的囊状部分，位于右髂窝。结肠分为升结肠、横结肠、降结肠、乙状结肠。乙状结肠位于左髂窝到骶骨岬（腰椎和骶椎的交界）。直肠分为直乙交界（RS）、直肠上部（Ra）和直肠下部（Rb）。从第二骶椎下缘开始为 Ra，在腹膜反折处过渡为 Rb。从直肠下缘到肛门称为肛管（图 5-1）。

■ 结肠壁的构造

结肠壁从内侧开始依次为黏膜、黏膜下层、固有肌层、浆膜下层、浆膜层（图 5-2），最外侧被腹膜覆盖。在 Rb 由于没有腹膜，因此没有浆膜而只有外膜。

结肠的固有肌层分为内环肌及外纵肌。外纵肌形成 3 条结肠带：网膜带、系膜带、独立带。结肠带较结肠的长度略短而且容易收缩，可牵拉肠管形成结肠袋和内腔的半月皱襞（图 5-3）。

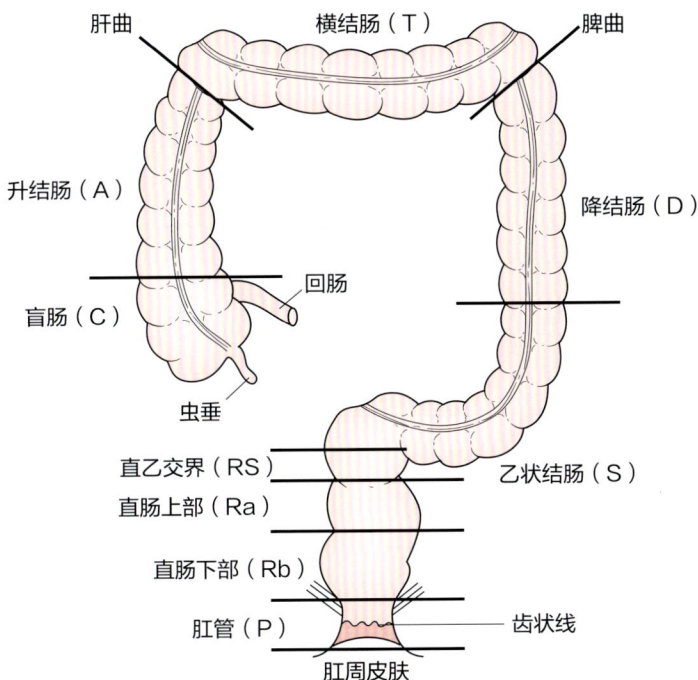

图5-1 结肠癌处理规则中的结肠分区

图中标注：
肝曲、横结肠（T）、脾曲、升结肠（A）、降结肠（D）、回肠、盲肠（C）、虫垂、直乙交界（RS）、乙状结肠（S）、直肠上部（Ra）、直肠下部（Rb）、肛管（P）、齿状线、肛周皮肤

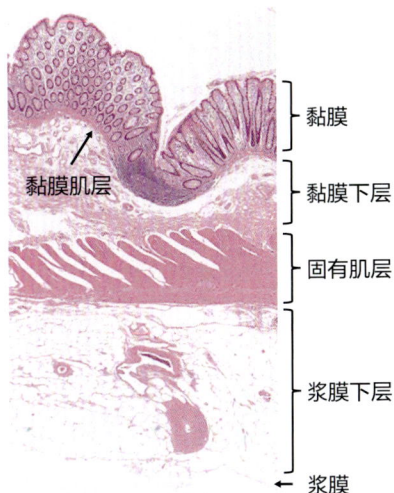

图5-2 结肠壁的构造

图中标注：黏膜、黏膜肌层、黏膜下层、固有肌层、浆膜下层、浆膜

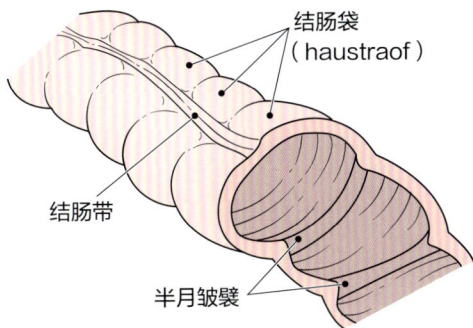

图5-3 结肠的立体解剖图

图中标注：结肠袋（haustraof）、结肠带、半月皱襞

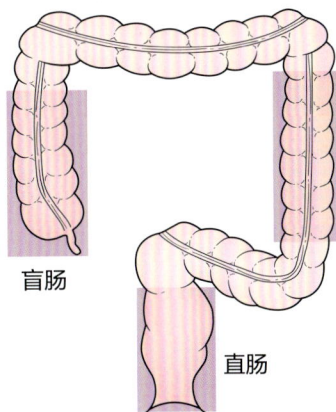

图5-4 结肠的解剖学特征
乙状结肠和横结肠具有肠系膜，移动性好。

图中标注：盲肠、直肠

■ 包绕结肠的膜

盲肠、结肠、RS、Ra 收纳在被腹膜包围的腹腔内。盲肠、升结肠、降结肠、Ra 和 Rb 固定在后腹膜上（以下称为固定肠管），而横结肠、乙状结肠、RS 具有肠系膜，以悬挂的方式固定在后腹膜上，因此具有较大的可移动性（以下称为自由肠管）（图 5-4）。用手压迫防止肠管拉伸、变换体位使空气移动和弯曲部钝角化就是利用肠管的这些特征进行操作。

■ 结肠源性腹痛

结肠引起的腹痛包括：①平滑肌强烈收缩、伸展，以及炎症、组织缺氧等引起的"内脏痛"；②因壁层腹膜或肠系膜刺激而产生的"躯体痛"。内脏痛为钝痛，定位差，躯体痛为锐痛，位置明确。结肠镜进镜时产生的疼痛大部分是由躯体痛引起的，主管躯体痛的脊神经的感知神经末梢分布在肠管的壁层腹膜和与之相连的腹壁肌层及周围的结缔组织，此外还分布在肠系膜上。因此，结肠镜检查时产生疼痛仅限于肠管过度拉伸或与肠管粘连的壁层腹膜或肠系膜受到刺激时。

进镜需要掌握的解剖学知识

■ 进镜前的直肠指诊

插入结肠镜之前的直肠指诊以左侧卧位轻抱双膝的姿势进行。让患者呼气，在肛门括约肌放松时插入手指。在确认是否有肛门狭窄和肛门直肠病变的同时确认进镜方向。通常用右示指诊察，在因肛门狭窄等引起强烈疼痛时不要强行插入，用右小指确认进镜方向即可。

■ 可作为结肠定位的标志

通过对各个部位的定位来变换体位以及用手压迫等。

（1）进镜的长度。

在内镜下由于肠管处于缩短状态，因此可将其与肛门下缘（anal verge，AV）的距离作为大致部位的指标。盲肠距 AV 70 ~ 80 cm，肝曲距 AV 60 cm，脾曲距 AV 40 cm，降乙交界（SDJ）距 AV 30 cm。（图 5-5）。

（2）存水的部位。

升结肠和降结肠处于背侧，仰卧位下处于存水的部位。因此不仅要参考进镜长度，还可以通过存水的位置预测所在的部位。

（3）管腔的形态。

横结肠可观察到以 3 个结肠带为顶点的三角形样管腔（图 5-6）。

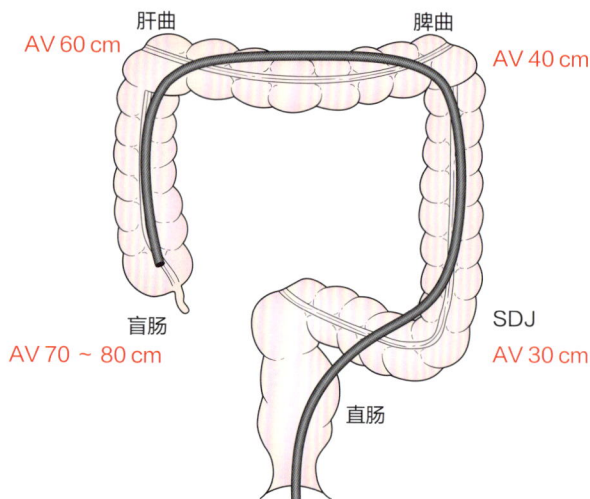

图5-5　内镜进镜长度和部位的关系

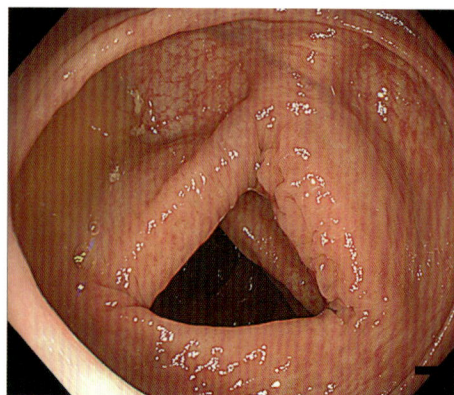

图5-6　横结肠（仰卧位）

■ 结肠容易被拉伸

结肠壁较薄（3～5 mm），内镜的推进或者送气可以使其膨胀，很容易被拉伸。初学者容易误解"只要推进内镜"或"送气以确保视野"内镜就会进去。实际上如果用力推进内镜，下一段肠管就会被过度拉伸，而弯曲部会变得更弯曲，进镜就会更难。另外，送气导致肠管拉伸，内镜容易结袢，进镜也会变得更难。为了不陷入这样的状态，安装前端帽、不送气或水下进镜等方法是很有帮助的。

■ 根据结肠带以及皱襞等判断管腔的方向

在进镜时，需要具备根据内镜图像判断管腔方向的能力。也可以从肠腔内识别结肠带，然后沿着结肠带进镜可以到达结肠深部（图5-7）。另外，如果知道管腔是沿着皱襞或无名沟的方向展开的，即使在有限的视野内也能高效率地进镜（图5-8）。

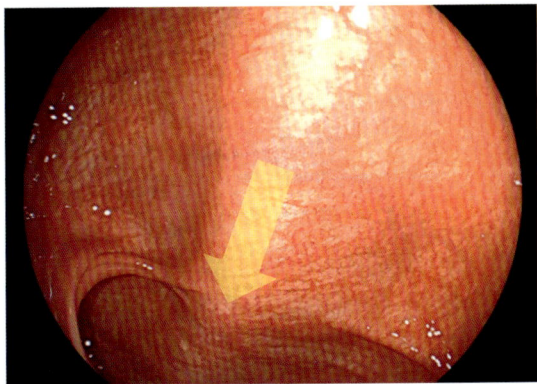

图5-7　结肠带（黄色箭头为前进的方向）

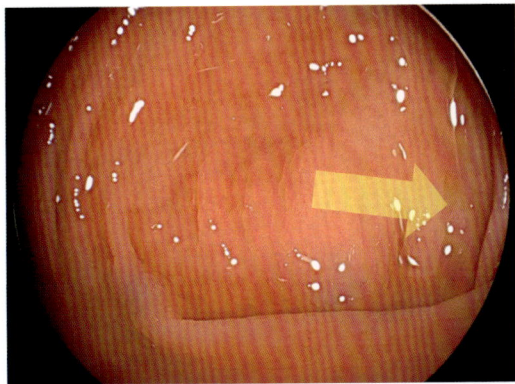

图5-8　皱襞和无名沟（黄色箭头为前进的方向）

■ 自由肠管和固定肠管

自肛门侧开始固定肠管和自由肠管依次排列：直肠（固定）→乙状结肠（自由）→降结肠（固定）→横结肠（自由）→升结肠、盲肠（固定）。固定肠管的进镜比较容易，但乙状结肠和横结肠是自由肠管，形状会随着内镜的动作、体位等发生变化。推进内镜和送气会使自由肠管拉伸，到达下一个固定肠管的距离也会增加，有时会造成进镜困难。进镜的要点是将自由肠管缩短和直线化，使自由肠管直线化的方法大致可分为两种：第一种是插入下一个固定肠管后拉直内镜（如解除α袢等）；第二种是每次越过自由肠管弯曲时，通过对镜角及旋镜的操作回拉肠管。

■ 用手压迫

需要用手压迫的部位是自由肠管。① RS～乙状结肠最高点出现袢时压迫耻骨上部；②乙状结肠近端结袢时，将 SDJ 推向脐的方向；③横结肠右侧结袢时压向脐略偏右上方向（图5-9）。

■ 深吸气

通过深吸气使横膈向下移动，可作为进镜的辅助手段。在脾曲可以以左横膈为支点。将内镜左旋进镜困难时，让患者深吸气是有效的。另外，在难以通过肝曲或从升结肠进入盲肠困难时，深吸气也有帮助（图 5-10）。

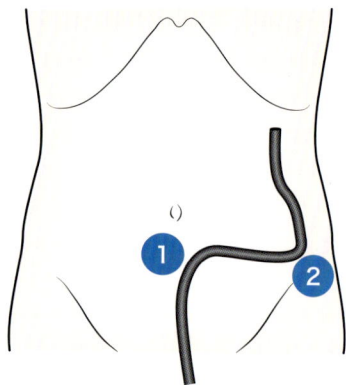

图5-9　用手压迫的部位

①RS ~ 乙状结肠最高点结袢时的压迫部位；②乙状结肠近端结袢时的压迫部位；③横结肠右侧结袢时的压迫部位。

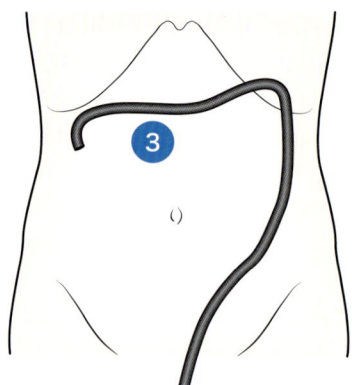

图5-10　深吸气压迫内镜

■ 变换体位

由于我们医院主要采用完全无送气的水下法进镜，所以先从左侧卧位开始检查，到达降结肠后再转换为仰卧位。如果在通过乙状结肠时乙状结肠向腹侧弯曲，应尽快换为仰卧位。关于体位变换，只要掌握各个体位的要点就可以了。

（1）仰卧位：重力将肠管压在背部，使肠管的行走平面化。

（2）左侧卧位：从 RS 开始，由于乙状结肠的肠液积存减少，更便于进镜。由于横结肠向左侧移动，容易使肝曲变钝。

（3）右侧卧位：由于横结肠向右侧移动使脾曲变钝，但实际上单独体位变换几乎没有达到变钝的效果。如图 5-11 所示，将积聚在左半结肠的空气充分吸引出来，进一步将重力加到内镜前进的方向，就会使内镜更容易进入。

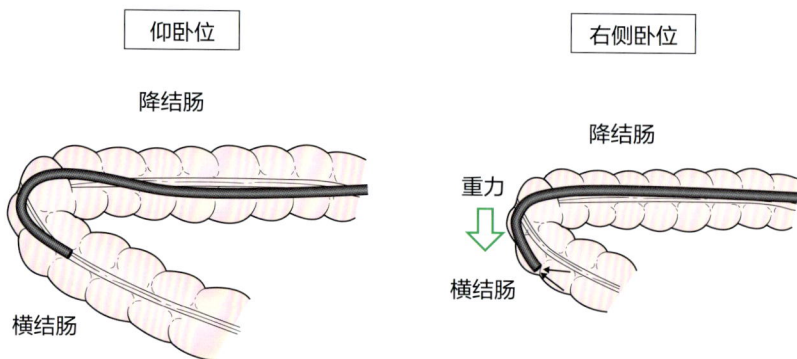

（4）腹卧位：对于用手压迫困难的重度肥胖体形者是有效的。

图5-11　改变体位（仰卧位→右侧卧位）引起的脾曲变化

■ 进镜时的疼痛

肠管过度拉伸会造成疼痛，甚至有可能造成穿孔。在疼痛明显时，不要强行进镜，应和上级医师讨论。

我的进镜法（完全不送气的水下法：不送气、只注水的进镜方法）

（1）直肠：左侧卧位从肛门插入内镜。吸出直肠内的残渣和空气，用注水泵注入水，确保视野。稍微向左旋钮，用上下镜角拨开皱襞前进，由于 RS 管腔向右展开，所以用右旋和向上的镜角通过。

（2）乙状结肠：用最少量的水保持视野，根据皱襞及无名沟把握前进的方向，基本上是右旋下通过镜角操作进镜。不要过度推进内镜、不过度右旋是要点，每过 2 ~ 3 个皱襞后轻轻回拉内镜，将右旋的内镜恢复过来。如果右旋过度，会形成反 α 襻，患者会出现剧烈的疼痛。当肠管被过度拉伸时，可以将患者变换为仰卧位，适当用手压迫。对进镜困难的患者，用轴保持短缩法能够在患者没有意识到 SDJ 时直接进到降结肠。

（3）脾曲：也可以在左侧卧位下继续进镜，但是我们多采用仰卧位。首先，确认内镜进镜长度为 40 cm 以及确认内镜的自由度，稍稍左旋内镜适当加向上的镜角后进镜。这个时候，如果乙状结肠被拉长，可以用手压迫。当左侧横膈下出现手杖现象时，可采取深吸气和右侧卧位等方法。

（4）横结肠：进入横结肠后管腔向左侧展开，但走到横结肠中段时，管腔向右侧展开，此时采用右旋内镜和向上角度就可以越过这里。在容易钩拉的部位回拉内镜，会将向尾侧松弛的横结肠拉向头侧，使横结肠直线化。在横结肠右侧以回拉内镜为主，避免横结肠被拉伸。重点是推进内镜后马上回拉。

（5）肝曲：进入横结肠右侧后管腔变得更弯曲，到达管腔向右下展开的肝曲。如果内镜呈直线进入，则插入长度为 60 cm。最理想的进镜方法是用内镜前端压迫肝曲的内角并右旋进镜最终到达升结肠。当内镜难以到达肝曲内角时，有时仅靠吸引存留在管腔内的水就能到达升结肠，用手压迫以及深吸气也很有帮助。用手压迫的部位以压迫后管腔是否靠近内镜为标准，通常只需要用 1、2 根手指轻轻按压就足够了。

（6）升结肠 ~ 盲肠：稍微向右侧沿着管腔推进内镜就可以到达盲肠。

笔 记

充分理解结肠解剖，选择合适的结肠镜

对体形较小的女性（我们医院以身高不足150 cm或体重不足50 kg为标准）、结肠多发憩室患者、高度粘连患者等使用细的内镜或超细内镜。

对于进镜困难的患者（特别是结肠冗长症），使用双气囊内镜是有帮助的。选择合适的内镜可以降低检查的难度、减轻患者的痛苦。

参考文献

[1] Utano K, et al：Bowel habits and gender correlate with colon length measured by CT colonography. Jpn J Radiol. 2022；40：298-307.
[2] 冨樫一智，ほか：消化器内視鏡．2001；13：1133-1139.
[3] 工藤進英：大腸内視鏡挿入法 ~ 軸保持短縮法すべて ~ 第 2 版．医学書院，東京，2012.

要 点

（1）要考虑使用的机器以及检查环境，做好充分的准备。

（2）即使是进镜困难的病例，还是要以轴保持短缩法为基础，轻柔地进镜。

（3）冷静思考进镜困难的原因，超过自己能力时，不要犹豫，更换术者或者中止检查。

由于结肠镜操作者的技术差异很大，所以学习将痛苦最小化的正确进镜方法对想要成为消化内科专科医师的年轻医师来说是一个很大的课题。为了顺利进行检查，除了学习技术外，还要了解进镜的理论、选择适合患者的机器、在检查中对情况进行准确判断等。痛苦小的检查与提高患者对结肠镜的接受度有关，对减少结肠癌这一检查目的的达成具有重要的作用。当然，结肠镜检查的最大目的是发现并治疗病变，不能单纯满足于进镜。

在开始结肠镜检查之前

■ 开始检查前的准备

为了进行高质量的检查，在准备工作上也要有所考虑。调整自身状态、营造能让患者安心接受检查的氛围，以及为顺利进行检查而设计的患者动线等就诊环境方面也要做好安排。

特别是与进镜法相关的要点，包括检查台的高度和显示器的位置非常重要。检查台太高会限制术者右手的活动范围（经常在肘关节屈曲的状态下操作），用前臂和手腕的动作来完成内镜操作，会增加疲劳程度。检查台的高度要以在肘关节伸直的状态下，指尖轻触检查台为宜（图 5-12）。

显示器放置在患者头侧可以使内镜的前进方向和术者的身体方向一致，可以在自然的状态下完成检查。也有的医院是在术者的对面放置显示器，但因为内镜的前进方向和术者的身体方向成直角（为了在画面上显示为前进，术者要将内镜向自己的左侧推进），会导致操作不自然（图 5-13）。另外，由于右手的活动空间受到限制，会增加术者的疲劳度。营造一个容易操作的环境，不仅对进镜困难的病例，而且对集中精力完成众多检查的医师来说也是非常重要的。

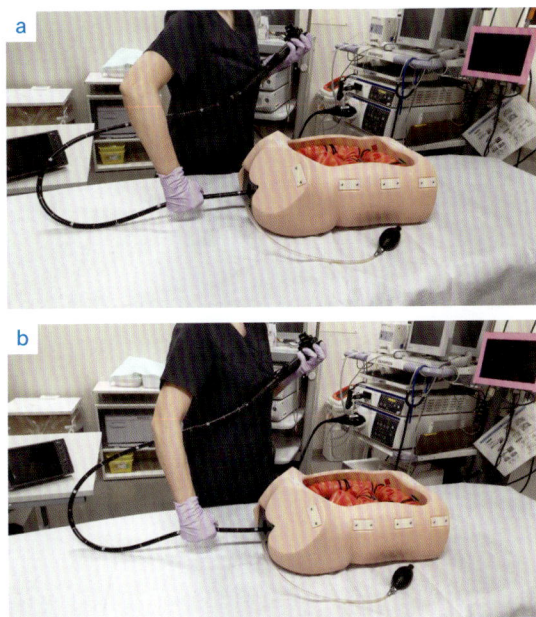

图5-12 检查台的高度

a. 检查台过高会使肘关节屈曲，手腕的活动范围减小，需要靠握力和前臂的力量操作，这会增加疲劳感；b. 合适的检查台高度可以使右臂整体活动（肩关节内旋、外旋），从而完成不依赖肌肉力量的内镜操作。

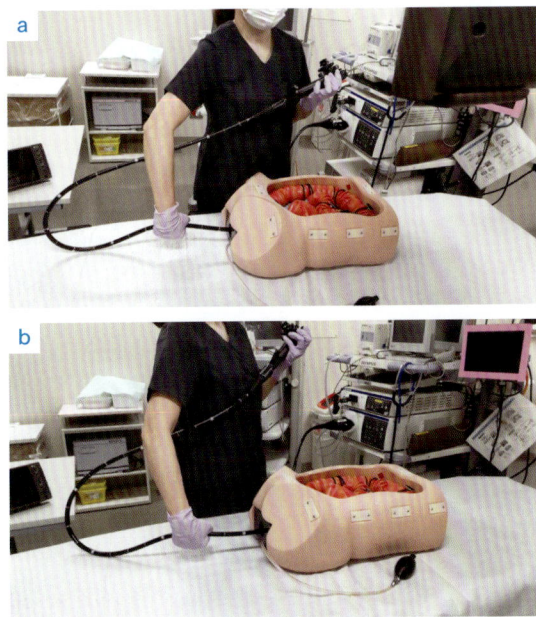

图5-13 显示器的位置对术者姿势的影响

a. 显示器放在术者的对侧，由于图像中的前进方向与内镜的移动方向垂直，会影响进镜的感觉。另外，术者正对着检查台会限制右臂的可活动范围，需要依靠握力和前臂的力量进镜；b. 如果显示器放在患者的头侧，可以直接感受进镜的感觉，还可以充分活动右臂，确保足够的操作空间。

■ 前端帽/附件

若在内镜前端安装帽，即使在吸气状态下的肠管中也可以通过与黏膜保持一定距离来确保视野。进镜时如果内镜接触黏膜就会变成所谓的"红球"，无法看清接下来的前进方向，会造成强行进镜或过度送气。但是通过前端帽可以与黏膜保持一定的距离，避免出现"红球"，缩短进镜时间。如果前端帽过长会造成观察时视野变窄，大便块等进入前端帽内需要花时间去除，所以前端帽的长度要控制在内镜图像上看不到帽的程度（2 mm）。另外，也有报道认为使用前端帽可以提高腺瘤检出率（adenoma detection rate，ADR），也有利于确保观察时的视野。

■ 内镜的选择

结肠镜检查中使用的内镜分为粗的内镜（普通径）和细的内镜。粗的内镜适合轴保持短缩法，更容易进行肠管缩短操作。但是对采用轴保持短缩法不能进镜而容易结襻的患者，粗的内镜会增加患者的痛苦。

细的内镜具有完全相反的特性，对不适用轴保持短缩法而需要采用推进式进镜的病例来说，痛苦会小一些，内镜更容易根据肠管的走行变形。由于这些特点，对于后边章节中要讲的粘连病例以及多发憩室病例等进镜困难的病例，细的内镜是第一选择。但是细的内镜不适用于借助内镜的力量改变肠管形态的操作，因此对于横结肠过长以及肥胖的病例会出现进镜困难。

基于内镜的特性，对于不存在进镜困难因素的患者应使用粗的内镜通过轴保持短缩法进镜，对于插入困难的病例应考虑使用细的内镜在做好结袢的思想准备下进镜。要在检查前预测这些可能的情况，并灵活选择使用的内镜，这也是内镜医师的技能之一。

■ 检查前用药

为了便于进镜，应尽可能使用解痉药。虽然关于其有效性的证据是有限的（提高 ADR 的报道随处可见，但是在荟萃分析中被否定），但从检查时的实际感受来看，在抑制蠕动的状态下进镜更容易，观察时也不会有死角，这一点应该没有异议。为了保持观察时的良好视野，在确保给药通路的基础上，在检查开始时和到达盲肠后分两次给予解痉药的方法也是有效的。但也有极少数的诱发心血管事件或过敏性休克的报道，使用时需十分注意。

镇静药和镇痛药虽然不是必须使用的，但使用与否会影响患者的接受度。如果术者的技术高超，多数患者即使不使用镇静药也能完成检查，但是对进镜困难以及紧张的患者进行适度的镇静常常是必要的。过度的镇静有时会导致呼吸抑制和血压下降，应该避免。需要做好包括持续监测、抢救车准备以及恢复室的准备等在内的准备措施。另外，不要因为使用了镇静药就强行进镜，要注重以短缩法为主的谨慎进镜。

基本的进镜法

■ 直肠的进镜

进入直肠是在左侧卧位进行。从 Rb 到 Ra 基本都是左旋，很多病例是通过左旋两次后右旋（将左旋恢复为中立位）到达 RS。在直肠中不应推进内镜，要通过像拨开皱襞一样旋转内镜到达 RS。另外，如果在此过程中过度送气会导致乙状结肠拉伸，给后面的缩短操作带来困难，那么送气必须控制在最低限度。在直肠中，如果想要看清前进方向的管腔就容易造成过度送气。因此，即使视野稍差，只要能预测肠管的方向，就要在短时间内迅速到达 RS，便于之后的进镜（图 5-14）。

■ 乙状结肠的进镜

从 RS 到拉伸时乙状结肠顶部（S-top）的进镜是整个进镜过程中最重要的步骤，和左侧卧位比较，仰卧位常更容易越过弯曲部。RS 的形态大致分为 3 种类型，有必要根据不同类型采取相应的策略（图 5-15）。

肠壁在正对面，管腔位于右~右下时，S-top 位于较低的位置，多数情况下可以采用轴保持短缩法进镜。通过控制送气、以旋镜为主要手法轻柔进镜。大多数病例可以不拉伸肠管而通过乙状结肠。如果很难采用轴保持短缩法，可以用手轻轻压迫耻骨上缘附近以缩短肠管和内镜之间的距离（图 5-16）。

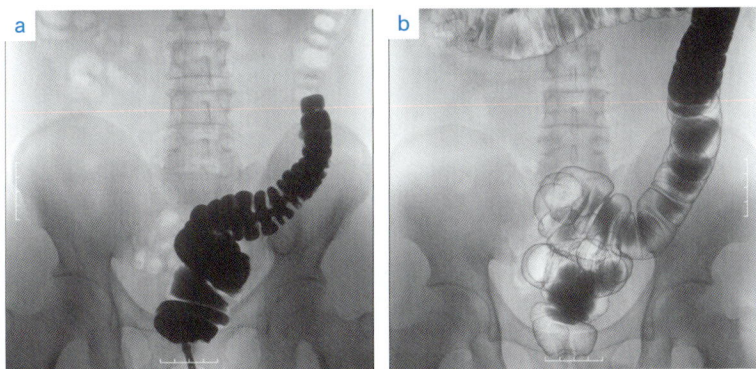

图5-14 钡灌肠检查时乙状结肠的变化

a. 只灌钡剂时的状态，乙状结肠呈直线状折返；b. 注入空气后乙状结肠被拉伸，变成伴有明显弯曲的复杂走行。

图5-15 RS到S-top的形态分型

a. 肠管位于视野正中，管腔位于右～右下方，多可以通过轴保持短缩法进镜；b. 肠管位于右上方并向下走行，由于S-top的位置较高，采用轴保持短缩需要下功夫；c. 肠管向左上走行，通过吸气以及pull back（回拉）操作不能将管腔放到右侧时，会形成α袢或反α袢。

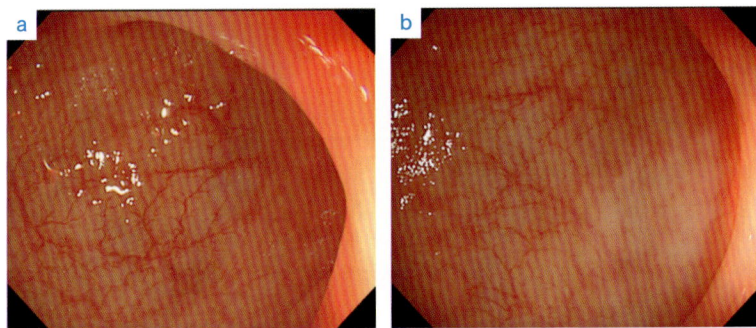

图5-16 有效的手压迫法

a. 在RS，肠管位于视野正中；b. 通过适当的压迫，正对面的肠管靠近内镜，使随后的短缩肠管变得容易。

　　如果在RS处肠管位于图像的右上且较远时，说明S-top处于高位。这种情况下，首先进行充分吸气，降低S-top的位置，然后稍微推进内镜前端，进行大的右旋加pull back操作在将乙状结肠短缩的情况下通过乙状结肠。在用手压迫和变换体位也难以短缩乙状结肠时，可通过push操作形成N袢进镜，但是要尽可能形成小的袢，边向阻力小的方向旋镜边进镜。

　　相反，肠管从RS向左上方走行是最难短缩乙状结肠的状况。如果能通过吸气＋pull back操作将管腔转向右侧，有时也能在实现短缩的情况下进镜，但多数情况下是通过push操作进镜，形成后面要讲的α袢和反α袢。

■ 降结肠-脾曲的进镜

看到降结肠中残留的肠液就可以确认通过了 SDJ。此时，在吸引了多余的空气和肠液后，确认内镜是否呈直线化、自由的状态。另外，如果是在仰卧位，要调整内镜轴使肠液在图像的 6 点钟方向，并进镜到脾曲。从脾曲进入横结肠时，重要的是在保持内镜在正确的轴的基础上进镜。特别是如果将内镜左旋，有可能使短缩的乙状结肠再次被拉伸，导致力量不能传导到内镜前端，因此，在稍微向右旋镜的状态下进镜更为合理。如果这样做依然进镜不顺畅，可以通过手压迫来防止乙状结肠的再次拉伸或者将体位改为右侧卧位，使脾曲的角度变钝，插入就会变得顺畅。

■ 横结肠-盲肠的进镜

内镜到达横结肠后，要充分吸气并向横结肠中央部进镜。此时，将内镜向左旋 180° 后向上打镜角就可以通过横结肠中央部。在越过横结肠中央部后要吸气并旋镜（开始向左，中途向右），后退内镜就可以到达肝曲。在肝曲右旋内镜向上打镜角并吸气，可以使内镜前端滑入弯曲部。在进镜困难时，需要采取"压迫能使管腔靠近内镜的部位""左侧卧位""让患者深呼吸"等措施。

通过这些操作可以使内镜到达升结肠，留下阑尾开口和回盲瓣的照片客观记录进镜到达回盲部。

遇到困难病例、困难部位时（表 5-5）的对策

■ 乙状结肠冗长的病例（α袢）

如前所述，形成 N 袢时，如果从 RS 开始用推进式进镜，肠镜会在距肛缘 30 ～ 40 cm 处打弯，有时候会没有意识到这个打弯的状态而使肠管向左侧拉伸。在这种情况下，要注意有可能形成 α 袢。在 α 袢的状态下进镜，即使是采用推进式进镜，多数情况下阻力不大，患者的疼痛也较轻。如果感觉到较大的阻力时，可以通过吸气、向下的镜角操作以及旋镜等操作尽量不要将袢拉大。

表5-5 进镜困难的情况

1.肠管过长（乙状结肠、横结肠）
2.肠管固定不良
3.重度肥胖（内脏脂肪过多）
4.弯曲较重（个子小的女性）
5.蠕动亢进
6.腹部手术后粘连
7.多发憩室
8.盆腔放疗后
9.肠道准备不良

有两种方法可以解除 α 袢（图 5-17。首先尝试的方法是在 α 袢尚未形成之前在乙状结肠中间通过右旋内镜解袢。如果成功，乙状结肠就会形成 N 袢，可以在降低进镜难度的同时避免形成大的袢，减轻患者的痛苦。如果这个方法无效，可以进镜到降结肠后再试图解袢。但是由于患者的压迫感明显，需要谨慎操作。在解袢时，先用 pull back 操作减小袢，再采用比解袢更强的右旋操作使内镜直线化；即使这样操作内镜前端依然要掉出来、结肠短缩困难时，要一边注意患者的痛苦程度一边进镜到脾曲后进行短缩操作，

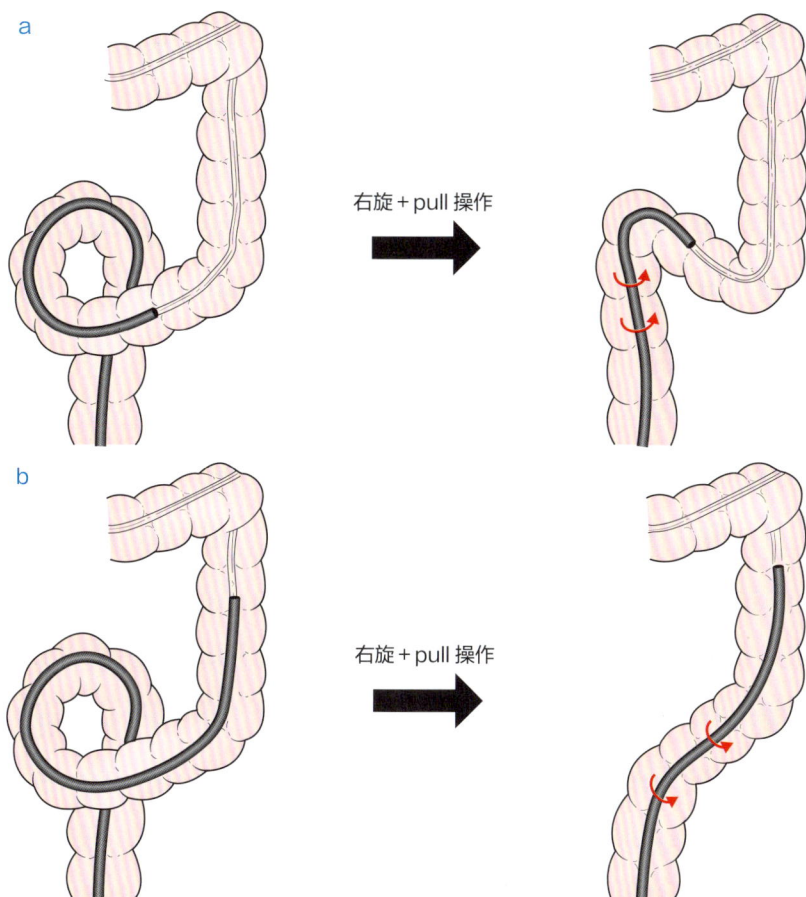

a

右旋 + pull 操作

b

右旋 + pull 操作

图5-17 解除α袢

a. 在完全形成α袢前，一边右旋一边退镜，形成解袢难度低的N袢；b. 将内镜前端推进到降结肠后解袢，此时需要更大的右旋；如果内镜容易脱出，进镜到脾曲后再进行短缩操作。

要集中精力、谨慎操作，避免反复操作。

■ 乙状结肠冗长的病例（反α袢）

虽然发生率低，但是也有形成反 α 袢的病例。反 α 袢是和 α 袢反方向的袢，理论上可以通过 push 操作使肠管向右展开来判断，但是需要在实际解袢时用和 α 袢相反的左侧回旋解袢来证实。在判断为 α 袢而出现解袢困难时，停下来重新思考"这是不是反 α 袢"，有时候可帮助我们渡过难关。

■ 横结肠结袢（γ袢）

在脾曲进行 push 操作会造成内镜轴偏离，横结肠形成 γ 袢。如果不解除这个袢，即使内镜进到头也不能到达盲肠，还会使患者很痛苦，所以一定要避免形成 γ 袢。

第5章

结肠镜检查

消化内镜基础与技巧 | 143

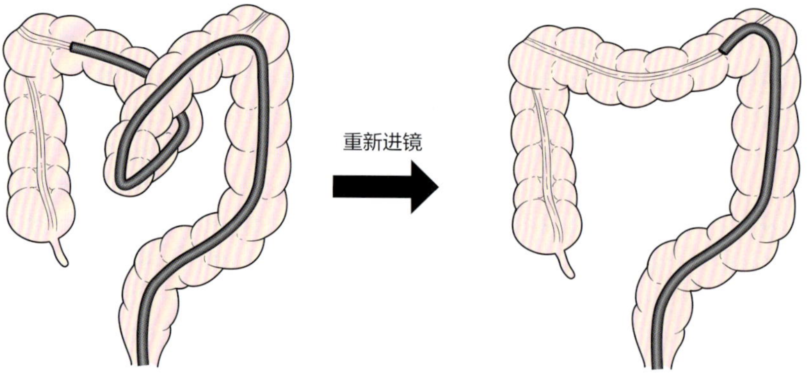

图5-18　解除γ袢

如果从脾曲进镜时内镜轴发生偏离，就会形成这样的袢。在横结肠解袢往往困难，要
将内镜退回到脾曲后再次在正确的内镜轴下进镜。

从脾曲进镜到横结肠时，一开始会有轻微的阻力，然后打向下的镜角后内镜就可以毫无阻力地前进，这是正确的进镜法。如果在开始感受到阻力的阶段旋镜，就容易形成袢，屏幕上就会出现管腔扭曲、压扁的图像。松开右手，会有内镜自然脱出的感觉。一旦形成γ袢，就很难在横结肠中途解袢，需要把内镜退到脾曲处，再沿着正确的内镜轴重新进镜（图5-18）。

■ 横结肠冗长的病例

内镜进入横结肠中央部后，通过 pull back 操作短缩横结肠，使内镜前端到达肝曲。有时候会遇到不能完成短缩结肠的病例，原因有：横结肠在盆腔内粘连，体形偏瘦，内脏脂肪少的患者横结肠过长、下垂，肥胖造成皮下脂肪过多的患者再次结袢等。

体形较瘦的患者肠管弯曲较大，有时会出现进镜困难。可以使用转弯半径小的细的内镜。但是这些患者横结肠下垂、内脏脂肪少使肠管容易被拉伸，导致短缩横结肠困难。由于内镜较细而且软，采用将内镜直线化后旋镜、充分吸气、用手压迫等方法有可能奏效。另外，如果使用可改变硬度的内镜，将硬度设定得高一些有利于肠管短缩。如果内镜无可变硬度功能，可以在内镜钳道插入 NT 导管或活检钳以获得类似的效果。

肥胖体形的患者内脏脂肪也多，即使肠管被短缩也会有反弹力，因此一旦短缩的肠管再次打弯，有时候很难进一步进镜。通过使用粗的内镜可以提高维持短缩肠管的力量，但是皮下脂肪较厚会使有的病例用手压迫无法起效，这时候可以采取俯卧位用腹部整体进行压迫。

■ 粘连的病例

腹部手术后发生粘连的病例进镜困难，原则上应该使用细的内镜，特别是在严重粘连的情况下，应使用细径加长内镜（PCF-PQ260L），即使是很急的弯曲也可以通过。对发生粘连的病例使用 push 法进镜以及在短缩操作时强行拉直肠管会造成强烈的疼痛和存在穿孔的危险，所以要慎重操作。即使使用细的内镜，但在弯曲部位仍感到强烈抵抗时，不要轻易使用镇静药物，应呼叫上级医师或者改做其他检查。

■ 多发憩室病例

特别是在乙状结肠有多发憩室的病例中，由于伴随肠管伸展不良和肠腔狭窄，进镜很困难。有慢性炎症或与周围脏器发生粘连时，患者的痛苦也会较大（图5-19）。

内镜还是采用细径的比较合适，但在多发憩室病例中，由于有嵌入憩室的球状残留粪便延迟排出，有时会难以确保进镜时的视野。如果内镜碰到这些粪便，镜头上会沾上污物难以保证视野。因此，在检查前预测存在憩室的情况下，最好不戴透明帽检查。

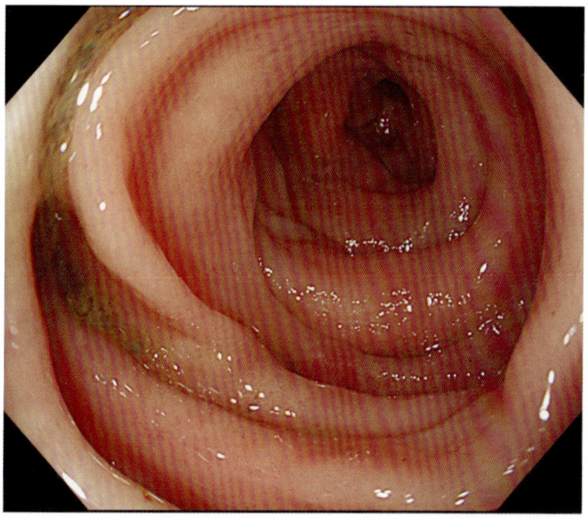

在伸展性差的肠管，大的旋镜动作以及推进内镜与患者的痛苦相关。在越过弯曲部时，要以镜角操作为主，最大限度地减少内镜本身的动作。另外，由于内镜打弯会造成顺应性降低，因此每次越过弯曲部后要将内镜退回，尽可能将内镜直线化以求顺利进镜。即使通过乙状结肠，当出现肠管伸展不良或者粘连较重时，有些病例的乙状结肠就不能拉直，强行短缩会造成患者剧烈的疼痛。如果不能将肠管拉直，进镜到深部时需要反复通过用手压迫以及轻轻的 pull back 操作，一边维持内镜的顺应性一边进镜。

图5-19　多发憩室病例

乙状结肠多发憩室造成皱襞间隙变小，肠管伸展不良。黏膜出现发红及血管扩张，存在慢性炎症。这样的肠管需要用更精细的内镜操作。

■ 蠕动亢进的病例

蠕动亢进是内镜打弯的主要原因，因此尽可能使用镇静药物。如果因存在并发症无法使用镇静药物时，就需要比平时更加仔细的操作。当存在肠蠕动使内镜无法前进时，强行增加 push 的力度会使内镜打弯更严重，反而起到相反的作用。如果想通过送气使管腔扩张，不仅不会减轻蠕动，反而增加患者的痛苦。蠕动造成肠管不能扩张时，应在内镜下顶着肠管以减缓其蠕动。通过吸气而不是送气，可以降低肠管的张力，使内镜更容易插入。

总结

本节介绍了结肠镜的进镜方法，尤其对困难病例进行了解说。进镜困难的病例，原则上在充分理解轴保持短缩法的基础上进行应对是很重要的。除此之外，要根据每个病例选择内镜以及使用镇静药物，尽可能创造更好的检查条件。即使这样进镜还是很困难、患者痛苦明显时，需要冷静判断，尽早更换术者或者中止检查，这也是对内镜医师的基本要求。

结肠镜进镜操作并不是盲目增加例数就能变得熟练的。观摩上级医师的手法，经历用手按压等助手工作可提高对检查的理解。定期参考书籍以及回顾自己的进镜法也是有必要的。患者诉说痛苦时要认识到自己的进镜方法尚不成熟，应当保持谦逊的态度，这样才能不断精进自身的技术。

\ 笔　记 /

轴保持短缩法

　　轴保持短缩法是由工藤进英提出的进镜理论：将盲肠、肝曲、脾曲、降结肠下段（SDJ）、直肠等5个固定点的连线作为轴，将其间的肠管短缩后与内镜轴保持一致，以最短的距离到达盲肠的进镜法（图5-20）。

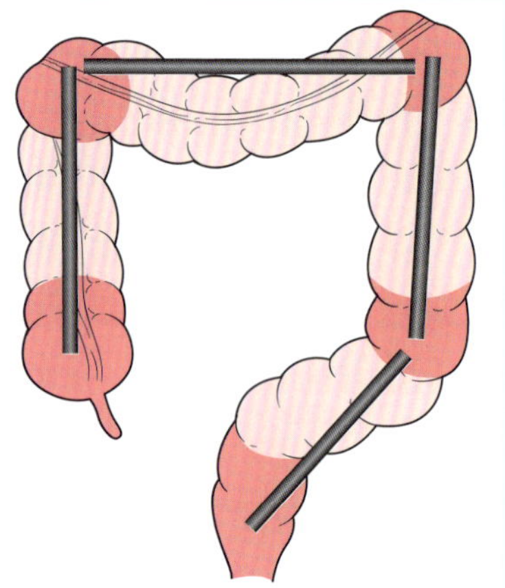

图5-20　轴保持短缩法
将5个固定点的连线作为轴，内镜轴与这个轴保持一致，以最短的距离进镜。

\ 住院医师的提问 /

Q　进镜困难时，自己操作多长时间后应交给上级医师？

A　根据病例或者进镜困难的原因不同对策也不一样。但是对现状进行冷静判断对上级医师来说也是很难的，所以建议明确停止规则（中止标准）。这个和医院的具体情况有关，我们认为乙状结肠检查10分钟、整体检查15分钟以上没有明显进展是考虑更换上级医师的时机。当然，即使没到这个时间，但是因粘连等原因使患者非常痛苦时，也应尽早考虑更换医师。相反，如果患者没有明显的痛苦，医师自己的能力也没有完全发挥时，即使有点超时也是被允许的。

钩住褶皱（Hooking the fold）

钩住褶皱是单人法（以前是在透视下使用长的内镜的2人法）的基本技巧，指的是在转弯明显的部位将内镜前端推进2~3 cm后，一边打向上的镜角一边右旋内镜并退镜的动作。这样在拉近肠管的状态下松开镜角，再进入下一个管腔，在保持肠管不被拉伸的状态下进镜到结肠深部（图5-21、5-22）。这是轴保持短缩法的基本技术。

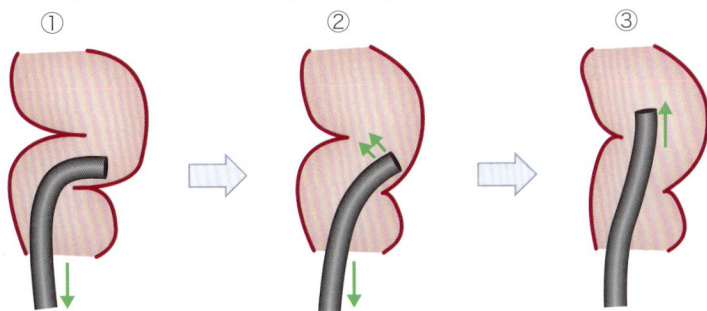

图5-21 钩住褶皱的模式图

①打向上的镜角越过皱襞后，在保持镜角的状态下回拉内镜。

②一边感受阻力一边缓慢松开镜角，寻找下一个管腔。

③一边吸气一边打向下的镜角进入下一个管腔。

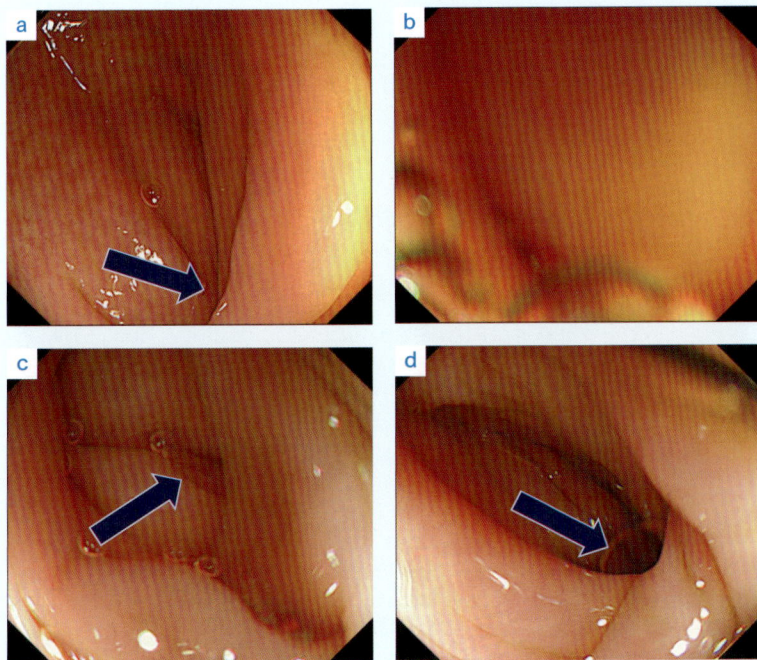

图5-22 钩住褶皱的实例

a. 使内镜进入图像右下的弯曲部；b. 暂时不能保持视野，但是不要松开镜角，进行pull back操作；c. 皱襞间隙展开，可以看到下一个前进的方向；d. 尽量不要推进内镜，松开镜角就可以进入下一个管腔。

右旋短缩技术（Right turn shortening）

这是由单人操作法创建者Shinya提出的手法，原来是通过反复进行右旋 + pull back操作短缩并拉直乙状结肠后进镜的方法，现在是将内镜推进到SDJ附近，然后一边右旋一边退镜，短缩并拉直乙状结肠的技术（图5-23）。

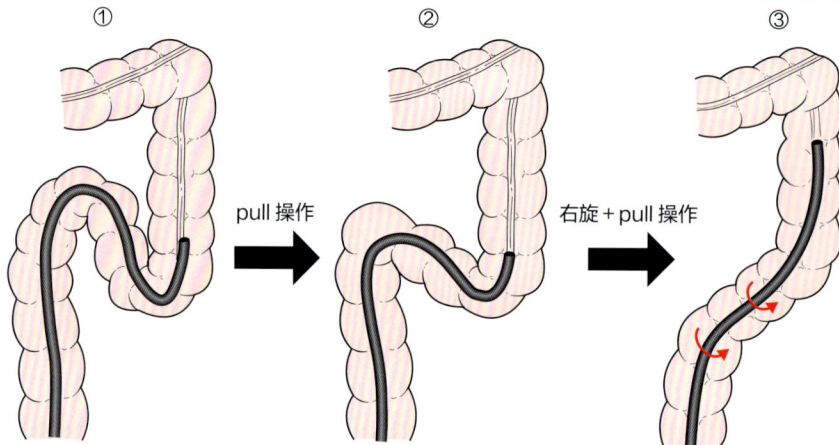

①　　　　　②　　　　　③

pull 操作　　　　右旋 + pull 操作

图5-23　右旋转缩技术
①将内镜推进到SDJ，处于结袢的状态。
②先退镜，使袢最小化。
③右旋并进一步退镜，拉直乙状结肠。

在进镜过程中交给上级医师后，有的医师为自己没能完成检查而懊恼，有的医师摆出一副"自己的工作完成了"的态度，这实在是太可惜了。观摩上级医师如何处理自己未能完成的病例是很有意义的。如上级医师是从接手处继续检查还是把内镜拔出后重新检查，是否采用了用手压迫腹部法和变换体位法，如何调整空气量等，观察上级医师的做法与积累自己的经验是密切相关的。希望大家理解，不顺利正是自己成长的机会。

参考文献

[1] 工藤進英：大腸内視鏡挿入法—ビギナーからベテランまで，医学書院，東京，1997.
[2] 津田純郎：内視鏡挿入部の特性を行かした大腸内視鏡挿入法．Gastroenterol Endosc. 2012; 54: 2048-2061.
[3] 斎藤　丰：エキスパートだけが知っている大腸内視鏡—挿入のコツと診断の基本，総合医学社，東京，2012.
[4] 藤井隆広：S-top 挿入理論が私の大腸内視鏡挿入法．消化器の臨床．2014; 17: 135-144.
[5] Shinya H, et al：Colonoscopy：technique and training methods. Surg Clin North Am. 1982; 62: 869-876.

发现病变前的进镜法、观察法：减轻痛苦的策略

（群马大学病院编写）

田中宽人

> **要　点**
>
> （1）轴保持短缩法进镜是基础。
> （2）从解剖学上掌握容易引起疼痛的点。
> （3）用手压迫，检查容易出现疼痛的部位时和患者交流。

在结肠镜检查中，如何在不给患者带来痛苦的前提下进镜比缩短进镜时间更有利于提高患者的接受度。因此，我们医院基本上是采用轴保持短缩法进镜。但有时需要结袢进镜时，建议选择细的内镜，然后在最少的空气量下尽早解袢。在结肠镜检查中，将用手压迫法作为辅助手段时，术者和护理的配合很重要。另外，检查容易感到疼痛的部位时要和患者打招呼，关照患者也是很重要的。有时虽然患者没有说什么，但是患者也在忍受痛苦，不要光注意患者是否诉说疼痛，在检查中还要观察患者的表情以及其手脚是否在用力等。由于检查者的注意力集中在屏幕上而无法注意到患者的样子，所以还要请护理人员确认患者的状况，有必要时，医师和护士可共同和患者交流。

用手压迫以及和患者交流的要点

■ 肛门到乙状结肠（图5-24）

（1）乙状结肠是第一道门户，因此到达 RS 后要和患者说明"从这里开始是转弯比较多的地方，如果感到疼痛，请和我说一下"。

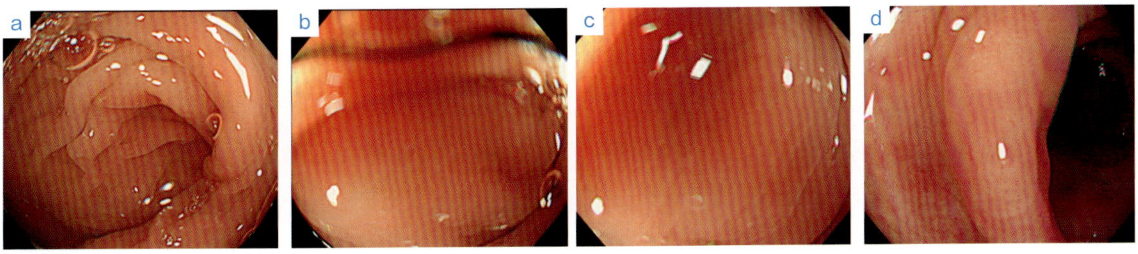

图5-24　用手压迫法通过乙状结肠

a. 想通过下一个皱襞，但是不能到达；b. 用手压迫能让肠管接近内镜的部位；c. 右旋内镜，越过皱襞；d. 看到下一个管腔，通过吸气及旋镜滑进去。

（2）轴保持短缩法的原则是缓慢进镜。

（3）建议助手随时关注患者的表情等，确认患者的状况。

内镜的硬度选择从中间值开始。在进镜后或者在 RS 患者从左侧卧位改为仰卧位后，在乙状结肠被拉伸前压迫耻骨上方，采用轴保持短缩法继续进镜。在 RS，通过充分吸气进行短缩肠管，在管腔向右侧展开的部位右旋加上下镜角操作来越过弯曲。当力量无法传导到内镜前端时，要想到乙状结肠被拉伸，可以采用后面将要介绍的用手压迫法。而当管腔看起来是直的，用手压迫管腔仍无法接近内镜时是需要结袢进镜的肠管形态。要将内镜的硬度调整到最小值后进行推进操作。当管腔看起来呈直线时，要一边左旋一边缓慢进镜，在越过弯曲处后右旋内镜加拉回操作，尽早尝试短缩肠管。推进操作时，要事先告知患者腹部会产生压迫感和疼痛，这样可以减轻患者的痛苦。

■ 轴保持短缩法和结袢法患者感受的差别

在结肠镜检查中患者感到痛苦的原因之一是肠管的过度拉伸带来的疼痛。轴保持短缩法是尽量不拉伸乙状结肠的进镜方法，因此患者不容易感到疼痛。而结袢法是拉伸乙状结肠，因此容易感到疼痛。乙状结肠冗长和粘连的病例难以用轴保持短缩法进镜。对于这种病例如果坚持用轴保持短缩法会延长检查时间，增加患者的痛苦。因此，早期判断适合用轴保持短缩法还是结袢法进镜是重要的。

■ 横结肠～升结肠（图5-25）

（1）在脾曲请患者吸气，告诉患者"有一种向上推的感觉"后慢慢推进内镜。当力量无法传递到内镜前端时，要积极地用手压迫患者腹部或者变换体位至右侧卧位。

（2）在肝曲压迫右上腹部后右旋内镜进镜，有时候将体位改变为右侧卧位也有效。

（3）如果内镜不能到达升结肠，告诉患者"鼓起肚子"并推进内镜就可以越过肝曲。

从降结肠向横结肠前进的过程中脾曲是弯曲的，由于内镜顶着膈肌，容易使患者感到疼痛，因此事先要告诉患者有可能感觉疼痛。另外，让患者深吸气可以降低膈肌，使进镜变得更容易。由于乙状结肠被拉伸造成力量无法传达时，可以让助手用手掌压迫肚脐附近以减少乙状结肠的拉伸或者采用右侧卧位使脾曲的弯曲角度变钝，以便进镜，这样可以有效减轻患者的痛苦。

在肝曲，仰卧位下吸引和右旋内镜可以使内镜前端滑入升结肠。如果吸引仍无法靠近弯曲部时，通过压迫右上腹附近使图像接近视野正中，在这个状态下右旋内镜有时候可以使内镜越过弯曲部。如果这样做还是够不到弯曲部时，可以让患者深吸气或者采用推进式进镜，但这会给患者带来痛苦，要事先和患者打招呼后再推进内镜。

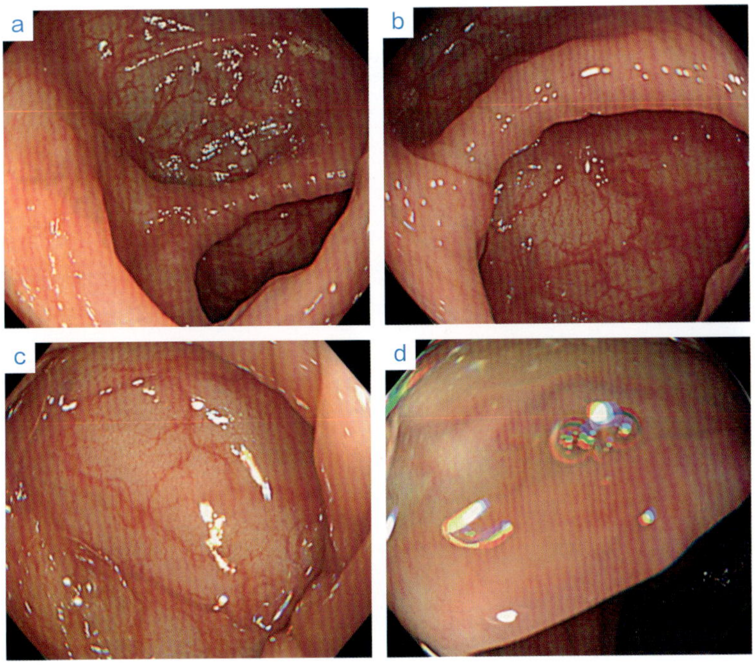

图5-25　用手压迫从横结肠进入升结肠

a. 到达肝曲；b. 通过吸引仍不能靠近的弯曲部；c. 压迫右上腹使图像靠近视野正中；d. 通过右旋及镜角的操作越过弯曲部。

■ 用手压迫的点及其寻找方法（图5-26）

（1）让患者放松腹肌。

（2）术者确认压迫的部位，并告知助手。

（3）助手用 1 ～ 2 根手指轻轻压迫。

在用手压迫前，一定要让患者放松腹肌。突然接触患者的腹部会使腹肌紧张，因此在辅助进镜需要压迫腹部时，要和患者打个招呼，请术者明确需要压迫的部位及压迫的强度后由助手按压。

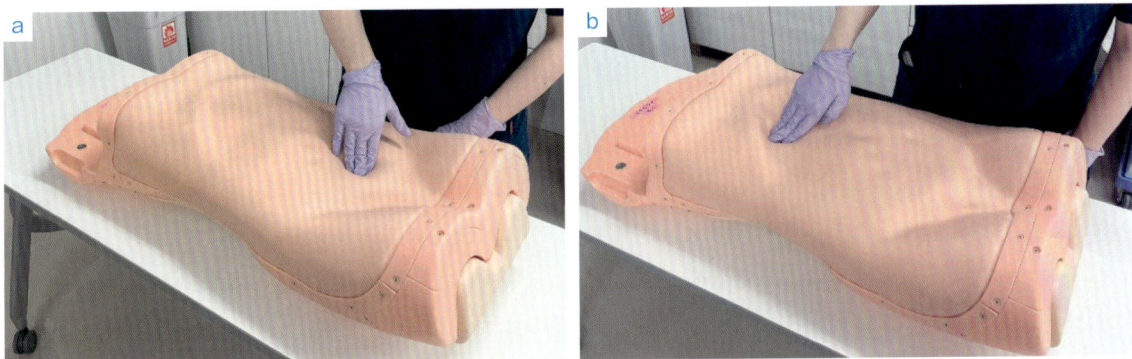

图5-26　用手压迫的点

a. 超过乙状结肠时压迫下腹部；b. 越过肝曲时压迫上腹部。

原则上按压点是用手压迫后会使肠管靠近内镜的部位，用 1 ~ 2 根手指压迫。乙状结肠在耻骨附近，肝曲在右上腹部附近，应选择压迫后会使内镜图像向镜头靠近的部位。

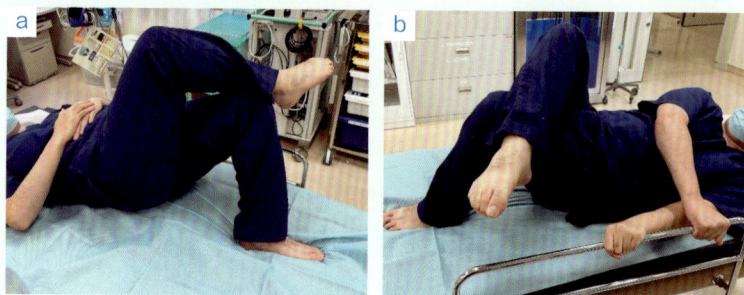

图5-27 患者在忍受痛苦
a. 脚在用力；b. 用力抓着检查床的栏杆。

交给上级医师的时机

对初学者来说，当乙状结肠即将被拉伸、不能采用轴保持短缩法进镜时，要尽快交给上级医师。另外，初学者还要考虑到患者的负担，在有些医院规定操作 10 分钟后交给上级医师。

有些初学者在乙状结肠使用轴保持短缩无法通过，直到形成一个大的祥无法解决时才上交给指导医师，但我们医院要求尽早交给上级医师。虽然对初学者来说检查的例数很重要，但是用 push 法这种给患者带来疼痛的进镜方法很难成为专家。建议大家学习上级医师在这样的病例中是如何进镜的。

┌─ **要　点** ─┐

（1）采用痛苦少的"轴保持短缩法"进镜。

（2）轴保持短缩法包括"3S 进镜技术""创造条件"和"辅助手段"。

（3）不要用 push 法以免造成结袢，要一边进行 pull back 操作一边使肠管的轴与内镜轴保持一致。

轴保持短缩法

　　轴保持短缩法是指"将从肛门到盲肠看作一条呈直线的轴，沿着该轴在不拉伸肠管的前提下进镜的方法"（图 5-28）。推进式操作的最低限度是不拉伸肠管，随时回拉内镜（pull back）将肛门到内镜前端之间的肠管短缩，始终保持内镜的轴呈直线，一边将肠管形状调整为最理想的轴一边在最短距离下进镜。在弯曲的肠道进镜，有时候会出现一过性两个轴（肠管轴和内镜轴）偏离的情况，通过不断地将偏离的轴快速复原的操作，保持双轴一致。这个过程中，需要

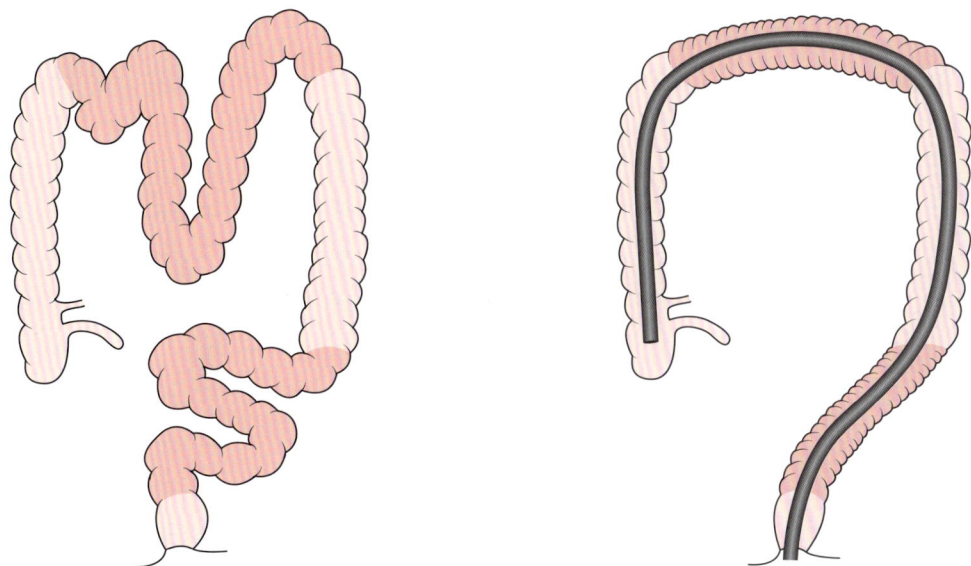

图5-28　从肛门到盲肠看起来是一条呈直线的轴的进镜方法
直肠、升结肠、降结肠是固定肠管，乙状结肠和横结肠是自由肠管。

将跨越皱襞、吸引、变换体位等相关的技术组合起来应用。如果内镜轴呈直线，可以将手的动作毫无损耗地传递到内镜前端，因此，这也是内镜下发现、观察和治疗病变的必备技术。

如果一味地采用推进式越过弯曲部，肠管就会被拉伸而形成袢，造成患者痛苦，还会使下一个弯曲变得更弯，内镜更加难以越过。最后的结果就是下一个弯曲也不得不用push法进镜，内镜轴不断偏离而不断结袢，患者的痛苦不断加重。因此，我们不要用推进式越过皱襞，而是通过调节空气量、旋镜以及调整镜角等综合操作全面回拉内镜，创造肠管轴与内镜轴一致的理想的进镜环境，这就是轴保持短缩法。

轴保持短缩法的要素

轴保持短缩法将各种操作方法及技术综合起来，可分为"3S进镜技术""创造条件"和"辅助手段"。

"尽量不使用镜角，将内镜笔直地插入（straight insertion），通过旋镜和镜角操作使内镜向侧方滑动（laterally slide）来越过弯曲部的皱襞，再通过pull back和吸引术缩短（shortening）并拉直肠管"，这一系列动作称为"3S进镜技术"（图5-29）。在开展该3S进镜技术的基础上，调整肠管和内镜的动作称为"创造条件"；将除了内镜医师的内镜操作以外的行为，即变换体位和用手压迫等称为"辅助手段"。

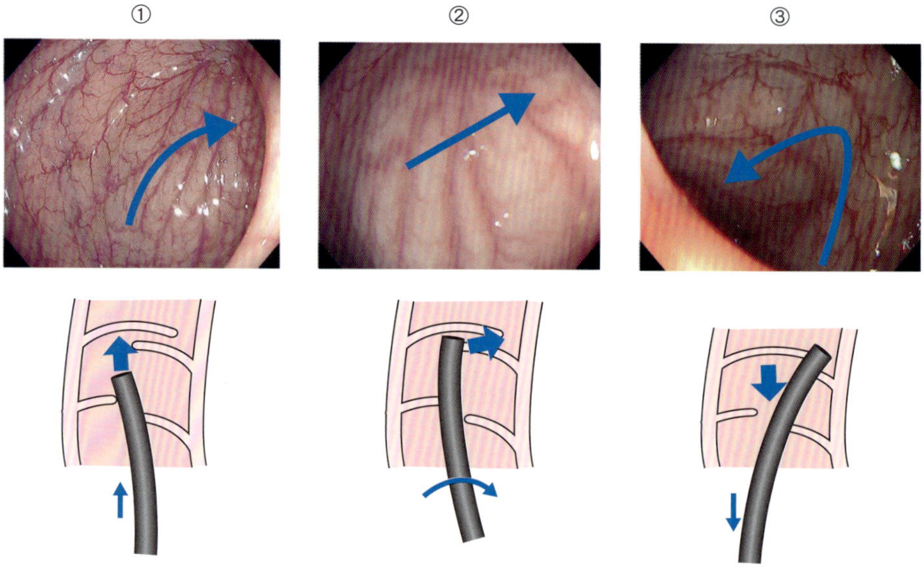

图5-29　3S进镜技术
①直线进镜；②侧向滑动；③短缩。

3S 进镜技术

在连续弯曲的肠道中插入直线形状的内镜，如何处理各个弯曲部是极其重要的。特别是在没有被固定于后腹膜的自由肠管（即乙状结肠或横结肠）中，推进内镜非常容易使肠管拉伸结袢，而短缩肠管可使肠管轴与内镜轴保持一致。

■ 直线进镜（straight insertion）

通过旋镜和吸引的相对性插入，可以将内镜沿着肠管轴直线推进。在碰到皱襞之前进行侧向滑动，但是在使用侧向滑动通过弯曲部时，非常重要的是远端肠管与肛门呈直线性短缩。如果肠管出现打弯，要通过回拉、旋镜、吸引使肠管呈直线化后再直线进镜，这是轴保持短缩法中的第一个要点，创造应用侧向滑动通过弯曲部前的条件。具体来说，在乙状结肠中，为了使管腔出现在图像的右侧（3 ~ 4点钟方向），要稍微加上向上的镜角并右旋。相反，在横结肠中要通过左旋将肠管带到图像的左侧。

■ 侧向滑动（laterally slide）

在直线进镜过程中接近皱襞后，同时采取吸引、旋镜、回拉内镜等操作，创造侧向滑动的条件。通过旋镜及镜角的协调操作将内镜稍微向侧方滑动，一边压下内角侧的皱襞一边越过弯曲部（视频5-1）。此时不要推进内镜，而是要注意将内镜轴与肠管轴保持一致，并做轻微的回拉。只有两个轴保持一致时才能越过皱襞。此时要通过向上、向下或向右的镜角微微调整内镜前端的方向，但侧向滑动不是通过左手进行角度操作，而主要是通过右手的回拉内镜和旋镜来完成。有时候，会遇到单纯靠右手回拉内镜和旋镜不能越过弯曲部的情况，需要锻炼用左手熟练进行上下左右角度调整的能力。

视频5-1
侧向滑动

■ 短缩（shortening）

短缩是将旋镜、回拉内镜、吸引组合起来的短缩肠管的操作，与下一个步骤的直线进镜相关。另外，通过短缩将远端肠管牵拉呈直线后，使下一个弯曲变得柔缓，进镜变得容易一些。实际上，通过侧方滑动不断将两个轴（肠管轴与内镜轴）对接起来的同时进行短缩的情况也不少见。在进行短缩的过程中，通过吸引减少前方肠管内过多的空气，一边旋镜避免内镜从刚刚越过的皱襞脱出一边回拉内镜。然后继续旋镜及回拉内镜并吸引，使下一个管腔像从对面覆盖在内镜一样做相对运动，同时准备下一个直线进镜。有时也会进行真正的回拉内镜，但多数情况下是将刚越过的皱襞向内镜更自由的方向旋转并回拉内镜。有时候反向旋镜也可以有效短缩肠管并拉直内镜。不管怎么样，在吸引时要不断确认管腔方向并用右手感受内镜轴的状态，朝着内镜不脱出的方向旋镜并短缩肠管。

创造条件

为实施 3S 进镜技术而进行的对肠管及内镜操作环境的调整叫"创造条件"。要不断确认进镜长度及内镜的自由度，有时候通过轻缩晃动（jiggling）保持最佳距离、关注管腔方向，通过吸引控制空气量进行相对进镜。这些动作并不是各不相关，而是相互关联的，统称为 3S 进镜技术。

■ 最佳距离及管腔方向

在弯曲部，如何很好地保持肠壁和内镜前端之间的距离是很重要的，如果离得太近将不能取得很好的视野（也就是所谓的"视野全红"），会搞不清前方的管腔，为了改善视野回拉内镜过多会使内镜脱出，而送气过多则无法靠近皱襞。在到达肠管弯曲部之前，一定要通过吸气尽量减少空气量、慢慢地回拉内镜直到再拉内镜就会脱出的状态，来保持距离（最合适的距离），并确认下一个管腔方向。要根据内镜所在的部位旋镜，做镜角的微调整。具体来说，在乙状结肠向右旋镜将肠管带到右侧（3～4 点钟方向），在横结肠向左旋镜将肠管带到左侧（8～9 点钟方向）。然后稍微旋镜后，在乙状结肠向右、横结肠向左做侧方滑动以越过皱襞并做短缩。

■ 吸引和控制空气量，相对进镜

为了改善视野而送气过多会导致肠管被拉伸、弯曲处更弯，使得进镜更困难，患者也更痛苦。不要送气并不断吸引以控制空气量，根据皱襞的形态及肠管壁的亮度等信息辨认内镜前进的方向是很重要的。要保持内镜与正面皱襞的最佳距离，观察管腔的下一个方向，通过旋镜越过皱襞。

通过吸引来减少空气量，使肠管像覆盖在内镜前端一样使内镜相对前进，缩短与下一个弯曲之间的距离（图 5-30）。如果能看到下一个弯曲部的皱襞但内镜进不去时，不要单靠推进内镜进镜，而是要通过吸气短缩肠管，使后边的肠管容易展开。相对进镜可以应用于 3S 进镜技术的所有场合。如果有肠道清洗液或粪水残留，需要全部吸引出来。

■ 内镜的自由度、进镜长度和jiggling

要不断通过进镜长度及内镜的自由度确认内镜轴和肠管轴是否一致。自由度是指右手的内镜操作直接传递到内镜前端的感觉，是感受不到抵抗感的内镜的状态。如果内镜出现严重的结袢、扭转就会使自由度消失。有自由度表明从肛门到内镜前端呈直线化，肠管被短缩、覆盖。越是进镜困难的病例越应该关注内镜的自由度，同时也要注意管腔皱襞的形状和进镜长度，正确把握目前进镜的位置。乙状结肠在轴保持短缩时，到脾曲处的进镜长度为 40～50 cm。Jiggling 是指快速、短距离的内镜前后移动的操作，可以感受内镜的自由度，并解除小的袢及扭曲，有利于短缩肠管（图 5-31）。同时进行 Jiggling 和吸引也可以做到相对进镜。

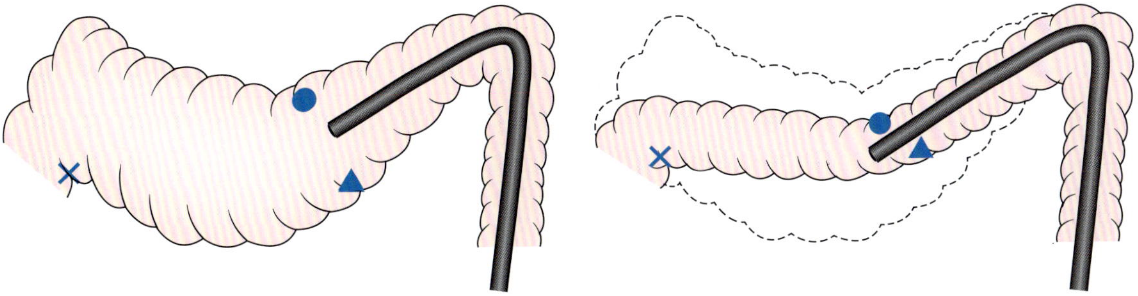

图5-30　控制空气量和相对进镜

吸出空气后，内镜越过皱襞相对前进。

图5-31　Jiggling

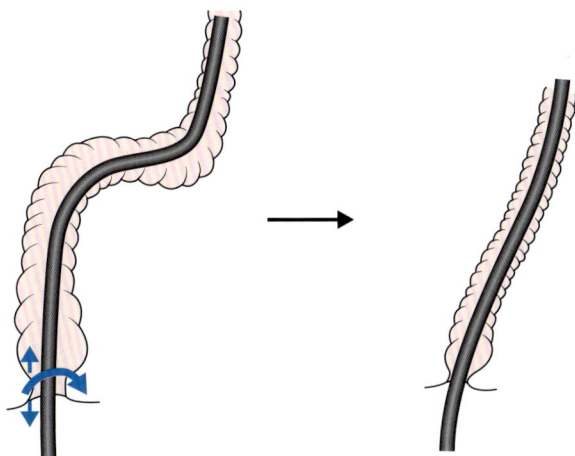

将内镜进行短距离的前后移动，将稍微拉伸、扭曲的肠管像
叠起来一样套在内镜上。

辅助手段

　　适当利用以下"辅助手段"可以更顺畅地进镜。尤其是进镜困难的病例,可采用用手压迫、变换体位等辅助手段,使用 3S 进镜技术(不用 push 法)越过皱襞。轴保持短缩法可以通过自如地使用这些手段来完成。

■ 用手压迫

　　通过助手对腹壁的压迫来改变肠道的走行和弯曲部与内镜之间的位置关系,可以在不拉伸肠管形成袢的状态下以 3S 进镜技术进镜。在相对进镜或短缩肠管的基础上,想要进行直线进镜,但是到下一个弯曲的距离怎么也不能缩短肠管时,可以通过用手压迫使前方的弯曲部或肠壁靠近内镜以便进镜。另外,通过压迫乙状结肠和横结肠的中央部,使直线化的肠镜不在中途打弯的状态下进镜。一般情况下,将内镜回拉以尽可能短缩并拉直肠管后再用手压迫是有效的方法。

■ 变换体位

通过变换体位使空气流动、改变重力方向以改变肠管走行，使弯曲部变缓，制造有利于用 3S 进镜技术越过弯曲部的条件。通过将空气移动到想要插入的前方肠管后再吸引空气，可以使前方肠管和弯曲部靠近内镜，达到相对进镜的效果。一般来说，RS 之前采用左侧卧位，从乙状结肠到横结肠中央部采用仰卧位或右侧卧位，肝曲采用左侧卧位，从升结肠到盲肠采用仰卧位是合理的，但是要想不通过推进内镜而越过困难的弯曲部时，应该尝试各种体位。

■ 其他

为了减轻送气带来的弊病，可以使用吸收快的 CO_2 送气。另外，利用前端帽就不容易形成"全红色视野"，保持最适当的距离。在从横结肠向升结肠进镜的过程中，也可以将可变硬度的内镜变硬，预防内镜在乙状结肠打弯，保持内镜的自由度。由于严重的粘连等原因不得已采用推进式进镜时，选择细的内镜或者具有被动弯曲功能的内镜可以减轻疼痛。在疼痛强烈的情况下也可以使用镇静药物。

＼ 住院医师的提问 ／

Q 初学者为了减轻患者的痛苦，选择细的内镜好吗？

A 这是个很难回答的问题。如果不得已需要采用推进式进镜，使用细的内镜也许会减轻患者痛苦。但是推进式进镜本身会给患者带来较大的痛苦，如果有可能还是尽量用轴保持短缩法进镜。尤其是对初学者来说，普通的内镜（粗的）更容易实施轴保持短缩法。和普通内镜相比，细的内镜更容易受肠管的韧性及重量的影响，需要多使用回拉法，时常保持从内镜前端向肛门"牵拉"的张力，需要更强的拉直意识。另外，细的内镜镜角和旋镜的操作力量不容易传达到内镜前端，所以越过弯曲部皱襞的能力更差。因此，如果您用普通的内镜很容易实施轴保持短缩法，那么即使内镜不是完全拉直而有少量弯曲，只要沿着原来的肠管轴，用细的内镜也能够完成轴保持短缩法进镜。在我们医院不建议初学者使用细的内镜。

6 发现病变前的进镜法、观察法：减轻痛苦的策略

（北部医疗中心安佐市民病院编写）

朝山直树，永田信二

> **要 点**
>
> （1）结肠镜进镜时，最重要的是不做不必要的送气。
> （2）视野全红是危险信号。
> （3）通过确认皱襞的走行和吸引肠液确认肠管的方向。

结肠镜进镜法一直是一个课题，是很深奥的技术。虽然在不同的学习阶段有不同的学习内容，但是对进镜技术需要以慎重的态度来面对。进镜有很多种方法，最重要的是将患者的痛苦控制在最小限度，以无痛苦的进镜为目标，这对于提高患者对结肠镜检查的接受度也是重要的。现在，以内镜黏膜下剥离术（endoscopic submucosal dissection，ESD）/内镜黏膜切除术（endoscopic mucosal resection，EMR）为首的很多内镜治疗技术被大量开展，细致、可靠的进镜手法直接关系到精准的内镜治疗手法。进镜方法的基础是轴保持短缩法（保持内镜轴，用内镜的前端钩住弯曲部，在不拉伸肠管的情况下进镜到结肠深部的方法）。在进镜遇到困难时，不要拘泥于全结肠镜检查，不要花很长时间勉强坚持进镜，要在适当的时候交给上级医师，有勇气地撤退。或者改做钡灌肠检查、结肠CT或双气囊内镜检查，也可以改日再试。这种适时后退的心态很重要。

结肠镜检查前需要确认的事项

■ 检查前患者信息的收集

预约结肠镜时需要确认患者的体形（胖、瘦）、手术史（有无开腹手术、妇科手术史）、排便习惯（是否便秘）、有无结肠镜检查史（如有，当时进镜是否困难）、是否伴有基础疾病等。

■ 肠道准备

在肠道准备时，如果排出像嵌在憩室内的大便（圆形固体大便），则推测可能存在憩室。存在憩室时，即使大便已经清亮，后续仍有可能排出嵌在憩室内的粪便，需要引起注意，因为这有可能妨碍进镜。对于平时便秘的患者，最好从几天前就开始服用缓泻药物。

■ 使用的内镜种类

截至 2023 年，我们医院使用的是奥林巴斯公司制造的 260、290 系列和富士胶片公司制造的 EC-590ZW/L600ZP7，但我本人常规使用具有放大功能的 CF-H260AZI、CF-HQ290ZI 和 CFXZ1200L/l（均为奥林巴斯公司制造）。这 3 种内镜与其他内镜相比更粗，290 系列有"被动弯曲、解除手杖现象""插入部高传导性：即使插入部弯曲或结袢，也可将手部的力量尽可能传导到内镜前端部的设计""可变硬度"等功能，因此可能更容易进镜。

根据检查前患者信息，如果怀疑高度粘连预计进镜困难时，选择前端硬性部短的、可变硬度的 PCF-Q260AZI 等内镜。即使这样选择依然进镜困难时，可选择更细、弯曲角度更大的 GIF-H260Z 等 GIF 系列或治疗用内镜 PCF-H290TI。

■ 镇静药物、镇痛药物的使用

在我院，镇静药物使用咪唑安定 10 mg，用 1 安瓿（1A）的生理盐水稀释至 10 ml 后，使用 2 ~ 4 ml 即可充分镇静；镇痛药物使用戊唑辛 15 mg/1A，0.5 ~ 1A，或根据需要使用盐酸哌替啶 0.5 ~ 1.0A。但是，如果过于依赖镇静、镇痛药物，就有可能掩盖结袢或者肠道过度扩张等穿孔风险而继续检查。还有可能注意不到进镜手法的缺点，阻碍进镜技术的进步。不建议过多使用。

■ 使用CO_2送气

在我院无论检查还是治疗，全部使用 CO_2 送气。CO_2 的吸收速度为空气的 150 ~ 200 倍，可以预防肠腔内压力上升，减少患者因腹胀、腹痛使用镇静、镇痛药物的使用量（图 5-32）。

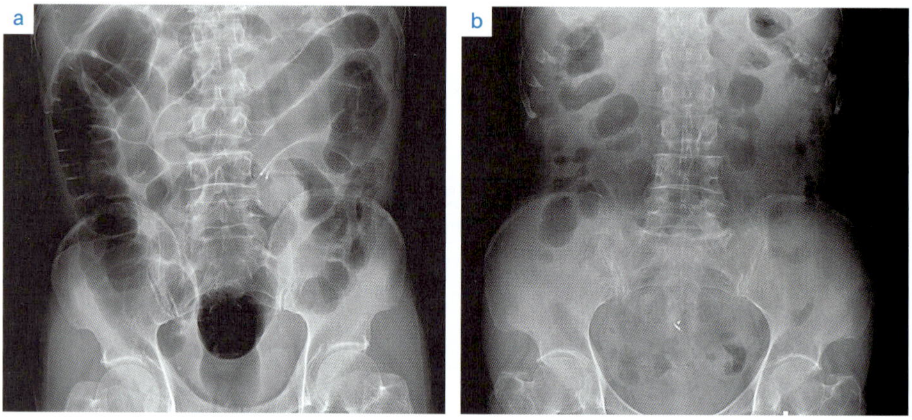

图5-32　使用空气和CO_2时的腹部X线片
a. 腹部X线片（使用空气时）；b. 腹部X 线片（使用CO_2时）。

进镜时的要点（最佳距离与空气量的重要性）

■ 最佳距离（图5-33a~c）

最佳距离是内镜前端与对侧肠黏膜之间的距离，内镜可越过内侧皱襞且没有接触到对侧黏膜的必要距离。

所谓的全红是危险信号。全红是内镜前端与肠黏膜接触后，内镜图像变成全红、看不见管腔的状态（图 5-33a）。结肠壁厚 5 mm，非常薄，如果强行推进内镜有可能造成穿孔。如果发生了视野全红的情况，要立即将内镜稍微回拉并确认肠管的方向后再次进镜。

另外，挑起内侧皱襞的技巧并不是要真正挑起皱襞，而是保持和对侧黏膜"不贴近、不离开"的距离，将内镜滑入下面的肠管管腔方向（图 5-34）。

在熟练后即使不能看见内侧皱襞的"边缘"，通过对侧黏膜的形态以及亮度可以预测肠腔的方向（对侧黏膜较暗的方向常常是管腔的方向）（图 5-33b）。

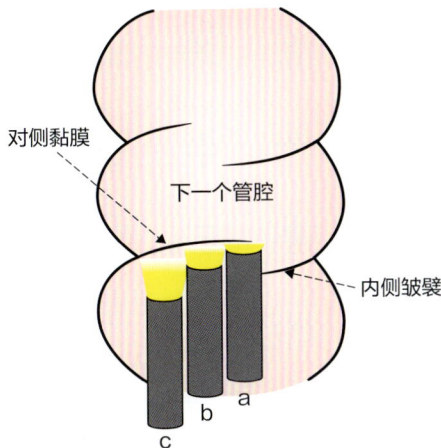

图5-33　内镜前端与对侧黏膜之间的距离

a. 全红（不好）：内镜过于接近对侧黏膜的状态；b. 合适的距离（好）：内镜越过内侧皱襞，但是视野没有全红，正好的状态；c. 未接近：内侧皱襞在眼前，内镜没有接近的状态。

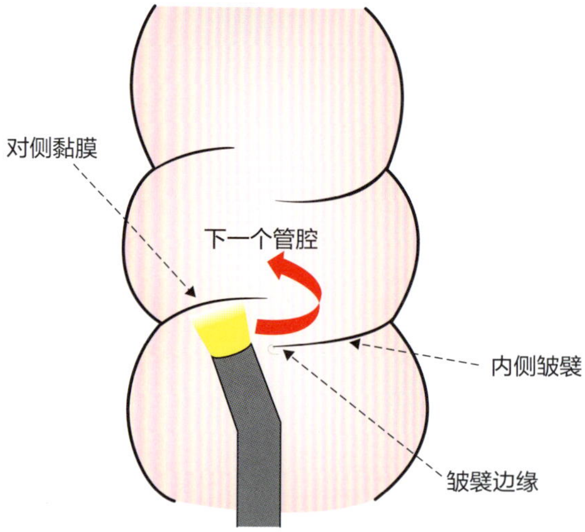

对侧黏膜

下一个管腔

内侧皱襞

皱襞边缘

图5-34　挑起皱襞的技巧

■ 适当的送气量（图5-35a～d）

在学习结肠镜进镜手法时有很多要点，其中最重要的是进镜时的送气量。在结肠镜进镜过程中由送气过度造成进镜困难应该是每个医师都经历过的事情，即使是上级医师，虽然没有打算送气，为了确保视野也会无意识地用手指贴在送气按钮上送气。如果送气过度，肠道会弯曲成锐角，很难进镜。结肠镜进镜过程中最难的是通过乙状结肠，在乙状结肠过度送气会使降乙交界（SDJ）的角度变成锐角，进镜变得很困难，因此，应注意不要过度送气。特别是初学者，在看不清肠管方向时会送气，使肠管管腔扩张，这样反而很难进镜。当难以明确肠管方向时，要通过皱襞的走行或者吸引肠液（肠道清洁液），以肠液的流动方向作为标志进镜。注意不要送气过多，将肠液（洗肠液）流入的方向作为标志进镜即可。重要的是不要过度送气，送气过多导致肠管拉伸，无论怎样吸引也不会使肠管恢复成原来的形状。

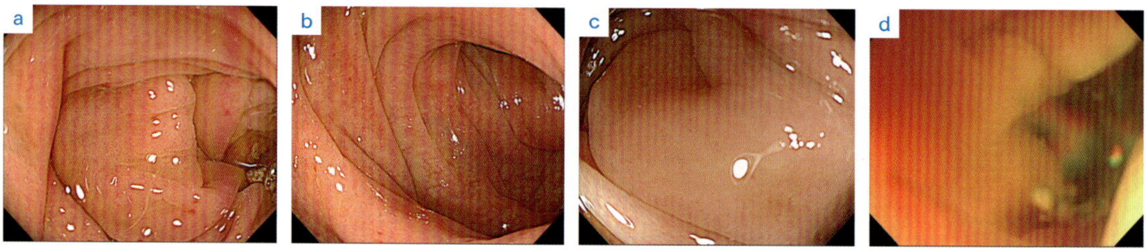

图5-35　适当的送气量

a. 无送气的内镜图像：空气少的时候，在内镜图像上肠管在2点钟方向；b. 送气过多时的内镜图像：和图a在相同的部位，送气使肠管打开，肠管的角度变成锐角；c. 确认进镜方向：在空气量少时，通过皱襞的方向确认肠管的方向，11点钟为进镜方向；d. 确认进镜方向：通过只吸引肠液而不吸引黏膜确认肠管的方向，从2点钟方向进镜。

■ **吸引空气**

减少肠管内的空气并不是要吸引黏膜，而是在每次越过皱襞稍微向上打镜角后，回拉内镜进行吸引。通过重复这样的操作使肠管自然接近内镜，操控内镜进镜。这个方法用于①乙状结肠最高点到 SDJ 和②横结肠肝曲是非常有效的。

（1）当乙状结肠最高点由于送气被拉伸或者比一般人更高的时候，通过吸气使乙状结肠最高点下降，肠管靠近内镜，右旋内镜就可以使内镜通过 SDJ 进入降结肠。

（2）在从横结肠中央部越过肝曲进镜到升结肠时，通过吸引空气使肝曲自然靠近内镜，右旋内镜就可以进入升结肠。不仅是吸引空气，吸引肠液也是有效的。进一步让患者深呼吸（膈肌及肝脏下降、使弯曲部的角度变钝）以及用手压迫（压迫脐周可以控制横结肠及乙状结肠打弯，使力量更容易传导到内镜前端）有时候也有帮助。

■ **其他方法**

在最难通过的乙状结肠，如上所述，需要用内镜前端钩住弯曲部并旋镜，有时候打向下的镜角会有帮助。利用向下的镜角是指将打着向上镜角的内镜恢复到中立位，而不是单纯打向下的镜角。只要将向上的镜角打向下就会把与前进方向不同的内镜朝向前进的方向。这样会使内镜前端稍微前进（前端的可及范围变大），有时可到达下一个管腔（图 5-36）。

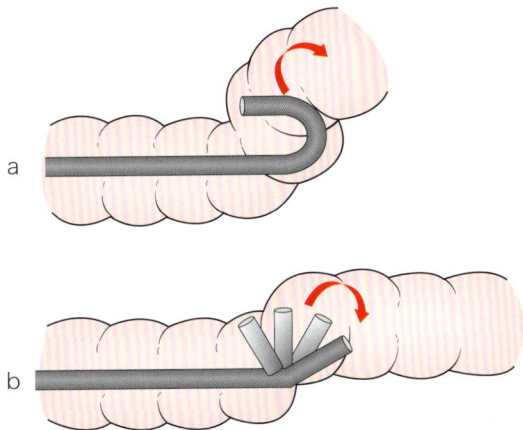

图5-36　利用向下打镜角的方法
a. 打着向上镜角的状态；b. 将向上的镜角向下打，使内镜恢复到中立位。

参考文献

[1]　田中信治 監修，永田信二，冈　志郎 編集：見逃しのない大腸内視鏡の挿入・観察法．日本メディカルセンター，東京，2012.
[2]　高木　篤：腸にやさしい大腸内視鏡挿入法．医学書院，東京，2005.

发现病变前的进镜法、观察法：做没有漏诊的筛查
（群马大学病院编写）

田中宽人

要　点

（1）如果有可能，尽量在升结肠做反转观察。

（2）在直肠要关注 10 点钟方向，且一定要做反转观察。

（3）通过调整空气量、镜角操作以及旋镜，仔细观察弯曲部以及皱襞背侧，避免漏诊。

通过结肠镜切除所有的腺瘤性病变可以将结肠癌的发生风险减少 76% ~ 90%，而一次结肠镜检查很难发现所有的腺瘤性病变，结肠镜腺瘤性病变的漏诊率约为 25%。漏诊的原因之一是皱襞背侧、肝曲、脾曲、SDJ 等弯曲部位成为观察的死角。如果只是笔直地退镜就会出现观察死角，因此需要通过反转观察、变换体位、调整空气量、旋镜以及镜角操作来减少漏诊。另外，平坦型病变在送气过多时也难以发现，因此在检查过程中要反复送气和吸气，不断进行空气量的调整，注意观察是否有凹凸、颜色改变、血管的中断等微小变化。

本节介绍一下我院在结肠镜检查中为了减少漏诊而实施的观察法。

各部位的观察技巧

■ 盲肠

在盲肠，回盲瓣的背侧有时会成为观察死角。我们不要满足于看到回盲瓣，而是要彻底进镜到盲肠，有意识地观察回盲瓣背侧是否隐藏着病变。由于液体以及粪便残留在背侧有可能遗漏病变，要在充分清洗、吸引的前提下开始观察。如果因为粪便难以观察时，可以改变体位观察，努力减少漏诊。

■ 升结肠

与其他部位相比，升结肠由于皱襞深，单靠顺镜观察容易漏诊皱襞背侧的病变，要联合使用镜角的操作一边压着皱襞一边认真观察。由于在升结肠行反转观察可以降低漏诊率，因此在有可能的情况下要尽量行反转观察（图 5-37）。如果内镜比较粗，可能给患者带来痛苦，还存在黏膜损伤以及穿孔等风险，故我们在常规检查中使用细的肠镜。在行反转观察时，要先和

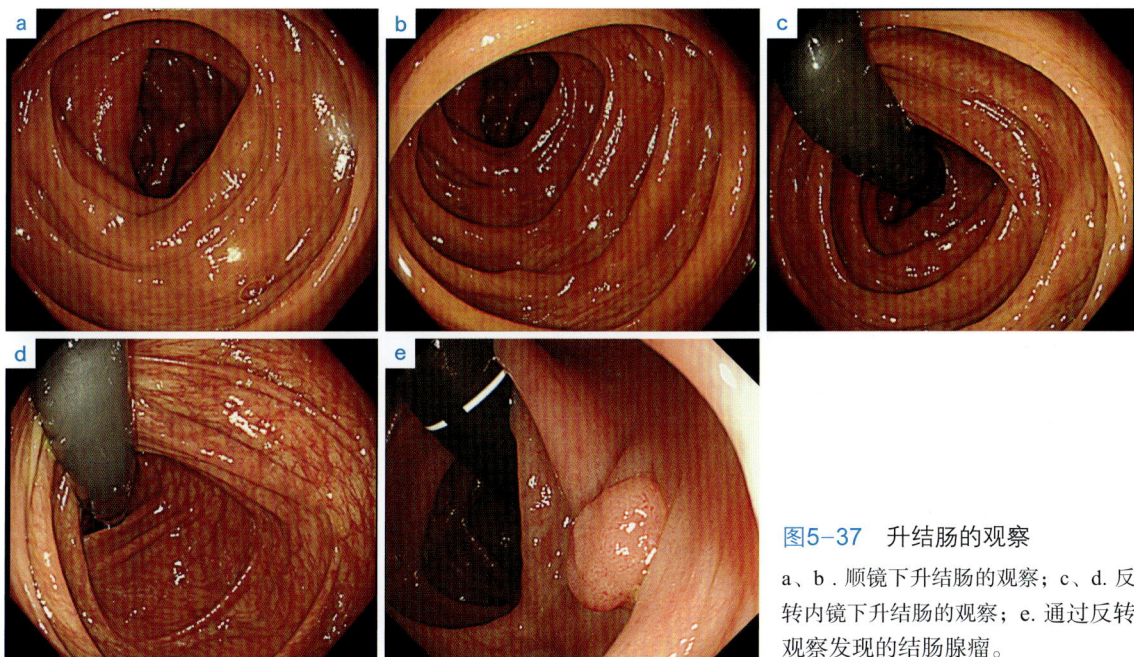

图5-37 升结肠的观察

a、b.顺镜下升结肠的观察；c、d.反转内镜下升结肠的观察；e.通过反转观察发现的结肠腺瘤。

患者打个招呼，同时注意观察患者的表情是否痛苦，争取在可行的范围内实施操作。

■ 肝曲、脾曲

由于肝曲和脾曲的弯曲角度大，甚至连进展癌也会漏诊，所以要联合使用旋镜和镜角操作慢慢地退镜。另外，向容易积存空气的方向变换体位也是有效的。由于内镜在弯曲部容易脱出，当内镜脱出时要再次进镜观察，建议反复观察几次。

■ 降结肠

仰卧位观察时，由于背侧存留液体，要在充分吸引之后再观察降结肠。另外，当空气难以存留时，可以让患者稍微抬起左腰，使肠管内的空气移动，有时候会更容易观察。SDJ和肝曲一样，由于内镜脱出而难以做详细观察，因此要再次进镜，将弯曲部伸展开以减少观察死角。

■ 乙状结肠

乙状结肠原则上要在容易存留空气的左侧卧位观察。另外，要用适量的空气将折叠的肠管伸展开，通过镜角操作以及旋镜的动作仔细地压着皱襞观察。有时候会由于肠蠕动而使内镜很快脱出，这时候要再次进镜，努力避免遗漏病变。

■ 直肠

和观察乙状结肠一样，采取左侧卧位利用空气观察。由于RS的弯曲部容易成为死角，尤其需要注意。通过在Rb行反转观察可以减少漏诊，但是无论是顺镜观察还是反转观察都会存在观察死角，在顺镜观察中Rb的10~11点钟方向在反转观察时也是难以观察的部位。在反转观察时要稍微推进内镜，向顺镜观察时的 10 ~ 11 点钟方向打镜角，注意一边稍微吸气一边缓慢退镜。反转观察时，内镜的背侧容易隐藏病变，因此要在镜头与镜身的角度稍微偏离的状态下，至少拍下 2 张照片（图 5-38）。

直肠是神经内分泌肿瘤（NET）等黏膜下肿瘤的好发部位，需要注意观察是否有轻微的隆起以及颜色的改变。

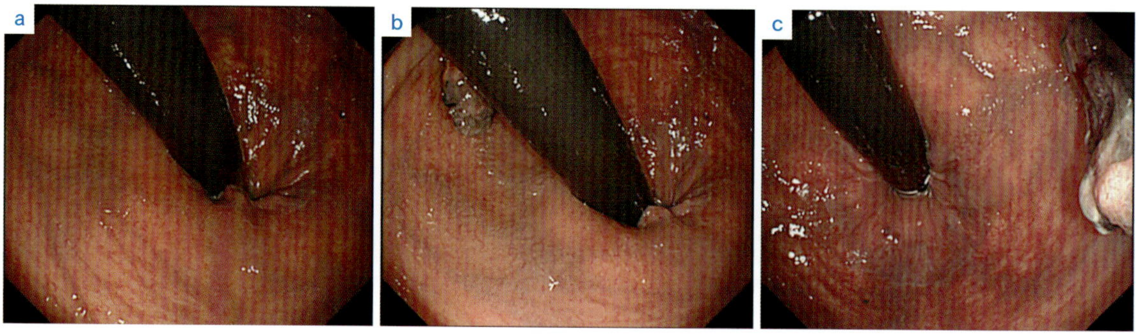

图5-38　直肠的反转观察
a. 直肠的反转观察；b. 隐藏在内镜背侧的病变；c. 旋镜并推进，确认存在病变。

图像增强内镜（IEE）观察

目前普及的图像增强内镜（image enhanced endoscopy，IEE）包括 NBI 内镜（奥林巴斯公司）、BLI 内镜、LCI 内镜（富士胶片公司）。关于 NBI 内镜对于息肉的发现能力，最初主要是由于图像较暗，有效性被否定。2012 年出现了 EVIS LUCERA ELITE SYSEM（奥林巴斯公司），2020 年出现了从氙灯光源改良为 LED 光源的 EVIS X1（奥林巴斯公司），都能够获得明亮、高清的图像，期待这两种内镜有助于提高对息肉的发现能力。另外，富士胶片公司使用激光光源获得明亮的 BLI、LCI 图像，有报道称与 WLI 相比，BLI、LCI 发现的病变数显著增加。我们医院虽然不是在常规检查全过程中使用特殊光，但是在需要的时候会联合特殊光进行检查。

人工智能辅助诊断

在日本，截至 2023 年 3 月已经有人工智能（artifcial intelligence，AI）辅助的结肠镜影像诊断支持软件销售，包括 EndoBRALN 系列（奥林巴斯公司）、CAD EYEM（富士胶片公司）、WISE VISIONM（NEC 公司）、EIRL Colon Polyp（EIRL 公司），均具备病变检出功能。使用计算机辅助诊断（CADe）系统进行了多个随机化比较试验，对这些结果的荟萃分析显示通过使用 CADe 可以提高 10% 的肿瘤检出率。

我们医院也有几个房间可以使用 AI，我们正在积极使用中（图 5-39）。

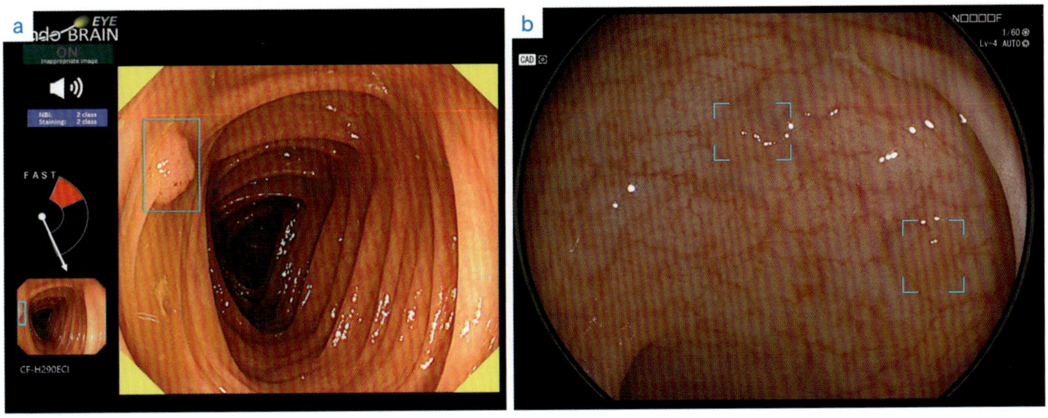

图5-39 AI辅助诊断

a. EndoBRAIN®-EYE 发现病变；b. CAD EYEM发现病变。

总结

　　介绍了我院为了降低结肠镜的漏诊率而进行的筛查方法。虽然特殊光及 AI 在不断进步，但是对于隐藏在皱襞背侧或者弯曲部的病变，如果没有获得病变的图像是没有帮助的。内镜医师要知晓容易形成死角的部位，而且需要考虑如何在图像中将病变显示出来。

参考文献

[1] Winawer SJ, et al：Prevention of colorectal cancer by colonoscopic polypectomy. The National Polyp Study Workgroup. N Engl J Med. 1993; 329: 1977-1981.

[2] Heresbach D, et al：Miss rate for colorectal neoplastic polyps：a prospective multicenter study of back-to-back video colonoscopies. Endoscopy. 2008; 40: 284-290.

[3] Dinesen L, et al：Meta-analysis of narrow-band imaging versus conventional colonoscopy for adenoma detection. Gastrointest Endosc. 2012; 75: 604-611.

[4] Ikematsu H, et al：Detectability of colorectal neoplastic lesions using a novel endoscopic system with blue laser imaging：a multicenter randomized controlled trial. Gastrointest Endosc. 2017; 86: 386-394.

[5] Min M, et al：Comparison of linked color imaging and white-light colonoscopy for detection of colorectal polyps：a multicenter, randomized, crossover trial. Gastrointest Endosc. 2017; 86: 724-730.

[6] Barua I, et al：Artificial intelligence for polyp detection during colonoscopy：a systematic review and meta-analysis. Endoscopy. 2021; 53: 277-284.

[7] Uraoka T, et al：Computer-assisted detection of diminutive and small colon polyps by colonoscopy using an extra-wide-area-view colonoscope. Endoscopy. 2021; 53: E102-103.

8 发现病变前的进镜法、观察法：做没有漏诊的筛查
（昭和大学横滨市北部病院编写）

宫地英行

⎯ 要 点 ⎯

（1）采用轴保持短缩法进镜及调整空气量很重要。
（2）确认正确的位置及知晓观察困难的部位。
（3）检查者头脑中要有对凹陷型病变、平坦型病变的认识。
（4）联合使用靛胭脂及附件。
（5）检查时不要勉强，可以考虑更换医师或者择期再做。

在结肠镜检查中患者没有痛苦固然重要，但是观察和治疗病变是结肠镜的根本目的。对于病变的观察包括发现及检出、性质及量的诊断，后者为肿瘤与非肿瘤的鉴别。对于恶性肿瘤还要诊断浸润深度，通过色素放大内镜诊断（pit pattern 分类）、IEE 诊断（基于 NBI 的 JNET 分类等）、超放大内镜诊断（EC 分类）等决定病变的治疗方案。在本节中介绍"如何发现病变"以及需要注意的事项。

在观察中，轴保持短缩法进镜是基础

为了能自如地操作内镜进行无死角的观察，必须确保手的微小动作能准确传递到内镜前端。为了获得对好焦距的内镜图片必须很好地控制病变与内镜前端之间的距离。在内镜治疗中，如果不能按照自己的想法控制内镜，治疗本身就是危险的。以轴保持短缩法为基础，用左手进行镜角操作、吸引和送气等，用右手进行进镜、退镜和旋镜的调整，并且使两者顺畅地协作，才能够胜任结肠镜的进镜、观察及治疗。

采用推进式进镜时，由于肠管被拉伸或者扭曲，在退镜时内镜会很快脱出，而且不能明确病变的部位。如果能在轴保持短缩法下进镜就可以避免这些问题。然而，在肝曲、脾曲、部分乙状结肠有意使内镜稍微弯曲，有时候可以获得良好的视野。向患者说明多少会有些疼痛后再谨慎地推进内镜将肠管拉伸后观察，也会对病变的发现有所帮助。

边调整空气量边观察

采用轴保持短缩法进镜，开始观察时的空气量较少，需要在退镜时进行一定程度的送气。

一般认为通过增加气量使肠管膨胀，能观察到肠管全貌，观察死角也较少。但是，如果将空气吸出，使肠管管腔向中央靠近，有时候会使切线方向的病变更容易被观察到。在不同的部位增加或者减少空气量以增加发现病变的机会是重要的。通过改变空气量使病变部分和正常黏膜产生伸展性的不同，容易捕捉到乍一看很难注意到的凹陷型病变和平坦型病变。

在退镜观察花较多时间会增加肠道内的空气量，患者会痛苦。另外，解痉药物也会失效，开始出现肠蠕动而不能继续观察。因此，在送气观察后，要采取把口侧的空气吸引出来后再观察肛侧等避免空气量过多的措施。一般来说，发现病变时应该花一定的时间仔细观察，但是整个结肠镜检查的速度也是很重要的。同时还要注意患者的表情和用力的情况，适当地和患者交流。对没有麻醉的患者，要一边让患者看显示器画面一边做实况解说等，争取完成满意度高的检查。

认识到难以观察的部位

一般大的弯曲的内侧以及皱襞的背侧容易形成死角，需要谨慎地观察。具体来说，升结肠半月瓣的皱襞背侧和回盲瓣下唇盲肠侧、肝曲、横结肠中央部、脾曲、SDJ 的弯曲部、直肠的 Houston 瓣的背侧以及肛管附近是容易形成观察死角的部位（图 5-40），在这些部位需要变换体位、改变空气量等，甚至稍微推进内镜，去尽可能减少观察死角。无论如何，采用轴保持短缩法进镜，要有意识地将标志性解剖部位一个个拍照，根据进镜长度和管腔的形态正确认识内镜前端的位置（正在观察的部位）并继续内镜检查。

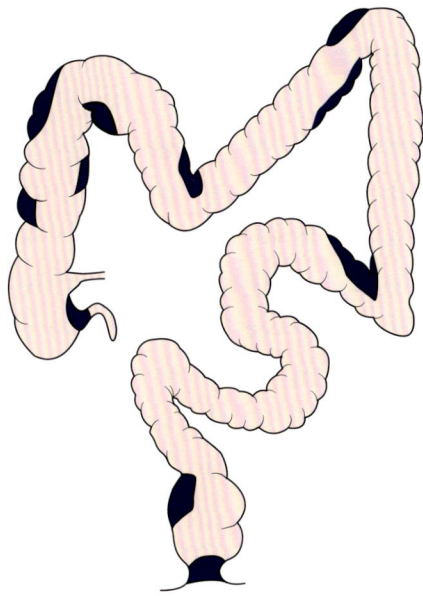

图5-40 难以观察的部位（蓝色部分）

对凹陷型病变和平坦型病变的认识

即使对初学者来说，息肉等隆起型病变也是比较容易凭感觉捕捉到的，但是和正常黏膜高低差少的凹陷型病变和平坦型病变，如果不是很认真地观察就会难以发现。黏膜浅红色及褪色和正常黏膜有着细微的颜色差，由于光反射出现黏膜的光泽不同、皱襞的变形以及轻微的增厚，还有增减空气量引起的管壁伸展性的扭曲等表现是发现病变的契机。我们要知道在结肠有凹陷型病变及平坦型病变，应充分认识这些病变的特征，哪怕是很小的可疑之处，一定要积极进行靛胭脂染色确认（图 5-41、5-42）。

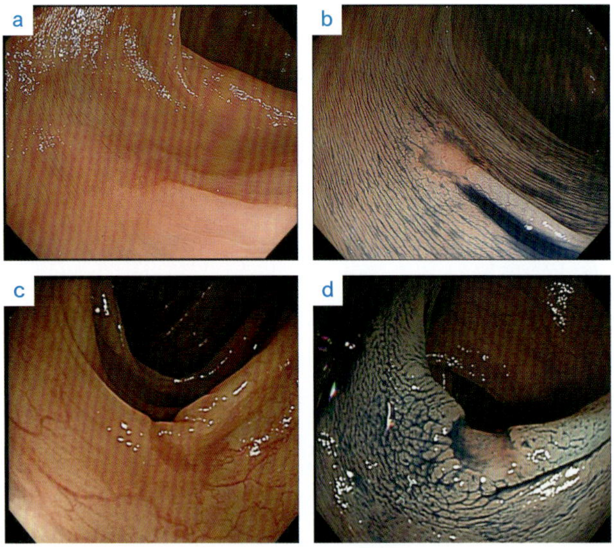

图5-41 凹陷型早期结肠癌（Ⅱc）的内镜图片
a. 病例1 普通光观察；b. 病例1 靛胭脂染色；c. 病例2 普通光观察；d. 病例2 靛胭脂染色。

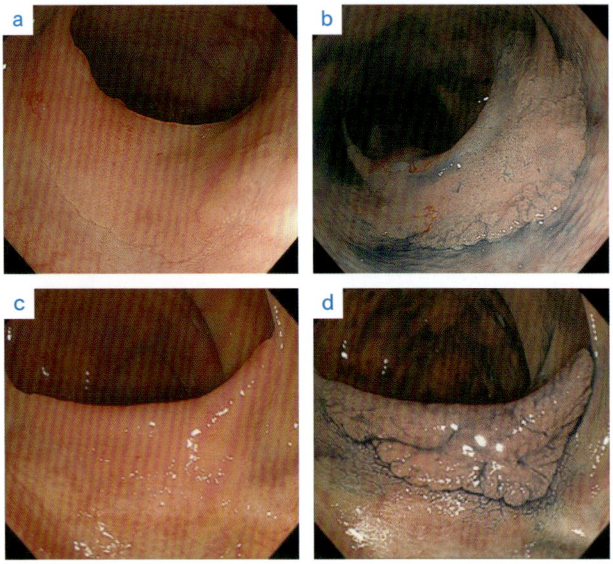

图5-42 平坦型早期结肠癌［非颗粒型大肠侧向发育型肿瘤（non-granular type laterally speading tumor，LST-NG）］的内镜图片
a. 病例1 普通光观察；b. 病例1 靛胭脂染色；c. 病例2 普通光观察；d. 病例2 靛胭脂染色。

进镜时也要发现及观察病变

对病变的观察、处理基本上是在退镜时进行的，但是乙状结肠的病变有时只能在进镜时观察到。即使想进镜到深部后在退镜时观察，但是由于摩擦、出血、蠕动等使观察条件变差，有时也拍不出清晰的图片。有时候需要在进镜时进行适当的观察和治疗，但是对初学者并不推荐。在进镜时发现病变后，可以让护士记下病变部位等。另外，在用推进式进镜时，由于肠管被拉伸，有可能不能正确地判断病变的部位，因此采用轴保持短缩法进镜是非常重要的。

相反，如果有多发息肉，在退镜时从内向外按顺序仔细观察每一个息肉，会由于出现肠蠕动，使最后的观察变得很困难，对于这样的病例，张弛有度的观察是重要的。要优先观察凹陷型病变以及较大的肿瘤等，对这些做出一定程度的判断的同时，在进镜时观察有时候也是必要的。

联合靛胭脂染色及图像增强功能

近年来有 NBI、LCI、TXI 等对发现病变有帮助的报道，也许今后会迎来不使用普通光，从一开始就用特殊光观察的时代。但是，现阶段认为在普通光观察后接着靛胭脂染色是发现病变最有效的方法。当上次发现的病变这次无论如何都找不到时，可以进行靛胭脂染色。

用附件拨开皱襞

在结肠，总会有观察困难的死角，我们要通过变换体位以及调整空气量尝试进行仔细的观察，在我们无论如何都要观察皱襞背侧时，可以用 NT 管（图 5-43）和钳子压下皱襞观察。另外，在退镜时使用能拨开皱襞的附件（Endowing 等，图 5-44）也是有帮助的。

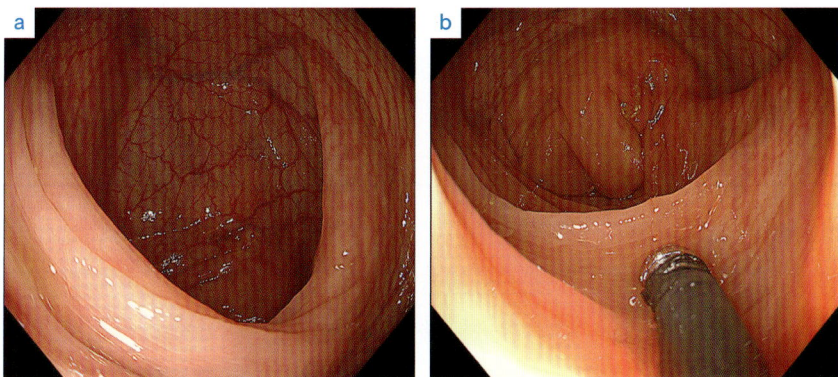

图5-43 用NT管（奥林巴斯公司）压下皱襞观察

a. 皱襞背侧；b. 用NT管压下眼前的皱襞观察。

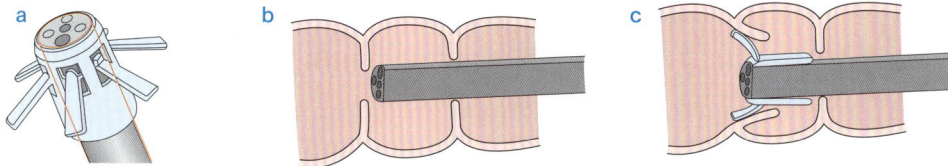

（参考文献1制作而成）

图5-44 Endowing的模式图

a. 张开翅膀；b. 进入结肠；c. 张开翅膀，缓慢退镜可以扩大视野。

有关升结肠和直肠的反转观察

为了发现皱襞背侧的病变以及观察肛管附近，可在升结肠或直肠做反转观察。确实，快速反转并仔细观察可提高病变的发现率，但反转有可能损伤黏膜、产生疼痛，有时甚至还会穿孔。应事先交代内镜治疗存在穿孔的风险，这是内镜治疗中可能发生的并发症。针对只是为了检查而来院就诊的患者强调有可能（因穿孔）需要急诊住院和急诊手术，会影响患者对医院的信赖程度。

对于整个结肠进行反转观察是不可能的，尤其是初学者，不要将反转观察作为常规观察，要先练习通过调整空气量以及变换体位进行无死角的观察。

笔 记

我们只能看到自己认识的物体

我的老师工藤进英教授演讲中的幻灯片有一个著名的有关"歌德"的幻灯片。

和歌德（1749—1832）的照片放在一起的是名言"Man sieht nur das.was man weiß"。英语为 You only see what you already know，翻译过来就是我们只能看见自己认识的物体。的确，我们是将概念和物品命名后认识这个世界的，不认识的物体即使是从眼前通过也不会认识。如果我们不知道凹陷型早期结肠癌和LST是什么样的病变，表现为什么样，就不能发现这些病变。为了高效地发现病变，要在研究会、学会、图谱等中多学习。工藤先生就是这样教导我们的。

转交给指导医师

即使使用以上措施观察依然困难的病例及病变，要尽早交给指导医师，这是很重要的。要拍好照片，通过一系列的照片，让即使不是检查医师也能判断检查时的状态以及病变部位和病变性状，直至内镜诊断。我们不仅要学习进镜法及治疗操作，还要向指导医师学习观察法。要观摩能够迅速、无痛苦进镜并拍摄照片的指导医师的操作，并模仿及实践。

不要拘泥于一次就完成检查

在肠道准备、部位和蠕动等条件差时，有时候会出现无论如何也无法发现病变的情况，这时候适时结束检查是很重要的。暂缓一段时间后再检查，条件会比想象的改善很多，有时候会很容易观察和发现病变。不要勉强自己一次肠镜就完成检查，也不要忘记还有暂缓一段时间再检查的选择。

参考文献

[1] https://www.info.pmda.go.jp/downfiles/md/PDF/170361/170361_27B1X00032000023_A_01_02.pdf（2023 年 4 月阅览）

9 发现病变前的进镜法、观察法：减轻痛苦的策略
（北部医疗中心安佐市民病院编写）

观察法的基础

原则上观察是在进镜及退镜两个过程中进行，详细的观察应该是在退镜时：要用充分的时间（至少 6 分钟）观察。我们医院的标准是 6 ~ 15 分钟。

观察要点包括：①血管的透见状态（消失、中断、增加等）；②黏膜颜色改变（发红、褪色等）；③结肠皱襞的状态（牵拉、肥厚、中断等）。一边关注是否有上述情况一边像翻看皱襞一样精细地观察。如果内镜脱出，要再次进镜观察。另外，由于存在观察死角，要充分了解这些死角后进行谨慎的观察。主要的死角包括回盲瓣背侧、盲肠口侧、生理性弯曲部（肝曲、脾曲）、降乙交界（SDJ）、直乙交界（RS）的内侧、皱襞背侧、肛管等。以下介绍各个部位的具体观察方法及技巧。

不同部位的观察方法及技巧

■ 升结肠

由于半月皱襞较深以及有粪块残留等原因，皱襞的背侧（口侧）会成为观察死角，用前视的观察有可能漏掉病变。因此，要充分使用上下、左右镜角，就像压着皱襞一样画着圆形缓慢退镜、观察。稍微减少空气量有可能观察到隐藏在皱襞背侧的病变。

■ 肝曲

结肠中弯曲角度最大的部位，甚至可能漏诊这个部位的进展期癌。另外，由于有粪水残留造成观察困难，一定要充分吸出粪水后观察。从仰卧位改变为左侧卧位进行观察有时候也会有帮助。

■ 脾曲

在仰卧位观察脾曲到降结肠会由于难以存留空气，不能在皱襞伸展的状态下观察。这是由于降结肠在解剖学上位于重力的下方，注入的 CO_2 气体会移动到重力更小的横结肠或升结肠。如果继续送气，在横结肠和升结肠充分扩张后，降结肠会扩张开来。但是由于过度送气会使患者痛苦，有时还会诱发迷走神经反射。因此，稍微向右侧卧位倾斜会使降结肠比其他脏器位置相对高，更容易观察。

■ 乙状结肠

使用轴保持短缩法进镜时，由于乙状结肠被短缩，肠管被折叠，观察时更容易形成死角。因此在容易存留空气的左侧卧位观察是有效的。要充分送气，将肠管展开，使用左右镜角及旋镜仔细拨开皱襞，将折叠的肠管一点点伸展开，可获得良好的视野。在退镜时观察不能获得充分的视野时，可以将内镜退回到 RS 后，故意结袢将肠管伸展后再观察。

■ 直肠

和乙状结肠一样在左侧卧位进行观察，使肠管内有空气存留，更容易观察 RS 弯曲部和 Houston 瓣背侧等死角。直肠下部肛门附近（尤其是左侧卧位下 10～11 点钟方向）在退镜观察时会处于切线方向而成为观察死角，可以通过反转观察避免漏诊病变。

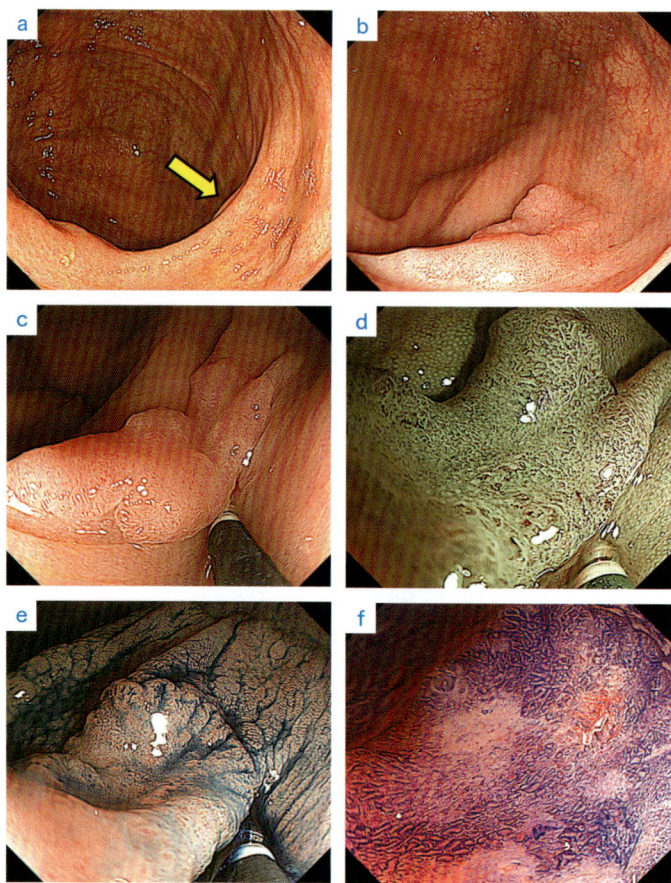

图5-45 我们医院经历过的PCCRC病例

a. 盲肠的皱襞背侧隐约可看到病变（黄色箭头）；b. 直径为15 mm的平坦隆起型病变；c. 病变口侧见表浅的凹陷，包括凹陷在内的顶端略发红；d. NBI放大观察下，近端的隆起起始部为JNET 2A型，凹陷部位 JNET type 2B型；e. 靛胭脂染色可见口侧浅凹陷；f. 凹陷部黏液较多，略有观察不良，可见范围内的pit呈大小不同的Vi型轻度不整；根据以上诊断为直径为15 mm的盲肠0～Ⅱa+Ⅱc病变，相当于黏膜内癌，择期行 ESD。

间期癌和 PCCRC

近年，间期癌［在没有发现结肠癌的全结肠镜检查（total colonoscopy，TCS）后，在推荐的下一次检查前诊断的结肠癌］以及结肠镜检查后结直肠癌［（post colonoscopy colorectal cancer，PCCRC；没有发现结直肠癌的 TCS 后发生的结直肠癌，也就是漏诊癌）］多见于右半结肠，理由是：由于解剖学特点，成为观察死角的皱襞背侧的病变被漏诊、无蒂锯齿状病变（sessile serrated lesion，SSL）中代表性的平坦锯齿状病变在右半结肠多见、右半结肠的肠道准备容易不佳等。

给大家看一个我们医院经历过的 PCCRC 病例（70 余岁，男性）（图 5-45，视频 5-2）。5 年前行升结肠腺瘤及乙状结肠腺瘤内镜黏膜切除术（EMR），其后每年进行 TCS 随访。1 年前发现小息肉而行冷圈套器息肉切除术（cold forceps polypectomy），结果为腺瘤，本次发现盲肠的病变（视频5-2中，盲肠皱襞背侧隐约可见病变，在向下镜角不充分时很难发现病变）。其后行ESD治疗，病理诊断为黏膜内癌。

回顾1年前的内镜图像，发现向下的镜角不充分造成病变没有被发现。这是让我们再认识存在观察死角的一个病例。

视频5-2
PCCRC病例

使用上述方法视野依然不能改善时，我们医院使用NT管。在调整空气量、压迫肠管观察病变口侧时，如果压迫的力量过大会损伤肠管，需要注意。即使这样依然困难时，要采取反转观察、换镜子等措施。但是由内镜的硬度、部位等因素造成反转操作困难时，原则上不要强行操作。如果有必要可以更换细的、前端硬性部较短、转弯容易的内镜（图5-46）。

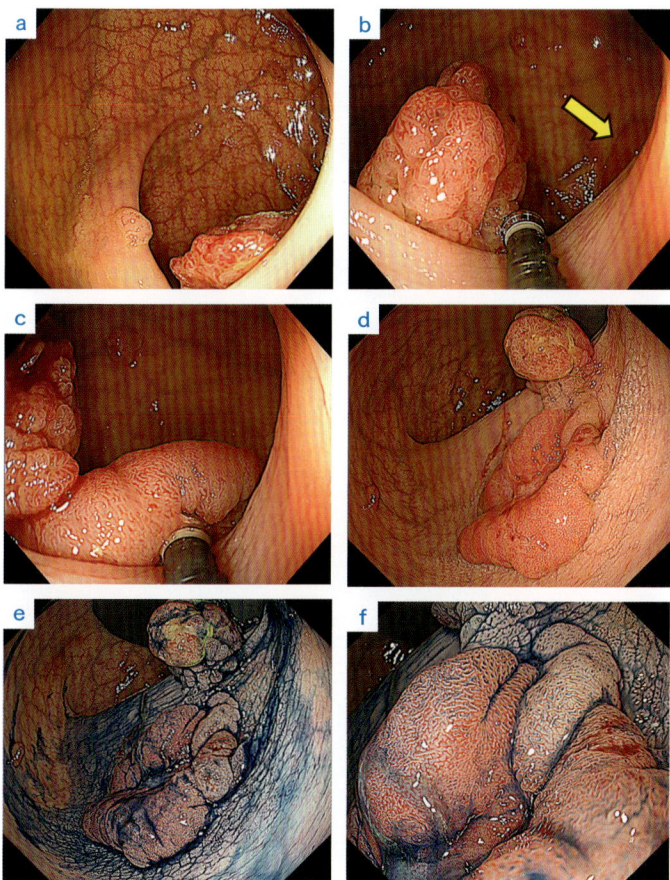

图5-46　反转观察有效的病例

a. RS皱襞背侧发生的隆起型病变；b. 吸气后，用NT管压下皱襞后可见口侧发红的扁平隆起型病变（黄色箭头）；c. 用NT管压下后可见与隆起相连续的扁平隆起；d. 由于难以显示病变全貌，更换胃镜反转观察；e. 靛胭脂染色；f. 凹陷部的近景图像；有较多的黏液，略微观察不良，诊断为直径20 mm的LST-G-mix（一种大肠侧向发育型肿瘤，混合型），相当于黏膜内癌，次日行ESD。

在TCS筛查中EndoBRAIN-EYE的作用

2020年8月由奥林巴斯公司推出的EndoBRAIN-EYE是日本首款经深度学习用于筛查结肠病变的AI，通过在检查过程中实时发现息肉等可疑病变，辅助内镜医师发现病变。2021年5月升级后，将发现的病变位置以矩形显示，不仅以声音报警，还在视觉上进一步使发现病变更容易。2022年3月的数据显示，发现结肠病变的敏感度为96.3%，特异度为93.7%。

我院于2022年2月导入EndoBRAIN-EYE，在TCS筛查中全部使用这一系统（图5-47）。对自2022年3月1日至3月23日期间使用EndoBRAIN-EYE实施TCS筛查的102例病例［年龄中位数71岁，初次内镜检查27例；检查医师内镜经验5年以下者4人（39例），6～15年者3人（27例），15年以上者3人（36人）］进行了统计。

图5-47 导入EndoBRAIN-EYE的内镜中心

使用 AI 使肿瘤发现率提高了 10%。由 AI 发现的病变(AI 比检查者更早发现的病变 14 例)中，直径小于 5 mm 的微小病变占 79%（ 11/14 ），隆起型病变占 79%（ 11/14 ），内镜经验大于 15 年的医师的占比为 79%（ 11/14 ），比例明显升高（图 5-48、5-49 ）。本次我院的研究结果显示，AI 不仅能帮助经验少的医师，对内镜专家导入 AI 也是有益的。

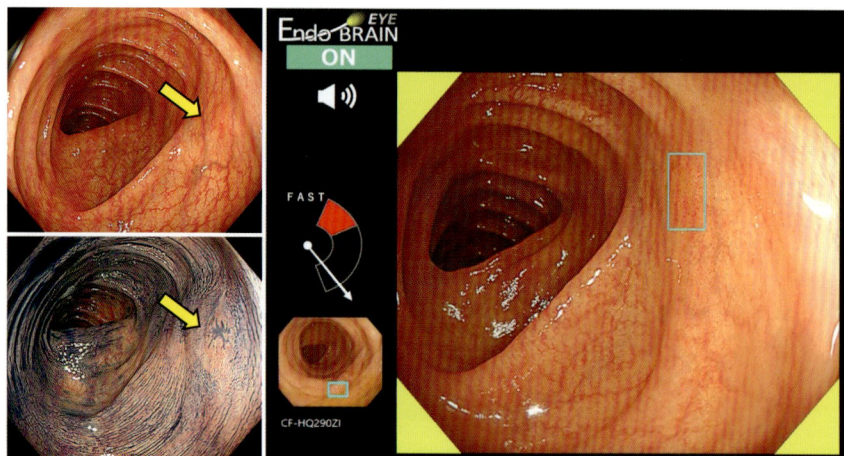

图5-48 病例1：横结肠直径为5 mm的Ⅱa型病变
普通观察为轻微发红的病变，是不容易识别的平坦型病变，被EndoBRAIN-EYE识别并以矩形显示。

图5-49 病例2：升结肠直径为20 mm的Ⅱa型病变
在皱襞上存在的无蒂锯齿状病变（SSL），可以观察到病变的一部分，被EndoBRAIN-EYE识别，以矩形显示。

总结

　　本文介绍了结肠镜检查中普通观察的基本手法和我院导入的 EndoBRAIN-EYE 的作用。即使应用 AI 技术，也不可能发现隐匿在皱襞背侧以及生理弯曲部位的病变，需要内镜医师掌握在内镜图像上将病变显示出来的技术。今后我们仍然有必要学习正确显示病变的观察法。初学者只在意是否到达盲肠，有时会疏忽观察。但是，结肠镜检查的主要目的恰恰是观察，在提供高质量进镜的同时不要忘记观察肠道是极其重要的。此外，我们需要倾听患者的反馈。

参考文献

[1]　岸原輝仁，ほか：通常内視鏡観察における観察法の基本．消化器内視鏡．2015；27：629-634.
[2]　藤井隆広：色素拡大観察のコツ Non-traumatic tube（NT-tube）の使用法を中心に．消化器内視鏡．2016；28：1471-1474.
[3]　松田尚久：見逃しのないポリープ検出法．消化器内視鏡．2019；31：199-204.
[4]　斎藤　丰，ほか：大腸内視鏡スクリーニングとサーベイランスガイドライン．Gastroenterol Endosc. 2020；62：1519-1560.
[5]　池原久朝，ほか：［大腸　観察］下行結腸の観察では仰臥位から右側臥位方向へ 45 度傾けるだけで管腔が膨らむ．消化器内視鏡．2021；33：404-405.
[6]　加納由貴，ほか：［各論　見落としのない detection（ポリープ発見）を目指して］ひだ裏，blind spot（HF，SF，RS など）を見落とさないコツ．消化器内視鏡．2021；33：1573-1577.
[7]　鴫田賢次郎．EndoBRAIN 導入レポート AI 内視鏡システム導入による質の高い大腸内視鏡検査～ "医療 4.0" 時代の内視鏡センターを目指して～．オリンパス社，2022.

发现病变前的进镜法、观察法：培训方法
（群马大学病院编写）

丝井祐贵

要　点

（1）先在模拟器练习，掌握进镜方法，找到感觉。
（2）在指导医师的指导下学习轴保持短缩法。
（3）根据术者的能力分配患者，采用阶梯上升方式循序渐进。
（4）不要只关注进镜法的学习，因为检查的目的是发现病变。

在我院，学会了上消化道内镜检查后的初学者才开始学习结肠镜检查。首先和指导医师一起使用模拟器学习内镜操作。这个阶段要学习推进内镜后肠管会被拉伸到什么程度，患者会在哪个部位感受到疼痛等。为了将患者的痛苦控制在最小限度，可指导初学者学习以轴保持短缩法为基础的进镜方法，利用结肠模型学习如何在结袢时解袢。在实际检查中，当患者感觉到痛苦或进镜困难时，建议不要勉强，交给上级医师检查。不要只执着于学习进镜法，更应该致力于发现病变。

模拟器的使用方法

我院的技能培训中心配备有结肠模型（图5-50）。通过同时确认医师的手的操作、内镜图像以及模型的移动，获得对检查必要的操作法的认识以及初步感觉。除了轴保持短缩法、从结袢到解袢的流程之外，还可以从视觉上理解患者感受到的痛苦（图5-51），这也是模拟器的优点。由于可以任意设定肠管的走行，也可以练习操作难度高的肠管的进镜。

结肠镜的培训方法

进镜到盲肠需要能够应对各种不同状况的细微镜角操作以及旋镜操作。在实际操作过程中，有很多情况发生，比如因肠蠕动引起肠管收缩而阻挡进镜，粪水残留引起视野不佳等。进镜需要注意"在关注禁忌证的同时，尽可能使用镇静药物""最小限度送气""身材矮小以及术后粘连的患者使用细的内镜"等，在检查前通过评价是否存在开腹手术史、患者的体型，既往的进镜时间、痛苦程度等预测进镜的难度。这些习惯有必要在开始学习时有意识地养成。练习内镜操作时左手调整镜角、右手旋镜的协调动作，缓慢旋镜是基本操作。

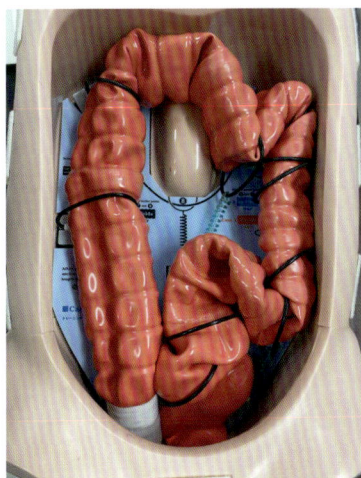

图5-50　结肠模型

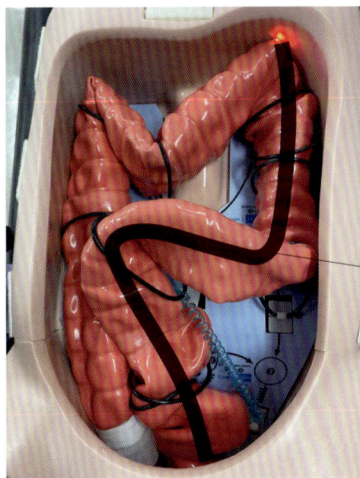

图5-51　患者感到痛苦时的状况

乙状结肠被拉伸，患者感觉痛苦。

在结肠模型里的内镜

使用 CO_2 送气可减轻患者检查后的腹胀感，在交给上级医师后肠管也容易恢复正常。从进镜到退镜的过程中指导医师尽可能站在旁边，和初学者双方都要确认是否存在病变。监督和指导的医师不仅要指导操作法和观察法，还要注意照顾患者。

在培训时的注意点

进行结肠镜检查的目的包括：①准确地发现病变；②完成安全的检查和治疗。初学者常存在的问题是过于拘泥于进镜到盲肠而导致检查时间拉长和使患者痛苦。完成全结肠镜检查并不是最优先的目的，当进镜遇到困难或患者感到痛苦时，重要的是不要勉强进镜，要及时交给指导医师操作。因此，在我院要根据术者的能力及操作的难易度来分配患者，采取阶梯上升的方式培训。要在检查结束后向初学者反馈不顺利的原因和下一步的对策。虽然初学者在熟练掌握之前会比较着急，但是如果认真对待每一个检查，一定会迎来飞跃式的进步。

在既往用较短时间完成轴保持短缩法的患者中积累经验，有助于掌握轴保持的感觉。初学者还要养成避免不必要的推进内镜操作的习惯。

近年来，镇静下的内镜逐渐普及，它的优点是在检查中指导医师可以给初学者进行指导。

笔 记

掌握技术的心得

每个指导医师的进镜方法以及观察的常规都不一样。初学者需要通过学习教材、模仿指导医师的做法，在理论上以及感觉上发现适合自己的检查方法。我们经常说"学习就是模仿"，建议大家先从学习其他人的技术开始。

11 发现病变前的进镜法、观察法：培训方法

（昭和大学横滨市北部病院编写）

宫地英行

要点

（1）保持基本姿势，掌握手持内镜的基本方法很重要。

（2）不要想着进入最里面（盲肠）。

（3）绝对不要推进内镜。

（4）遵守 15 分钟规则以及疼痛规则。

（5）从每天检查 1 ~ 2 例开始。

基本姿势和手持内镜的方法

结肠镜检查的基本姿势如图 5-52 所示，正面朝着患者肛门到头的轴（脊柱）的方向，挺胸、放松站立。左臂收紧于腋下，在左胸前固定内镜头部（图 5-53）。右手在自己的正侧面握住内镜，收紧腋下。手要把持在离肛门约 30 cm 处，保持这个距离可以让内镜的轴呈直线。利用以肛门为支点的杠杆原理，即使是较小的力量也能传递到内镜前端。如果把持内镜的部位

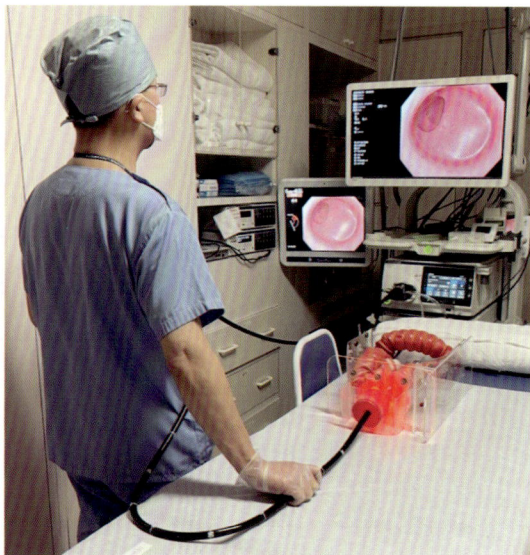

图5-52　基本姿势

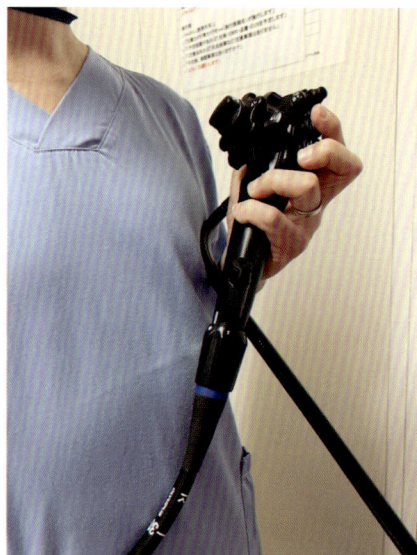

图5-53　左手的持镜方法

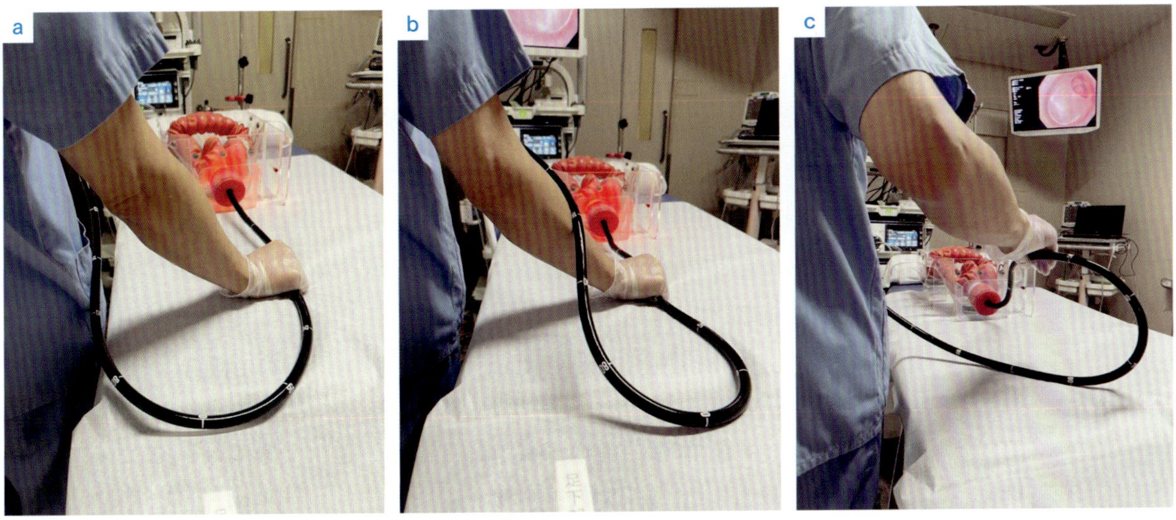

图5-54　右手持镜方法

a. 普通进镜、观察及轻微右旋；b. 右旋角度更大；c. 左旋。

离肛门过近，旋镜等力量难以传递到内镜前端，就不能使内镜前端做细微的动作。一般上下、左右的镜角操作只用左手完成，无论什么情况都要避免用右手进行镜角的操作。右手主要是做把持内镜、回拉内镜、旋镜等操作，根据旋镜的方向采用不同的把持内镜的方法也是重要的。

也就是说，一般的进镜、观察是稍微右旋内镜完成，要自然地从上面用手握住内镜（图5-54a），但在乙状结肠等处需要更多的或者更长时间的右旋内镜时，要从内镜的近端下面将手腕转过去后重新把持内镜（图5-54b）。另外，左旋内镜时，要用指尖把持内镜，以内镜的近端为支点，使把持内镜的部位离开检查台（图5-54c）。

为了保持基本姿势，要将显示器放在自己的正面（患者头的前方），注意这些位置可以使医师不用移动头部，就能同时观察到显示器和俯瞰患者的情况。如果与左侧卧位的患者朝着相同的方向（垂直于检查台）把持内镜，就不能夹紧右侧腋下进行细微的旋镜、回拉内镜、以肛门为支点的内镜调整。而且，医师的视线和内镜的前进方向是垂直的，就像向右侧开车一样，很难实施理想的肠道轴和内镜轴保持一致的轴保持短缩法。如果像窥视一样把脸靠近显示器，背部就会前倾，右手的旋镜只能用小指尖完成。在进镜困难时，要保持基本姿势，选择合适的内镜把持方法来实施轴保持短缩法。

初学者的培训策略

要完成结肠镜检查，必须将内镜插入最里面（盲肠）再退镜（观察、治疗）。但是，初学者一般是不能从一开始就用轴保持短缩法进镜到乙状结肠以远。在我们医院，首先进行以学习轴保持短缩法为主的培训，初学者进镜时间达到15分钟后，无论到了哪个位置都要交给上级医师进一步进镜（15分钟规则），直到进镜到结肠深部后再把镜子归还给初学者进一步观察。

即使不到 15 分钟，如果患者诉说痛苦，操作者也要立即更换为指导医师（疼痛规则）。这样做的结果是无论如何也不会为了进镜更深而采用推进式进镜，也就不会给患者带来痛苦。同时初学者可学习指导医师是如何通过乙状结肠和弯曲部的，并可以实时学习指导医师是如何利用轴保持短缩法进镜的。

在我们医院，初学者每日检查的例数为 1 ~ 2 例。如果做更多例，就不会反省每一个自己操作失败的病例，并在下一例检查中实践。通过观摩指导医师以及其他上级医师的进镜法来掌握良好的进镜方法是重要的。

有关镇静的问题

我们医院将使用轴保持短缩法进镜作为最重要的事项，需要初学者承诺不给患者带来痛苦之后才能开始培训，所以不一定需要镇静药物。当然，清醒下的结肠镜检查不需要关注镇静的副作用，也容易获得患者配合变换体位。另外，由于患者可以表达疼痛，也可以实时察觉到不经意间推进内镜造成结袢等危险的状况。而且，还可以让患者一边看显示器一边做实况解说，提高了患者的满意度。当然，无论如何都希望在镇静下检查的患者也可以使用镇静药物，其中也有因"上次结肠镜时痛苦"或者周围的人说"结肠镜检查非常痛"而申请镇静下结肠镜检查的患者，所以，对于这些患者我们需要消除他们的误解。实际上，必然会出现疼痛的患者（如粘连很严重）不在少数，所以在疼痛（或不安）很强烈时，应该使用镇静药物。在使用镇静药物时，除了关注生命体征的监测和 SpO_2 外，还要注意患者的表情和用力情况，同时也要让护士积极地告诉术者患者状态的变化。

有关前端帽

通过使用前端帽可以保持内镜和黏膜之间的合适距离，内镜也容易进行侧方滑动。但是由于前端安装透明帽后，会使内镜前端的镜头无法与病变靠近或者接触病变，这会妨碍其后的放大、超放大观察，甚至可能降低内镜诊断的质量。尤其是显示器的内侧有前端帽的影子就不能拍出清晰的内镜图像。我们医院将初学者分为安装前端帽组和没安装前端帽组，比较了两组的技术成熟度（到盲率和进镜时间）。在最初的 3 个月内使用前端帽组进步更快，但是在半年后两组之间没有显著差别。因此，在我们医院不推荐初学者使用前端帽。对进镜困难的病例使用前端帽时，会使用波浪形帽（在图像中看不到前端帽）（图 5-55）。

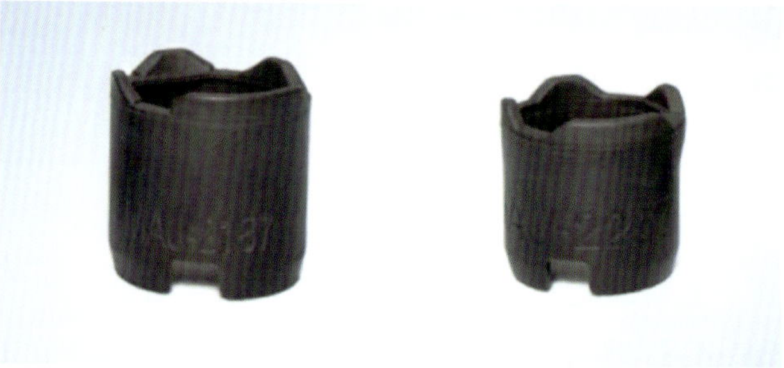

（奥林巴斯公司）

图5-55　波浪形帽（前端帽）

参考文献

[1] Toyoshima N, et al : Effects of the use of a wavy cap on the tip of the colonoscope on the training performance of novice endoscopists for colonoscopy. World Acad Sci J. 2021; 3: 8.

第5章

结肠镜检查

12 发现病变前的进镜法、观察法：培训方法
（北部医疗中心安佐市民病院编写）

朝山直树，鸣田贤次郎，永田信二

我们医院有关培训的思考

在广岛大学及相关医疗机构中，对 45 名泌尿科医师进行了有关腹腔镜手术的调查，结果如图 5-56 所示。泌尿系统腹腔镜手术是微创性的，应用于很多泌尿外科手术中。由于是在内镜的手术视野下使用特殊器具的高级技术，自 2005 年开始了泌尿系统腹腔镜技术认定制度。为了获得该技术认定，需要在规定时间内完成腹腔镜下肾脏切除术、肾上腺切除术并被判定为合格。

针对"最影响腹腔镜技术学习的因素是什么"的问题，获得技术认定资格的医师大多数选择"指导者的技术"，而未获得技术认定资格者的回答为"指导者的技术"加上"操作例数""过去的录像、书等记录"。

越是获得技术认定者越可强烈感受到"指导者的技术"的重要性，这一结果提示观摩并学习优秀指导者的技术是技术提升的关键。

基于这个结果，在我们科室也重视"观摩、学习"。给大家看一下我们医院内镜中心张贴的图片（表 5-6，图 5-57）。有能够安全、准确地实施内镜检查及治疗的指导医师是培养住院医师的最重要因素，指导医师自身也有必要不断提升自身的技术。

指导医师认为维持持久的动力对住院医师有鼓励作用，因此采用"褒奖式培养"的方式

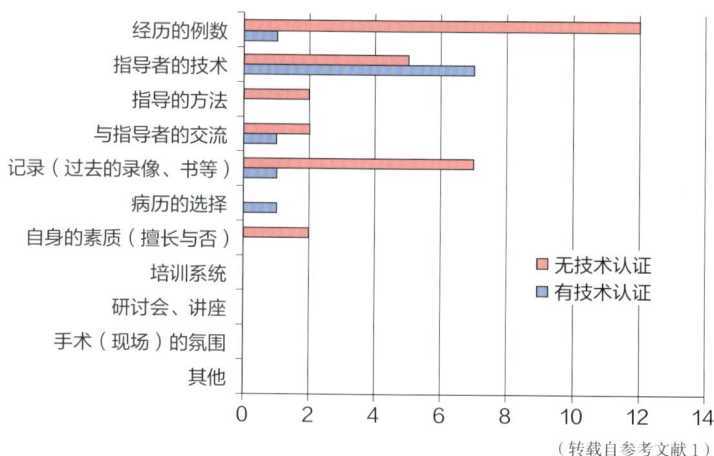

（转载自参考文献 1）

图5-56 最影响腹腔镜技术学习的因素是什么？

表5-6 从病例学习的视角

- 临床一线的每一例患者就像人体所需的水分一样重要
- 和每日必须补充水分一样，需要反复积累病例
- 要认真思考病例，花时间参加病例研讨会，就像治疗口渴一样

（2007年1月6日第242次广岛胃与肠疾病研讨会；社会保险中央总病院内科部长浜田勉先生的演讲）

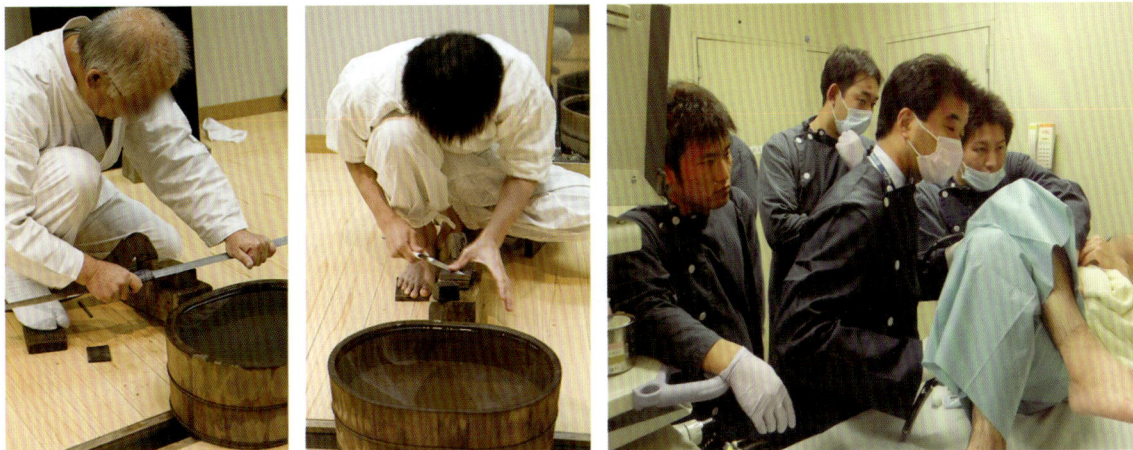

图5-57 观摩和学习——"对技术人员来讲，没有教科书"

"观摩""学习"的姿态最为重要，认真看的人成长快。右侧的照片是现场的情况。3个专科医师专注于指导医师（永田信二）的操作。这3人现在都成了关联医院的指导医师。

指导。我们医院非常关注医师之间的相互交流，创造让人愿意在我们医院做住院医师的环境及氛围。这不仅针对初级住院医师和专科医师，还包括对实习学生的指导。

另外，专科医师之间要共享技术及知识，也建议大家参加学会及研讨会的手把手培训。

结肠镜培训的实践

我院要求在一定的程度上熟悉了上消化道内镜检查后才能开始结肠镜检查。两种内镜的操作有相似之处，但也有很多不同的地方。

我院可以开始结肠镜检查的标准包括以下几点。

（1）实施了50例左右上消化道内镜检查。

（2）正在用结肠镜模型练习。

（3）充分学习了指导医师的进镜法、观察法。

（4）阅读了一本以上的内镜进镜法教科书。

首先从镇静下的观察开始学习，积累结肠镜操作的经验。建议从镇静的患者开始，以免由于观察时间延长、与指导医师之间的对话等因素给患者带来不安。然后在开始进镜培训时，要选择在前一次检查时进镜简单的病例。对于第一次接受检查的患者，由于不知道其进镜的难

易程度，同时考虑到漏诊的风险，尽量不要将其安排给住院医师去做。但住院医师有时也会遇到第一次做检查的患者，那么就要尽量选择中等身材的男性患者。

■ 指导医师的伴随

开始的时候，指导医师要站在住院医师附近给予指导，经历一定数量的病例数后，指导医师可以在另外一个房间看着显示器确认操作、观察。在患者疼痛强烈的情况下以及即使没有疼痛，但检查开始 15 分钟以上或者进镜完全没有进展、观察不充分的时候，马上更换为指导医师操作。

开始内镜黏膜切除术（endoscopic mucosal resection，EMR）的标准是以实施 30 例左右的结肠镜检查，切除要从直肠的单发息肉等难度低的病变开始。

内镜黏膜下剥离术（endoscopic submucosal dissection，ESD）是从专科医师第 3 年开始，先从难度低的病变开始，需要有指导医师在场。

对于急诊，要在做足够多例数的指导医师助手、了解附件的特征及操作方法后才能做下消化道出血病例的术者，应在指导医师在场的情况下实施。对于恶性结肠梗阻的急诊内镜介入治疗（经肛门肠梗阻导管留置术以及结肠支架置入术）、乙状结肠扭转的扭转解除术原则上要由指导医师实施。

■ 培训时的注意点

培训不是一朝一夕的事情，登上山顶需要一步一步攀登，以下是我想到的注意点。

（1）倾听患者的声音。

有时候患者在进镜时感到疼痛，有些医师可能认为这是"对疼痛敏感""结肠冗长"等患者方面的原因。有时候即使是指导医师做检查也会出现这样的结果，但是大多不是进镜困难的病例，而是"我们造成了进镜困难"。

结袢或者肠管被拉伸是疼痛的原因，是穿孔的前兆。如果没有关注到这些而继续检查，就会妨碍自己内镜技术的进步。一定要采取谦逊的态度，不要忘记倾听患者的声音。

（2）有关进镜时间。为了确认 15 分钟原则，住院医师在进镜时会使用计时器，但是这不代表提倡进镜要在短时间内完成。如试图在短时间内进镜，常常会采用推进式进镜。当接近限制的时间时，就会粗暴地进镜。掌握轴保持短缩法进镜并不是只要积累例数就可以做到的事情。

（3）不过多使用镇静药物。如果过于依赖镇静药物，就会无法注意到结袢以及结肠被拉伸等容易造成穿孔风险的状况而继续检查。边检查边和患者沟通、交流对缓解患者的不安和紧张情绪是非常重要的。

参考文献

[1] 三田耕司，ほか：広島大学における腹腔鏡手術の取り組み．西日泌尿．2010; 72: 289-293.

13 发现病变后的观察法：普通观察和放大观察

山下　贤，冈　志郎，田中信治

要　点

（1）要在充分清洗病变的基础上进行系统拍摄，首先在普通观察下进行病变性质的诊断。

（2）接着进行 NBI 放大观察，必要时追加色素放大观察。

（3）对肿瘤浸润深度的诊断要在包括普通观察在内的观察下综合判断。

在结肠镜检查中发现病变后，需要对该病变进行性质的诊断（上皮性还是非上皮性，肿瘤性还是非肿瘤性，非癌还是癌；如果是癌，判断浸润深度等）。在本节中将阐述仔细检查病变时的准备，普通观察、NBI 放大观察、色素放大观察的基础及技巧。特别以普通观察中遇见概率较大的上皮性病变（腺瘤、癌）为代表，介绍实际的诊断过程。

发现病变后

发现病变后，有时候由于病变被残渣、黏液覆盖，难以做详细的观察。因此，需要充分清洗附着于病变表面的残渣及黏液，但是需要注意避免冲洗时造成病变出血。清洗病变时使用温水 + 消泡剂 + 蛋白酶可增加清洗效果，但像无蒂锯齿状病变（sessile serrated lesion，SSL），表面附有黏液帽（mucus cap）可以成为发现病变的契机，因此，不要忘记留下发现病变时的照片（图 5-58）。在充分清洗后开始观察病变，这时候为了将病变全貌观察清楚，需要寻找最合适的患者体位。在横结肠和乙状结肠，肠管和空气容易移动，通过变换体位，即使是跨皱襞的病变也能观察到全貌。在拍摄时，旋镜将病变放在图像中央到 6 点钟的位置后，如果有可能，调整体位到液体在病变对侧存留的状态。观察时，增加空气量会造成管腔扩张，使病变的可识别性增加。另外，容易出血的病变，管壁的伸展也可能造成出血，需要引起注意。当病变倒向口侧时，通过稍微吸气使病变朝向肛侧就能够观察到了（图 5-59）。这样做依然观察困难时，可以使用 NT 管压下病变肛侧后观察全貌（图 5-60）。在尝试了上述所有方法后，大部分病变依然被皱襞覆盖时，可以尝试采取反转观察的方法。为了避免由反转内镜造成穿孔，在操作时遇到较强的阻力或者患者感受到明显痛苦时不要勉强反转内镜。

图5-58 SSL的病例

a. 普通内镜图像：盲肠附有黏液帽；b. 普通内镜图像：用水清洗后，在普通观察下难以识别病变；c. 靛胭脂染色图像：直径为15 mm左右的平坦隆起型病变（0～Ⅱa）。

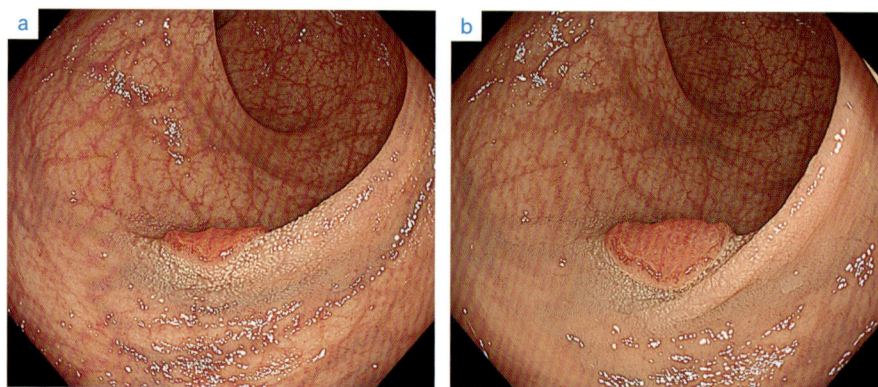

图5-59 吸气观察有效的病例

a. 乙状结肠可见直径为10 mm的红色平坦隆起型病变（0～Ⅱa＋Ⅱc），周围伴有白斑；送气使管腔充分扩张后，病变的顶部朝向管腔侧，只能观察病变的一部分；b. 吸气后，顶端朝向肛侧，可以观察到病变的全貌。

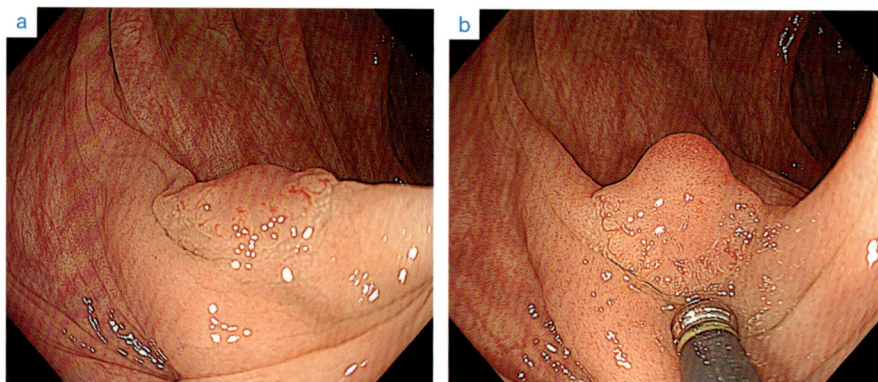

图5-60 用NT管有效的病例

a. 升结肠可见直径为10 mm的红色隆起型病变（0～Ⅰs＋Ⅱc），吸气后病变依然朝向口侧，造成观察困难；b. 使用NT管压下病变的肛侧后，病变朝向肛侧，可以观察到全貌。

清洗时避免出血的技巧

初学者会将水势调高，这有时候会造成病变出血。避免出血的方法：不要将水直接打在病变处，要打在旁边的肠管壁，通过水的反弹冲洗肠管表面的残渣；用水填满肠管的清洗方法；在清洗结束之前，患者应选择可以在病变处存水的体位。这样做依然出血时，在清洗液中加入肾上腺素可以达到止血的效果。

普通观察

清洗病变后，首先要观察病变的边界、表面性状、颜色、表面微结构以及硬度等。我们经常遇到的增生性息肉、腺瘤、癌等的病变边界清楚，表面结构以及病变的边界与周围的正常黏膜不同，诊断起来比较容易。但是，癌边缘有时候被正常黏膜覆盖，呈现非息肉样生长（non polypoid growth）的形态，这时候要通过非肿瘤黏膜边缘的性状（蚕食征，不规则）诊断为癌（图 5-61）。增生性息肉与正常黏膜颜色相同或者略微发白，表面结构光滑，呈类圆～椭圆形，在乙状结肠～直肠多见，直径 5 mm 以下占大多数。腺瘤与正常黏膜呈同色调～稍红色调，呈隆起型～平坦型等各种形态，肿瘤直径也在 1 mm ～数厘米不等。怀疑为癌的表现为：明显的发红，表面光泽消失、粗糙、易出血、有凹陷等（图 5-62）。如果肿瘤为较小的病变，大多呈单一的组织结构及表面结构，而肿瘤较大的病变很少是单一的组织结构，在同一肿瘤内有时会有各种表面结构。另外，即使在小病变中，也有一部分出现恶变，因此要注意观察表面结构是否对称、是否均一。具体来说，要着重观察病变的光泽、颜色是否均一，病变是否存在部分隆起、凹陷，周围黏膜的隆起、牵拉是否对称等。对于病变范围的诊断不仅要关注病变本身，还需要关注病变周围的正常黏膜。要从病变周围的正常黏膜向病变部位观察，观察正常黏膜的血管透见、光泽、颜色等判定边界。有时会有比当初认为的范围更大的平坦型病变向周围延伸的情况（图 5-63）。通过在病变周围以及病变中喷洒靛胭脂可以使病变的范围以及边界、凹陷显示得更清楚。 尤其是对肉眼类型的判定，一定要用靛胭脂染色来判断。在诊断为癌后，

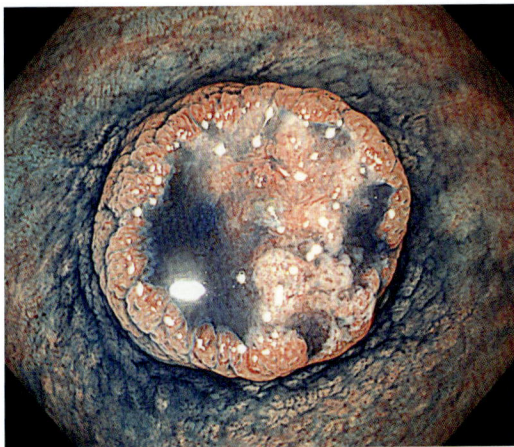

图5-61 非息肉样生长的病例

靛胭脂染色图像。直径为15 mm左右的伴有凹陷的隆起型病变（0～Ⅱa+Ⅱc）。病变的边缘覆盖正常黏膜，顶端有凹陷。凹陷边缘不规则，诊断为非息肉样生长的黏膜下癌。

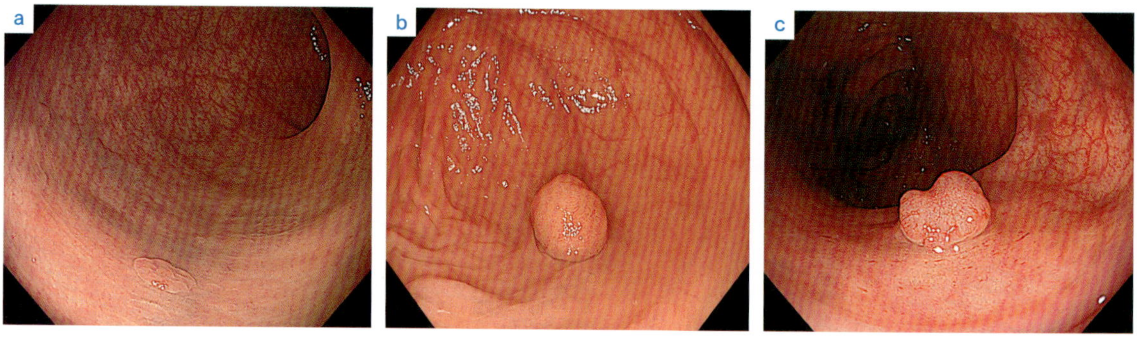

图5-62　小病变的鉴别

a. 直肠的与周围同色的、直径为3 mm 的隆起型病变（0～Ⅰs），表面光滑，诊断为增生性息肉；b. 盲肠的与周围同色～略发红的直径小于10 mm 的隆起型病变（0～Ⅰs），表面结构不规则，根据表面结构诊断为腺癌；c. 横结肠红色、直径为5 mm大小的隆起型病变（0～Ⅰs），表面结构不规则、粗糙，形状不对称，诊断为癌。

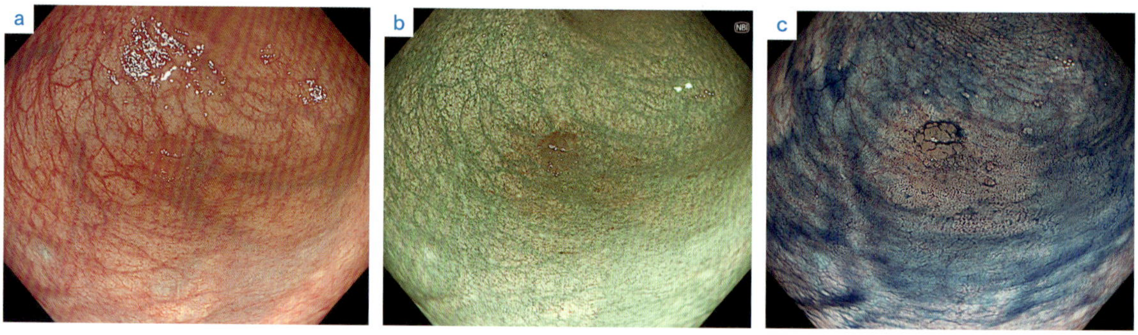

图5-63　需要注意诊断范围的病例

a. 普通观察的内镜图像：Rb可见直径为5 mm左右的平坦隆起型病变，病变周围的血管透见略不清；b. NBI 图像：在普通观察下发现的直径为5 mm 的平坦隆起型病变，病变周围可见淡淡的棕色区域；c. 靛胭脂染色图像：病变边界清楚，整体直径约为20 mm。肉眼分型为 0～Ⅱb＋Ⅱa。

需要判断浸润深度，判断是黏膜下深部浸润还是黏膜内癌～黏膜下浅层浸润癌。病理学上的黏膜下深部浸润癌的表现包括：①随着癌增大向周围压迫、浸润（如胀满感、平台样抬举、皱襞集中、牵拉、肠管弧度变硬）；②癌的黏膜下浸润造成表面性状的变化（如无结构、凹陷内隆起）。发现这些表现时可诊断为黏膜下深部浸润癌（图 5-64）。

📝 ＼ 笔 记 ／

普通观察需要关注的要点

NBI放大观察和色素放大观察时要拍摄能表现病变主要组织类型的表面结构和需要关注的部分（即组织类型不同的部分）的照片，以进行对比。要点是在普通观察时预先确定需要关注并拍照的内镜表现。初学者多把重点放在NBI放大观察和色素放大观察上，检查后再回头看图像时，经常会发现普通观察的图片过少。有意识地多拍摄普通观察的照片很重要，因此我们需要培训单靠普通观察做出病变性质诊断的能力。

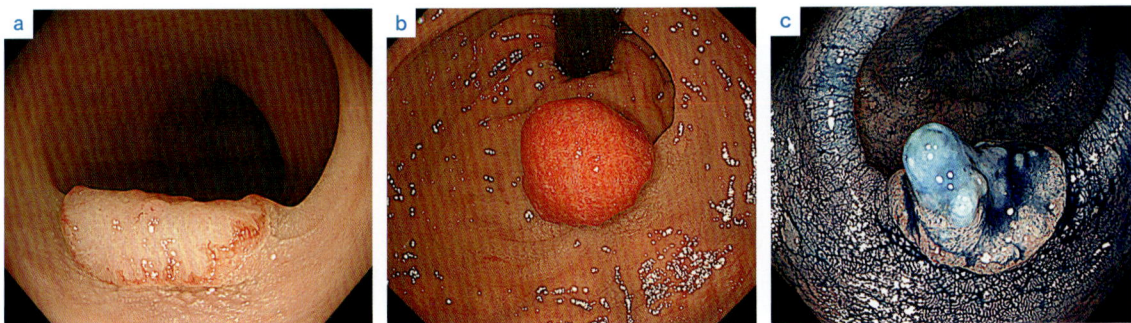

图5-64 黏膜下浸润癌的普通内镜下所见

a. 普通内镜图像：乙状结肠可见周围发红、中央凹陷的直径为20 mm左右的褪色扁平隆起型病变（0～Ⅱa+Ⅱc）；表面无结构，肠壁弧度僵硬；b. 普通内镜图像：Rb可见明显发红的、直径为15 mm大小的隆起型病变（0～Ⅰs）。病变呈胀满感，表面粗糙，伴有皱襞牵拉；c. 靛胭脂染色图像：乙状结肠可见直径为15 mm 的隆起型病变（0～Ⅱa+Ⅱc），部分伴有凹陷，凹陷内部有伴有白苔的隆起。

NBI 放大观察

普通观察后接着进行 NBI 放大观察。在肿瘤较大时，难以观察肿瘤的全部表面结构，因此要针对普通观察下认为需要关注的部位重点观察、拍片。放大时不是一下子进行全倍放大，而是要逐渐增大放大倍率。如果在全倍放大下移动内镜连续拍照，在回顾图片的时候就会不知道放大的部位是哪里。因此，在拍摄下一个部位时，要返回到低倍放大，离开病变一点距离拍片后再进行放大观察，以明确放大观察的部位。这个放大观察法在色素放大观察时也是一样的操作方法。

现在，JNET 分类被广泛应用，这是通过对表面结构和血管形态两方面的评价进行诊断的方法（表 5-7）。所谓的表面结构是将真正的隐窝和小凹边缘上皮合起来的结构（有时候也叫隐窝样结构），可以大体反映隐窝形态（pit patten）（图 5-65）。血管形态是指血管的走行、形状，血管本身表现为棕色。表面结构和血管形态不是"和"，而是"or"的关系。如果血管不可识别以及有白色不透明物质（white opaque substance，WOS）沉积时，或者病变处主要为绒毛成分，此时表面结构对于诊断尤其重要（图 5-66）。1 型是识别不到微血管，在隐窝内腔可见点状结构，为增生性息肉或者 SSL，2A 型可见粗细、分布均匀的微血管以及规则的表面结构，为腺瘤～低异型度黏膜内癌的表现，2B 型可观察到增粗、分布不均匀的微血管以及不规则的表面结构，为高异型度黏膜内癌 / 黏膜下浅层浸润癌的表现，3 型是血管在一定范围内出现中断或者隐窝样结构被破坏，呈现无结构区域，为黏膜下深部浸润癌的表现。如果可以高置信度诊断 1 型、2A 型、3 型病变时，鉴于其诊断特异度高，可以省略隐窝形态的诊断。而诊断为 2B 型时，由于其中包括了更多的组织学类型（以及伴随的多种表面结构），需要追加后面要介绍的色素放大内镜观察（图 5-67）。

表5-7　JNET分类

	1 型	2A 型	2B 型	3 型
血管形态	• 不可识别 [*1]	• 粗细均匀 • 分布均匀 • 网格样、螺旋状 [*2]	• 粗细不均 • 分布不均	• 存在疏血管区域 • 粗大血管中断
表面结构	• 规则的黑点或者白点 • 与周围正常黏膜类似	• 规则（管状、树枝状、乳头状）	• 不规则或者不清楚 [*3]	• 无结构区域
预计组织学类型	增生性息肉 SSL	腺瘤～低异型度癌（Tis）	高异型度癌（Tis / T1a）	高异型度癌（T1b 以上）
	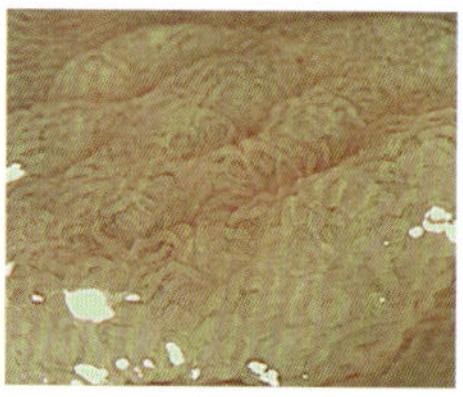	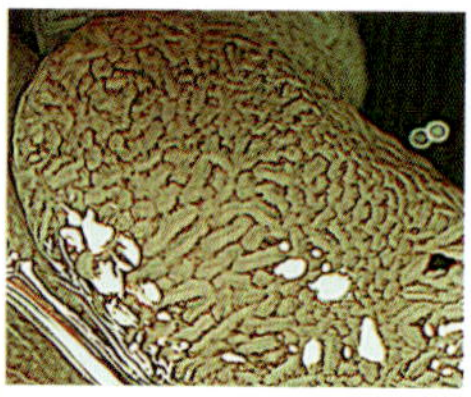	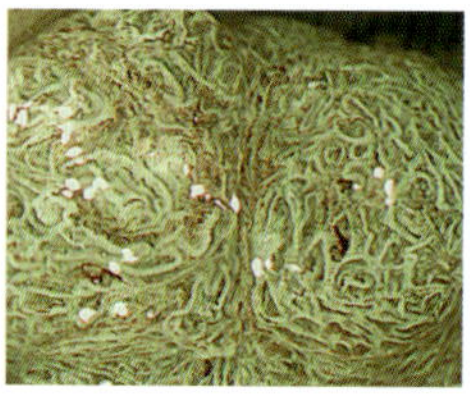	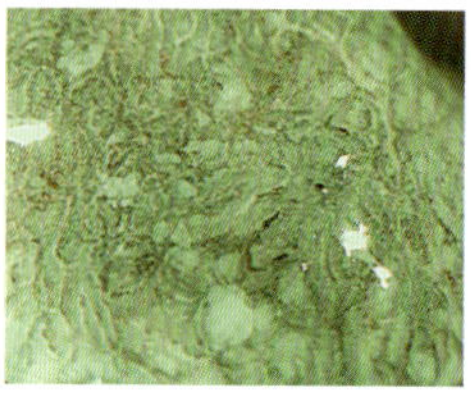

注：*1：在可明确识别的情况下，病变与正常黏膜的管径相同。

　　*2：凹陷型中微血管大多呈点状分布，有时候可能观察不到网格状、螺旋状血管。

　　*3：有可能包括 T1b。

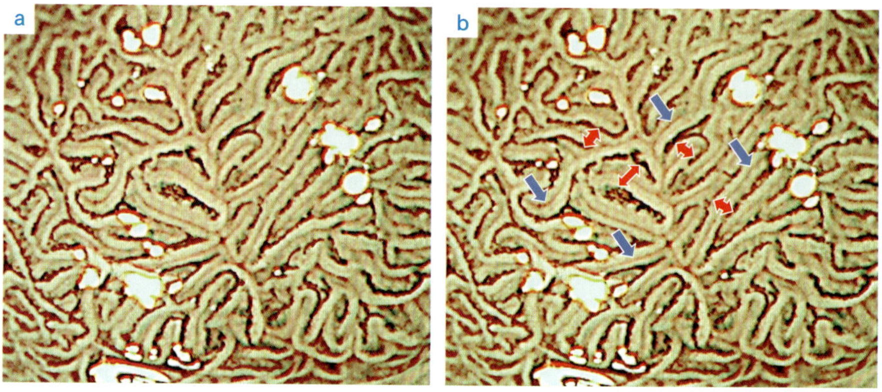

图5-65　表面结构的实例

a和b是同一个图像，真正的隐窝是在血管之间走行的棕色线（蓝色箭头）。表面结构是真正的隐窝和小凹边缘上皮合起来的部分（红色箭头的范围）。

＼ 笔　记 ／

关注表面结构的照片

　　初学者往往会关注血管形态进行拍照，这样会使表面结构的焦点对不上，难以识别。为此，要以表面结构为焦点拍照，而不是以血管形态，这是拍照的要点。另外，在 NBI的设定中，如果结构增强功能设置低了，表面结构就会变得不清楚，必须要把结构增强功能设置为A8（图5-68）。

图5-66　表面结构对诊断有帮助的病例

a. 病变表层由密度高的血管构成，整体呈浓茶色～绿色。这时候，血管形态看不清楚，要以表面结构为主进行诊断。表面结构规则，诊断为JNET 2A型；b. 病变表层沉积 WOS，血管形态不可见，表面结构规则，诊断为JNET 2A 型；c. 伴有绒毛结构的病变：绒毛结构的血管形态常表现为粗细不一且密度不均匀，要依靠表面结构诊断。表面结构规则，诊断为JNET 2A 型。

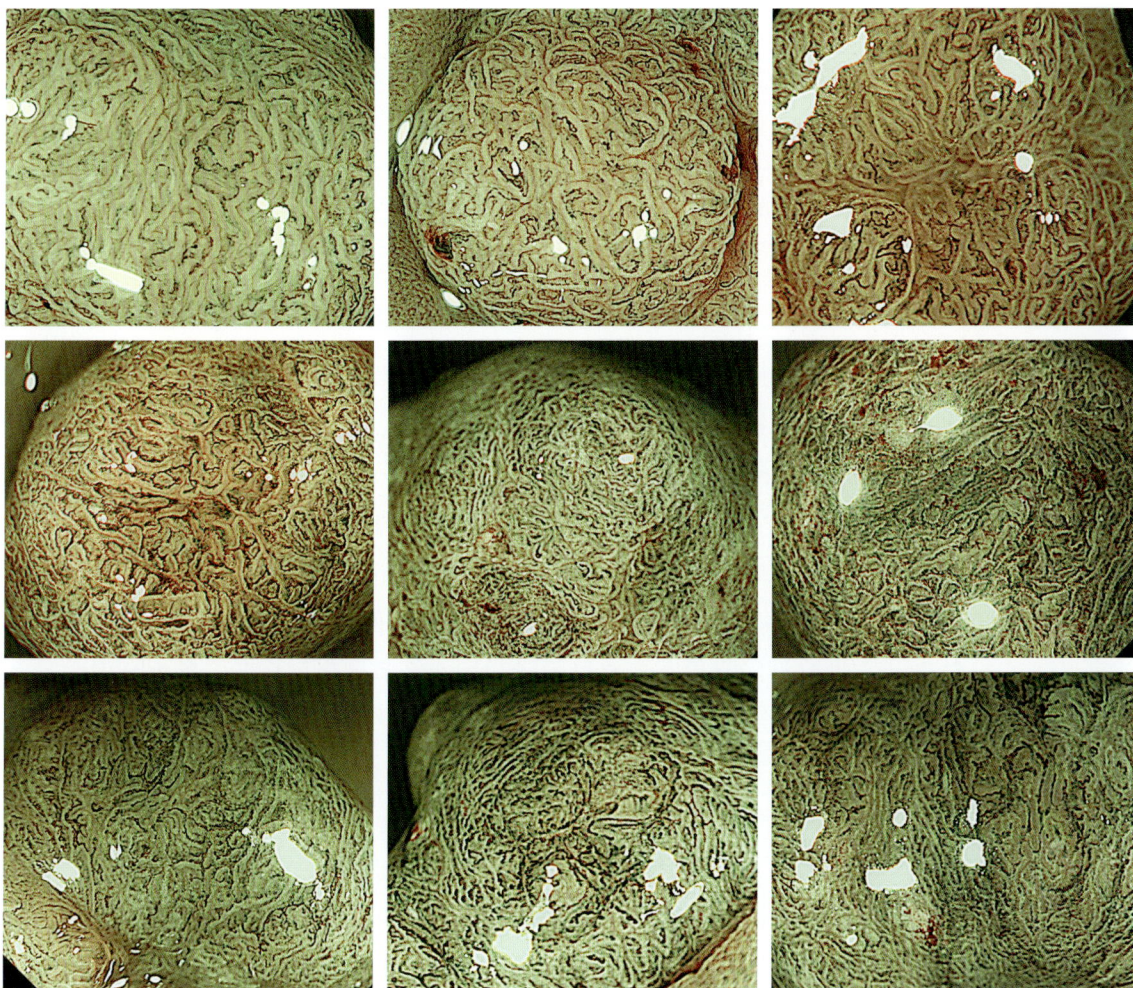

图5-67　JNET 2B型的各种不同形态

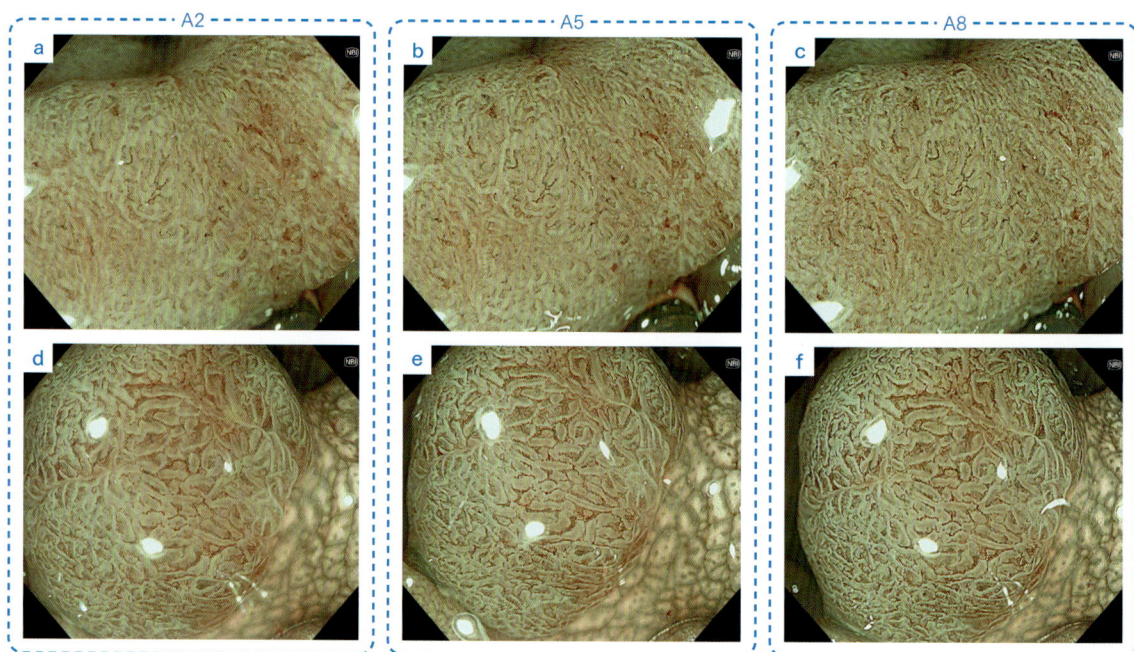

图5-68 NBI的结构增强功能设定

a~c 和 d~f为同病变同部位的 NBI 放大观察。从左侧开始结构增强功能依次设置为：a和d为A2，b和e为A5，c和f为A8。为了正确评价表面结构，必须使用A8模式。

色素放大观察

由于色素放大观察可以直接捕捉到病变的隐窝结构，因此有报告认为其对病变性质的诊断能力比 NBI 放大观察高。色素放大观察下的隐窝形态分类（工藤·鹤田分类）被广泛应用，根据表层腺管开口的形态分为 6 种（图 5-69）。

Ⅰ型隐窝形态表现为圆形、排列整齐，主要是正常黏膜的隐窝形态。Ⅱ型隐窝形态是锯齿状病变［增生性息肉、锯齿状腺瘤（traditional serrated adenoma，TSA）、SSL］的隐窝形态，腺管开口部呈锯齿状。SSL 的隐窝表现为开大型隐窝形态，是 Ⅱ 型中的亚型隐窝形态，有助于诊断 SSL（图 5-70a）。Ⅲ L 型隐窝形态主要见于隆起型或结节聚集型病变，是小息肉中最常见的隐窝形态，在组织学上相当于管状腺瘤。有全部为 Ⅲ 型隐窝构成的病变，也有在 Ⅲ L 中混合有 Ⅰ 型隐窝的病变（图 5-70b）。Ⅲ s 型隐窝形态是凹陷型病变中的特征性隐窝形态，在组织学上是从黏膜肌层向表层垂直延伸的腺管，主体为管状腺瘤。Ⅳ型隐窝形态主要见于大的隆起型和结节聚集型病变，多为管状绒毛状腺瘤~绒毛状腺瘤~M 癌。Ⅳ型隐窝形态是Ⅲ L 型隐窝的分支变长后呈树枝状或绒毛状的形态（严格来说不是隐窝，而是分叶之间的沟）（图 5-70c）。Ⅴ型隐窝形态分为呈不规则腺管结构的隐窝型和具有明显无结构区域的 Ⅴ N 型。Ⅵ型进一步细分为 Ⅵ 型轻度不规则和 Ⅵ 型高度不规则两种。Ⅵ 型轻度不规则隐窝形态伴有结构异型，但隐窝本身没有被破坏，是高度异型腺瘤~黏膜下浅层浸润癌的表现。Ⅵ型高度不规则隐窝形态定义为"存在隐窝形态破坏、消失"，具体表现为"边缘不规则""轮廓不清""间

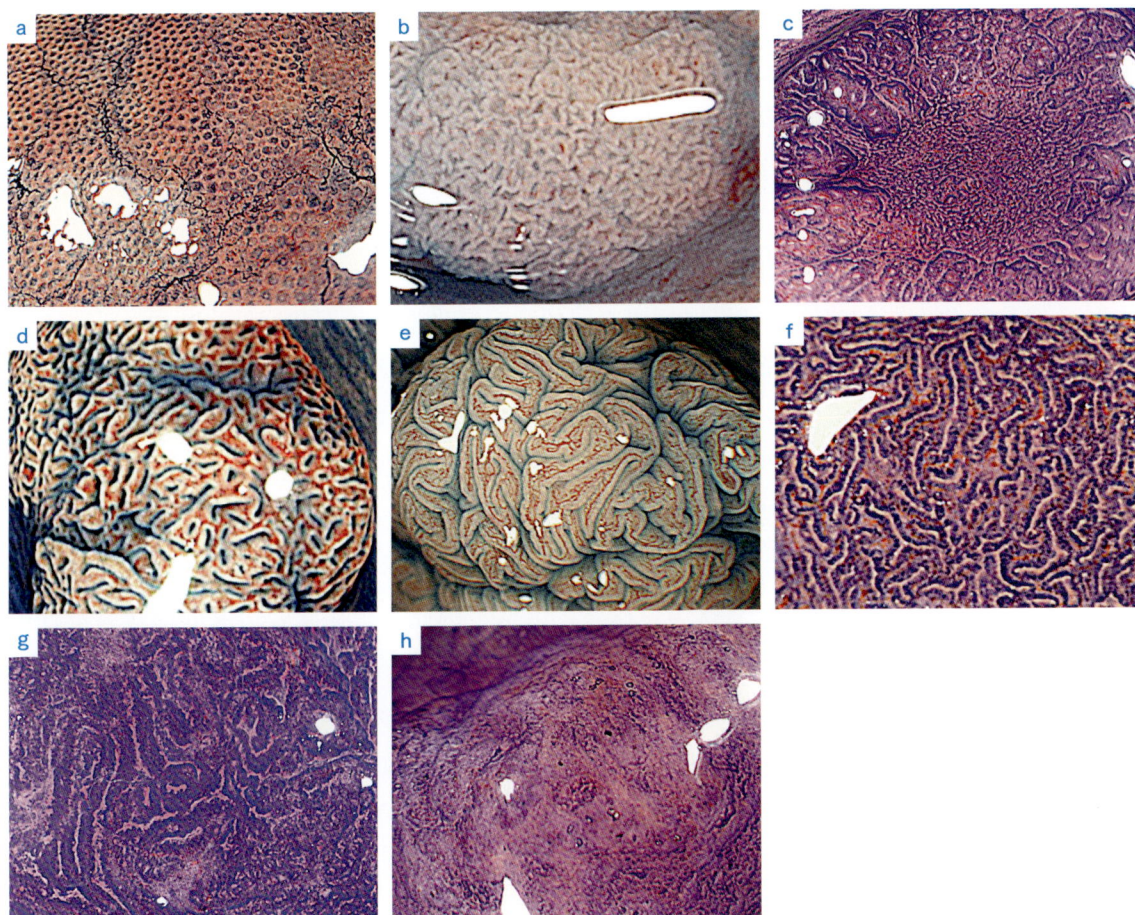

图5-69 隐窝形态分类

a. Ⅰ型；b. Ⅱ型；c. Ⅲs型；d. ⅢL型；e. Ⅳ型；f. ⅤI轻度不规则；g. ⅤI型高度不规则；h. ⅤN型。

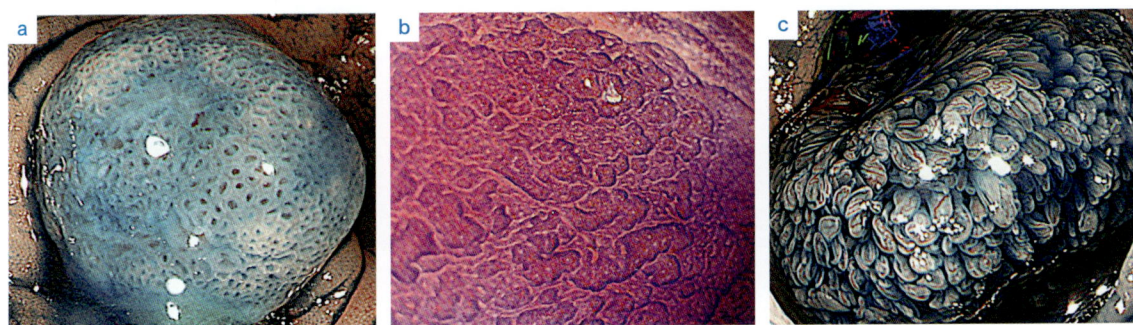

图5-70 各种隐窝形态

a. Ⅱ型中的亚型陷窝形态：开大型隐窝形态；b. ⅢL和Ⅰ型混合存在的隐窝形态；c. 呈绒毛状的Ⅳ型隐窝形态。

质区域染色模式（SA pattern）减少、消失""划痕征（scratch sign）"等。Ⅵ高度不规则隐窝形态被认为是黏膜下深度浸润癌的表现，但是没有明确规定这些表现中满足几个就会被诊断为高度不规则，需要更重视哪一项等。ⅤN型隐窝形态一般是黏膜肌层被破坏，黏膜下层的间质反应暴露于表层的状态，是黏膜下深度浸润癌的表现。另外，评价表层的隐窝形态能够诊断浸润深度的原因是在正常的黏膜上发生肿瘤、经过癌变、浸润性增殖并向深部浸润的过程，与"肿瘤的异型度和浸润深度""肿瘤表面的结构异型（与隐窝形态相关）"存在密切关系。但是，我们要知晓这些是根据病变表层的观察结果推测深部状况的诊断学。

实际在做的色素放大观察的操作顺序是喷洒靛胭脂后，观察病变整体的"表面结构"而不是观察一个一个的隐窝。Ⅰ～Ⅳ型被称为规则的隐窝形态，在当时就可以做出诊断。但是，在表面结构不均匀时，即诊断为不规则时，需要提高放大倍率观察。此时需要观察各个隐窝，详细观察其大小、形态。注意观察隐窝的排列、大小、边缘情况，如果发现不规则的隐窝（Ⅴ型隐窝），需要追加结晶紫染色。靛胭脂染色法是根据腺腔中积存的靛胭脂的分布间接观察隐窝形状的方法，而结晶紫染色是直接染色腺管的方法，因此对根据腺管边缘的形状为重点进行诊断的Ⅴ型隐窝形态的观察是非常重要的。结晶紫染色后在病变范围内出现染色不良区域，在不能判断是由黏液附着还是间质反应造成时，周围的隐窝形态有助于辨别。在ⅤN型隐窝形态下，周围会存在Ⅵ型高度不规则隐窝形态，逐渐变化为ⅤN型隐窝形态。而在黏液附着时，周围的隐窝比较整齐，没有逐渐变化的过程，而是突然出现隐窝不可见，由此可以做出鉴别诊断（图5-71）。

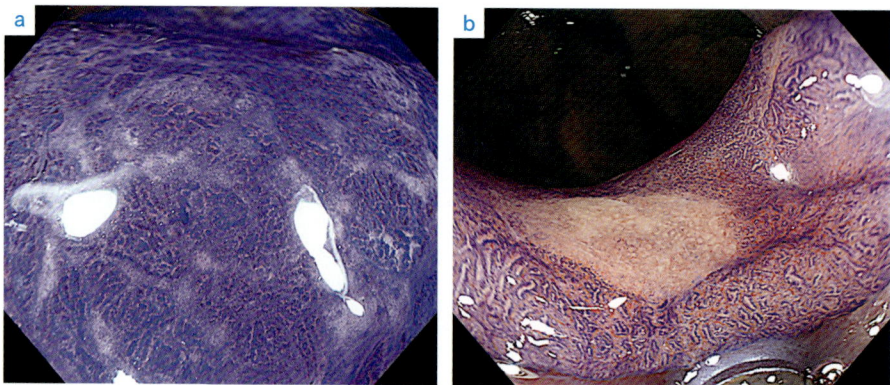

图5-71　ⅤN型隐窝形态的判断方法

a. 可见的隐窝形态为Ⅵ型高度不规则的隐窝形态，散在不可见隐窝形态的区域，诊断为ⅤN型隐窝形态；b. 可见范围内的每一个隐窝都没有被破坏，没有明显的隐窝形态变化，突然出现不可见区域，因此诊断为黏液附着。

笔 记

什么是间质反应？

癌浸润到黏膜下层（间质）时，会出现周围的纤维结缔组织增生及血管新生，这些反应叫间质反应（desmoplastic reaction，DR）。间质反应内的癌细胞周围有平滑肌细胞、纤维母细胞、免疫细胞等各种间质细胞，对于癌的发生、进展、转移产生影响。当癌细胞增殖，黏膜肌层被浸润、破坏时，由于黏膜下血管网被破坏，黏膜会出现缺血、脱落。

这就是在ⅤN型出现腺管观察不清的原因。

住院医师的提问

Q JNET 分类、隐窝形态分类最好的方法是什么？

A 经历更多的典型病例是捷径，但是单靠看图谱、经历病例并不能提升诊断能力。在最初的阶段一定要将自己拍摄的图像请上级医师过目，了解改善拍照的注意点、参考什么样的表现进行诊断等技巧。另外，初学者在病例分享的时候经常会出现诊断与作为诊断依据的内镜表现不相吻合的情况，因此，初学者日常要培训自己用语言描述诊断依据的能力。要珍惜每一个病例，然后进行内镜图像和病理的对照。积极向上级医师确认自己的诊断以及诊断思路的正确性是非常重要的。

NBI 放大观察和色素放大观察的使用方法

NBI 放大观察是可以通过一键切换完成的简单方法，是首选的放大观察法。如果是 JNET 分类的 1 型、2A 型、3 型这样的诊断信心足的病变，只用 NBI 诊断是可以的。但是，在诊断信心不足或者诊断为 JNET，2B 型时，需要追加色素放大内镜诊断。在实际诊断中，不仅要根据这些放大观察，还要兼顾病变的大小、形态、Ⅴ型隐窝形态的范围等做出最终诊断。即使这样依然难以诊断时，应该追加超声内镜（endoscopic ultrasonography，EUS）和钡灌肠检查（图 5-72）。

指导医师的观点

拍出清晰的照片是重要的，但是为了拍摄清晰的照片会延长检查时间。检查时间拉长会增加患者的痛苦，肠蠕动也会增加，甚至不能完成色素放大观察。我们不要忘记拍照片是为了诊断，不是要重复拍摄相同的照片，而是要高效率拍摄对诊断有帮助的、体现病变特点的照片。

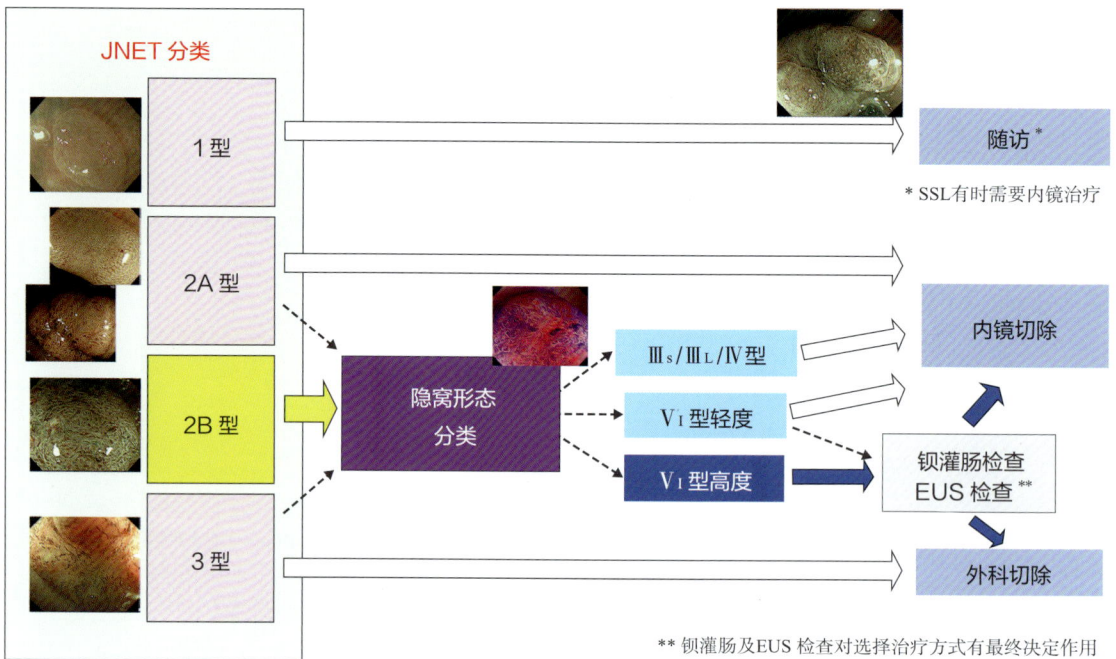

图5-72 JNET分类、隐窝形态分类的结肠病变的诊断及治疗策略

参考文献

[1] 山下　贤，ほか：病変局在别のコツとピットフォール　①歯状線に接する/越える場合，Knack & pitfalls 大腸腫瘍内視鏡治療の要点と盲点. 文光堂，東京，2022. p.8-10.

[2] 日本消化器病学会编：大腸ポリープ診療ガイドライン 2020. 南江堂，東京，2020.

[3] 冈　志郎，ほか：大腸 sm 癌における浸潤度の臨床診断. 胃と腸 . 2004; 39: 1363-1373.

[4] 田丸弓弦，ほか：早期大腸癌：通常内視鏡による診断，内視鏡観察—今と近未来. 消化器内視鏡 . 2016; 28: 445-451.

[5] 田中信治，ほか：大腸通常型腺腫，腺癌の拡大内視鏡診断，消化管拡大内視鏡診断 2016. 胃と腸 . 2016; 51: 655-671.

[6] 住元　旭，ほか：画像強調拡大内視鏡診断　所見用語の整理，大腸内視鏡　診断の基本とコツ. 羊土社，東京，2019. p.137-148.

[7] Sumimoto K, et al : Clinical impact and characteristics of the narrow-band imaging magnifying endoscopic classification of colorectal tumors proposed by the Japan NBI Expert Team（JNET）. Gastrointest Endosc. 2017; 85: 816-821.

[8] 田中秀典，ほか：検査法・手技　腸　拡大観察，図説 "胃と腸" 画像診断用語集 2022. 胃と腸 . 2022; 57: 506-507.

[9] Tanaka S, et al : High magnification Colonoscopy. Gastrointest Endosc. 2006; 64: 604-613.

[10] 江頭由太郎，ほか：肉眼病理からみた早期大腸癌の深達度診断，早期消化管癌の深達度診断 2015. 胃と腸 . 2015; 50: 641-652.

14 鉴别诊断：结肠

福泽诚克

要　点

（1）在炎症性疾病的鉴别诊断中，需要了解炎症范围及局部表现。

（2）炎症性疾病不仅要看内镜表现，详细的病史对鉴别诊断也很重要。

（3）对肿瘤、非肿瘤的鉴别诊断要关注病变的边界、颜色及表面性状。

结肠疾病的种类多种多样，大致可分为肿瘤性疾病、炎症性疾病、憩室等形态异常的疾病，以肠易激综合征为代表的功能异常、淀粉样变性等代谢性疾病等。发现病变后，要对病变进行详细的观察，然后做出诊断。病变的形态和部位等也可以帮助鉴别诊断，本节将病变分为炎症性疾病和肿瘤性疾病（早期结肠癌、腺瘤除外），来介绍不同疾病的鉴别诊断方法。

炎症性疾病

内镜在炎症性疾病诊断中的作用与在肿瘤性疾病诊断中的作用完全不同，包括患者发病情况在内的现病史、既往史、服药史、过敏史等详细的病史较为重要。因为炎症性疾病的内镜下表现大多是相似的，仅通过内镜表现难以鉴别的情况不少见。而内镜的作用是对即使是凹凸较少的轻微炎症也能够正确评价，这需要观察包括其颜色在内的黏膜面的变化和病变范围。还可以根据内镜表现进行活检诊断，但有时病理组织学上也得不到特征性表现。作为临床医师要结合内镜表现进行综合诊断。以下介绍从炎症范围以及局部表现进行的鉴别诊断。

■ 从炎症范围进行鉴别诊断（表5-8）

掌握炎症的范围对鉴别诊断以及决定治疗方案很重要。确认"炎症从哪里到哪里""是否连续""是否是区域性的"就可以圈定可能的疾病范畴。当炎症从直肠连续延伸时，可能的疾病包括溃疡性结肠炎、感染性肠炎（弯曲菌肠炎等）、艰难梭菌感染性结直肠炎（伪膜性肠炎等）、阿米巴结肠炎等。有的疾病会出现跳跃性病变（skip lesion），因此，还要追加对血管透见消失、阿弗他溃疡、糜烂、白苔、脓性黏液、伪膜等表现进行诊断。而区域性炎症疾病包括缺血性结肠炎、肠结核、感染性肠炎（肠出血性大肠埃希菌性结肠炎等）、克罗恩病等。缺血性结肠炎根据严重程度表现不同，常表现为乙状结肠到降结肠的条带样糜烂（图 5-73、5-74）。临床症

表5-8　炎症范围的鉴别诊断

- 弥漫性炎症：从直肠开始的连续炎症
  →溃疡性结肠炎、感染性肠炎（弯曲菌肠炎等）、抗生素相关肠炎、艰难梭菌感染性结直肠炎（伪膜性肠炎等）、阿米巴结肠炎等
- 区域性炎症：炎症之间存在正常黏膜
  →克罗恩病、缺血性结肠炎、肠结核、肠贝赫切特病、感染性肠炎（肠出血性大肠埃希菌性结肠炎、耶尔森菌肠炎等）等

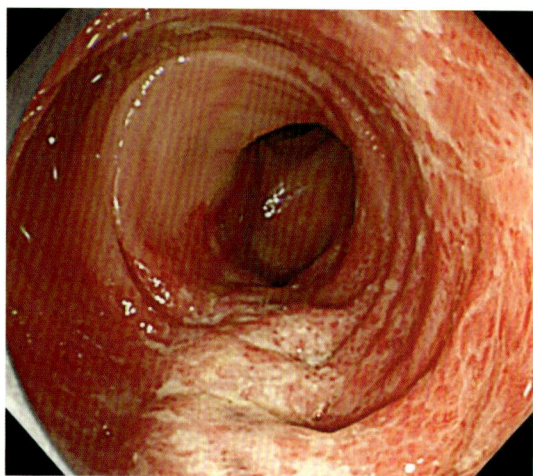

图5-73　乙状结肠（一）

典型的急性期内镜图像，可见纵行的白苔和周围黏膜发红。白苔为糜烂，轻微隆起，周围的发红被白线分隔，称为鳞片状表现，这是本病的特征性表现。

图5-74　乙状结肠（二）

出现暗红色黏膜时，在组织学上会伴有出血性坏死，有时候缺血程度较重，需要谨慎对待。

状包括左下腹部痛、便血、腹泻等，当临床表现与内镜所见一致时比较容易诊断，但是，即使存在阿弗他溃疡以及糜烂，单靠炎症范围是难以诊断的，需要结合详细的病史、血液检查、粪便培养、组织学检查等进行综合诊断。当症状稳定后，随访或者再次结肠镜检查对诊断有帮助。

■ 根据局部表现的鉴别诊断

局部表现主要为发红、肿胀（血管透见消失）、阿弗他溃疡、糜烂、出血、狭窄等，各种疾病在疾病的不同分期有各种不同的炎症表现，因此单靠局部表现难以做出鉴别诊断。在这里介绍一下出现在诊断标准中的特征性表现。在溃疡性结肠炎的诊断标准中，内镜表现包括：黏膜弥漫性龟裂、血管透见消失、粗糙或者颗粒状改变；还有质脆、易出血，黏膜附着脓性分泌物，多发糜烂、溃疡或者假息肉形成。图5-75为典型的内镜图像。溃疡性结肠炎发展到重度后会出现深的溃疡（图5-76）。而在克罗恩病的诊断标准中，内镜表现包括：纵行溃疡、铺路石样改变、不规则~类圆形溃疡、多发阿弗他溃疡改变。纵行溃疡就和文字一样，是沿着肠管长轴的溃疡（图5-77），一般是指长度5 cm以上的溃疡。

其他感染性肠炎也有特征性表现。肠结核的易患部位依次为结肠、回盲部、小肠，诊断

需要通过病变部位的病理组织学检出结核分枝杆菌和干酪样肉芽肿。活动期的内镜下表现为多发环形倾向的溃疡和不规则的糜烂（图5-78）。由于肠管的淋巴管是横行的，因此溃疡的方向是环形的，溃疡愈合后会由于瘢痕化出现狭窄。

　　伪膜性肠炎的伪膜也是比较有特征性的局部表现。伪膜性肠炎属于艰难梭菌感染（clostridium difhicile infection，CDI），是医院内发生腹泻的最多见原因。伪膜是紧密黏附于消化道黏膜的坏死渗出物质，组织学上为纤维素及中性粒细胞浸润。内镜下呈现黄白色半球形隆起（图5-79）。不表现伪膜的疾病、有伪膜或者伪膜样表现的疾病包括抗甲氧西林金黄色葡萄球菌（MRSA）肠炎、细菌性痢疾、阿米巴结肠炎、肠出血性大肠埃希菌性结肠炎、巨细胞病

图5-75　直肠

黏膜血管透见消失，出现弥漫性炎症。另外，容易出血，附着脓性分泌物，是溃疡性结肠炎的典型表现。

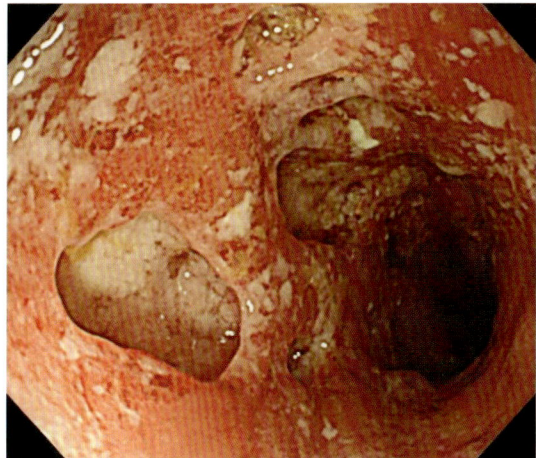

图5-76　乙状结肠（一）

深凿溃疡，溃疡底部可见肌层，为重症溃疡性结肠炎的内镜图像。

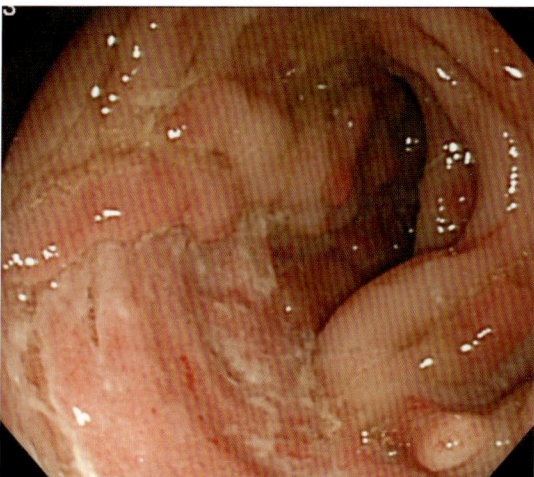

图5-77　乙状结肠（二）

沿着长轴方向的纵行溃疡，为克罗恩病的特征性内镜图像。

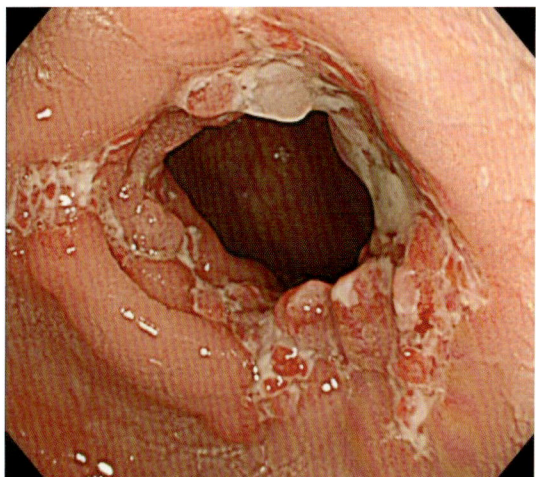

图5-78　升结肠

可见环形溃疡以及不规则糜烂，为典型的活动期肠结核的内镜图像。

毒性结肠炎等，不仅要根据内镜下表现，还要结合粪便检查［毒素A/B（toxin A/B）、谷氨酸脱氢酶（GDH）］以及血液检查进行综合诊断。

空肠弯曲菌性结肠炎是细菌性肠炎中发生频率最高的疾病。致病菌为革兰阴性杆菌，其中弯曲菌属的空肠弯曲菌占95%以上。潜伏期多为2～5天，主要症状为腹泻、腹痛、发热、便血等。空肠弯曲菌性结肠炎在感染性肠炎中常有特征性内镜表现，最具特征性的表现为回盲瓣上的溃疡（图5-80）。该部位的溃疡一般表浅，边界清楚。根据炎症严重程度，可以表现为回盲瓣部分糜烂，有时也可以表现为回盲瓣整体呈表浅溃疡，发生率为40%～80%，一旦发现这种溃疡，特异性比较高。病变常表现为从直肠一直延续到全结肠的点、片状发红，糜烂、肿胀及小溃疡，如果出现连续性、弥漫性病变，需要和溃疡性结肠炎鉴别。鉴别要点是空肠弯曲菌性结肠炎即使病变弥漫，但是其间的黏膜保持血管透见性，也不易出血（图5-81）。

大肠埃希菌是肠道内的常驻菌，大多数对人体无危害，但是引起腹痛和腹泻等症状的大肠埃希菌被称为致病性大肠埃希菌。临床上最常见的致病性大肠埃希菌是肠出血性大肠埃希菌（enterohemorrhagic E coli，EHEC）。诊断依靠粪便培养进行细菌分离及肠毒素的检测。EHEC通过产生造成血管损伤的志贺毒素引起腹泻、便血，进而引起溶血性尿毒综合征（hemolytic uremic syndrome，HUS），合并脑炎后容易发展为重症。另外，即使菌量较少也容易引起感染，造成集体食物中毒，作为三类感染性疾病需

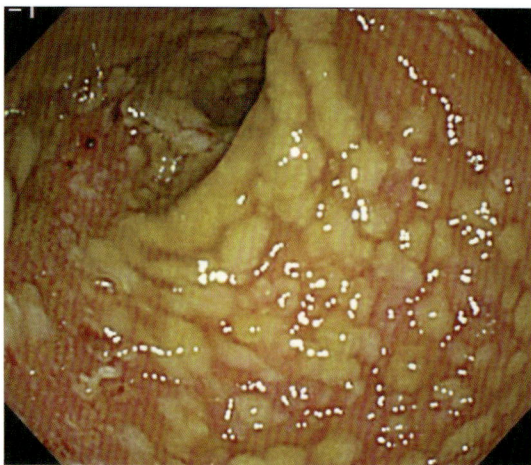

图5-79 直肠

因肺炎使用抗生素。在肿胀的背景黏膜下出现黄白色的隆起，可见弥漫性伪膜。

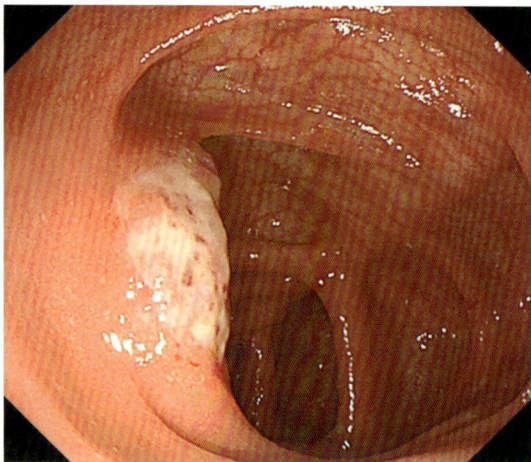

图5-80 盲肠

回盲瓣上的大范围表浅溃疡。

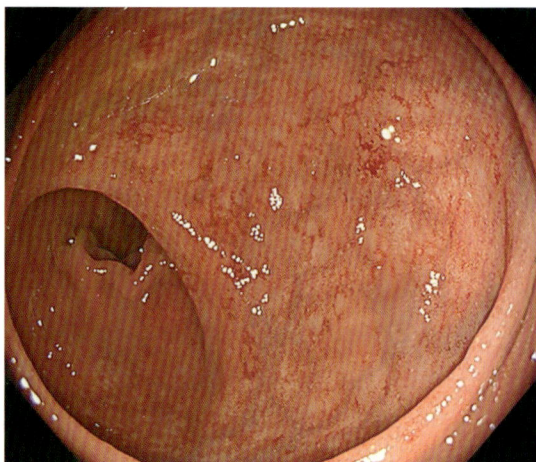

图5-81 直肠

弥漫性发红、糜烂，其间黏膜血管透见存在。

要上报所有病例。血清型包括 O157、O111、O26、O157 在 3 ~ 7 天的潜伏期后开始出现剧烈的腹痛和腹泻，之后出现便血。内镜下盲肠、升结肠病变最重，越往肛侧越轻，表现为全周性黏膜呈暗红色~红色、明显水肿、糜烂。偶有表现为纵行溃疡的病例（图 5-82）。

阿米巴结肠炎的原因是肠溶组织阿米巴原虫。阿米巴包囊经口感染，在小肠下段变成滋养体，在结肠（特别是盲肠）成熟并分裂、增殖后侵入黏膜引起炎症。患者多以便血为主诉，内镜诊断很重要。直肠和盲肠为好发部位，可以两个部位同时或者一个部位出现炎症。内镜下表现为附着污秽白苔的、周围伴随着红晕的多发糜烂及溃疡，这是本病的特征性表现（图 5-83）。偶尔也会出现伴有伪膜的溃疡、巨大溃疡等。活检的检出率为 70%，肠液和白苔的直接镜检对诊断也有帮助。最需要鉴别诊断的疾病是溃疡性结肠炎，如果误诊为溃疡性结肠炎而使用类固醇皮质激素会引起病情恶化，需要慎重地鉴别。

另外，在炎症性肠病和感染性肠炎中，有些疾病除了在结肠外，在回肠末端也会有特征性表现，因此在鉴别诊断中还要认真观察回肠末端。特征性表现包括：克罗恩病在系膜侧的纵行溃疡，其他疾病多在系膜对侧出现病变。由于系膜对侧存在派尔集合淋巴结，因此多数感染性肠炎、肠贝赫切特病以及单纯溃疡的病灶从派尔集合淋巴结开始。

肿瘤性与非肿瘤性病变

普通观察下的肿瘤性与非肿瘤性病变的鉴别诊断需要关注病变的边界、颜色以及表面性状等。肿瘤性病变比如黏膜下肿瘤以及淋巴瘤等边界不清，因此在怀疑肿瘤性病变时，判断是上皮性病变还是非上皮性病变对于鉴别诊断是有帮助的。下面结合典型的内镜图像介绍一下我们经常遇到的病变的内镜下特征。

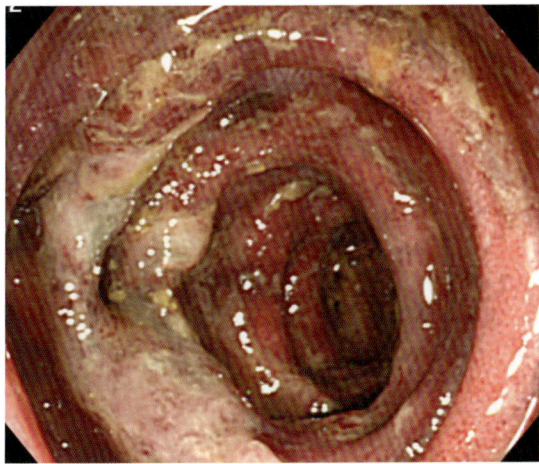

图5-82 升结肠

升结肠整体水肿，呈暗红色，部分黏膜出现糜烂。

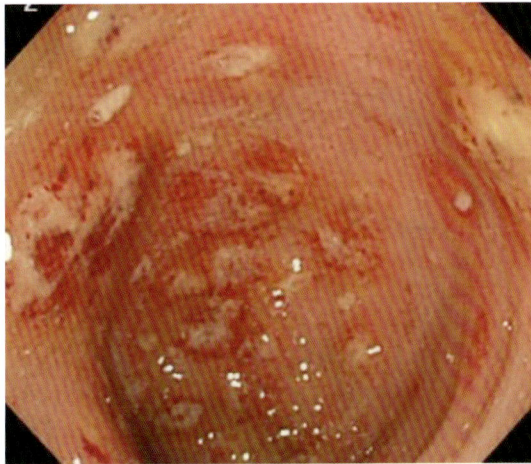

图5-83 直肠

伴有周围红晕的多发糜烂，部分附着污秽的白苔。

炎性息肉是由多发溃疡形成瘢痕时残留黏膜的牵拉和再生黏膜的增生形成的，通常为多发，大小和形态各不相同，多呈小的半球状或棍棒状形态。溃疡性结肠炎、克罗恩病、肠结核等伴随慢性炎症的疾病发生率高（图5-84）。

幼年性息肉呈现多种内镜下形态，多数为有蒂或亚蒂隆起型病变。特征性表现之一为表面肿胀，比较光滑，可见包围腺管开口部的类圆形发红区域。常伴随糜烂、上皮脱落，有时还伴随渗出物引起的白苔（图5-85）。在糜烂和白苔范围较广时，诊断困难。

黑斑息肉综合征型息肉与幼年性息肉一样呈有蒂隆起型病变，多发于中年男性，乙状结肠多见。内镜下表现为从白色调至明显发红的多种形态，表面性状及腺管开口部呈管状、树枝状或脑回状等多种形态，但病变表面很少伴有糜烂和白苔。病变长大后呈分叶状或结节状，在病理组织学上可见呈增生性改变的隐窝上皮，黏膜肌层呈树枝状分支（图5-86）。也有与管状腺瘤鉴别困难的病变。

炎性肌腺性息肉（inflammatory myoglandular polyp）是由中村（Nakamura）等提出的结肠非肿瘤性病变。好发于左半结肠，常为单发的大小不等的息肉，也可以见直径超过10 mm的大病变。现在认为该病变是由微小的增生性病变随着消化道蠕动以及粪便等的慢性刺激形成的，内镜下需要和幼年性息肉和黑斑息肉综合征型息肉相鉴别。内镜

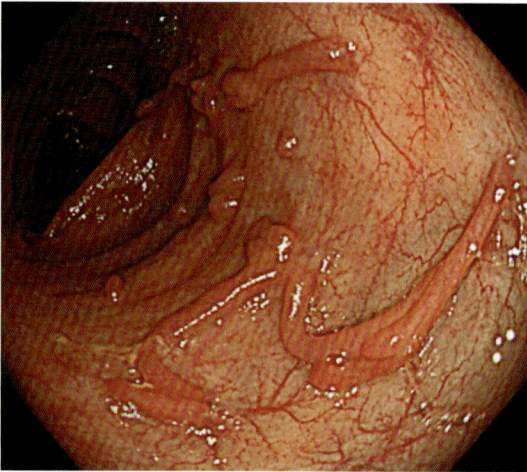

图5-84　降结肠

溃疡性结肠炎缓解期的内镜图像。降结肠可见棍棒样表面光滑的红色炎性息肉。

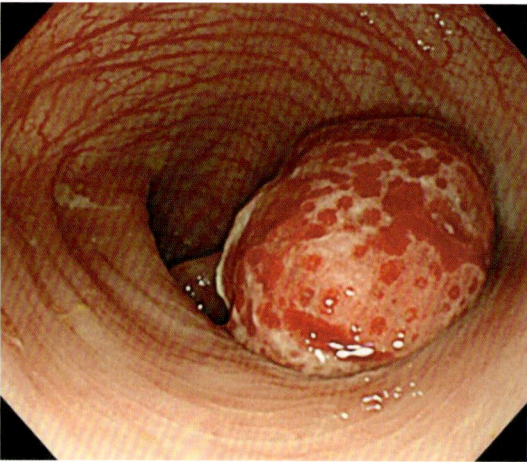

图5-85　乙状结肠（一）

直径为15 mm左右的有蒂隆起型病变，病变发红，表面光滑，部分呈现糜烂，可见围绕腺管开口部的类圆形发红区域。

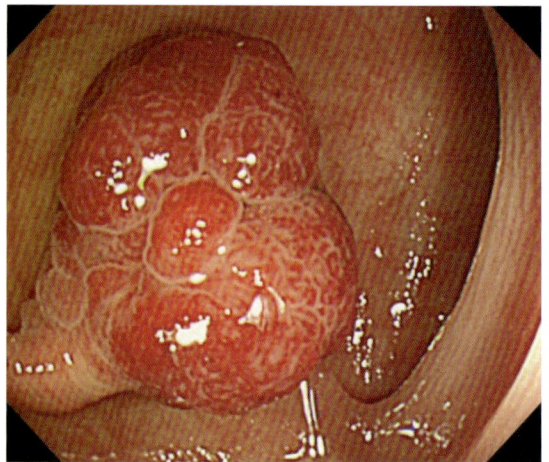

图5-86　乙状结肠（二）

直径为15 mm左右的有蒂隆起型病变，病变发红，呈分叶状，腺管开口部呈管状、树枝状或脑回状等形态。

下表现为发红伴有表面糜烂、溃疡，顶部呈龟头样结节隆起，呈现有蒂或者亚蒂的形态。从病理组织学角度来看，其特征为伴有囊状扩张的增生性腺管和炎症性间质，息肉根部有黏膜肌层来源的平滑肌呈放射状增生（图5-87）。

神经内分泌肿瘤（neuroendocrine tumor，NET）是罕见的肿瘤，发病率为（0.2～0.86）人/10万人，有增加的趋势。直肠NET占全消化道NET的55.7%，特征性内镜下表现为黏膜下肿瘤样的呈黄色调的隆起，质地硬。虽然NET是上皮性肿瘤，但由于在黏膜深层产生，主要是从黏膜下层向深部浸润，因此呈现黏膜下肿瘤的形态。随着肿瘤直径的增大，肿瘤表面多可见扩张血管（图5-88）。

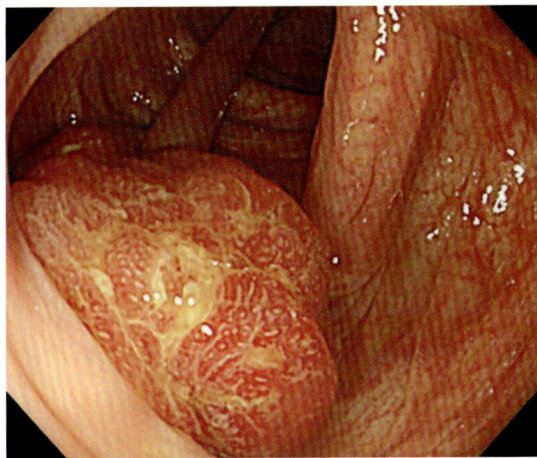

图5-87　乙状结肠
直径为15 mm左右的亚蒂隆起型病变，病变发红，常伴有糜烂及白苔，也称之为"烂草莓"。

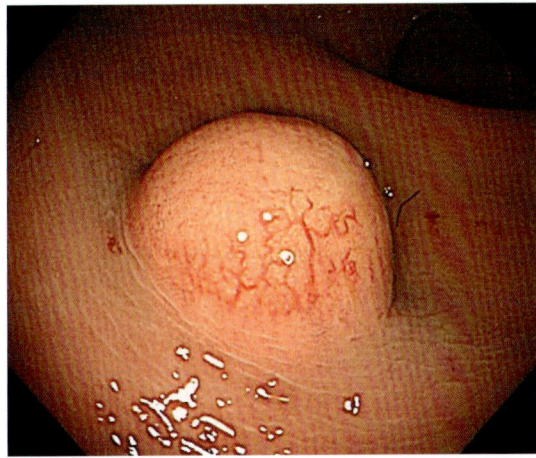

图5-88　直肠
直径为10 mm左右的黏膜下肿瘤样隆起型病变，表面光滑，颜色略微发黄。肿瘤表面可见扩张的血管。

结肠恶性淋巴瘤的发生率较低，占结肠恶性肿瘤的0.4%。临床症状为腹痛、体重减少、腹部肿块等。好发部位为回盲部、直肠。组织类型以弥漫大B细胞淋巴瘤（diffuse large B-cell lymphoma，DLBCL）最多，套细胞淋巴瘤、滤泡性淋巴瘤等胃淋巴瘤中罕见的组织分型在结肠也比较多。肉眼分型分为隆起型、溃疡型、多发性淋巴样息肉病（multiple lymphomatous polyposis，MLP）型、弥漫型、混合型，以隆起型、溃疡型较多。另外，肉眼分型和组织学类型存在相关性，DLBCL多为溃疡型。给大家看一下DLBCL和黏膜相关淋巴组织（MALT）淋巴瘤的内镜图像（图5-89、5-90）。

脂肪瘤是由成熟脂肪组织构成的非上皮性良性肿瘤，在结肠非上皮性良性肿瘤中的发生率最高，好发于升结肠、盲肠等右半结肠。单发较多，由黏膜下脂肪组织产生的腔内发育型多见，表面覆盖上皮，光滑，呈亚蒂～有蒂状（泪滴状）。颜色为黄色，在活检钳压迫下呈枕垫征（cushion sign）（图5-91）。活检后偶尔会露出闪闪发光的脂肪组织（naked fat sign）。脂肪瘤大部分无症状，但大的病变也会引起肠套叠。在超声内镜（endoscopic ultrasonography，EUS）下大部分脂肪瘤内部呈均匀、高回声，大的病变则呈表层高回声和因超声波衰减引起的远端低回声。

图5-89　盲肠（一）

回盲部黏膜下肿瘤样隆起型病变，表面伴有溃疡，底部附有坏死组织，部分肿瘤露出表面。活检病理诊断为DLBCL。

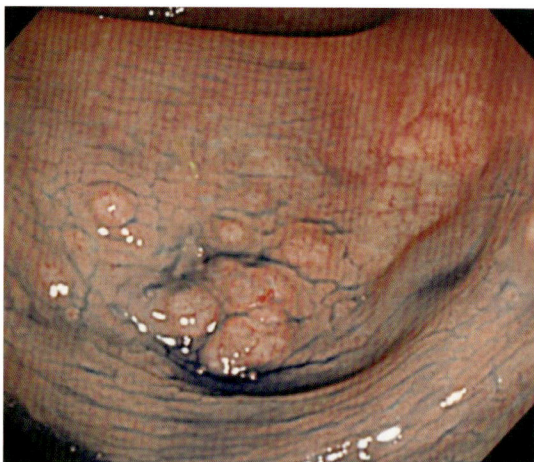

图5-90　直肠（二）

直肠可见边界不清的低平隆起型病变，呈颗粒样，与周围黏膜同色～红色的较平滑的黏膜下肿瘤样隆起，活检病理诊断为MALT淋巴瘤。

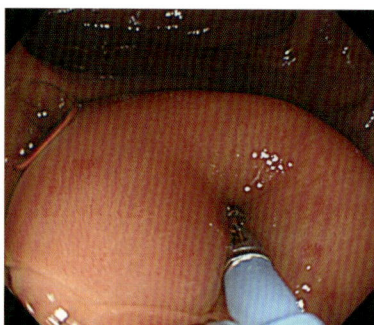

图5-91　升结肠

升结肠可见直径为30 mm大小的亚蒂病变，表面光滑，轻微发黄，用活检钳压迫容易出现枕垫征（cushion sign）。为非上皮性肿瘤，怀疑脂肪瘤。

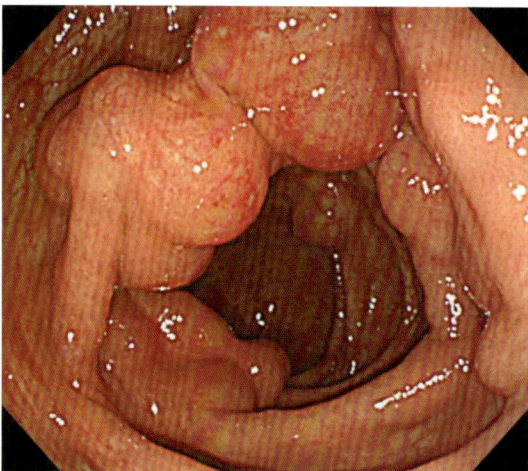

图5-92　升结肠

升结肠可见大小不等的黏膜下肿瘤样隆起型病变，颜色同周围，伴有胀满感的光滑隆起，比较柔软。为典型的肠气囊肿症的内镜表现。

肠气囊肿症是由于肠管内气体潴留形成的多发囊肿（图 5-92）。病因根据是否存在基础疾病分为特发性和继发性。继发性的原因是有机溶剂三氯乙炔的暴露、糖尿病患者使用 α- 葡萄糖苷酶抑制剂等。常无症状，有时伴有便血、腹胀、腹痛等，隆起增大后顶部会出现发红、糜烂，引起便血，有时活检会造成囊肿破裂。

淋巴管瘤被认为是先天性淋巴管系统畸形，由淋巴管内皮覆盖的内腔充满淋巴液构成。与脂肪瘤一样呈枕垫征阳性，活检后淋巴液流失可见隆起缩小，多无症状（图5-93）。

阑尾黏液囊肿是由于粪石、炎症或肿瘤性病变等引起阑尾根部狭窄，内腔因积存分泌的黏液而呈囊状扩张的状态。这是一种比较罕见的疾病，在组织学上分为非肿瘤性增生（mucosal hyperplasia）、肿瘤性黏液囊腺瘤（mucinous cyst adenoma）、黏液囊腺癌（mucinous cystadenocarcinoma）。多数无症状，破裂后囊液流入腹腔会引起腹腔假性黏液瘤，因此，一旦发现，就应该手术治疗（图5-94）。

消化道血管瘤一般被认为多是由先天性血管异常引起，内皮细胞的生长是正常的，没有发现细胞本身的增殖，而是由构成血管瘤的血管本身扩张等造成，因此，与其说是新生物，不如说是属于先天性血管畸形疾病。结肠血管瘤的好发部位为直肠和乙状结肠，占半数以上。表现为红色~暗红色、蓝色的隆起，血管瘤表面和周边黏膜伴随着血管扩张和扭曲的异常血管形态，但也有无颜色变化的情况，需要引起注意。常由于出血和粪便隐血阳性被发现（图5-95）。

消化道间质瘤（gastrointestinal stromal tumor，GIST）是消化道原发的间叶组织肿瘤中发病率最高的疾病。GIST 在胃最多，占 60% ~ 70%。结肠 GIST 占消化道 GIST 的 5% 左右，是由肌层内的 Cajal 间质细胞

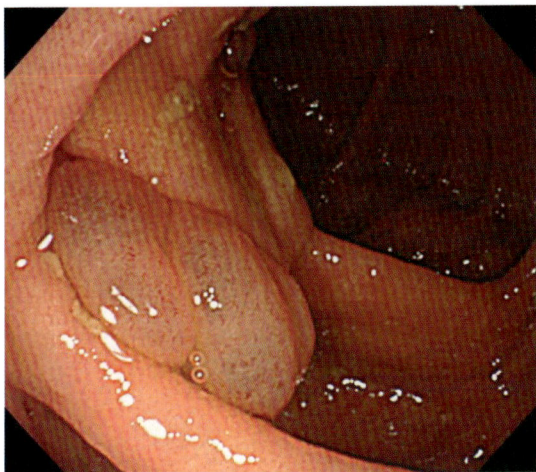

图5-93 升结肠
升结肠可见直径为20 mm大小的表面光滑的黏膜下肿瘤样隆起型病变，颜色同周围，柔软，有透明感。在EUS下为具有分隔的多房样低回声肿瘤。

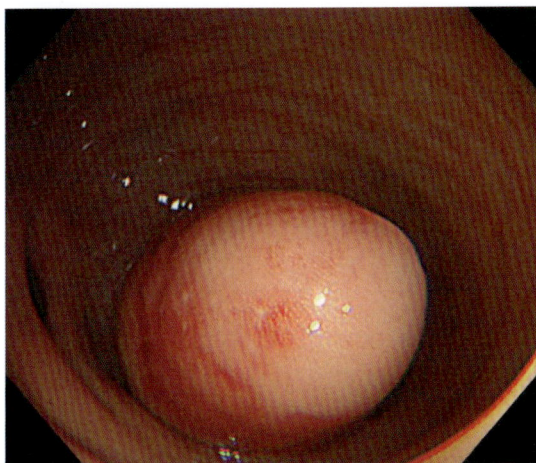

图5-94 盲肠
阑尾开口部可见直径为20 mm大小的、界限不清的隆起型病变，表面光滑，为正常黏膜覆盖，表现为黏膜下肿瘤样形态。表面发红，部分伴表浅糜烂。手术后诊断为阑尾黏液囊肿，表现为阑尾黏液囊肿特有的被称为火山征（volcano sign）的阑尾开口部半球形隆起。

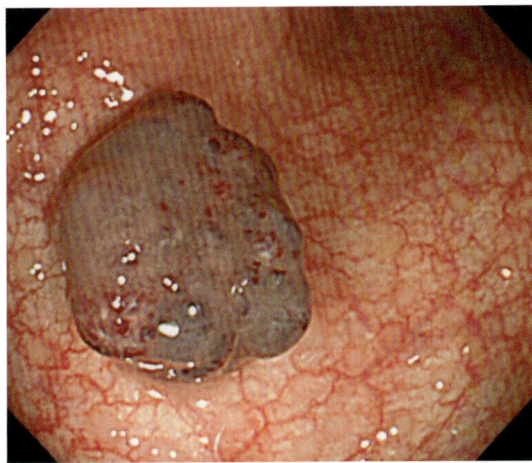

图5-95 乙状结肠
以直肠和乙状结肠为中心的多发蓝色~暗红色的黏膜下肿瘤样隆起型病变，表面可见血管聚集的微小发红区域。

增殖形成的，主要原因是肿瘤细胞的细胞膜中存在的 KT 或 PDGF-Ra 蛋白异常。结肠 GIST 好发于直肠，呈膨胀性生长的表面平滑的黏膜下肿瘤形态（图 5-96）。根据生长的形态分为向消化道内腔突出的壁内生长型、向管腔外发育的壁外生长型以及混合型，枕垫征阴性。在 EUS 下为与第 4 层连续的低回声，病变边界清楚。病变增大后内部回声不均匀，可见肿瘤内坏死引起的无回声、出血引起的高回声。单靠内镜所见难以做出准确诊断，需要结合影像表现及组织学诊断。

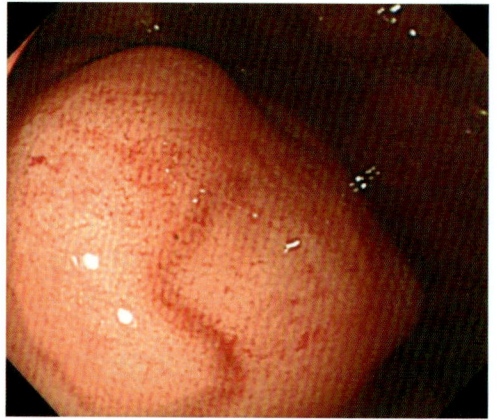

图5-96　直肠

直肠中占据一半管腔的边界不清的隆起型病变，呈表面光滑、质地硬的黏膜下肿瘤形态。

其他疾病

衣原体性肠炎的多发隆起是由淋巴滤泡增生形成的（图 5-97），衣原体性肠炎是沙眼衣原体性传播疾病的一种，可以引起尿道炎、宫颈炎、肝周围炎、盆腔炎等，还可以表现为直肠的发红、糜烂、溃疡等。临床症状包括便血、排便痛等。需要与直肠 MALT 淋巴瘤、良性淋巴样增生等淋巴增殖性疾病，以及炎症性肠病、感染性肠炎等相鉴别。诊断方法：从病变部位检测出沙眼衣原体，活检组织和刷检进行病原分离法，PCR 法等核酸检测法，荧光抗体法和氧抗体法等抗原检测法，活检组织免疫染色法等。图 5-98 是需要和衣原体肠炎鉴别的淋巴滤泡性直肠炎的内镜图像，这是不明原因的被正常黏膜覆盖的直肠淋巴滤泡增生，好发于 40 岁以下，无性别差异。临床症状包括排便时出血、腹痛、便秘、痔疮等。在普通观察下表现为被正常黏膜覆盖的白色密集分布的小隆起病变，被没有糜烂等黏膜缺损的直肠黏膜覆盖，在顶部有扩张的毛细血管。

结肠憩室和结肠息肉一样，是日常诊疗中最常见的疾病之一。

典型病例可以通过结肠镜检查诊断，但在憩室内翻后凸出到肠腔时，需要与真正的隆起型病变相鉴别。憩室内翻被误诊为息肉而行息肉切除术会导致穿孔，因此诊断很重要。内翻憩室在其顶部多伴有沟槽状凹陷，且高度和形状随着空气量而变化。另外，通过色素染色发现同心圆状黏膜，则可以诊断为本病（图 5-99）。

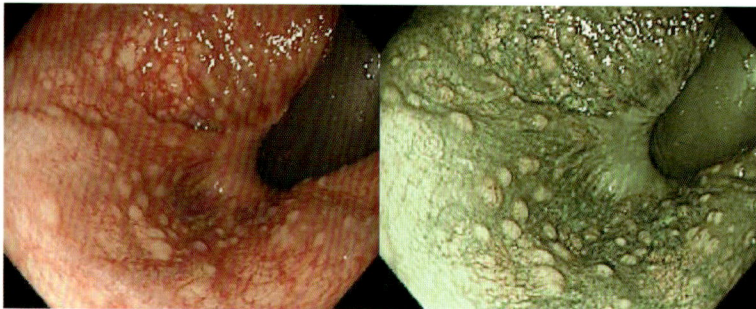

图5-97　直肠

直肠多发边界略不清楚的半球状小隆起。颜色发白，越接近直肠下部小隆起密度越高。

直肠黏膜脱垂综合征是一种良性疾病，原因是排便时用力过度引起黏膜脱垂，在直肠的表现有多种形态。肉眼分型分为隆起型、溃疡型、平坦型，好发于直肠下部前壁。在组织学上呈黏膜固有层的纤维肌病变。临床症状有排便时出血、肛门疼痛、排便不尽感等。早期内镜下表现为平坦的小的发红区域，随着反复脱垂造成病变加重，出现隆起和溃疡。隆起大小不同，形态有结节状、息肉状、芋虫状等，无蒂~亚蒂型较多。隆起表面的颜色多为发红，但由于白苔的附着，颜色也会产生差异。需要与肿瘤性病变相鉴别（与肿瘤性病变相比，隆起较柔软）。充分送气观察表面结构很重要（图5-100）。

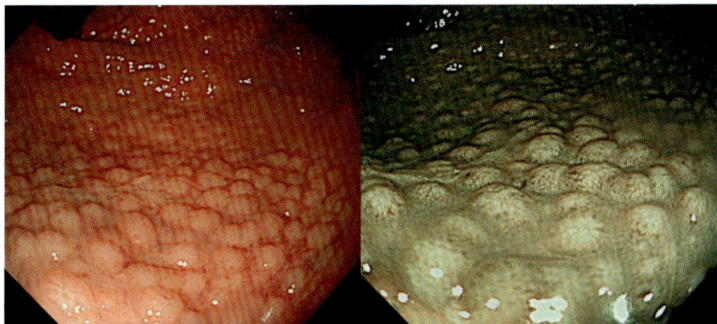

图5-98　直肠

直肠多发边界略不清楚的半球状白色小隆起。与衣原体直肠炎比较，小隆起的密度增加。

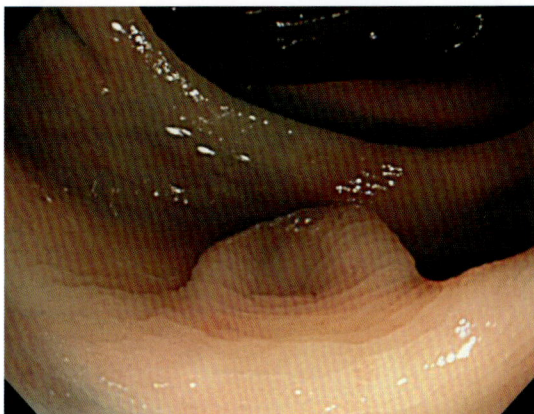

图5-99　升结肠

与正常黏膜边界不清的隆起型病变。部分表面凹陷，用靛胭脂染色后可见隆起有同心圆状的皱纹。

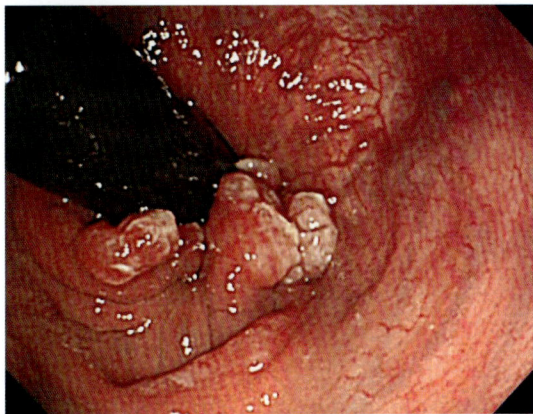

图5-100　直肠

肛门局限性结节样隆起型病变。颜色发红，部分由于糜烂附有白苔，为典型的直肠黏膜脱垂综合征的内镜图像。

参考文献

[1] 潰瘍性大腸炎・クローン病診断基準・治療指針. 厚生労働科学研究費補助金難治性疾患等政策研究事業"難治生炎症性腸管障害に関する調査研究"（鈴木班）令和元年度文旦研究報告書.

[2] 江頭由太郎：偽膜（pseudomembrane）. 胃と腸. 2019; 52（増刊）：693.

[3] 清水誠治，大川清孝：感染性腸炎 A to Z 第 2 版. 医学書院，東京，2012，p.14-17.

[4] 林　繁和，神部隆吉，本田　亘，ほか：急性感染性腸炎の内視鏡診断. Gastroenterol endosc. 2005; 47: 2345-2352.

[5] 辻川知之，馬場重樹：カンピロバクター腸炎，サルモネラ腸炎. 消化器内視鏡. 2017; 29: 65-70.

[6] Nakamura S, Kino I, Akagi T：Inflammatory myoglandular polyps of the colon and rectum：a clinicopathological study of the 32 pedunculated polyps, distinct from other types of polyps. Am J Surg Pathol. 1992; 16: 772-779.

[7] Yao JC, Hassan M, Phan A, et al. One hundred years after "carcinoid"：epidemiology of and prognostic factors for neuroendocrine tumors in 35,825 cases in the united states. J Clin Oncol. 2008; 26: 3063-3072.

[8] Ito T, Igarashi H, Nakamura K, et al. Epidemiological trends of pancreatic and gastrointestinal neuroendocrine tumors in Japan：a nationwide survey analysis. J Gastroenterol. 2015; 50: 58-64.

在呼叫上级医师之前③

进到直肠后，发现环周糜烂时？

桥本 悠

让我们看一个病例。

病例：30 余岁男性。

现病史：2 周前开始出现腹泻、腹痛，因出现便血来消化内科就诊。既往无类似发作，无结肠镜检查史。近期无海外旅行史，无服药史。

内镜图像（图 5-101）

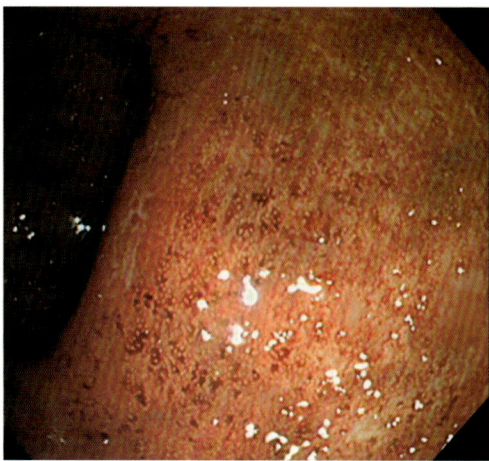

图5-101　直肠的内镜图像

（1）直肠弥漫性水肿及点状黏膜下出血，伴小的糜烂。

（2）直肠炎症，其他全结肠及回肠末段未见炎症。

（3）由于是年轻的患者，拟诊溃疡性结肠炎，开始利用 5-ASA 治疗（口服制剂以及栓剂）。

数日后症状未见改善，请示上级医师进行粪便培养，检出空肠弯曲菌，诊断为空肠弯曲菌性结肠炎，使用大环内酯类抗生素后，症状迅速好转。

📝 溃疡性结肠炎和空肠弯曲菌性结肠炎的内镜特征

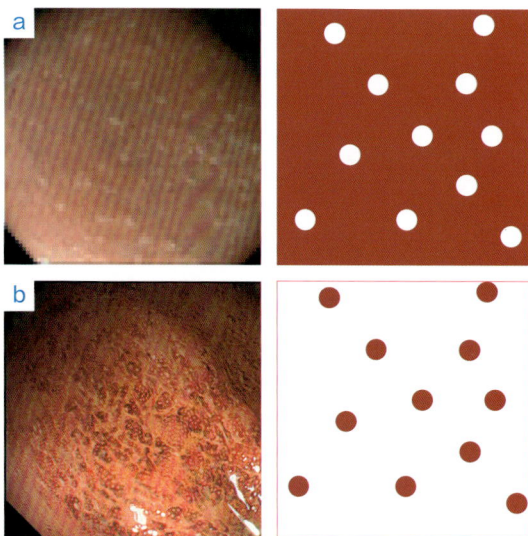

■ 溃疡性结肠炎（图 5-102a）

发红的黏膜内伴有隐窝脓栓（小黄点）。

→红色黏膜中可见白点。

■ 空肠弯曲菌性结肠炎（图 5-102b）

· 正常黏膜内的发红和黏膜内出血点。

→ 白色黏膜中可见红点。

· 其间可见伴有血管透见的黏膜。

· 回盲瓣上的溃疡（发生率为 42%）。

图5-102　溃疡性结肠炎和空肠弯曲菌性结肠炎

a. 溃疡性结肠炎；b. 空肠弯曲菌性结肠炎。

年轻人的直肠炎症≠溃疡性结肠炎，我们必须要注意避免将感染性肠炎和药物性肠炎等能够治愈的疾病误诊为炎症性肠病。在诊断炎症性肠病时，必须要和感染性肠炎相鉴别。其中发生率最高的是空肠弯曲菌性结肠炎，因此，要了解并掌握空肠弯曲菌性结肠炎对诊断有决定性作用的特征性表现。

✏️ 从内镜表现看肠炎的诊断（表5-9）

表5-9　肠炎鉴别诊断的3个要点

①炎症范围 溃疡性结肠炎是以从直肠开始的连续病变为特征，克罗恩病为非连续性（跳跃性）炎症。以回盲部为中心的病变包括克罗恩病、肠伤寒、肠结核。缺血性结肠炎以左半结肠多见。可以从疾病的好发部位以及炎症的分布进行诊断
②黏膜表现 如前所述，溃疡性结肠炎以发红为主，可见黏膜小黄点，而感染性肠炎和药物性肠炎其间有正常黏膜，以黏膜内出血为主。克罗恩病的特征为铺路石样改变，肠结核的特征为瘢痕挛缩样改变，有助于诊断
③溃疡 克罗恩病的纵行溃疡、肠结核的环形溃疡等是疾病特征性的溃疡形态。在肠炎中溃疡的形态是我们需要特别关注的表现，但是出现纵行溃疡并不一定就是克罗恩病，在缺血性结肠炎以及重症溃疡性结肠炎中也可以见到，需要注意

　　肠炎通常由感染性、药物性、自身免疫异常、全身疾病等多种原因造成，也存在很多非典型病例，所以对诊断进行流程化是困难的。

　　内镜下表现固然重要，但是还要结合症状、既往史、服药史、临床检查以及病理结果等进行综合诊断。 尤其是详细的问诊对于提高诊断准确度非常重要。肠炎的诊断能力往往和医师的知识和经验有关，因此我们要不断学习掌握广泛的、最新的主要疾病的诊断热点。

　　最后，总结肠炎诊断的要点。

　　（1）直肠炎症≠溃疡性结肠炎。

　　（2）要掌握每个疾病的诊断标准。

　　（3）要以内镜表现为中心，结合症状、既往史、用药史、临床检查以及病理结果进行综合诊断。

参考文献

[1]　消化器内視鏡編集委員会：消化器内視鏡　腸炎まるわかり 2017；29.
[2]　大庭健一ほか：Campylobacter 腸炎の大腸内視鏡所見. Gastroenterol Endosc. 1987; 29: 54-61.

在呼叫上级医师之前④
结肠镜难以通过回盲瓣……

志贺永嗣

只有小肠有病变而结肠没有病变的疾病并不多见，因此，通过回盲瓣观察回肠并不是必需的。但是，不少感染性疾病和克罗恩病等广义的炎症性肠病（图5-103）和恶性淋巴瘤等肿瘤性疾病（图5-104）的病例是通过观察回肠来诊断的，当需要回肠的病史信息时一定要观察回肠末端。

我们尝试使内镜进入回肠的前提是内镜没有结袢或者打弯。一般这种情况下内镜的进镜长度为70 cm左右，回盲瓣位于内镜图像的左侧9点钟方向。这时候轻微向上打镜角并左旋内镜就会进入回盲瓣开口（图5-105a）。当单用左旋内镜难以越过回盲瓣时，加上镜角的操作会更容易通过。

另外，根据回盲瓣的朝向不同，进镜策略也略有不同。工藤等人将回盲瓣分为可见和不可见两种形态，藤井等人根据回盲瓣的开口方向将回盲瓣分为上（面向肛侧）、下（面向回盲部底部）、中（两者中间位置面向肠道对侧）3种类型。如果回盲瓣开口面向肛侧，只要将内镜原封不动地推进去，就能很容易地越过回盲瓣。在很多情况下是无法看到回盲瓣开口部的，这时，要一边向上打镜角一边从盲肠侧像划过回盲瓣下唇一样推镜（图5-105b）。在此过程中，内镜要像钩住回盲瓣上唇一样进入回肠。内镜前端进入后，通过恢复所做的旋镜及镜角进一步插入深部（图5-105c）。这个时候，不要进镜过多，要将向下的镜角调整成自然的进镜状态，这就是技巧。如果将向上的镜角拉紧进镜会造成内镜反转，会退回到结肠内。

当通过回盲瓣困难或者越过回盲瓣后内镜发生反转而不能进镜到深部时，减少结肠内的

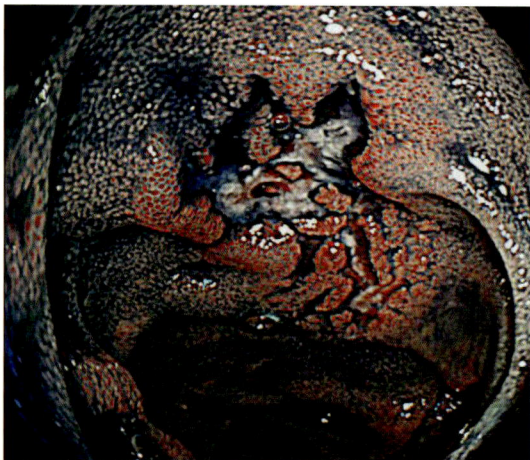

图5-103　耶尔森菌肠炎1例
回肠派尔集合淋巴结肿大及其顶部糜烂、溃疡。

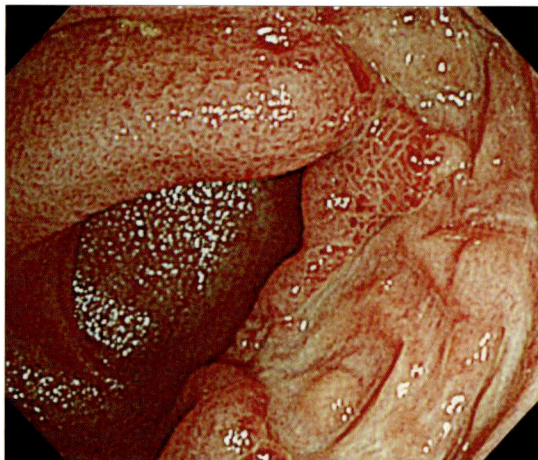

图5-104　恶性淋巴瘤1例
因腹泻、体重下降行结肠镜检查，确认回肠溃疡性病变，最终诊断为外周T细胞淋巴瘤。

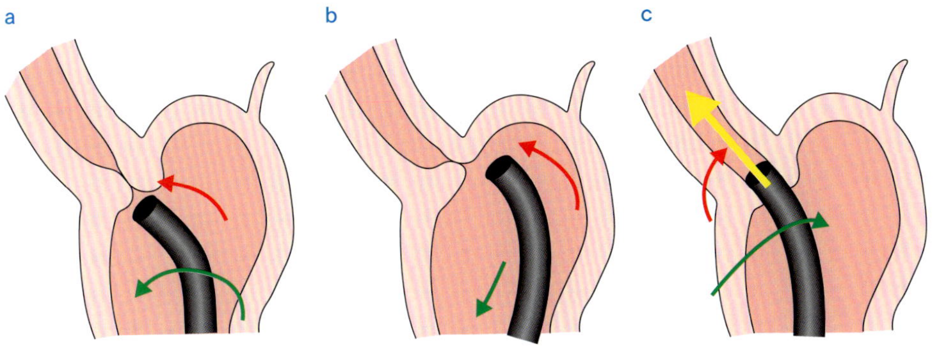

图5-105　结肠镜越过回盲瓣的模式图

a. 在回盲瓣轻打向上的镜角（红色箭头）：在打着向上镜角的状态下左旋（+左侧镜角）进入开口部（绿色箭头）；b. 在不能看到回盲瓣时，一边打向上的镜角（红色箭头）从盲肠侧像划过回盲瓣下唇一样推镜（绿色箭头），接着像钩住回盲瓣上唇一样将内镜前端插入回肠侧；c. 内镜前端进入后，恢复所做的旋镜及镜角（红、绿色箭头），自然进入左下方的深部（黄色箭头）。

空气是重要的。球囊式内镜通过回盲瓣时也会发生同样的问题，通过吸气使回肠朝向远端而不是近端（使回盲瓣的角度变钝）会使进入回肠更顺利。另外，从右下腹用手压迫以及变换体位也是有效的。

参考文献

[1]　工藤進英：大腸内視鏡挿入法—ビギナーからベテランまで. 医学書院，東京，1997，p.75-76.
[2]　藤井隆広：大腸内視鏡挿入法—脾彎曲から回腸末端までの要点—. 消化器内視鏡. 2019; 31: 190-193.
[3]　菅野健太郎，ほか：ダブルバルーン内視鏡—理論と実践. 南江堂，東京，2005，p.38-39.

第**6**章

临床医师需要掌握的

病理组织学诊断

1 活检、组织学诊断的心得及基础知识

下田将之

要 点

（1）了解病理标本制作过程（尤其是固定、取材）。
（2）了解病理诊断的过程。
（3）了解病理诊断报告书，知晓其局限性。

病理诊断在决定消化道病变的治疗方案中起着重要作用。从标本采集到病理诊断的过程包括新鲜标本的固定、取材，病理标本制作、诊断，无论在哪个环节，临床医师和病理医师的合作、沟通都很重要。本节概述了病理诊断所需的心得和基础知识。

了解病理标本制作过程（尤其是固定、取材）

要将一般活检组织贴在滤纸上、内镜切除的标本（特别是 ESD 标本）用针展平到橡胶板上后用福尔马林溶液固定。后者的展平、固定是将切除标本展平后固定在固定板上的工作，是确保进行正确且详细的病理评价所必需的（图 6-1）。另外，要将内镜图像、X 线图像和切除标本的肉眼形态做 1 对 1 的对照，使取材能够满足肉眼所见与病理组织学的重建。因此，在取材时要详细观察和记录肉眼所见（病变的高低、表面结构和边缘、颜色、光泽等），同时拍摄能够与术前图像和大体图像进行充分对比的、反映出病变的性状、质感以及颜色的大体照片。通过拍摄取材前后的肉眼照片进行更正确的病变重建、复原。还要拍摄取材后全部取材标本（内镜切除标本）的照片（图 6-2）。近年来，随着癌基因组学的临床应用，基因病理诊断标本的质量管理很重要。切除后的手术标本要迅速保管于冰箱等 4 ℃以下的环境，在 1 小时以内、最晚 3 小时以内固定，推荐使用 10% 中性缓冲福尔马林溶液固定 6 ~ 48 小时。

取材后的标本要放入标本盒中，进行脱水、脱脂、浸入石蜡、包埋、制作蜡块、薄切。将切片放在玻片上展平、干燥、脱石蜡、染色、脱水、封闭后制作成病理标本，由病理医师进行镜检。

图6-1 病理标本（肉眼图像）
a. 内镜切除后用针展平的ESD标本；b. 福尔马林固定后的标本。

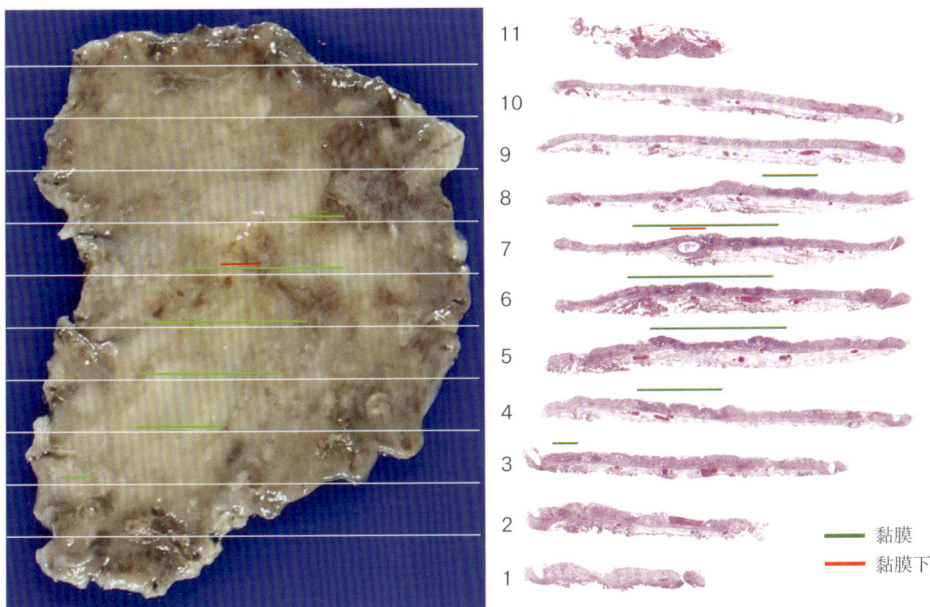

——	黏膜
——	黏膜下

图6-2 病理标本的取材（肉眼图像与组织图像的对比）
取材（全部取材）后ESD标本的肉眼图像（左）与低倍图像（右）的对比。

了解病理诊断的过程

■ 病理诊断的基本方法

　　了解病理医师如何通过一张组织标本进行思考，经过什么样的过程做出最终诊断是非常重要的。从组织标本获得的信息是多种多样的，在病理诊断过程中，要综合分析临床表现、内镜所见、组织标本的状态，提取具有诊断意义的形态学表现，进行最终诊断。例如，即使在组织学上表现为非特异性炎症的肠组织，也可以根据"怀疑溃疡性结肠炎"等临床诊断以及病变的部位、肉眼所见等图像信息，探究肠炎的更详细原因。另外，在临床怀疑为感染性疾病，用HE染色难以识别菌体、病毒时可以通过特殊染色以及免疫组化染色明确诊断。因此，希望大家认识到临床医师和病理医师的合作、沟通是正确病理诊断所必需的。另外，在病理申请书中建议记载的信息（病理医师希望知道的临床信息）包括患者的年龄、性别、取材脏器、病变的部位及大小、内镜下表现、临床诊断、疾病的发生及发展、取材部位（病变边缘还是中央等）、既往病史（其他脏器及全身疾病等）、治疗史等。无论什么疾病，都会有疾病好发的脏器和部位，以及各疾病的特征性或者特异性的组织学表现，要将这些信息聚集在一起，在综合考虑的基础上观察病理标本。病理医师推测标本意味着什么病变的什么时期，最终锁定可能性最高的疾病（鉴别诊断）。

■ 内镜切除标本（EMR、ESD）的病理观察

活检病理诊断是将活检钳取到的数毫米组织做成标本进行诊断，但是由于标本小，很难把握病变的全貌。由于取材方法不同，取到的组织不同，有仅取到黏膜表层组织的标本，还有取到黏膜全层的标本以及取到黏膜肌层的标本等各种各样的标本（图6-3）。活检取到黏膜下层深部组织是困难的，有时候会遇到黏膜下肿瘤的活检标本中未包含黏膜下肿瘤成分的情况。通过EMR和息肉切除术获得的标本可以观察病变的整体情况，对烧灼部位的观察可以做出对断端的评价。近年来正在普及的冷圈套器切除术，在标本上没有烧灼，很难进行断端评价，尤其是对癌进行冷圈套器切除经常会出现这种问题。对于大的病变会实施ESD，ESD标本是切除到黏膜下层的，可以对整个病变进行详细的评价（图6-4）。一般要求对ESD标本进行全部取材，进行包括水平及垂直断端在内的病理学评价。对于水平断端，由于烧灼等造成上皮脱落，经常会出现评价困难的情况。另外，在隆起型病变中，有时非断端部位的肿瘤成分看起来就像是暴露在断端标本上一样。在这种情况下，需要临床医师和病理医师联合起来通过病理学、内镜的表现解释出现断端评价困难以及断端阳性的原因并进行综合判断。对于内镜分片切除的标本，由于病理医师不知道各个标本的顺序，需要临床医师认识到可能出现水平断端评价困难的情况。

■ 病理诊断书中经常出现的特殊染色（病理医师用特殊染色观察什么？）

一般病理诊断是通过HE染色进行的，在仅用HE染色难以诊断时需要进行对诊断具有参考意义的各种特殊染色（化学反应染色法）和免疫组织化学染色（使用抗体特异性染色蛋白的方法）等。例如，结肠癌病理诊断时使用的染色法包括Elastica van Gieson（EVG）染色（血管弹力纤维染色，评价静脉侵袭）、Podoplanin（D2-40）染色（对内皮细胞染色评价淋巴管侵袭）、Desmin染色（对黏膜肌层等平滑肌染色，评价黏膜下浸润）（图6-5）。在低分化癌症，使用过碘酸希夫染色（PAS）、阿尔辛蓝（Alcian blue）染色等评价是否有黏液产生，确认有黏液产生的腺体来源的癌（腺癌）（图6-6）。近年来，对黏液的表型进行了粗略的分类（胃型、

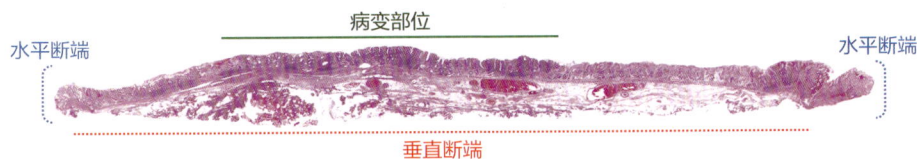

图6-3 胃黏膜活检可能取到的组织部位

根据取材方法，可能取到仅黏膜表层（黄色部分）、黏膜全层（绿线部分）、黏膜肌层（蓝线部分）等。

黏膜固有层

黏膜肌层

水平断端　　病变部位　　水平断端

垂直断端

图6-4 ESD标本的代表性低倍显微镜图像（HE染色）

病理诊断时，图示的部分相当于水平断端和垂直断端。

肠型等）并逐渐重视，还进行了胃型表型 MUC5AC、MUC6，以及肠型表型 MUC2、CDX2、CD10 等的免疫染色。在鉴别异型上皮是反应性还是肿瘤性时，经常参考 p53 和 Ki-67 染色。另外，需要大家至少了解通过 Ziehl Neelsen 染色确认抗酸菌、通过 glocot 染色和 PAS 染色确认真菌、通过 PAS 染色确认阿米巴虫体、通过刚果红染色确认淀粉样变性等。

■ 什么是病理诊断困难的病例？

病理诊断困难的病例是指病变被充分取材，诊断本身困难的情况（少见病例，需要专家诊断的，炎症明显，难以鉴别是炎症还是肿瘤），还有标本上病变很少（由于量少，无法判断是否真的是病变）、标本损伤明显，在制作标本过程中带来的干扰诊断的因素（不能做正确的形态学评价）、没有取到病变部位的情况（黏膜下肿瘤等）等。另外，肿瘤性病变，尤其是低分化的肿瘤，不能鉴定细胞来缘的"恶性肿瘤"。临床医师在了解这种病理诊断的局限性的同时通过加深与病理医师的合作，共同努力提高诊断的准确率是很重要的。

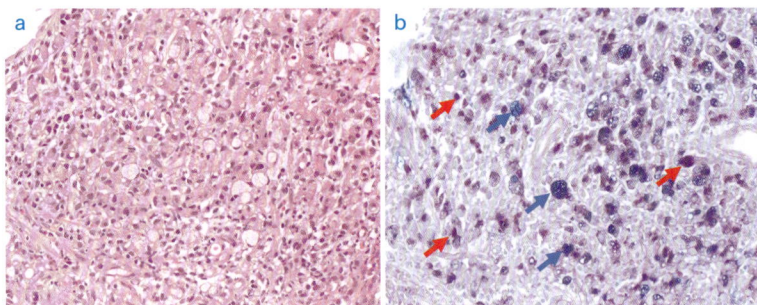

图6-5　Desmin 染色的代表性低倍显微镜图像（结肠癌的ESD标本）

黏膜肌层和固有肌层染成棕色，更明显。

图6-6　低分化腺癌的代表性组织学图像

a. HE 染色；　b. PAS染色和阿尔辛蓝染色：癌细胞PAS染色阳性（红色箭头）或者阿尔辛蓝染色阳性（蓝色箭头），确认癌细胞产生黏液。

＼笔　记／

需要知晓的病理诊断报告书上的用语

"脱落"：在福尔马林溶液中，从滤纸脱落的活检组织，与活检号对应不上的标本。

"逐层切片""连切""深切标本"：切片中只有很少的病变，需要重新连续切片或者将深部组织制作成标本。尝试能够获得更多病变信息的方法。

"异型上皮"：指无论肿瘤还是非肿瘤中存在异型的上皮。因此，记录为异型上皮并不仅限于肿瘤，需要充分理解注解的内容。

"见评论""见描述"等：与诊断相关的重要内容记录在注解栏内，因此一定要确认（建议必要时和病理医师联系）。

参考文献

[1]　下田将之，岩男　泰：切り出しのキモ　私はここをこう切っている（第10回）腸. 病理と臨床. 2021; 39: 71-75.

[2]　一般社団法人日本病理学会：ゲノム診療用病理組織検体取扱い規程. 2018.

2 活检取材及报告的书写方法

山崎嵩之，阿部清一郎，斋藤 丰

要 点

（1）为了正确取材，要将活检对象放在良好的视野中，关注活检钳伸出的角度，正确地将活检钳对上病变。

（2）为了后续能确认活检位置，要保留包括定位标志在内的活检图片。

（3）要在病理申请单上记录内镜诊断及需要鉴别的疾病等，将病理检查的目的正确传递给病理医师。

消化道内镜是从腔内观察消化道病变，在直视下获取组织比较容易且创伤小（＝活检），具有很大的优势。利用消化内镜活检可以进行病变良恶性的诊断，还可以进行癌症组织类型和范围的诊断、幽门螺杆菌感染检查、炎症性疾病的鉴别等，涉及多个方面，是内镜基础且非常重要的技术之一。

活检技术包括普通的活检钳活检、超声内镜引导细针穿刺术（EUS-FNA）、整块活检的诊断性内镜黏膜下剥离术/内镜黏膜切除术（ESD/EMR）等。活检钳活检也包括深挖活检、开窗活检等特殊方法。本节介绍普通的活检钳活检的手法和技巧。

活检钳活检总论

活检钳活检是从内镜的钳道（操作部侧）插入活检钳（图6-7），从内镜前端的钳道口（前端部）伸出活检钳，在直视下取组织的方法。为了正确取材，要做到：①将活检对象放在良好的视野中；②选择合适的活检部位；③将活检钳正确地放在目标部位；④尽可能使活检钳垂直于活检对象。

■ 将活检对象放在良好的视野中

正确取材的前提是将病变放在良好的视野中。有时需要操作镜角以及微调空气量，尽可能使内镜直视病灶。例如胃体小弯侧病变，如果顺镜观察会处于切线方向，因此反转内镜并调整左右镜角钮，可以将病变放在良好的视野中（图6-8a～c）。

图6-7　一次性活检钳 FB-211K

（奥林巴斯公司）

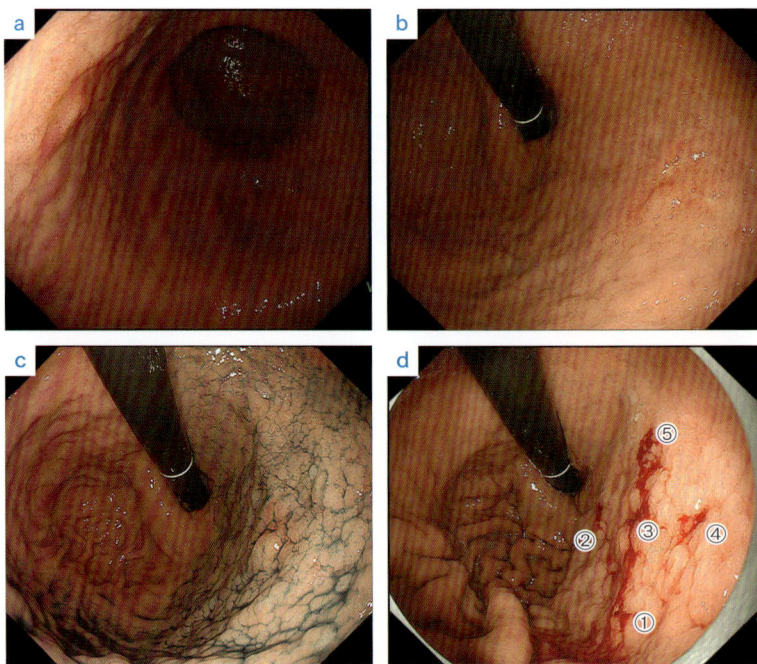

图6-8　早期胃癌的治疗前活检

a. 胃体上部前壁的0～Ⅱc病变，顺镜图像；b. 反转图像，贲门成为标志，打向左的镜角可以直视病变；c. 反转图像，靛胭脂染色；d. 病变和其周围的4个点活检。按①～⑤的顺序活检。

■ 选择合适的活检部位

即使发现了怀疑恶性的病变，如果不是从癌组织在黏膜表面存在的部位活检就不能得到正确的诊断。尤其是在受胃酸影响的胃部病变诊断中，活检部位非常重要。例如，在胃溃疡中鉴别是良性溃疡还是癌伴有消化性溃疡是很重要的。伴有厚的白苔的溃疡中心部，白苔下往往不会有癌组织，不应该在这里取活检组织。如果在溃疡的边缘有癌组织露出的凹陷面，要从那里取活检组织；即使没有凹陷面，也要从溃疡的边缘取活检组织。当病理结果是阴性时要想到有可能是假阴性，要在溃疡治愈后再次确认活检。胃的未分化型癌中，在凹陷内会出现黏膜岛（圣域），这里常没有癌组织。未分化型癌容易合并消化性溃疡，会有不包含癌组织的溃疡及伴随溃疡的再生上皮，病变内会混有正常的黏膜，因此会遇到通过活检难以确诊为癌的病例（图6-9a）。寻找边缘的凹陷面，结合 NBI 放大内镜确认存在癌的表现后取活检组织，结果会更确切（图 6-9b）。在食管癌中，碘不染带中会混有食管癌和食管鳞状上皮内肿瘤，为了获得恶性的诊断，要在碘不染带中出现粉红征阳性的部位取活检组织。

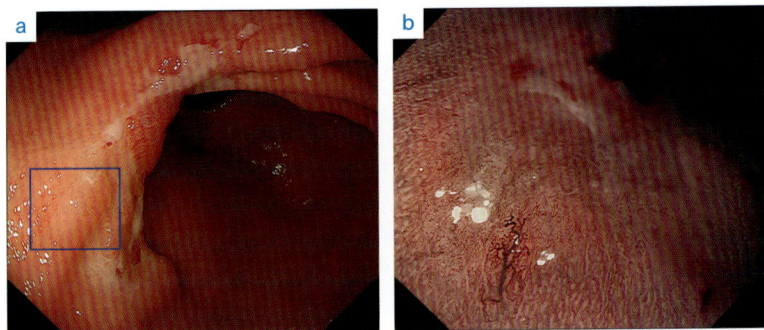

图6-9　未分化型胃癌

a. 胃角前壁的未分化型癌，伴有消化性溃疡，中心伴有再生上皮；b. a 图的左下方凹陷边缘的 NBI 放大观察，可见不规则的黏膜微结构和微血管。

■ 将活检钳正确地放在目标部位

为了将活检钳正确地放在目标部位，要关注从钳道口伸出的活检钳的位置。

上消化道内镜的种类不同，活检钳伸出的角度会略有不同。一般活检钳等附件是从图像的左下方伸出（图 6-10b）。例如，在食管的活检中，如果内镜轴呈笔直的状态，活检钳就不能碰到靠近右侧壁的病变而难以取活检组织。由于食管是一个直筒样的脏器，通过左手旋镜可以很容易地改变内镜轴。因此，事先通过旋镜改变内镜轴，保持活检钳伸出的部位和病变部位一致，然后进行进出活检钳的操作，这样取材就会更顺畅（图 6-10）。

在结肠镜，活检钳是从图像右下方伸出（图 6-11）。我们在行活检、CSP 和 EMR 时都要关注附件伸出的位置。

■ 尽可能使活检钳垂直于活检对象

为了获取足够的组织量，要尽可能将活检钳垂直于病变后下压，为此，要将内镜调整到能够正视病变的位置。不得已在切线方向靠近病变时，要适当吸气并让助手缓慢关闭活检钳以避免活检钳夹取组织时打滑。近年来使用的一次性活检钳的钳杯具有摆动的设计，使即使在接近切线方向上的活检也变得更容易一些。

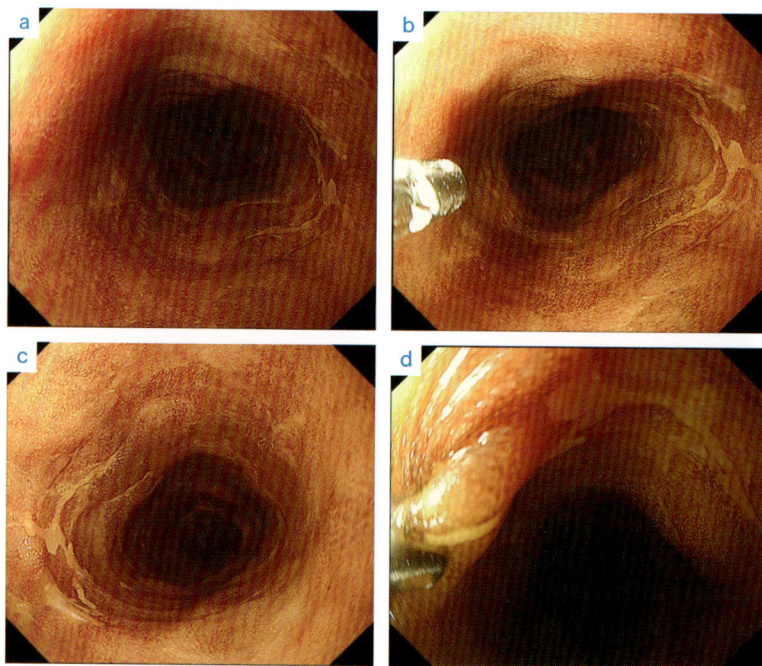

图6-10　食管的活检

a. 胸段食管右侧壁的碘不染带，6点钟方向为左主支气管的压迹，可作为标志；b. 活检钳从图像的左下方伸出；c. 通过左旋，将活检目标移到左下方；d. 微调活检钳的进出和位置后取活检组织。

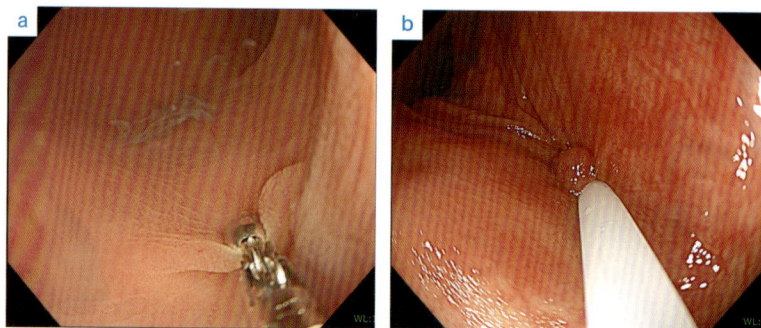

图6-11　结肠镜

a. 结肠镜的活检钳角度；b. 冷圈套器息肉切除术（CSP）。

各种情况下的活检

■ 对于小病变的活检

　　小的病变会由于活检而被完全摘除（一点癌）或者因活检造成病变难以识别。尤其是在食管，碘不染带因活检而缩小造成病变识别困难的情况并不少见。有些病变可以不做活检，在内镜下诊断后直接治疗，但是在以治疗为目的的医院，多数还是需要根据病理学诊断结果进行治疗。为了在事后能够找到活检的部位，活检时留下包括病变和定位标志在内的图像非常重要（图 6-8b，图 6-9a）。例如在食管，周围其他不染带和糖原沉积角化、左主支气管压迹、胃食管交界区（esophagogastric junction，EGJ）等都可以作为标志，记录门齿到病变的距离也很重要。在胃内，贲门、胃角、幽门等都可以作为标志，使病变的部位更清楚。由于接近病变的图像不能提供位置信息，要有意识地留取远景图像。

■ 胃癌的病变范围活检

食管癌大多数可以通过碘不染带进行病变范围的诊断，一般不需要做有关病变范围诊断的活检。而在胃癌中，对于未分化型癌和牵手癌、爬行癌等一部分分化型癌，仅通过内镜诊断难以进行病变范围诊断。在胃癌的 ESD/EMR 指南中，推荐通过活检诊断病变范围。我们医院对于拟做 ESD 的胃癌，原则上要从病变周围 4 个方向（有时候是 1 ~ 3 个方向）进行阴性活检。在对多个部位进行活检时，前一个活检出血会造成后面的活检难以正确进行，因此活检的顺序很重要。在左侧卧位下，基本上重力方向是从肛门侧向口侧的方向，因此活检遵循的原则是从口侧向肛侧、从前壁向后壁进行（图 6-8d）。在不清楚重力方向时，可以注水后确认水因重力流动的方向。

■ 不能切除的进展期癌的活检

对于适合姑息性化学疗法的进展期癌，最优先考虑的是做出可靠的病理诊断以尽早开始治疗。因此，建议采取多个（3 ~ 4 个）活检较为妥当。另外，做一些追加检查需要组织标本，包括胃癌的 *HER2* 基因检查、结肠癌的 *RAS* 基因检查、*BRAF* 基因检查、微卫星不稳定性（microsatellite instability，MSI）检查等，从这一点来看，也应进行多块活检。

■ 颈部食管病变的活检

颈部食管癌与胃癌和结肠癌相比是一种罕见疾病，但是由于内镜器材及技术的进步，以上消化道内镜检查为契机发现颈部食管癌的概率在增加。在颈部食管，由于内镜引起的呕吐反射造成患者痛苦以及空间狭小造成内镜操作受限等因素，有时活检很难。可以暂时拔出内镜，在体外将活检钳插入钳道，让助手扶着内镜以免视野移动等操作有时是有帮助的，但仍然难以活检时也不要勉强，可以请专科医师会诊。活检的时机是进入食管前或者退出食管时，我们医院多在观察条件更好的进入食管前进行。

活检造成的不良事件

活检引起的不良事件包括活检后出血。对活检后出血进行的前瞻性研究报告中指出，活检后出血的发生率为 0.16%（95% 可信区间：0.09% ~ 0.22%），持续服用抗血栓药物并没有显著增加其发生率。虽然发生概率低，但这也是有可能遇到的不良事件。

有关抗血栓药物服用者的活检，《抗血栓药物服用者消化道内镜诊疗指南》中指出，如果服用一种药物，无须停药。对于服用华法林者，需要确认患者的 PT-INR 在治疗范围内。如果服用 2 种以上药物时，需要谨慎对待。

无论是否服用抗血栓药物，在活检后一定要确认血止后退镜。如果在活检后持续出血，可以实施内镜或者活检钳压迫、钛夹夹闭、喷洒凝血酶等内镜下止血等措施。要告知患者紧急联系方式，以备其回家后发生出血症状时联系。

病理申请书的书写方法

在病理申请书中要将活检的目的传递给病理医师。需要记录的必要事项包括活检部位、目的（良恶性诊断、病变范围诊断活检、放化疗治疗后的效果判定等）、鉴别诊断（癌症、恶性淋巴瘤、肠结核、炎症性疾病等）等。

总结

本节概述了消化道内镜的活检。活检的简便性使得内镜医师发现任何异常都要做活检，过度依赖活检诊断。然而，我们不能忽视内镜诊断，始终不能忘记活检是其辅助诊断。

\ 笔 记 /

活检造成意想不到的出血

为了发现早期胃癌，对于发红、隆起等异常表现都要活检，但是对于血管扩张症（日晕征、红斑等）以及胃底静脉曲张，活检会造成意想不到的出血，需要注意。也有一些类似日晕的早期胃癌，需要注意鉴别。

\ 指导医师的观点 /

对初学者来讲，发现胃癌和食管癌是令人鼓舞的，但是如果不清楚在哪里取的活组织会造成在治疗时难以锁定病变，存在定位错误的风险。就像在本节中叙述的一样，有意识地留取能让别人明白活检部位的准确图像很重要。

参考文献

[1] Nagahama T, et al：Usefulness of magnifying endoscopy with narrow-band imaging for determining the horizontal extent of early gastric cancer when there is an unclear margin by chromoendoscopy（with video）. Gastrointest Endosc. 2011; 74: 1259-1267.

[2] 小野裕之，ほか：胃癌に対する ESD / EMR ガイドライン（第 2 版）. Gastroenterol Endosc. 2020; 62: 273-290.

[3] Ara N, et al：Prospective analysis of risk for bleeding after endoscopic biopsy without cessation of antithrombotics in Japan. Dig Endosc. 2015; 27: 458-464.

[4] 藤本一眞，ほか：抗血栓薬服用者に対する消化器内視鏡診療ガイドライン. Gastroenterol Endosc. 2012; 54: 2075-2102.

[5] 鹿間伸明，ほか：日の丸状紅斑様所見を呈したⅡc 型早期胃癌の 1 例. Prog Dig Endosc. 1997; 50: 192-195.

在呼叫上级医师之前⑤

胃活检后持续出血怎么办？

春日健吾

内镜下黏膜活检

过去进行内镜下黏膜活检时，为了预防出血，推荐在一定时间内停用抗血栓药物。但是近年来，和出血风险比较，我们更重视血栓栓塞风险，因此会在继续服用抗血栓药物的情况下做活检。根据日本《抗血栓药物服用者消化道内镜诊疗指南》，在服用 1 种抗血小板药物或者抗凝药物时内镜黏膜活检不需要停药，同时服用 2 种以上药物时建议慎重应对，但并没有将其作为活检的禁忌证。关于华法林，有报道称，PT-INR 在 3.0 以上时不利于消化道出血的控制，推荐确认 PT-INR 在一般的治疗范围后活检。

胃黏膜活检后出血率为 0.05% ~ 0.11%，有报道称，即使服用抗血栓药物，活检并不增加出血风险。但是服用多种抗血栓药物，尤其是服用 3 种以上抗血栓药物时经常会遇到活检后等待数分钟出血也没有停止的情况，因此在检查前要确认是否存在出血倾向以及服用抗凝药物的情况，要获得有关出血的充分的知情同意后活检，这一点是非常重要的。

就我们检索文献的结果，并没有文献报道在确认活检出血停止后退镜是否能减少活检后迟发出血，但是在诊疗指南中推荐活检后要确认出血停止再退镜。实际上，在确认出血停止后退镜与患者和医师的安全感相关，因此，有必要在实施内镜活检前做好活检后持续出血的对策。指南并没有针对活检后持续出血的止血方法做出推荐，各家医院采取的措施各不相同。最简单的方法是用内镜前端压迫出血部位，这对于动脉性出血也是有效的，也有不需要其他止血措施的情况。钛夹机械性止血法也被广泛应用，对于进展期癌活检后出血等钛夹止血无效时，喷洒凝血酶、止血粉等止血方法也是一种选择。活检后迟发出血往往很少有生命危险，但是会在出现呕血、黑便、低血压等大量出血症状后才被发现。为了在出血后精准止血，我们将使用钛夹的机械性止血法作为第一选择（图 6-12），必要时使用高频止血钳电烧灼止血、喷洒凝血酶或止血粉药物止血等其他止血方法。

最后总结要点如下。

（1）活检时的出血大多数可以自行停止，与其他消化道相比，胃黏膜及黏膜下层有较丰富的粗大血管，有时候会出现持续性出血。

（2）检查前要确认患者有无出血倾向、服用抗血栓药物情况等，充分告知其出血相关风险并获得知情同意。

（3）做了活检后要确认出血停止后退镜，如果出血没有停止，需要采取止血措施。

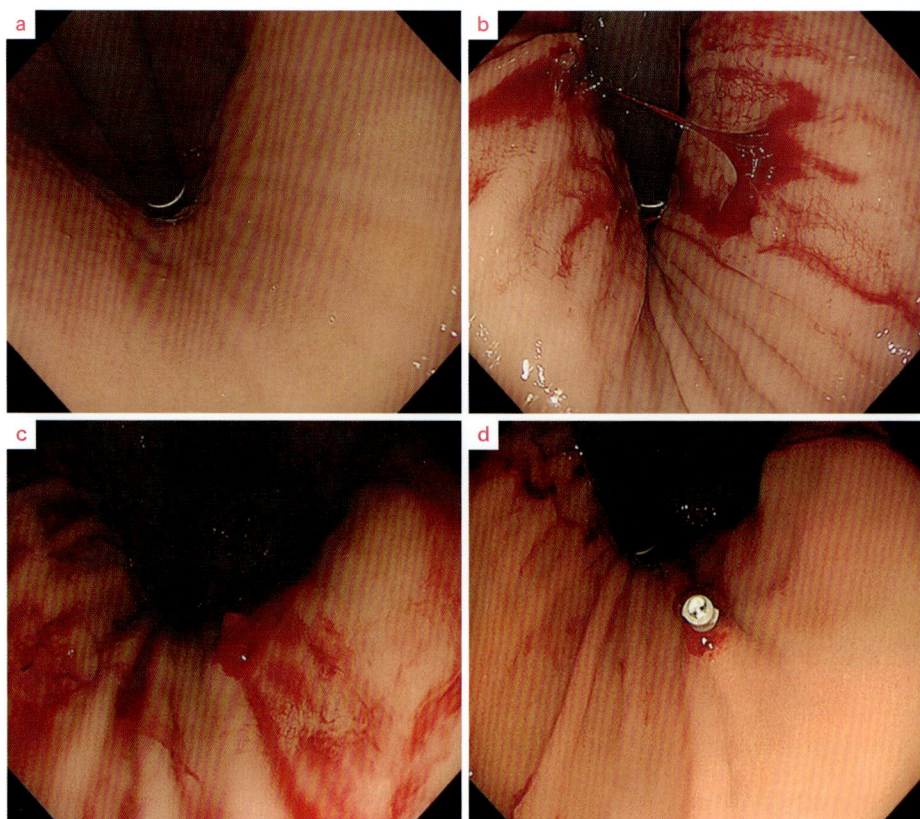

图6-12 钛夹止血法

50余岁女性，因白血病行脐带血移植，第41天因恶心行胃镜检查。由于移植造成血小板计数降低，检查前输注血小板，血小板计数达到5万/μl以上后进行了检查。

a. 内镜下未见异常表现，为了鉴别移植物抗宿主病，在胃体小弯取1块组织活检；b. 活检后确认出血停止后退镜；c. 活检4日后呕血，急诊内镜检查发现活检部位喷射性出血；d. 采用钛夹止血，其后未再出血。

参考文献

[1] 日本消化器内視鏡学会卒後教育委員会：消化器内視鏡ガイドライン. 医学書院，東京，1999.

[2] 藤本一眞，ほか：抗血栓薬服用者に対する消化器内視鏡診療ガイドライン. 消内視鏡会誌. 2012; 54: 2075-2081.

[3] Choudari CP, et al：Acute gastrointestinal haemorrhage in anticoagulated patients：diagnoses and response to endoscopic treatment. Gut. 1994; 35: 464-466.

[4] 関 俊夫，ほか：胃生検に起因する出血の予防と対策. Prog Dig Endosc. 1991; 39: 90-93.

[5] 萩原 泰，ほか：胃生検による大量出血例の検討. Prog Dig Endosc. 1985; 26: 95-99.

[6] Whitson MJ, et al：Is gastroduodenal biopsy safe in patients receiving aspirin and clopidogrel? J Clin Gastroenterol. 2011; 45: 228-33.

[7] Shiffman ML, et al：Risk of bleeding after endoscopic biopsy or polypectomy in patients taking aspirin or other NSAIDS. Gastrointest Endosc. 1994; 40: 458-62.

[8] Ono S, et al：Retrospective analysis on the management of anticoagulants and antiplatelet agents for scheduled endoscopy. J Gastroenterol. 2009; 44: 1185-9.

[9] 東納重隆，ほか：抗血小板薬継続下での内視鏡下生検の安全性. Gastroenterol Endosc. 2011; 53: 3317-25.

[10] Ono S, et al：Conflicting clinical environment about the management of antithrombotic agents during the periendoscopic period in Japan. J Gastroenterol Hepatol. 2011; 26: 1434-40.

[11] Gerson LB, et al：The management of anticoagulants in the periendoscopic period for patients with atrial fibrillation：a decision analysis. Am J Gastroenterol. 2000; 95: 1717-24.

[12] Gerson LB, et al：Adverse events associated with anticoagulation therapy in the periendoscopic period. Gastrointest Endosc. 2010; 71: 1211-7.

第 7 章

需要掌握的

内镜治疗精粹

1 异物取出术

田原利行

要 点

（1）消化道异物是在日常诊疗中会遇到的情况，平时要做好准备，以便迅速应对。

（2）快速了解异物的种类、大小、硬度、形状以及所在部位，判断是否是消化道异物取出术的适应证。

（3）为了避免消化道损伤，在取异物时有必要使用保护装置。在实施前充分告知患者有穿孔、出血等消化道损伤的风险并获得其知情同意。

取异物的实际操作

消化道异物多见于 6 个月 ~ 6 岁的儿童，老年人，以及患有精神障碍、精神发育迟滞、酒精性精神障碍的成人。要掌握异物的种类和性状（大小、硬度、是否锐利）以及所在部位，迅速判断有无急诊异物取出术的指征。异物以压缩性包装片（PTP）、义齿、硬币、鱼骨等居多。

■ 诊疗流程

首先，从本人或家属那里了解异物的种类、误食的时间、进食的状况等必要的病史。要知晓有可能出现不能明确病史以及听到的病史与事实不符的情况。然后，进行 X 线检查，必要时做 CT 等影像学检查，判断异物是否与描述的内容一致，存在于哪个部位，是否发生了合并症。如果异物形状比较尖锐有可能损伤消化道壁时，判断是否需要将其尽快取出。

■ 消化道异物取出术的适应证

80% ~ 90% 的消化道异物可自然排出体外，但仍有 10% ~ 20% 的情况需要治疗。当判断为如果不采取措施可能对消化道产生重大影响的情况时，需要取出异物（表 7-1）。

内镜下异物取出术

根据异物的部位、大小、硬度及形状，取出的难度有很大差别。

表7-1　异物取出术的适应证

1. 紧急情况
A. 有可能损伤消化道管壁的情况 有钩的义齿、针、PTP 包装的药物、鱼骨、牙签、铅笔、玻璃片、剃须刀等
B. 有可能造成肠梗阻的异物 胃石、食物团块（肉片等）、内镜切除术后的巨大标本、塑料袋等
C. 有毒性内容物的异物 干电池（碱性 / 锰）、纽扣电池（碱性 / 锰，水银，锂）等
2. 非紧急情况（除上述异物外）
硬币、子弹球、纽扣、围棋子、弹珠、体温计内的水银等

（引自参考文献 2）

■ 形状较钝的异物

取出小的异物不成问题，但是大的异物在抓取回收中通过狭窄部时，有时会由于消化道的阻力而脱落，需要选择能抓紧异物的附件。在通过贲门及食管入口等生理性狭窄部时，要注意阻力，缓慢地退镜。回收异物困难时还可以选择能使用 2 个异物钳的双钳道内镜。为了确保消化道内腔的空间，在安装内镜球囊后进行处理也是有帮助的。

■ 形状尖锐的异物

由于异物的尖锐部位有可能损伤消化道管壁，必要时应使用透明帽和外套管等辅助工具，将异物的尖锐部位回收到透明帽或外套管内；如果异物较大，可以用回收网篮保护。在使用透明帽和外套管时，要将异物的尖锐部位朝向肛侧，一边关注内镜的抵抗一边缓慢慎重地退出，避免损伤消化道管壁。

取出后的处理

取出异物后要确认患者的状态，重新进镜观察是否有因异物或取出异物操作引起的颈段食管和胃食管交界区等生理性狭窄部的消化道损伤。如果发生较深的裂伤，不仅要观察是否有皮下气肿，还要考虑做 X 线和 CT 检查。即使在检查中没有发现明显的并发症，如有需要可以短期入院观察。

■ 病例

有骨质疏松病史的 60 余岁女性，误吞 1 个 PTP 包装而急诊就诊。急诊 CT 未能确认异物的存在而行急诊内镜检查。

- 内镜检查

（1）在十二指肠降部发现 PTP 包装（图 7-1）。

（2）用异物钳夹持异物后谨慎通过贲门，在食管用外套管支撑，预防损伤颈段食管后回收。再次进镜观察，确认没有出现合并症后结束（图 7-2）。

图7-1　在十二指肠降部发现异物

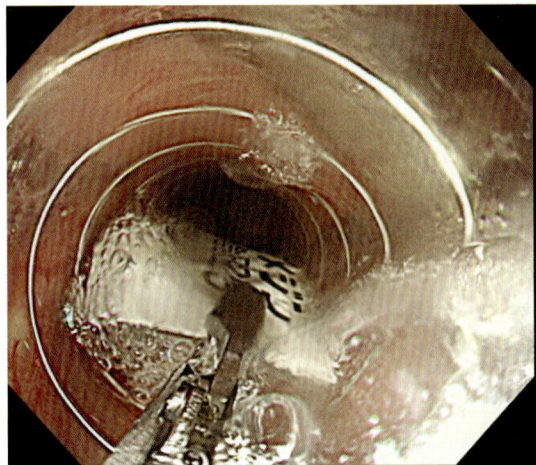

图7-2　利用异物钳夹持异物

总结

遇见消化道异物病例后，要根据病史及检查掌握异物的所在部位、是否符合异物取出术的适应证。如果符合内镜下异物取出术的适应证，要避免消化道损伤或者将损伤控制在最小范围内，必要时使用辅助工具。在取异物前要对消化道损伤的风险进行充分说明并获得知情同意。

参考文献

[1] Eisen GM, et al：Guideline for the management of ingested foreign bodies. Gastrointestinal Endoscopy. 2002; 55: 802-806.

[2] 赤松泰次，ほか：異物摘出ガイドライン．日本消化器内視鏡学会監修：消化器内視鏡ガイドライン第 3 版．医学書院，東京，p.206-214.

[3] 加藤真吾，ほか：消化管異物　臨床消化器内科．2018; 33: 545-550.

[4] 赤松泰次，ほか：上部消化管内視鏡の異物除去術．消化器内視鏡．2017; 29: 2007-2010.

2 消化道出血的止血处置

高林　馨，高取祐作，加藤元彦

要　点

（1）在开始内镜操作以前，要预想到各种情况并做好准备。

（2）内镜下止血时首先要考虑确保稳定的视野（使用前端帽）。

（3）掌握不同出血点的止血方法。

内镜下止血术的要点如下：①术前做好充分的准备；②止血时确保稳定的视野；③选择适合所治疗病变的止血方法。

关于①，首先需要考虑是否是内镜下止血术的适应证，包括从患者生命体征判断是否适合内镜下止血、实施止血术的术前准备的必要性、确保安全实施内镜所需的人员保障等。关于②，主要是根据各种情况预测出血的状况，确保稳定的内镜视野是止血术成功的关键。关于③，虽然与②有相通之处，能否根据出血的病因准确选择止血法也很重要。本节将对这些要点进行讲解。

实施内镜下止血术的术前准备

有必要做内镜下止血术的患者情况各不相同，因此每个患者做内镜的适应证也不尽相同。因此，有必要根据患者情况进行初期诊疗。

初期诊疗的要点如下：① 确保生命体征；②通过问诊判断出血原因，做好相应的止血准备；③判断急诊内镜下止血的必要性。

■ 确保生命体征

在进行内镜下止血术时，最优先的是患者生命体征的管理。止血术有急诊止血术以及择期止血术，在实施时会出现各种各样的状况，非常重要的是在任何情况下都要维持生命体征稳定，生命体征不稳定本身就是内镜的禁忌证，因此一定不能忘记维持生命体征稳定是比任何事情都重要的。

第7章 内镜治疗精粹

■ 通过问诊判断出血原因,做好相应的止血准备

对消化道出血患者实施内镜下止血时,要通过问诊及其他检查判断出血原因。这不仅对疾病的诊断,对做相应的止血准备及确认适应证也是重要的。

在怀疑上消化道出血的患者中,通过确认患者是否有基础疾病(炎症性肠病、糖尿病、结缔组织病、心脏疾病、肾病、伴有血管畸形的少见疾病等)、幽门螺杆菌感染史或胃十二指肠溃疡史、肝硬化、内镜治疗史、手术史、饮酒史、服药史(NSAID、类固醇、抗凝药物、抗血小板药物等)等大致判断出血的原因。另外,在急诊胃镜检查前,一定要注意确认最后的进食时间。餐后不仅难以保证内镜检查的视野,还有可能增加检查中误吸的风险,进食时间是决定是否为急诊胃镜适应证时不能忘记的问诊项目之一。对怀疑下消化道出血患者也是同样,通过问诊患者是否有基础疾病(炎症性肠病、糖尿病、结缔组织病、心脏疾病、肾病、伴有血管畸形的少见病等)、是否有肝硬化(直肠静脉曲张的可能性)、出血前是否有腹痛(缺血性肠炎和憩室出血等的鉴别)、营养状态(孤立性直肠溃疡综合征)如何,以及有无痔核、内镜治疗史、手术史、腹泻等判断出血原因。

\ 指导医师的观点 /

如果在内镜止血前能判断出血原因就可以做好相关的止血准备及心理准备,因此充分的问诊及术前检查对初学者是非常重要的。

■ 判断急诊内镜下止血的必要性

判断是否需要内镜下止血需要考虑两个因素,一个是从循环动态的角度考虑适应证,还有一个是从凝血异常的角度考虑适应证。

从循环动态的角度考虑适应证和前面讲的维持生命体征稳定是一样的,从循环系统对输液的反应来判断,即分为:①有应答;② 短暂的应答;③无应答。有应答是指快速输液后循环状态稳定,稳定后即使将输液速度降到 200 ~ 250 ml/h 也可以维持稳定的状态,判定出血现在停止的可能性大。 大多数情况下不需要输血,如果在没有能保证安全地实施内镜的人员等

情况下，可以考虑择期手术。短暂的应答是指通过快速输液后循环状态稳定，但是在维持输液阶段再次出现不稳定的状态，预示目前依然有活动性出血的可能性，需要考虑输血。这种状态下行急诊内镜下止血大多是有帮助的（获益大于风险）。无应答是指快速输入晶体液 2 L 后循环动态仍不稳定的状态，出血速度有可能大于晶体液的输注速度，必须考虑输血治疗。在这种情况下，内镜的风险有可能大于获益，如果需要进行内镜下止血，一定是在保证人员充分的前提下，在严密的生命体征管理下进行，这是最低条件。这样的病例，如果没有严格的生命体征管理的条件，是内镜下止血的禁忌证，需要考虑内镜以外的其他止血方法。

从凝血异常角度考虑的适应证是基于基础疾病和服药的影响进行适应证的判断。在服用华法林的患者出现消化道出血时，PT-INR 大幅度超过治疗范围（PT-INR 1.6 ~ 2.6）的情况并不少见。国外有报道称，PT-INR 在 1.5 以上是上消化道出血死亡的独立危险因素，因此，在日本，建议内镜下止血术尽可能在 PT-INR 1.5 以下进行，在超过治疗范围的状态下行内镜下止血术具有加重出血的风险，应该避免实施。关于血小板数量，基于英国血液学标准委员会（British Committee for Standards in Hematology）指南中的规定，要在血小板计数达到 5 万 / μl 以上才可以实施内镜下止血术。

确保实施内镜下止血术时的视野

在进行内镜下止血术时，最重要的一点是确保稳定的视野。为了确保稳定的视野，要保持内镜与病变有一定的距离以及确定内镜前端的支点。

确保稳定视野的要点如下：

①调整空气量和选择能够接近病变的内镜；②用前端帽作为支点；③用前端帽压迫确认出血点。

■ 调整空气量和选择能够接近病变的内镜

消化道出血的患者，由于管腔内存在鲜血、血凝块以及食物残渣或粪便等，常常造成视野不清。大家经常会通过送气扩张管腔来寻找出血点，这样做对于寻找出血点是有帮助的，但是在止血时难以保持稳定的内镜位置。

例如胃角小弯有出血点时，如图 7-3a 所示，充分的送气可以扩大内镜的视野，有利于找到出血点，但是由于内镜与病变的距离被拉长，使内镜的稳定性下降。这时候，我们要像图 7-3b 一样送气到视野没有被破坏的程度后吸气，以最低限度地保持视野，使内镜接触到病变附近的黏膜面以保持内镜稳定。如果在吸气后因血液等潴留明显而不能确保视野时，就需要在管腔扩张的状态下进行止血，这时候需要选择结肠镜以及双钳道双弯曲内镜等硬度大的内镜，以便在管腔扩张的状态下能够接近病变。

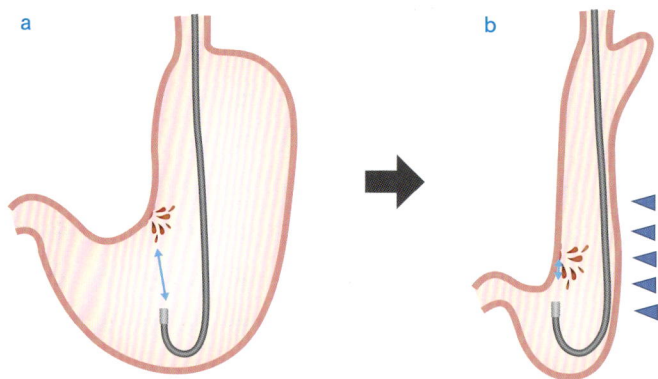

图7-3 胃角小弯出血时

■ 用前端帽作为支点

在充分接近出血点之后，最重要的是使用前端帽确保稳定的视野。即使内镜能够接近病变，如果内镜的前端不稳定，也难以进行可靠的止血。前端帽对于确保内镜前端稳定性是有效的，为此我们需要了解有效利用前端帽的方法。

首先前端帽安装的位置很重要，虽然没有明确的标准，在我院是如图7-4所示，在内镜前端约3 mm的位置安装前端帽。确认安装好的标准是止血用的止血钳以及钛夹在打开状态下也能被收纳到前端帽内。

安装到这个位置后，可以在准备好附件的状态下进镜和操作，这样既不损伤周围黏膜又能迅速完成止血操作。

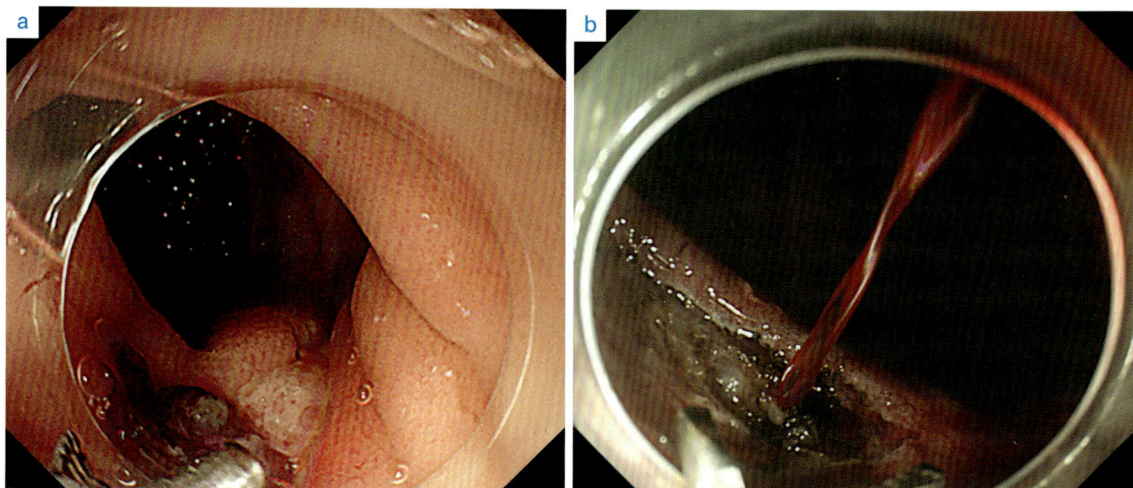

图7-4 放置前端帽的位置
a. 前端帽略长时；b. 前端帽略短时。

Q 前端帽安装得长一些更好吗？

A 基本标准是能将止血附件收纳进来的长度，没有明确的规定。如果前端帽过长，虽然附件可以被收纳进来，但是会造成视野变小而且图像整体变暗（图7-4a）。相反，如果前端帽过短，虽然视野会变亮，但是需要在附件略微露头的状态下操作（图7-4b）。最终需要根据具体情况决定合适的安装位置。

其次是前端帽的使用方法。止血时安装前端帽的最重要的作用是将前端帽抵在出血点附近黏膜作为视野的支点。在没有前端帽的状态下，内镜接触出血点附近，在其后伸出附件（止血钳）时，止血钳就会成为内镜整体的最前端，支点变成附件的前端。这样会使内镜的前端部离开黏膜面，造成内镜整体失去稳定性，难以确保稳定的视野。而在安装前端帽的状态下，前端帽抵着黏膜成为支点，即使伸出附件也能够像图7-5a那样确保稳定的视野。因此，即使如图7-5b那样发生活动性出血，只要用前端帽作为支点，之后就如图7-6所示，以支点为中心，稍微改变内镜的角度就可以确保视野，医师可以冷静地一边识别出血点一边处理出血（图7-5c）。重点是要像图7-5那样，一旦有了支点就不要移动。

■ 用前端帽压迫寻找出血点

在处理活动性出血止血时，即使使用前端帽作为支点，也有如图7-7a那样不能确定出血点的情况。在这种情况下，可以用前端帽抵住黏膜后滑动内镜，将内镜滑到能暂时压迫止血的部位（图7-7b）。之后将内镜缓慢向口侧滑动，则可以看到再次开始出血的部位，将该部位确认为出血点（图7-7c）。在确定出血点的位置后，则如前所述，以前端帽作为支点，变换内镜的角度后进行止血（图7-7d）。

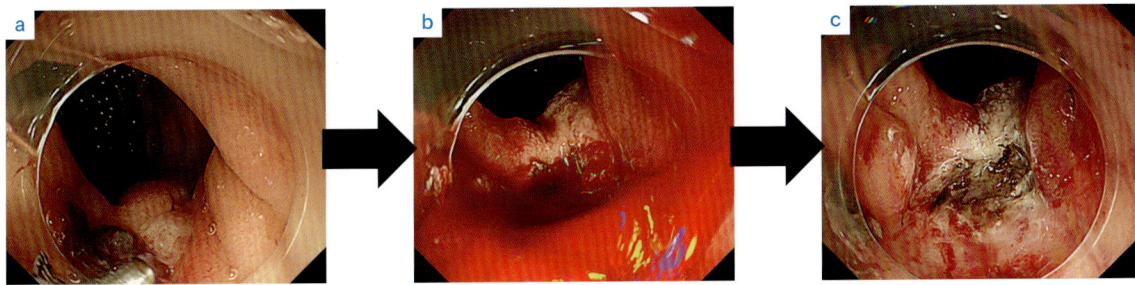

图7-5 将前端帽的前端抵在黏膜上
不要移动做好的支点。

用前端帽作为支点　　　　　　　　　　　　利用支点操作

图7-6　以支点为中心改变内镜的角度

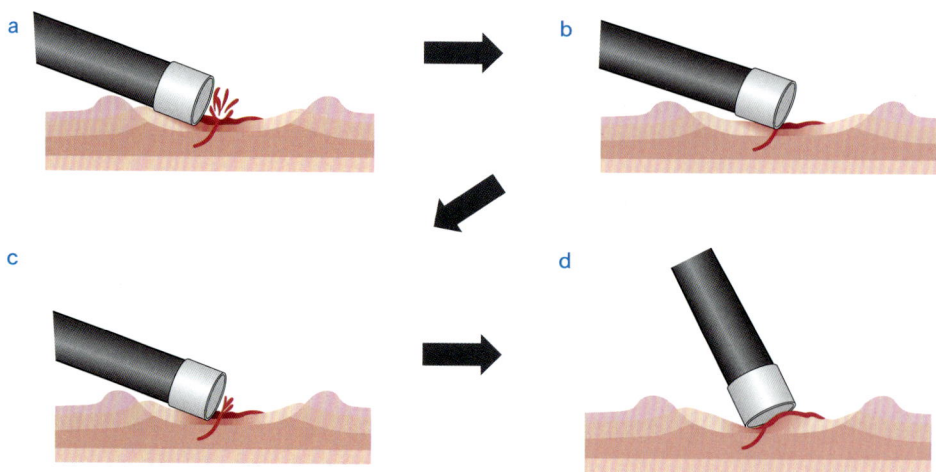

a　　　　　　　　　　　　　　　　b

c　　　　　　　　　　　　　　　　d

图7-7　使用前端帽确认出血位置

\ 住院医师的提问 /

Q　如何用前端帽作为支点？

A　　支点的位置基本上是在钳子伸出来的位置，即在内镜图像的6~7点钟方向。以这个部位作为支点，可以将出血点放在钳道口的位置，方便快速处理出血。另外，将6~7点钟方向作为支点的诀窍是左手稍微打向下的镜角，同时稍向左外侧旋转手腕（左手腕反螺旋的方向）。

　　在使用前端帽暂时压迫止血的过程中，吸引存留在周围的血液还可以清洗病变周围，改善内镜视野。从确保压迫过程中止血器材在前端帽内处于准备状态的意义上来讲也是有帮助的，大家应该掌握。

\ 指导医师的观点 /

　　在进行内镜下止血术时，要考虑为什么要安装前端帽。本节中介绍的是最基本的做法，大家可以参考这种方法，创造具有自己特点的利用前端帽的止血技术。

选择适合所治疗病变的止血方法

判断为内镜下止血术的适应证后，在严格的生命体征管理下利用前端帽确认出血点，通过支点确保了稳定的视野后需要做的就是选择止血方法。止血方法分为局部注射法、机械止血法、热凝固法，采用各医院习惯使用的止血方法即可。了解各种止血方法的机制，选择适合的止血方法有可能提高止血率，因此对于这些知识的总结很重要。表7-2、7-3总结了具有代表性的止血方法及其特征，请在今后止血时参考。

表7-2　代表性的止血方法及其特征（局部注射法）

	方法、机制	特征
纯乙醇局部注射法	• 出血点附近局部注射，每点 0.1 ~ 0.2 ml，打数个点，总量 1.5 ~ 2.0 ml • 由于乙醇的脱水、固定作用，血管收缩、内皮细胞损伤、形成血栓，从而达到止血目的	• 治疗后溃疡有可能扩大 • 注射量多有穿孔的风险
高张盐水 - 肾上腺素（HSE）局部注射法	• 在出血点附近注射，每点 4 ml，共 4 ~ 5 个点。如果看到裸露的血管，可在血管周围注射，每点 1 ml，共注射 4 ~ 5 个点 • 由于肾上腺素的收缩血管作用和高张盐水的物理性组织膨胀作用，血管壁的纤维蛋白原变性后形成血栓，从而达到止血目的	• 在急剧出血而难以明确出血点时，以降低出血速度为目的使用，止血能力略弱，常与其他的止血方法（机械性止血法或者热凝固法）联合使用 • HSE1 液、HSE2 液的准备略复杂

表7-3　代表性止血方法及其特征（机械性止血法以及热凝固法）

	方法、机制	特征
钛夹夹闭法	• 夹闭裸露血管后止血	• 安全、简便。当溃疡底较硬时有时会无效
氩等离子体凝固术（APC）	• 热量 40 ~ 60 W，氩气流量 1 ~ 2 L / 分，同时释放氩气和高频电流产生氩等离子束，使组织凝固止血	• 烧灼深度表浅 • 不要让探头接触黏膜，靠近黏膜处置 • 如果接触黏膜有可能造成黏膜下气肿 • 对血管扩张性病变以及肿瘤的弥漫性出血有效
止血钳法	• 夹持裸露血管后烧灼。需要根据止血的脏器改变设定值	• 简便，止血效果好 • 单极及双极的止血方法不同

解除乙状结肠扭转

东　玲治

要　点

（1）怀疑乙状结肠扭转时，一定要做 CT 检查。

（2）急诊内镜的目的是评价是否存在缺血及避免急诊手术。

（3）做好急诊手术及择期手术的准备，需要建立和外科联合诊疗的体系。

　　乙状结肠扭转是以肠系膜为轴发生肠袢扭转而引起的肠梗阻，是占全部肠梗阻数量百分之几的比较罕见的疾病。乙状结肠扭转的发病原因包括乙状结肠冗长、肠系膜固定异常、开腹术后、慢性便秘等。患者多为老年人、长期卧床者、脑脊髓损害者、因精神疾病正在服用抗精神病药者。由于肠系膜的血液循环障碍会导致肠坏死、肠穿孔、腹膜炎、败血症等，因此需要早期诊断及治疗。诊断需要腹部 X 线检查、腹部 CT 检查、血液检查。如果出现肠坏死、肠穿孔、腹膜炎，需要急诊手术。无黏膜坏死等表现是内镜下扭转复位的适应证。内镜下复位成功固然是最好的，但是操作困难时也可以只做减压。由于内镜下扭转复位（内镜下复位及减压）后容易复发，对于反复发作的病例建议择期行手术治疗。

？　住院医师的提问

Q　择期手术的时机是什么？

A　关于择期手术的时机，美国内镜学会（American Society for Gastroin-testinal Endoscopy，ASGE）的指南指出，在内镜下扭转复位后，建议在当次住院期间或出院后尽早行择期外科手术。主要原因是乙状结肠扭转复位后复发率高（55%~90%），急诊手术死亡率高（12%~35%）。但也有扭转复位后不再复发的病例，因此在日本的实际临床中，一般是建议反复发作的病例行外科手术治疗。

诊断

　　一般发病较急，表现为腹胀、腹痛、便秘（排气、排便停止）三联征，进一步进展会伴有恶心、呕吐。在疾病早期出现呕吐会危及生命，被认为预后不良。但是高龄、伴有精神疾病的患者有时候无明显的临床症状，需要引起重视。出现肠坏死、肠穿孔、腹膜炎会导致腹膜刺激征，因此一定要做腹部检查。在发病初期，血液检查一般没有显著异常，当出现肠坏死、肠穿孔、腹膜炎、败血症时会出现炎症反应，肌酸激酶（CPK）、乳酸脱氢酶（LDH）以及乳酸升高；此外，还会出现代谢性酸中毒、弥散性血管内凝血（DIC）。

腹部 X 线检查对 80% 以上病例的诊断是有帮助的。原则上拍片是在仰卧位进行，扭转的肠管显著扩张，看起来像巨大的咖啡豆，根据"咖啡豆征（coffee bean sign）"可以做出诊断（图 7-8）。在站立位拍片会出现和肠梗阻一样的"镜面像"（图 7-9）。在腹部 CT 像中肠系膜呈旋涡状卷进来，出现特征性的"旋涡征（whirl sign）"（图 7-10）。在腹部 X 线检查中，由于出现慢性麻痹性结肠扩张，有时候诊断困难。然而有报道称，腹部 CT 检查可以确认乙状结肠扩张以及肠系膜扭转，诊断率为 100%；还可以观察到肠坏死的征象，包括肠壁内气体、腹水、穿孔表现的少量游离气体等。因此，在乙状结肠扭转的诊疗中，腹部 CT 检查是必须做的检查。腹部增强 CT 检查可以诊断肠缺血，当出现腹痛以及发热等肠管坏死征象时，应该进行增强 CT 检查。

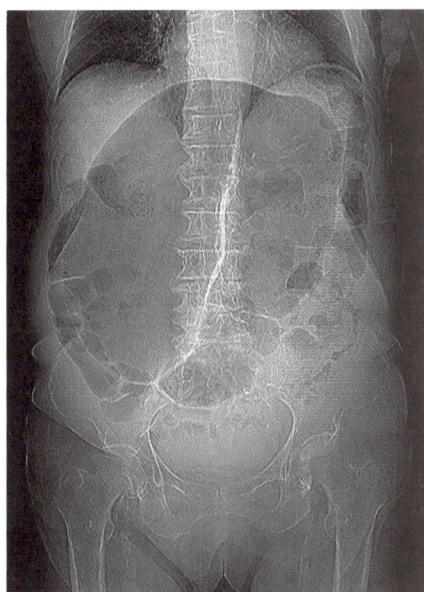

图7-8　腹部X线检查"咖啡豆征"

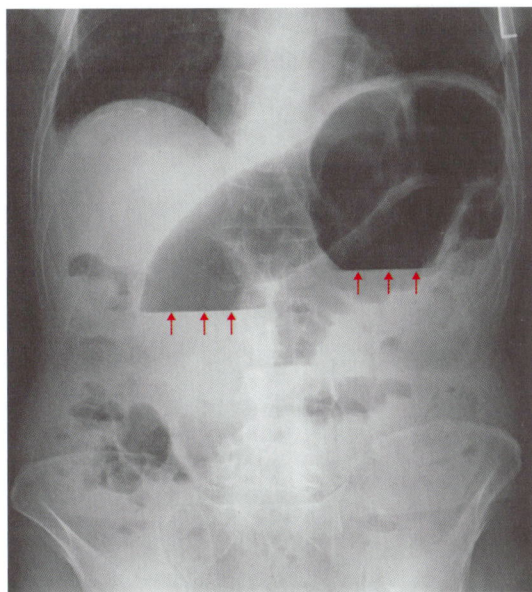

图7-9　腹部X线检查"镜面像"

图7-10　腹部CT检查"旋涡征"
肠系膜呈旋涡状。

急诊内镜治疗的适应证

乙状结肠扭转是应该通过急诊内镜尝试复位的疾病。诊断时已经有腹膜刺激征、肠坏死、肠穿孔、全身状态不良是内镜下复位的禁忌证，是急诊手术的适应证。全身状态稳定、无肠坏死、无肠穿孔是急诊内镜的适应证。急诊内镜的目的是评价是否存在肠管缺血以及避免急诊手术。

扭转复位法

在实施急诊内镜前，要监测血压、心电图等，准备好氧气、急救车等急救用具，要和外科联合，做好随时急诊手术的准备。由于高龄者多，应该慎用镇静药物，还要注意误吸的问题。急诊内镜要在 X 线透视下进行，如果可能，建议用 CO_2 送气。肠道准备有可能造成穿孔，因此不建议做。

进镜后肠管内常有粪便残留，不断吸引并用最小的气量进镜后，可以看到皱襞收紧的部位（肠管螺旋状扭曲）（图 7-11），这里是扭转部位。一般扭转部位不会完全狭窄，因此如果将内镜缓慢、谨慎地推进，可以无抵抗地通过扭转部位。一旦通过扭转狭窄部位，内镜视野会变得开阔，可以看到存留粪便的扩张肠管（图 7-12）。在该部位吸引气体和大便后，患者腹胀感会减轻，有时候单纯这样减压就会使扭转解除。如果有可能，要进镜到脾曲，最少进入 SDJ（图 7-13）后进行内镜下扭转复位术（内镜下复位）。由于扭转多为逆时针发生，一边顺时针旋镜一边退镜扭转往往会被解除。但是，勉强的内镜复位有可能引起医源性肠穿孔以及肠系膜裂伤，需要谨慎进行。另外，在扭转狭窄部感受到异常抵抗时，扭转部的黏膜会发红（图 7-14），扩张肠管的黏膜呈青铜色（图 7-15）时要考虑肠坏死，应放弃内镜复位而考虑急诊手术（图 7-16）。

图7-11　结肠镜检查：扭转狭窄部

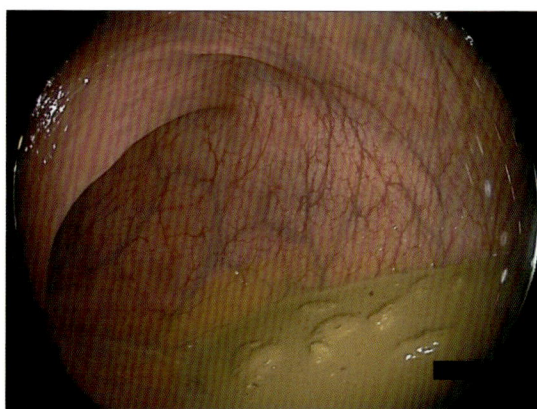

图7-12　结肠镜检查：扭转狭窄部口侧扩张的内腔

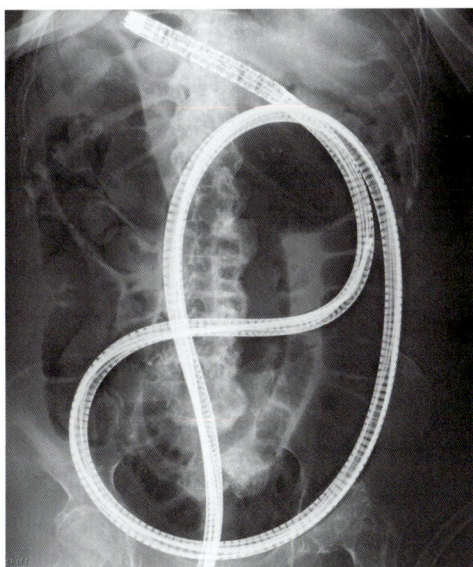

图7-13　乙状结肠扭转解除前X线透视像

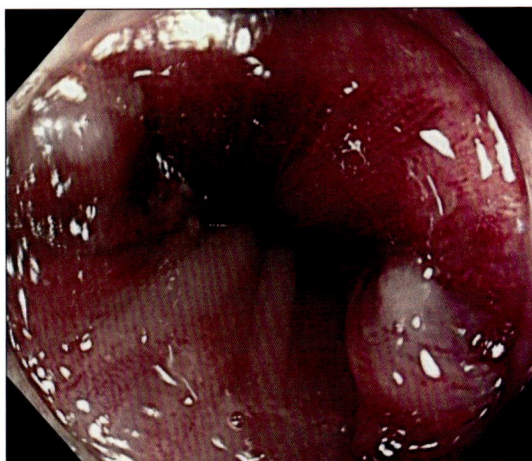

图7-14　结肠镜检查：扭转部的黏膜呈暗红色

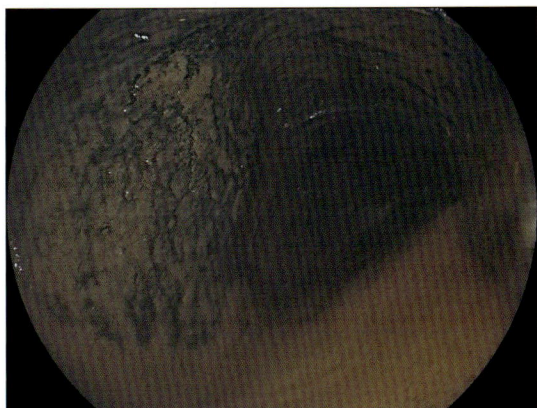

图7-15　结肠镜检查：扭转部口侧肠黏膜坏死

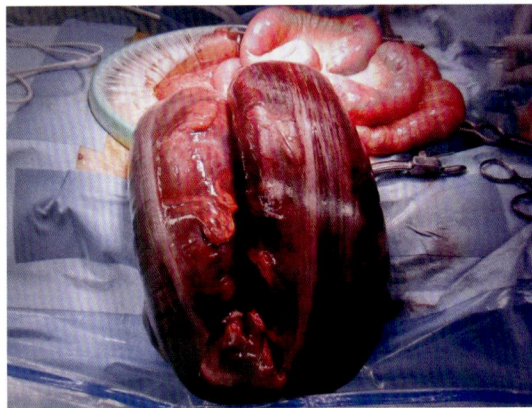

图7-16　急诊开腹手术：坏死的乙状结肠

\ 笔 记 /

　　其他的内镜下扭转复位法有使用外套管法、经肛门留置肠梗阻导管法、水下法等。使用外套管法是内镜通过扭转狭窄部后，将外套管全部插入留置12～24小时的方法，以避免急诊手术为目的。另外，为了预防内镜下扭转复位后的早期复发，也可使用经肛门留置肠梗阻导管法。水下法是通过直肠注入一定量的水并完全吸气后，通过水的重力使乙状结肠自然缩短直线化的方法，可安全、简单地解除肠扭转。

术后管理

内镜下乙状结肠扭转复位成功后需要通过腹部 X 线检查和血液检查等确认有无复发、缺血、感染等。如果结果良好，就可以开始进食。内镜下乙状结肠扭转复位的成功率高达 70% ~ 95%，但复发率也高达 55% ~ 90%，因此对于反复发作的患者推荐择期手术。手术方式有乙状结肠切除术、Hartmann 手术、结肠固定术、Sharon 手术等。另外，如果不选择手术，由于便秘是乙状结肠扭转的危险因素，需要控制便秘。

指导医师的观点

如果有可能，尽量在内镜下复位，如果扭转时间较长而有可能出现并发症时，可以只做减压。要关注日常生活活动能力低下的高龄者，本病是容易复发的疾病，要明确急诊内镜的目的，根据患者情况确定急诊内镜的目的是评价肠缺血还是避免急诊手术，以减少不必要的并发症。

参考文献

[1] 藤田昌久，ほか：結腸軸捻転症 50 例の臨床的検討．日本大腸肛門病学会誌．2003；56：299–303.

[2] Naveed M, et al：American Society for Gastrointestinal Endoscopy guideline on the role of endoscopy in the management of acute colonic pseudo-obstruction and colonic volvulus. Gastrointest Endosc. 2020；91：228–235.

[3] Daniels IR, et al：Minimizing recurrence after sigmoid volvulus. Br J Surg. 1999；86：966–967.

[4] 矢野公一，ほか：S 状結腸軸捻転症手術 35 例の治療成績．日腹部救急医会誌．2012；32：583–586.

[5] Raveenthiran V, et al：Volvulus of the sigmoid colon. Colorectal Dis. 2010；12：e1-e17.

[6] Grossmann EM, et al：Sigmoid volvulus in Department of Veterans Affairs Medical Centers. Dis Colon Rectum. 2000；43：414–418.

[7] Jeffrey M Levsky, et al：CT findings of sigmoid volvulus. AJR Am J Roentgenol. 2010；194：136–143.

[8] 池端　敦，ほか：スライディングチューブを用いた S 状結腸軸捻転の整復法．Gastroenterol Endosc. 2013；55：1506–1507.

[9] 安部光市，ほか：内視鏡の整復術に加え経肛門のイレウス菅留置が奏功した S 状結腸軸捻転症の 1 例．Gastroenterol Endosc. 2009；51：1143–1147.

[10] Sugimoto S, et al：Effectiveness and clinical results of endoscopic management of sigmoid volvulus using unsedated water-immersion colonoscopy. Dig Endosc. 2014；26：564–568.

4 肠梗阻导管的插入方法

冈村幸重

要 点

（1）肠梗阻导管的前端应该超过 Treitz 韧带，留置到空肠深部。
（2）每日引流量在 500 ml 以下，有排气，可以考虑拔出肠梗阻导管。
（3）插入肠梗阻导管后 3 ~ 5 天症状无改善，需要考虑手术。

肠梗阻导管的历史和现状

1934 年美国医师在世界上首次发布了肠梗阻导管（在欧美被称为 long intestinal tube），日本于 1953 年研发了面向日本患者的肠梗阻导管。插入肠梗阻导管是一种急诊治疗技术，技术难度大，主要问题是患者痛苦强烈和射线暴露。现在肠梗阻导管的材质和形状得到了改良，肠梗阻导管插入技术得到了进步。肠梗阻是我们日常诊疗中经常遇到的疾病，原因多种多样，有必要在了解疾病的基础上进行适当的治疗。

插入肠梗阻导管的操作

■ 插入肠梗阻导管的要点

肠梗阻导管的前端要跨过 Treitz 韧带，留置到空肠深部。

如果每日的引流量在 500 ml 以下，有排气，可以考虑拔出肠梗阻导管。

插入肠梗阻导管 3 ~ 5 日后症状无改善，要考虑手术。

■ 插入肠梗阻导管前的注意事项

决定肠梗阻治疗方案的重要因素是有没有肠缺血，不能对必须行急诊手术的绞窄性肠梗阻患者以治疗为目的插入肠梗阻导管。

要和外科联合治疗无手术史和（或）伴有腹水的初发肠梗阻病例。

■ 插入肠梗阻导管的准备

（1）插入肠梗阻导管所需的基本物品包括：肠梗阻导管、利多卡因胶浆及喷洒剂、蒸馏水、导管注射器（50 ml）、Gastrography（造影剂）等。

（2）我院使用的肠梗阻导管为 Create medic 株式会社生产的内镜辅助下使用的亲水性肠梗阻导管（16 Fr，有效长度 3000 mm，图 7-17）。经肛门肠梗阻导管使用的是 Create medic 株式会社生产的 22 Fr、长度为 1200 mm 的导管（图 7-18）。

（3）利用内镜辅助插入时，我们医院使用 GIF-XP290N（奥林巴斯公司）。

■ 肠梗阻导管的插入

（1）X 线透视下插入法（过去的方法）。

1）鼻腔内注入利多卡因。

2）左侧卧位下从鼻腔插入涂有润滑剂的导管，沿着上咽部向下进入胃内。

3）在透视下确认肠梗阻导管没有在胃内打弯后，将前端送到幽门口。通过在胃内拉直导管就可以将推进的力量传递到导管前端。

4）肠梗阻导管通过幽门轮是插入肠梗阻导管最大的难关。充分吸引胃内容物，以及变换仰卧位、右侧卧位、俯卧位等体位（右侧卧位下，肠梗阻导管前端的重力可有效诱导前进）是有效的。

5）肠梗阻导管到达十二指肠降部后，稍微退出导丝将肠梗阻导管推进到水平段。

6）通过 Treitz 韧带是最后的难关。变换体位、用手压迫以及左右捻着导丝进出等方式都是有效的。

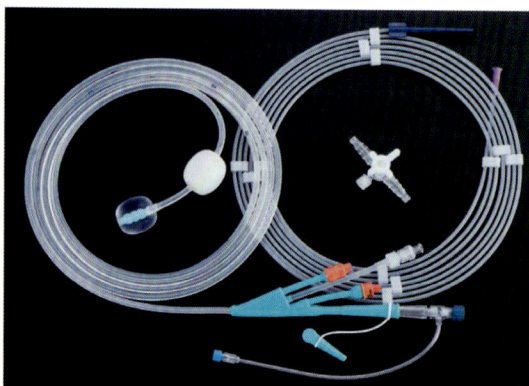

（Create medic株式会社）

图7-17　亲水性长型肠梗阻导管CP-ES

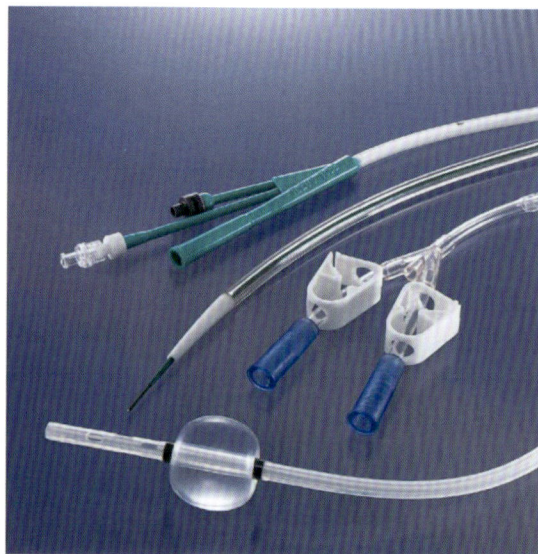

（Create medic株式会社）

图7-18　经肛门插入的肠梗阻导管套装（ST型）

指导医师的观点

经鼻腔插入肠梗阻导管时，右利手的患者如果从右侧鼻腔插入，会使其右侧被固定而降低右利手的自由度，因此尽可能从对侧鼻孔插入。

现在内镜辅助下肠梗阻导管插入法是第一选择，但是在夜间、休息日等不能保障内镜医师为代表的人员在场时，X线透视下插入法也是一个选择。

（2）内镜辅助下插入法。

过去的方法存在操作时间长以及 X 线暴露的问题。近年来，由于直径为 5 mm 左右的超细内镜被广泛使用，经鼻内镜辅助下插入肠梗阻导管成为可能，解决了上述问题。

- 经鼻内镜辅助下插入肠梗阻导管有 over the wire 法和 ropeway 法，都是在内镜辅助下留置导丝，前者是从导管腔内通过导丝，后者是只在导管前端通过导丝。
- 一般推荐使用 over the wire 法。插入顺序如图 7-19 所示。

指导医师的观点

从经鼻内镜前端伸出的导丝尽可能到达Treitz韧带远端后退出，这样会缩短肠梗阻导管插入的时间。

建议在CO_2送气下进行内镜操作。

理想的状态是将肠梗阻导管留置到小肠梗阻的附近，但是如果操作时间超过30分钟会增加吸入性肺炎的风险，因此只要超过了Treitz韧带，可以不用勉强推进肠梗阻导管。

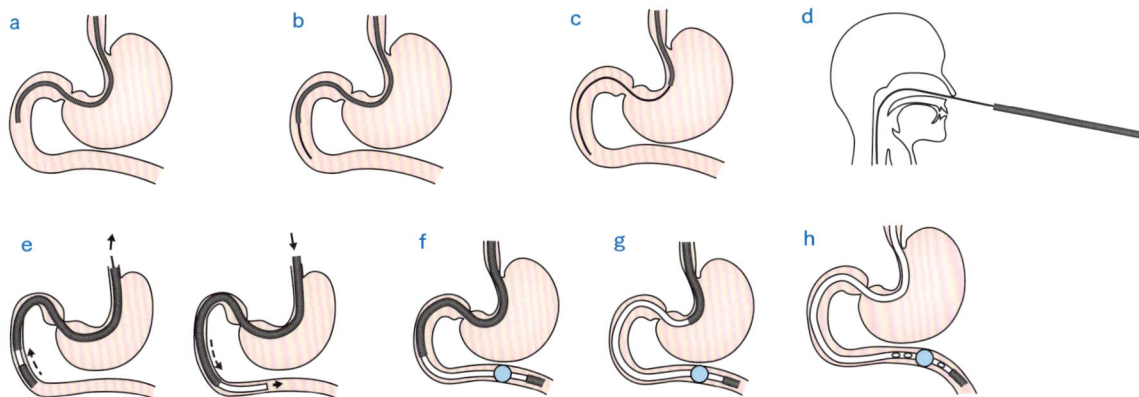

（根据参考文献1制作）

图7-19 经鼻内镜辅助下：over the wire 法的顺序

a. 经鼻内镜进入十二指肠降部；b. 经钳道插入G/W，伸出内镜前端；c. 退出内镜，留置G/W；d. 沿着G/W插入导管；e. 导管到达G/W前端后，G/W 退出5 cm左右，将导管和G/W同时推进，每次5 cm左右，反复操作，尽可能将导管推进；f. 决定留置位置后，将蒸馏水注入球囊内；g. 拔出G/W；h. 球囊会随着蠕动进入梗阻部位，确认吸引侧孔（离球囊约10 cm）进入十二指肠内后进行负压吸引、减压。

（3）经肛门肠梗阻导管的插入法。

在透视下经结肠镜将导丝伸入肿瘤口侧，沿着导丝将肠梗阻导管插入肿瘤口侧。插入顺序如图 7-20 所示。

主要用于左半结肠癌造成的肠梗阻。

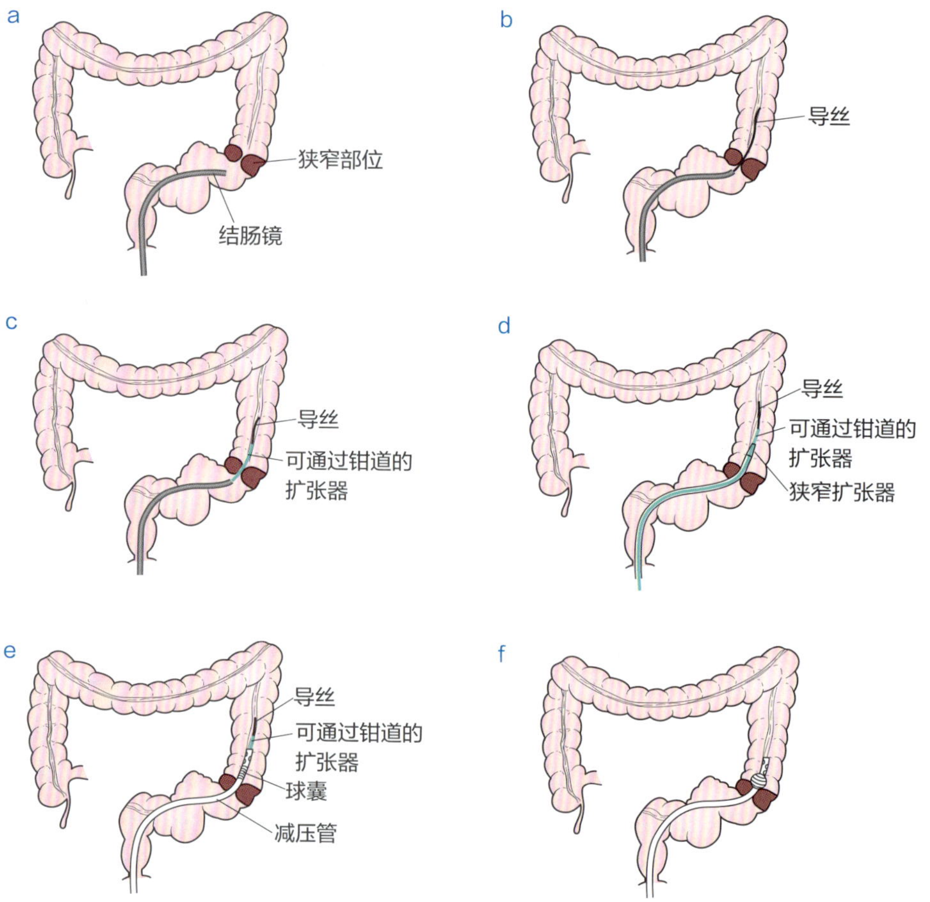

（根据参考文献2制作）

图7-20 经肛门肠梗阻导管插入顺序

a. 进镜到结肠狭窄段；b. 经内镜钳道插入导丝，越过狭窄部位；c. 经内镜钳道导丝插入可通过钳道的扩张器，通过狭窄部位；d. 将导丝和可通过钳道的扩张器留在肠管，退出内镜。在扩张器内注入橄榄油后，沿着可通过钳道的扩张器插入狭窄扩张器，并越过狭窄段；e. 将导丝和可通过钳道的扩张器留在肠管内，拔出狭窄扩张器。在导管内充分注入橄榄油后，沿着可通过钳道的扩张器进一步推进导管，将球囊越过狭窄部位；f. 确认留置位置后，在球囊内注入30 ml灭菌生理盐水，连接吸引器后进行肠管减压。

> **指导医师的观点**
>
> 由于结肠壁薄，插入时，要注意避免导丝等造成结肠穿孔以及导管前端造成肠管损伤。
>
> 建议CO_2送气下进行内镜操作。
>
> 由于可能有固体粪便，即使用22 Fr的粗导管也可能出现粪便堵塞的情况，建议每日用1000～2000 ml的生理盐水冲洗狭窄口侧。

■ 插入肠梗阻导管后的管理、拔出的时机

间断、低负压吸引比持续、高负压吸引引流效果更好，而且长时间持续、高负压吸引造成肠穿孔等脏器损伤的风险高，因此要间断吸引，设定负压为 5 ～ 15 cmH₂O，吸引时间 30 秒，间隔时间 30 秒。

吸引量较多时，要关注脱水、电解质异常。例如，吸引量 800 ml 时需要静脉滴注 500 ml（补充细胞外液），静滴 4 ～ 6 小时。

每日进行腹部 X 线检查（图 7-21）确认导管前端推进情况，如果肠梗阻减轻，每日吸引量在 500 ml 以下时，可以夹闭导管开始饮水。如果症状无加重，用造影剂确认肠梗阻解除后，拔出肠梗阻导管。

不要在球囊内使用生理盐水以及造影剂。如果在球囊内形成结晶，会造成堵塞，有的患者会出现拔出困难，因此球囊内一定要使用蒸馏水。

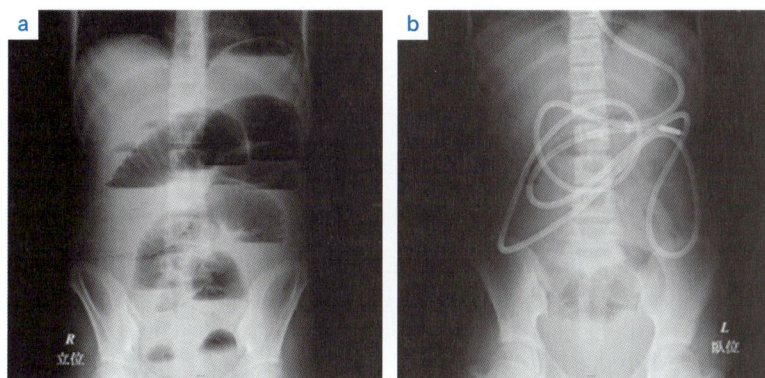

图7-21 腹部单纯X线检查
a. 站位；b. 卧位。

参考文献

[1] クリエートメディック株式会社 親水性イレウスチューブ（https://www.createmedic.co.jp/products_detail/id=250）（2023 年 3 月閲覧）
[2] クリエートメディック株式会社 イレウスチューブ（経肛門挿入セット）（https://www.createmedic.co.jp/products_detail/id=256）（2023 年 3 月閲覧）

要 点

（1）肝硬化患者出现消化道出血需要怀疑食管静脉曲张伴出血。
（2）食管曲张静脉上的红色血栓头和白色血栓头是出血点。
（3）建议承担内镜下静脉曲张套扎术的助手。

上消化道出血最多见的原因是胃溃疡及十二指肠溃疡，但是，在研修过程中会遇到食管胃底静脉曲张伴出血的病例。尤其是肝硬化患者，上消化道出血首先应该考虑食管胃底静脉瘤伴出血的可能性。食管静脉曲张和胃底静脉曲张伴出血时，很多患者会处于休克状态而且肝肾功能低下，需要在掌握患者全身状态后迅速实施止血措施。本节介绍食管静脉曲张出血的内镜治疗。

食管静脉曲张的血流动态

食管静脉曲张从胃贲门小弯或胃食管交界区向口侧食管内腔并沿着食管的长轴出现，由食管原本存在的黏膜下层的静脉在门脉高压的状态下扩张形成，若在黏膜面破裂可导致出血。

主要是"胃左静脉"将食管的静脉血运送到肝脏，由于肝硬化门脉高压症使血流方向发生变化，血流从肝脏向食管逆行而形成食管静脉曲张（图7-22）。在食管壁外侧存在"半奇静脉"，逆流的血液经奇静脉流入上腔静脉。由于半奇静脉通过食管壁的血管与胃左静脉相交通，所以将这一血管称为"交通静脉"（图7-22）。

食管静脉曲张的内镜下表现

食管静脉曲张是食管长轴方向的1～4条扩张的血管。存在多个食管静脉曲张时，一般1～2点钟方向的静脉曲张最为明显。食管静脉曲张的形态（F因子）分为直线状（F1）、串珠样蛇行（F2）、肿瘤样扩张（F3），曲张静脉越大出血风险越高（图7-23）。存在于黏膜下层的曲张静脉离开黏膜肌层而突出到黏膜固有层时，黏膜表层变薄，可以在曲张静脉上观察到结节状或淤血样的发红表现，称之为"红色征（red color sign，RC）"，该表现与形态一起成为出血风险的指标（图7-24）。

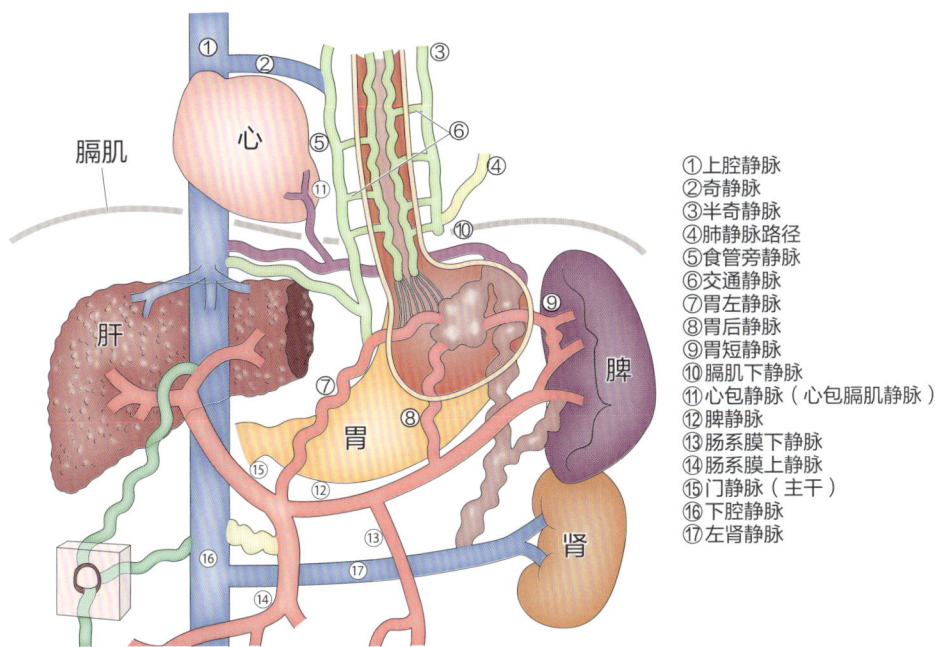

图7-22 食管静脉曲张相关门脉高压症的血流动态

膈肌

心

肝

胃

脾

肾

①上腔静脉
②奇静脉
③半奇静脉
④肺静脉路径
⑤食管旁静脉
⑥交通静脉
⑦胃左静脉
⑧胃后静脉
⑨胃短静脉
⑩膈肌下静脉
⑪心包静脉（心包膈肌静脉）
⑫脾静脉
⑬肠系膜下静脉
⑭肠系膜上静脉
⑮门静脉（主干）
⑯下腔静脉
⑰左肾静脉

（根据参考文献1制作）

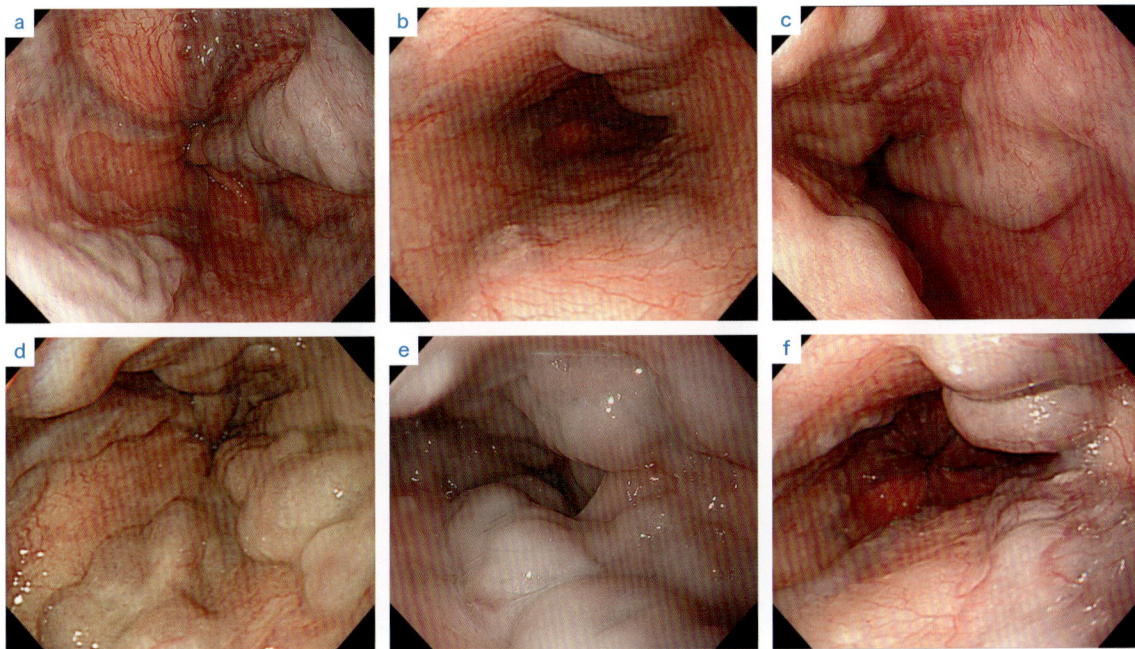

图7-23 静脉曲张的形态分类

a. 10点钟方向的曲张静脉为F1，其余的为F2；b. 1点钟方向的曲张静脉为F2，其余的为F1；c. 3点钟方向曲张静脉扩张、蛇行，诊断为F2；d. 5点钟方向的曲张静脉扩张、蛇行，诊断为F2；e. 2点钟及5点钟方向的曲张静脉呈瘤样扩张，诊断为F3；f. 1点钟方向的曲张静脉呈瘤样扩张，诊断为F3。

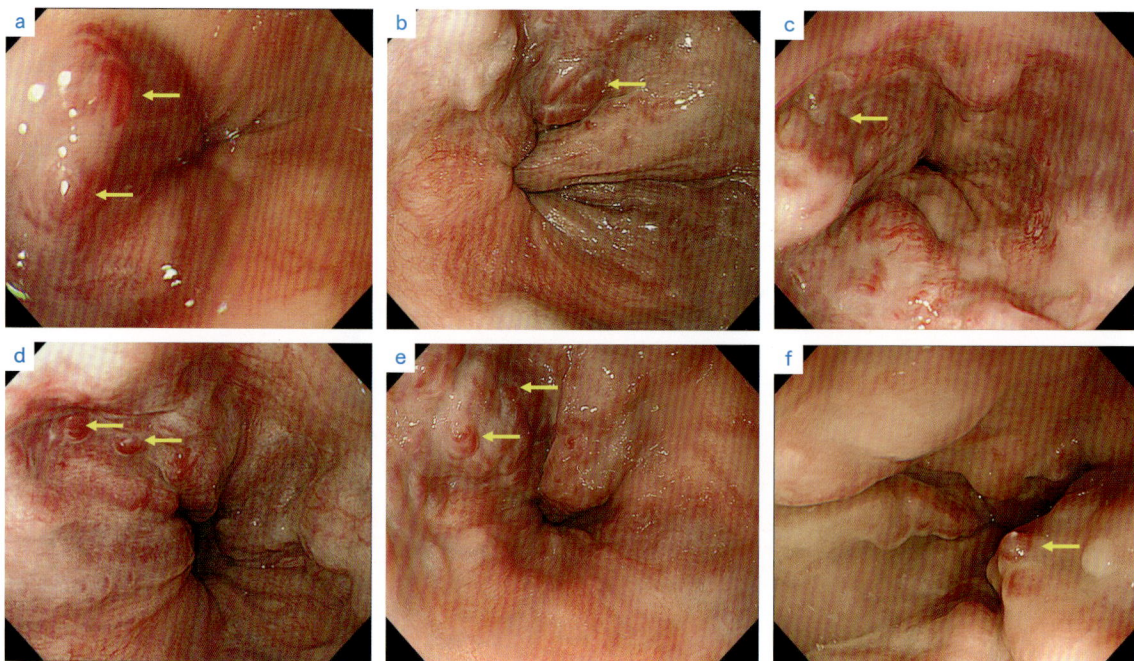

图7-24　食管曲张静脉上的红色征

a～f的黄色箭头为红色征。

　　但是对因食管静脉曲张破裂而处于休克状态的患者实施急诊内镜时，没有时间慢慢确认 F因子及 RC，要迅速找到出血部位（图 7-25）。进镜时，如果发现曲张静脉正在活动性出血，可以通过清洗食管确认出血点。但是在进镜时出血往往已经停止，这个时候不要漏掉反映出血暂时停止的"纤维蛋白栓"，也就是红色血栓头和白色血栓头的表现，通过确认这一表现诊断出血部位（图 7-26）。一般红色血栓头是在出血 24 小时以内出现，白色血栓头是在 2 ～ 4 日后出现，有时候在出血后不久也可以看到白色血栓头。

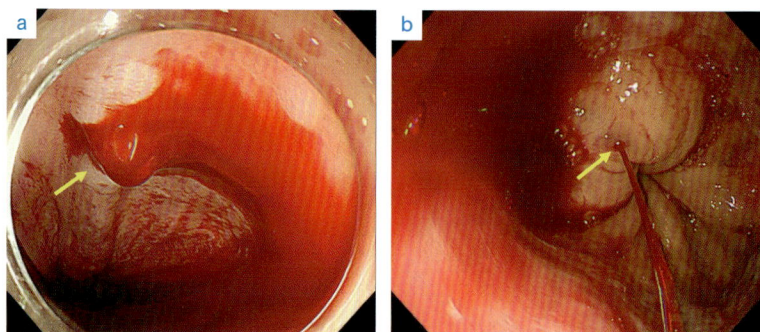

图7-25　食管曲张静脉正在活动性出血

a、b的黄色箭头部位为出血点。

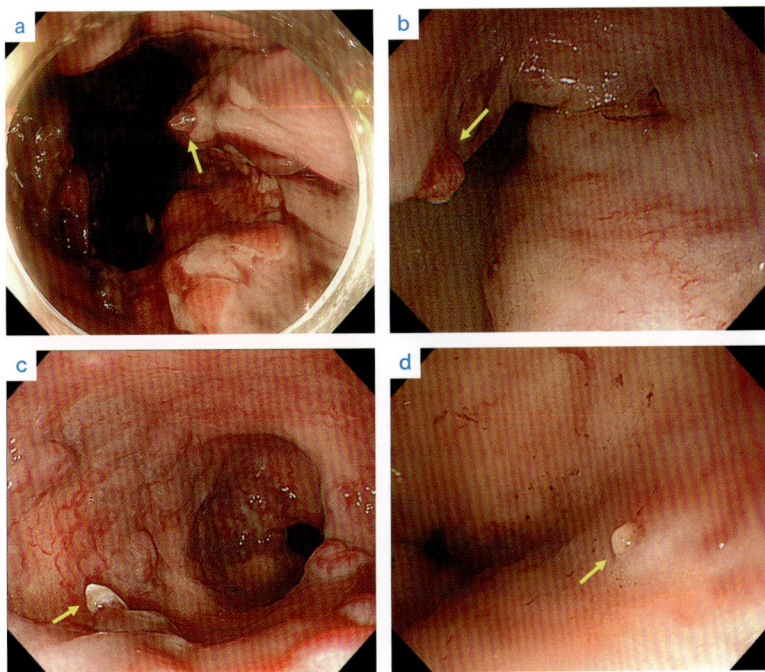

图7-26 反映食管静脉曲张出血暂时停止的"纤维蛋白栓"

a、b的黄色箭头为红色血栓头；c、d的黄色箭头为白色血栓头。

食管静脉曲张的内镜治疗

包括内镜下曲张静脉套扎术（endoscopic variceal ligation，EVL）和内镜下注射硬化疗法（endoscopic injection sclerotherapy，EIS）。在出血的时候多采用急诊 EVL，如果患者状态稳定，可以实施 EIS。

■ EVL（图7-27）

有单发式和多发式，单发式以气压触发式 EVL（SB Kawasumi 公司）为例说明。

（1）需要术者、助手以及患者管理者（主要是护士），至少 3 人。

（2）建议使用具有注水功能、钳道大的内镜，联合使用外套管可以防止误吸反流的血液。

（3）通过 CT 等判断静脉曲张，在进镜前安装好 EVL 装置。但是如果预先没有判断出血原因，由于套扎装置会影响视野，先不安装 EVL 装置进镜。在确认静脉曲张出血点后，在充分确认出血点的位置后退出内镜，迅速安装 EVL 装置。

（4）在安装 EVL 装置时，为了释放套扎环，要将注入空气用的导管用胶布固定在内镜上。

（5）在 EVL 装置的前端帽上安装"O 形环"，同时在 2.5 ml 的注射器内预填充 2 ml 以上的空气。

（6）术者再次进镜，接近出血点。将出血点放置在 EVL 装置的前端帽内后，按压吸引钮，充分吸引，一直到图像变得全红。

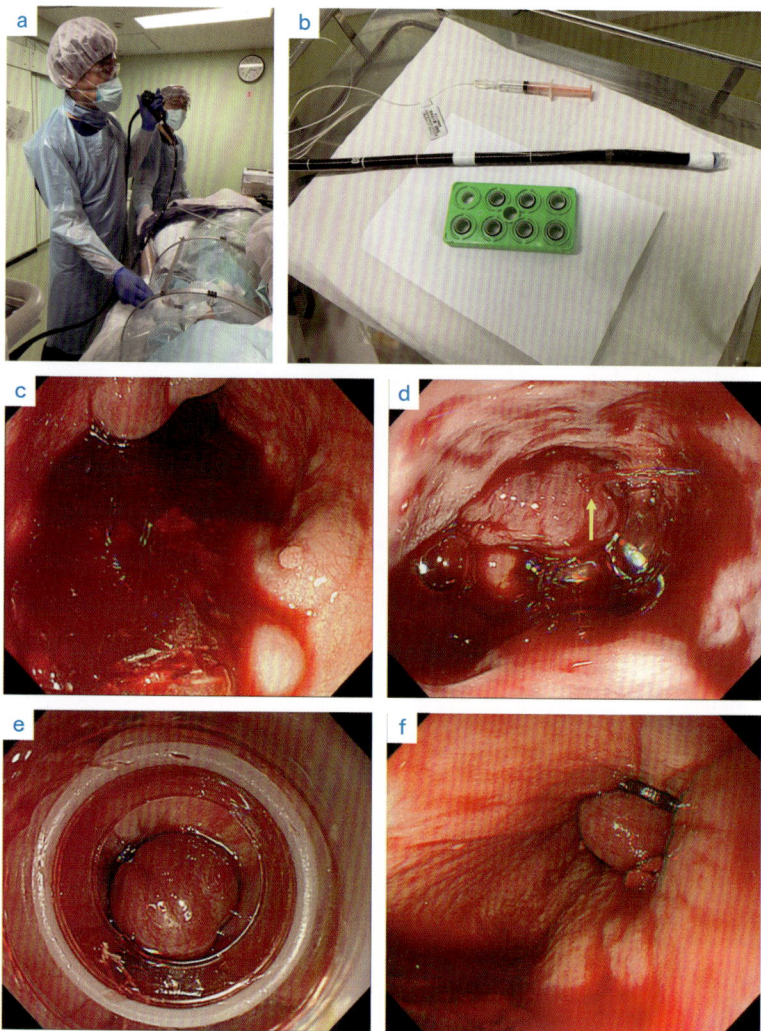

图7-27 EVL

a. 行EVL时的术者和助手，助手承担释放"O形环"的任务，因此应该在术者的旁边；b. EVL装置的准备；c. 可见食管内出血；d. 可见食管曲张静脉正在活动性出血；e. "O形环"结扎；f. 结扎成功。

（7）助手将已预填充空气的注射器安装于导管上，根据术者的指令推出注射器内的空气。要迅速、毫不犹豫地推出注射器内的空气。

（8）"O形环"被释放，结扎出血部位。成功后内镜视野变得良好。

■ EIS（图7-28）

（1）是X线透视下的治疗。一般除了术者和注射硬化剂的助手以外，还需要操作X线机的助手、管理患者的人（主要是护士），共4人以上。

（2）需要的物品包括硬化剂（聚桂醇，称为"EO"）、水溶性造影剂、静脉曲张专用穿刺针，安装于内镜的球囊等。

（3）在进镜前，将硬化剂与水溶性造影剂按照1：1的比例混合制成EO溶液，充满穿刺针的前端。

（4）将球囊安装于内镜外侧，用30 ml或者50 ml的注射器向其内注入空气，确认是否漏气。

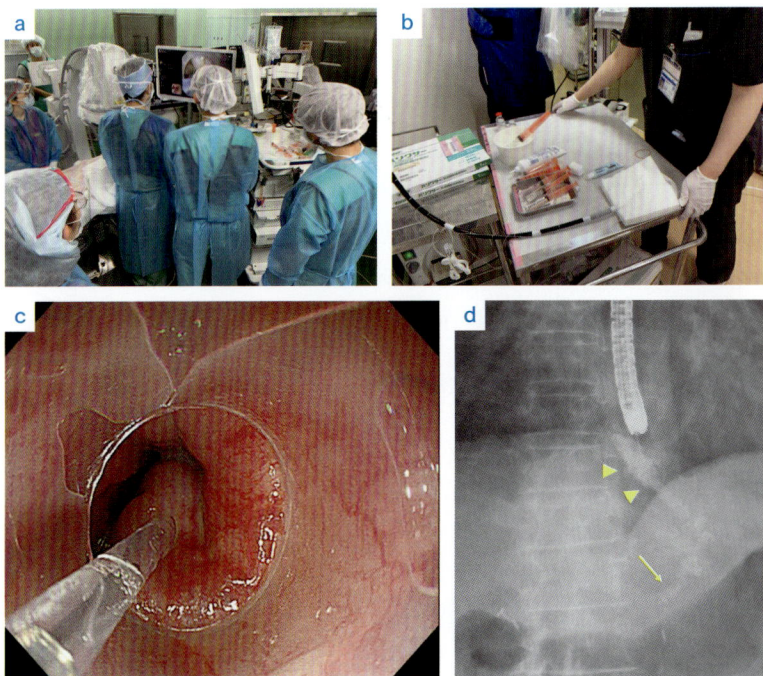

图7-28 EIS

a. 行EIS时的术者及助手，患者仰卧位，除了注射造影剂的助手外，最好有个助手在患者口边扶着内镜；b. 准备药物和器材；c. 安装前端帽后用23 G穿刺针刺入食管曲张静脉内，并注入EO溶液；d. 使用混有造影剂的EO溶液后，不仅是食管曲张静脉（黄色箭头），供血路径的胃左静脉（黄色箭头）也被注入了EO溶液。

（5）进镜后确认曲张静脉及出血点。若进镜时正在出血，用安装在内镜外侧的球囊压迫止血。球囊一般打气 20 ～ 30 ml。

（6）确认出血停止后，明确容易穿刺的曲张静脉，并向安装在内镜外侧的球囊内打入空气30 ml。用球囊阻断曲张静脉内的血流，目的是阻止硬化剂流向口侧。

（7）术者穿刺曲张静脉。术者给予注射器负压确认回血后，在 X 线透视下将 EO 溶液注入曲张静脉。EIS 的目的是将供血路径的血管硬化，将 EO 溶液注入胃左静脉到半奇静脉的分支处。

（8）在充分注射 EO 溶液后将球囊减压，拔出穿刺针。

（9）拔出穿刺针后针眼持续出血时，用安装在内镜外侧的球囊压迫。另外，在内镜前端安装好 EVL 装置时，也可以在拔针时套扎 "O 形环"，称为 "EIS-L"。

住院医师的提问

Q 选择 EVL 和 EIS 的标准是什么？

A 近年来，在食管静脉曲张预防治疗中实施 EVL 的医院在增加，理由是 EVL 技术更简单，治疗相关不良事件的发生风险也低。但是单独用 EVL 复发率高，因此对出血的病例使用 EVL，对预防出血的病例使用 EIS 或者 EVL+ 夯实法。现在 EIS 也是需要掌握的基本技术之一。

虽然住院医师作为术者实施经内镜下食管静脉曲张的治疗难度较大，但是作为助手，住院医师的作用很重要。建议住院医师掌握EVL装置以及安装EIS用球囊的相关知识和技术，同时积累在EVL时做释放O形环的助手经验。

行EVL和EIS止血后，有必要进行追加治疗以预防复发。

EIS不仅包括在本节介绍的EO血管内注射法（TEO法），还包括鱼肝油酸钠（AS）血管外注射法（FAS法）。食管静脉曲张不仅需要做止血，还需要做预防复发的追加治疗，在行TEO法1周以后，要用FAS法将静脉曲张周围的细小血管清除掉。再过1周后行APC夯实治疗，目的是将存在静脉曲张的部位全部纤维化。

经EVL止血后，对仍存在曲张静脉的部位再次行EVL是重要的。这时候建议用"O形环"套扎曲张静脉后，隔一周再行FAS法和APC夯实治疗。

📄 \ 笔 记 /

食管静脉曲张出血患者在内镜操作前应该准备的事项

食管静脉曲张伴出血的患者常处于呼吸、循环不稳定的状态，因此在内镜操作前掌握全身状态是重要的，当有出血性休克时，要通过输液、输血等保持循环状态稳定。另外，内镜操作有可能造成全身状态恶化时，可以考虑使用三腔二囊管（Sengstaken-Blakemore tube，S-B管）等替代治疗。食管静脉曲张患者的基础疾病以肝硬化多见，必须要确认肝功能及肾功能。因此，在对食管静脉曲张出血患者进行内镜下止血术以前，需要进行充分的知情同意，并对以下问题进行确认。

- 问诊：肝脏疾病的既往史、饮酒史、内镜检查史等。
- 血液检查：凝血功能、肝功能、肾功能、乙肝病毒及丙型肝炎抗体检测等。
- 腹部及胸部CT（如无肾功能问题，则行增强CT）：掌握门脉高压症的血流动态（食管及胃底静脉曲张的确认），确认有无肝脾肿大、肝细胞癌、门静脉血栓、腹水、胸腔积液等情况。
- CT检查困难时：经皮超声检查。

参考文献

[1] 日本門脈圧亢進症学会編：門脈圧亢進症取扱い規約　第4版，金原出版，東京，2022.

[2] 中村真一，ほか：食道・胃静脈瘤に対する治療. 日本消化器内視鏡学会監修，消化器内視鏡ハンドブック改訂第2版. 日本メディカルセンター，東京，2017，p.199-210.

[3] 小原勝敏：Ⅲ. 治療法の選択（治療指針）1. 食道静脈瘤. 小原勝敏，ほか監修：食道・胃静脈瘤　改訂第4版，日本メディカルセンター，東京，2021，p.138-145.

[4] 中村 純，ほか：食道・胃噴門部静脈瘤に対する内視鏡治療. 臨牀消化器内科. 2021; 36: 1495-1503.

[5] 土田幸平，ほか：Ⅰ. 出血例への対応. 2. 内視鏡治療. 小原勝敏，近森文夫　監修. 食道・胃静脈瘤　改訂第4版，日本メディカルセンター，東京，2021，p.170-175.

[6] 太田正之，ほか：Ⅰ. 出血例への対応. 1. 保存的治療法（バルーンタンポナーデ法）. 小原勝敏，近森文夫　監修. 食道・胃静脈瘤　改訂第4版，日本メディカルセンター，東京，2021，p.165-169.

6

结肠息肉切除的必要知识及基本技术

今井健一郎，堀田欣一，伊藤纱代

要 点

（1）切除对象为腺瘤和锯齿状息肉，必须掌握结肠壁的解剖知识。

（2）冷圈套器息肉切除术安全、有效，但是不适合直径为 10 mm 以上的息肉以及可疑癌。

（3）无论是详细观察还是息肉切除术，原则上要将息肉放在图像的 5 ~ 6 点钟方向。

切除息肉必要的知识

■ 什么是结肠息肉

结肠息肉包括将来有可能变成结肠癌的息肉和不会变成结肠癌的息肉。不会变成癌的息肉如果出现出血等症状时需要切除，但是不处理也不会给患者的健康带来影响，因此没有必要治疗。有可能变为结肠癌的息肉包括腺瘤和锯齿状息肉。

■ 结肠息肉和结肠黏膜的解剖

作为切除结肠息肉的医师必须掌握结肠的解剖知识。结肠壁和其他的消化道一样由黏膜（黏膜上皮、黏膜固有层、黏膜肌层）、黏膜下层、固有肌层、浆膜（浆膜下层、浆膜）4 层构成。结肠壁全层厚度为 3 ~ 5 mm，黏膜的厚度为 0.2 ~ 0.4 mm（据《胃与肠用语集》），黏膜下层含有柔软、疏松的组织，其中分布着较多的毛细血管及淋巴管。腺瘤和锯齿状息肉发生于黏膜上皮，在黏膜固有层经过长时间的生长发育，进展为结肠癌。结肠早期癌是指黏膜内癌和黏膜下层浸润癌，局限于黏膜固有层时定义为黏膜内癌（Tis），浸润到黏膜下层时叫黏膜下层浸润癌（T1）（图 7-29）。

■ 切除息肉的目的

切除息肉的目的是通过切除将来会进展成结肠癌的腺瘤或者锯齿状息肉来预防结肠癌的发生及因结肠癌死亡。良性息肉首先不会引起症状，也不会危害患者的健康。切除没有造成患者症状、健康危害的"无害"息肉来预防未来癌的发生，从这一点讲，可以说结肠息肉切除术是一种预防医疗。像疫苗和预防接种那样，是在健康无危害的状态下对将来有可能发生的健康危害进行的医疗行为，因此，在有效性的基础上要求更高的安全性。腺瘤和锯齿状息肉发生于黏膜上皮，切除这些病变时切断其周围正常黏膜和黏膜固有层就可以了，而对于黏膜下层浸润癌要切除更深部的包括黏膜下层在内的组织。

■ 息肉作为疾病的风险

了解息肉对患者的损害，即变成浸润癌的风险、浸润癌本身的风险等是重要的。据近年来的报道，直径小于 10 mm 的息肉变成浸润癌的风险相当低，而直径为 10 ~ 19 mm 的息肉变成浸润癌的风险是前者的 10 倍，不足 5%（表 7-4）。

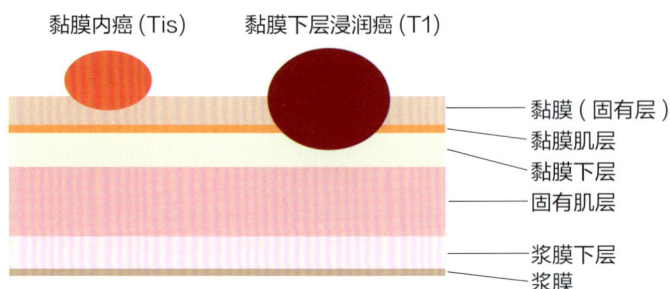

图7-29　结肠壁的解剖和早期癌

结肠壁从解剖学上分为"黏膜、黏膜下层、固有肌层、浆膜4层。由于浆膜下层及浆膜层薄，在损伤肌层时容易出现消化道穿孔。因此，内镜切除时，要避开固有肌层，切除黏膜及黏膜下层。结肠癌是从发生于黏膜固有层的腺瘤发展而来，黏膜下层浸润距离超过1 000 μm的病变定义为黏膜下层深部浸润癌，有不容忽视的淋巴结转移。

表7-4　腺瘤大小与浸润癌的占比

作者	国籍	年	病变数	浸润癌的占比			
				1 ~ 5 mm	6 ~ 9 mm	10 ~ 19 mm	≥ 20 mm
Chiu, et al.	中国	2014	13 870	0	0.03%		
Suna, et al.	土耳其	2015	6 262	0	0.07		
Jeong, et al.	韩国	2016	2 761	0.16%	0.33%		
Ponugoti, et al.	美国	2017	37 840	0	0		
Iwai, et al.	日本	2018	6 170	0.02%	0.28%		
Turner, et al.	美国	2018	447 294	0.02%	0.09%		
Odom, et al.	美国	2005	155			2.4%	61.3%
Lieberman, et al.	美国	2008	1 154			1.7%	4.7%
Zafar, et al.	英国	2012	123			2.4%	12.5%
Gupta, et al.	美国	2012	286			0	2.3%
Parsa, et al.	美国	2019	4 904			0.9%	6%

注：直径小于 10 mm 息肉的实际情况与报道多少会有些差别，这可能是研究对象的影响，结果不一定有再现性。

表7-5　息肉切除方法

> • 息肉切除术（polypectomy）
>   · 热活检钳息肉切除术（hot forceps polypectomy，HFP）
>   · 冷活检钳息肉切除术（cold forceps polypectomy，CFP）
>   · 热圈套器息肉切除术（hot snare polypectomy，HSP）
>   · 冷圈套器息肉切除术（cold snare polypectomy，CSP）
> • 内镜黏膜切除术（endoscopic mucosal resection，EMR）

注：从狭义上讲，不做局部注射，用圈套器切除的方法叫息肉切除术。在圈套切除前进行局部注射则
定义为内镜黏膜切除术（EMR）。从广义上讲，息肉切除都叫息肉切除术。

■ 息肉切除相关不良事件

与切除本身相关的不良事件包括出血及穿孔。出血分为切除时的术中出血以及切除结束后发生的迟发出血。穿孔包括切除中发生的术中穿孔以及切除结束后发生的迟发穿孔。发生率因切除方式而不同。

■ 切除息肉的方法

切除息肉的方法包括用圈套器以及活检钳进行切除的息肉切除术（polypectomy）和在病变的底部黏膜下层注射生理盐水等后再圈套切除的内镜黏膜切除术（endoscopic mucosal resection，EMR）。息肉切除术包括使用高频电流通电切除的热息肉切除术（hot polypectomy）和不通电的冷息肉切除术（cold polypectomy），这两种切除术各自有使用活检钳和圈套器的方法（表7-5）。

• 热活检钳息肉切除术（hot forceps polypectomy，HFP）

使用活检钳通电做息肉切除的方法。由于活检钳小面积通电，对肌层的损伤多为深的热损伤，迟发性穿孔的发生率为0.05%，而且热损伤会造成标本质量受损。虽然用活检钳切除的适应证是直径为3 mm大小的息肉，但是为了切除这些息肉，每2000人中就有1人可能发生需要急诊手术的迟发性穿孔，可以说风险是非常大的。欧美的指南中不建议为了切除息肉而行HFP检。

• 冷活检钳息肉切除术（cold forceps polypectomy，CFP）

使用活检钳不通电做息肉切除的方法。2023年4月有比原来的活检钳容量更大的大块活检钳上市，并被用于CFP。2012年，Draganov等证实了对于直径为6 mm以下的息肉，和原来的活检钳比较，使用大块活检钳可以一次性完全切除息肉。Uraoka等的报道称在使用大块活检钳的CFP中，如果是直径为3 mm以下的病变，可以被完整切除（图7-30），在日本进行的前瞻性多中心研究显示，直径小于5 mm的息肉行CFP后1年残留复发率为2.1%，残留复发的危险因素为息肉直径大于3 mm。国外的指南提出担心有残留的可能性，推荐直

径为 3 mm 以上的息肉使用圈套器切除，CFP 可作为备选。但是，2022 年 8 月的 CFP 与冷圈套器息肉切除术（CSP）的非劣势随机化比较研究结果显示，CFP 不劣于 CSP，因此指南有可能被改写。

💡 \ 指导医师的观点 /

CFP的适应证为直径小于3 mm的息肉，选择病变是重要的。用尺子测量息肉的大小在内镜下是无法完成的，因此预测息肉的大小其实是非常难的。在切除前将活检钳（直径约3 mm）放在息肉旁边拍照，确认息肉比活检钳小就可以（图7-31）。

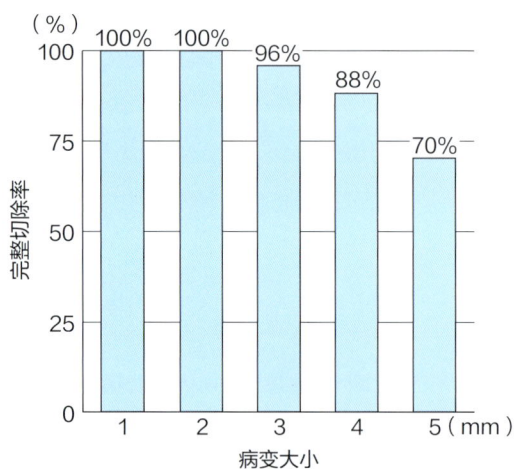

图7-30 使用大块活检钳的CFP切除占比与病变大小的关系
3 mm 以下完整切除率高。

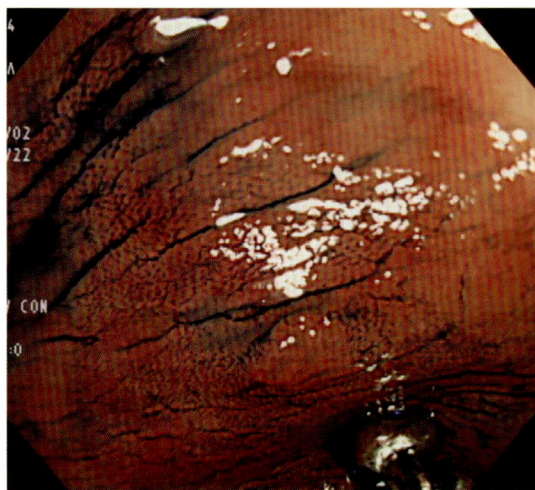

图7-31 放在息肉旁边的活检钳
活检钳的直径为2.6 mm，因此判断息肉大小为3 mm。

- 热圈套器息肉切除术（hot snare polypectomy，HSP）

HSP 的出血发生率为 3.3%，穿孔发生率为 0.06%。在前瞻性观察研究中，直径为 10 ~ 20 mm 的息肉的完整切除率为 86.7%。由于不做局部注射因此操作简单，但是迟发性出血的发生率略高，尚有改善的余地。据全美的调查，在 HSP 中，高频电发生器的设置为"凝固波"46%、"混合波"46%、"纯切模式"3%，相关的标准设定值还没有明确的规定。

- 冷圈套器息肉切除术（cold snare polypectomy，CSP）

2014 年，Horiuchi 等对口服华法林的病例进行了 CSP 和 HSP 的随机对照研究，结果为迟发性出血的发生率在 HSP 组为 14%，而 CSP 组为 0，显著降低，显示出 CSP 的安全性。Kawamura 等进一步对直径为 4 ~ 9 mm 的息肉进行非劣势随机对照研究，结果显示完全切除率在 HSP 组为 97.4%，CSP 组为 98.2%，证明二者在完整切除率方面效果相当。其后 CSP 在日本逐渐普及，在指南中也被作为标准治疗方法推荐。2019 年内镜培训机构的问卷调查显示，60% 的机构将 CSP 作为一般技术使用。Takeuchi 等进一步比较了在口服抗凝药物的病例中，对直径小于 10 mm 的息肉应用传统的置换为肝素的通电切除和持续服用抗凝药物下的 CSP 切除，术后出血的发生情况。发现持续服用抗凝药物下的 CSP 治疗并不增加迟发性出血的风险。预计今后各个国家会修改指南。

- CSP 的适应证

如上所述，CSP 的优点是穿孔及出血的风险低，简便，短时间可以完成。但是也有缺点，我们列举 2 个局限性。

第一个是只能切到浅层。Suzuki 等对 HSP 和 CSP 进行了比较试验，HSP 切除标本含有充分的黏膜下层，而 CSP 切除的标本几乎没有黏膜下层。Tutticci 等对 CSP 标本溃疡面的白色隆起做活检后送病理，其中 80% 含有黏膜肌层。以上研究表明，CSP 不仅残留黏膜下层，还会残留黏膜肌层，因此认为其只能切到浅层（图 7-32）。因 CSP 并不能充分切除黏膜下层，对于浸润癌就可能造成不完全切除。因此，在 CSP 切除前一定要排除病变为浸润癌的可能性。

第二个是对直径为 10 mm 以上的病变，由于组织量较多，有时候需要通电切除。我们做了对直径为 10 ~ 14 mm 的腺瘤局部注射后行 CSP 切除的研究。20% 的病变没能被切除，因此认为通过 CSP 能完全切除的病变大小的上限为 10 mm。在日本的指南中也限定 CSP 的适应证为直径小于 10 mm 的内镜下诊断为腺瘤的病变。

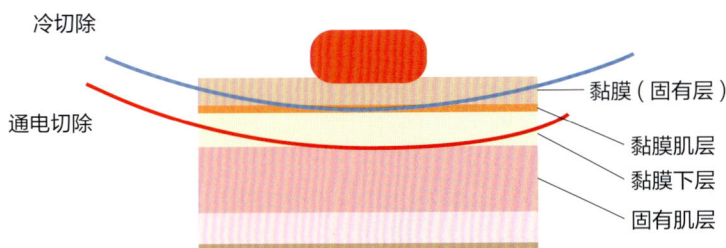

图7-32　冷圈套器息肉切除术和热圈套器息肉切除术切除深度的差别
CSP只能切到浅层，而HSP是切除包括黏膜下层在内的部分。

💡 ＼ 指导医师的观点 ／

随着冷切除技术的出现，在切除前排除浸润癌显得尤为重要。在日本可检索到的研究中，NBI放大观察下的JNET 2A型中浸润癌占1%，应该是很好的冷切除适应证。

Q 放大观察时难以对上焦点，有什么解决办法吗？

A 由于放大观察比非放大观察焦点深度浅，对上焦距时镜头与被照射物体（病变）之间的距离变短。由于患者的呼吸和结肠蠕动，对上焦距变得更难。这时候用 NT 管等固定肠管壁可以保持病变与镜头之间的距离稳定（视频 7-1）。

视频 7-1
切除时，内镜
与息肉之间的
位置关系

Q CSP 后病理诊断报告断端不明，需要缩短随访间隔吗？

A 由于切除标本较薄，断端有可能被卷起来或者在回收标本时出现损伤，难以进行病理的准确评价。从经验来看，没有必要缩短随访间隔。在 CSP 切除标本中如果有癌，需要在内镜下检查确认是否有残留以及转移的风险。应和上级医师讨论。

Q 请教一下如何避免圈套器打滑？

A 圈套器打滑的问题通过想象一下圈套器和结肠黏膜之间的摩擦就更容易理解（图 7-33a）。摩擦力是摩擦系数和垂直压力的乘积。增加垂直压力和摩擦系数会增加摩擦力而防止打滑。首先，增加垂直压力也就是增加向结肠黏膜方向的压力，和伸出圈套器的长度有关。在收紧切除时一般会压下圈套器，如果在圈套器伸出较长时压下，会使圈套器与黏膜之间的角度接近切线位，就不会产生垂直压力（图 7-33b）。不要将圈套器伸出过长，通过向下的镜角增加圈套器和黏膜之间的角度，从而增加垂直压力（图 7-33c）。其次是增加摩擦系数的方法，即使在结肠黏膜处于伸展的状态下，通过吸气使黏膜松弛也能够增加摩擦系数，减少圈套器打滑（视频 7-2）。

视频 7-2
CSP 时避免圈
套器打滑的
方法

Q 圈套器不能很好地套住病变，不知道是不是套上了病变。

A 在开始圈套息肉时，如果息肉和圈套器的位置关系不佳，套住病变会变得很复杂。可以通过旋镜，将病变放置在圈套器从内镜伸出的位置（5~6 点钟方向），再使用向下的镜角就可以将病变套到圈套器上。要一直在可以直视病变的状态下切除标本。另外，通过调整圈套器压下去的状态可避免圈套器打滑（视频 7-2）。

- 内镜黏膜切除术（endoscopic mucosal resection，EMR）

在日本作为直径为 10 mm 以上病变的常规切除方法而被广泛普及。对 EMR 和 HSP 的随机对照研究数据较少，并没有显示出局部注射的效果，但是可以想象局部注射形成的液体垫可以减少对深部组织的热损伤，另外，由于形成隆起使圈套器套扎病变变得更容易。在不良事件相关报道中，出血发生率为 3.3% 和 0.03%。有关钛夹闭合溃疡底预防不良事件没有可信度高的证据，但是近年来的大规模随机对照比较试验得出了支持的结果。另外，关于 EMR 技

图7-33 圈套器不打滑的技巧

a. 圈套器与黏膜之间的摩擦力为压向肠壁的压力（垂直压力）和圈套器与黏膜之间的摩擦系数的乘积。增加垂直压力和摩擦系数可以增加摩擦力，避免圈套器打滑；b. 在圈套息肉时，在适当的距离下伸出圈套器可以保持圈套器和结肠壁之间的角度，伸出圈套器时就会产生相应的垂直压力；c. 在圈套息肉时，圈套器伸出较长会使圈套器和肠壁接近切线位，因此即使压下圈套器也不会产生垂直压力，圈套器就有可能打滑。

术高频电用"凝固波"或"混合波"的大规模随机对照研究的结果显示，切除能力以及不良事件两组之间没有显著差别，结论是用两种模式均可。

\ 住院医师的提问 /

Q 如何做好黏膜下层局部注射？

A 首先确认注射针在黏膜下层，注射后形成具有透明感的隆起时，表示注射到了正确的黏膜下层。要移动针头，使病变下方及对侧也有注射液流过去形成隆起（视频 7-3 ）。

Q 水下 EMR 有优势吗？

A 优点是不需要局部注射，简单方便。随机对照研究证明，对于直径为 10 ~ 19 mm 大小的息肉可以提高断端阴性的比例。缺点是如果病变位于重力反方向时，使用水下法需要一些时间，另外肠道准备不佳的病例切除的准确度有可能降低。发生出血及穿孔等并发症的风险和 EMR 相同，需要引起重视。

视频 7-3
切除息肉前的
注射技巧

指导医师的观点

圈套器的选择

我关注的是圈套器的硬度、形状和粗细。CSP时我喜欢使用更柔软、更细的圈套器。关于圈套器的粗细与CSP后残留复发的相关性的报道显示，圈套器越细切除越容易。EMR时我更喜欢使用硬的、圆形的圈套器。

笔 记

注射针也有不同的种类。推荐注射针的长度为3 mm。由于结肠壁薄，长度为4 mm的针容易贯通黏膜下层。长度为4 mm的针可以在对食管静脉曲张进行硬化治疗时使用。针尖角度大的钝针，在针尖部位可以呈点状注射，但是不容易贯通黏膜。针尖的角度可以根据个人的喜好决定。

住院医师的提问

Q 前端帽有什么作用？

A 根据前端帽安装后突出内镜前端的距离，分为 4 mm 和 2 mm 两种型号，它们的作用不同。4 mm 的前端帽可以缩短进镜时间，另外在需要钻进黏膜下层时必须用这一型号。2 mm 的前端帽由于不影响视野，在检查时可以拨开皱襞，有利于发现病变。2 mm 的前端帽在切除息肉时，在不影响视野的前提下可以在直视下确认圈套器和病变的位置关系，还可以拨开妨碍观察视野的皱襞。

参考文献

[1] Wadas DD, et al：Complications of the hot biopsy forceps technique. Gastrointest Endosc. 1988; 34: 32-37.

[2] Mönkemüller KE, et al：Histological quality of polyps resected using the cold versus hot biopsy technique. Endoscopy. 2004; 36: 432-436.

[3] Ferlitsch M, et al：Colorectal polypectomy and endoscopic mucosal resection（EMR）：European society of gastrointestinal endoscopy（ESGE）clinical guideline. Endoscopy. 2017; 49: 270-297.

[4] Kaltenbach T, et al：Endoscopic removal of colorectal lesions-recommendations by the us multi-society task force on colorectal cancer. Gastroenterology. 2020; 158: 1095-1129.

[5] Draganov PV, et al：Randomized, controlled trial of standard, large-capacity versus jumbo biopsy forceps for polypectomy of small, sessile, colorectal polyps. Gastrointest Endosc. 2012; 75: 118-126.

[6] Uraoka T, et al：Cold polypectomy techniques for diminutive polyps in the colorectum. Dig Endosc. 2014; 26 Suppl 2: 98-103.

[7] Kuwai T, et al：Local recurrence of diminutive colorectal polyps after cold forceps polypectomy with jumbo forceps followed by magnified narrow-band imaging：A multicenter prospective study. Endoscopy. 2019; 51: 253-260.

[8] Wei MT, et al：Randomized controlled trial investigating cold snare and forceps polypectomy among small polyps in rates of complete resection：The tinypolyp trial. Am J Gastroenterol. 2022; 117: 1305-1310.

[9] Sakata S, et al：Measurement of polyp size at colonoscopy：A proof-of-concept simulation study to address technology bias. Gut. 2018; 67: 206-208.

[10] Niikura R, et al：Factors predicting adverse events associated with therapeutic colonoscopy for colorectal neoplasia：A retrospective nationwide study in japan. Gastrointest Endosc. 2016; 84: 971-982. e6.

[11] Pohl H, et al：Incomplete polyp resection during colonoscopy-results of the complete adenoma resection（CARE）study. Gastroenterology. 2013; 144: 74-80. e1.

[12] Singh N, et al：A survey of colonoscopic polypectomy practices among clinical gastroenterologists. Gastrointest Endosc. 2004; 60: 414-418.

[13] Horiuchi A, et al：Removal of small colorectal polyps in anticoagulated patients：A prospective randomized comparison of cold snare and conventional polypectomy. Gastrointest Endosc. 2014; 79: 417-423.

[14] Kawamura T, et al：A comparison of the resection rate for cold and hot snare polypectomy for 4-9 mm colorectal polyps：A multicentre randomised controlled trial（CRESCENT study）. Gut. 2018; 67: 1950-1957.

[15] Hotta K, et al：Large-scale questionnaire on the usage of cold snare polypectomy for colorectal polyps in japanese clinical practicc. Dig Endosc. 2020; 32: 993.

[16] Takeuchi Y, et al：Continuous anticoagulation and cold snare polypectomy versus heparin bridging and hot snare polypectomy in patients on anticoagulants with subcentimeter polyps. Ann Intern Med. 2019; 171: 229-237.

[17] Suzuki S, et al：Width and depth of resection for small colorectal polyps：Hot versus cold snare polypectomy. Gastrointest Endosc. 2018; 87: 1095-1103.

[18] Tutticci N, et al：Characterization and significance of protrusions in the mucosal defect after cold snare polypectomy. Gastrointest Endosc. 2015; 82: 523-528.

[19] Yabuuchi Y, et al：Efficacy and safety of cold-snare endoscopic mucosal resection for colorectal adenomas 10 to 14 mm in size：A prospective observational study. Gastrointest Endosc. 2020; 92: 1239-1246.

[20] Sumimoto K, et al：Diagnostic performance of japan nbi expert team classification for differentiation among noninvasive, superficially invasive, and deeply invasive colorectal neoplasia. Gastrointest Endosc. 2017; 86: 700-709.

[21] Matsuura N, et al：Incomplete resection rate of cold snare polypectomy：A prospective single-arm observational study. Endoscopy. 2017; 49: 251-257.

[22] Pohl H, et al：Clip closure prevents bleeding after endoscopic resection of large colon polyps in a randomized trial. Gastroenterology. 2019; 157: 977-984. e3.

[23] Pohl H, et al：Effects of blended（yellow）vs forced coagulation（blue）currents on adverse events, complete resection, or polyp recurrence after polypectomy in a large randomized trial. Gastroenterology. 2020; 159：119-128. e2.

[24] Yamashina T, et al：Comparison of underwater vs conventional endoscopic mucosal resection of intermediate-size colorectal polyps. Gastroenterology. 2019; 157：451-461. e2.

[25] Sidhu M, et al：A randomized controlled trial of cold snare polypectomy technique：Technique matters more than snare wire diameter. Am J Gastroenterol. 2022; 117: 100.

[26] Imai K, et al：Tip-in endoscopic mucosal resection for 15-to 25-mm colorectal adenomas：A single-center, randomized controlled trial（STAR trial）. Am J Gastroenterol. 2021; 116: 1398-1405.

第7章 内镜治疗精粹

7 ESD 的基础和助手需要掌握的知识

高柳骏也，大圃 研

┌ 要 点 ┐

（1）ESD 的助手要从准备工作开始着手，了解各种附件的特征。

（2）掌握 ESD 的操作流程，做有预见性的助手。

（3）下一个术者就是你！要学习上级医师如何保持良好的视野，学习切除策略。

ESD 的准备

ESD 助手需要完成包括准备工作（图 7-34）在内的所有事项，绝对不能将准备工作完全交给技师和护士。需要了解各个附件的特征，掌握附件相关的知识，这样自己成为术者时才能利用好附件。

首先介绍一下具有代表性的附件及其设置。

■ 高频电装置

详细的说明见其他章节（第 37 页），但是最好能知晓大致的参数。我们医院胃 ESD 的设定如下。

- （VIO 300 D）黏膜切开：endo CUT I effect3 Duration2 Interval2；凝固：FORCED COAG effect3，max 45 W；止血、标记：soft COAG effect5 max 80W。
- （VIO3）黏膜切开：endo CUTI effect2 Duration2 Interval2；剥离：sprayCOAG effect4.4，止血：oft- COAG effect7.0；标记：swift COAG effect5.0。

■ 前端帽

戴上前端帽可以与病变保持适当的距离，确保良好的视野，还可以牵引，使治疗变得更容易。常使用的是前端开口部小、容易钻到黏膜下层、可以将附件带到视野中央的圆锥形帽（ST 帽，富士胶片公司，图 7-35a）。由于视野略变窄，固定不好时会在术中掉落，因此我们医院喜欢使用简单的圆筒状前端帽（一次性前端帽，奥林巴斯公司，图 7-35b）。

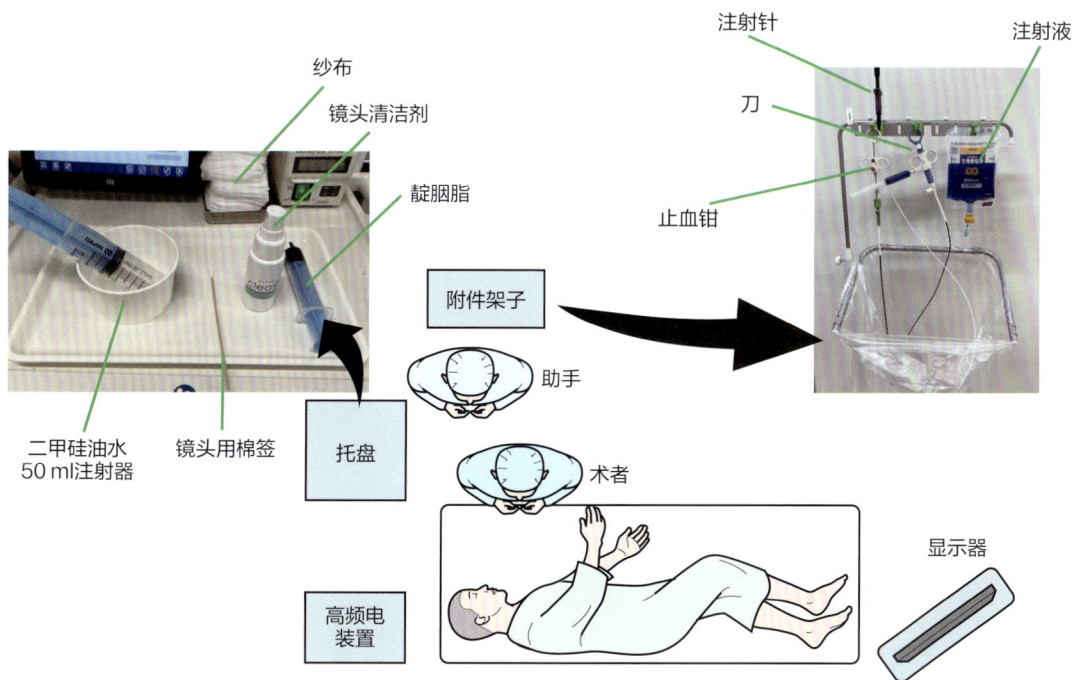

图7-34 ESD的准备

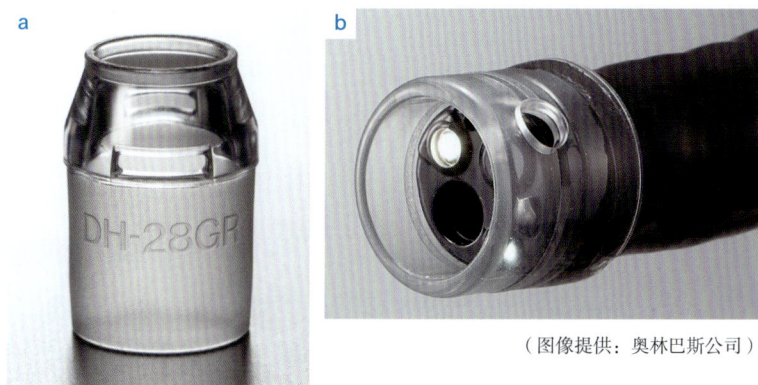

（图像提供：奥林巴斯公司）

图7-35 前端帽

a. DH-28GR ST帽 （富士胶片公司）；b. 一次性前端帽（奥林巴斯公司）。

■ 局部注射针（钝针、锐针、长度）

局部注射针比较简单，可能大家认为哪种都一样，但是注射针是否合适会决定其后操作能否顺利实施，这么说一点都不为过，选择合适的注射针非常重要。选择注射针的标准包括：①粗细（23 G、25 G 等）；②锋利度（锐针、钝针）；③长度。针越细，注射液的漏出越少，但是推注射器的力量要越大。另外，锐针突破黏膜时所需的力量小，当然锐针穿透肌层以及损伤血管的风险也高，最近有些钝针也能充分锋利地穿刺。另外，由于针的断面变大，局部注射时漏液的风险也增加。针越长越容易突破肌层，需要术者做调整来应对。不同的厂家有不同规格的针，我们医院使用 23 G、长度为 4 mm 的钝针。外套管较硬的 Kaneka 内镜使用局部注射针 ICHIBANYARI GI（Kaneka medics 公司，图 7-36）。

■ 局部注射液（生理盐水，透明质酸钠，海藻酸钠）

我们医院在做胃 ESD 时，主要使用含有生理盐水 250 ml、肾上腺素 3 支和靛胭脂的混合液。另外，透明质酸钠（Kmart，奥林巴斯公司，图 7-37a）和海藻酸钠（Lifter K，Kaigen 公司，图 7-37b）形成的隆起可以维持较长时间，在胃底穹隆部及胃体大弯侧使用。

■ 高频电刀

前端型刀：前端呈针状，用针的前端和轴进行切开、剥离，也就是所谓的万能型刀。也有具有局部注射功能的刀，例如 Dual Knife（奥林巴斯公司，图 7-38a）、Flush Knife（富士胶片公司，图 7-38b）等。我们医院最近在具有相同性能的刀中，主要选择局部注射能力高（从针的内部完成注射）、性价比高的 Tech Knife®（微创公司，图 7-38c）。

刀片式刀（图 7-38e）：前端被加工成绝缘体，主要用刀片进行横向切开、剥离。剥离速度快，但是使用的条件是有限的。对于前端型刀接近困难的病变以及缩短大的病变手术时

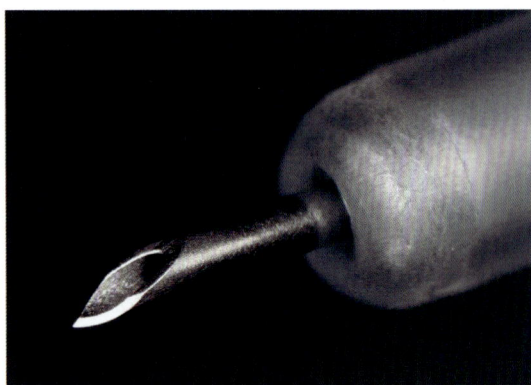

图7-36　局部注射针

Kaneka内镜使用局部注射针 ICHIBANYARI GI （Kaneka medics公司）

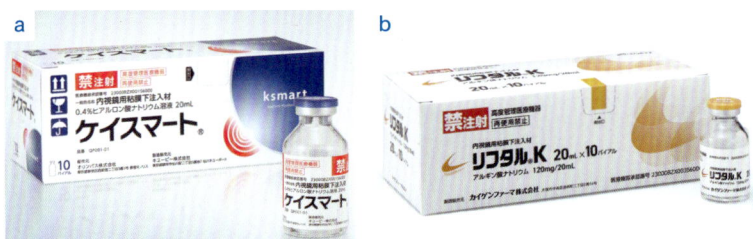

图7-37　局部注射液

a. Kmart（奥林巴斯公司）；b. Lifter K（Kaigen 公司）。

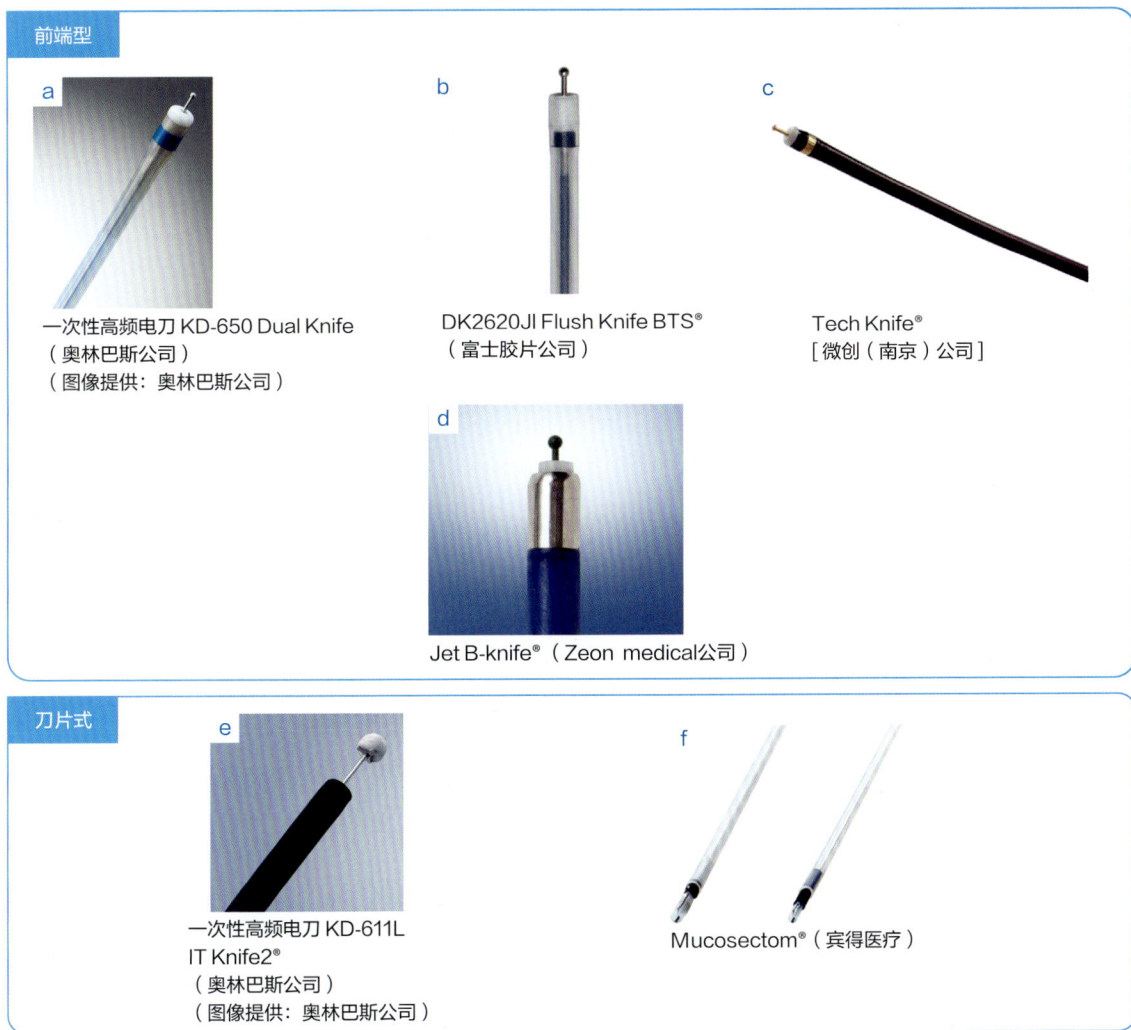

前端型

a
一次性高频电刀 KD-650 Dual Knife
（奥林巴斯公司）
（图像提供：奥林巴斯公司）

b
DK2620JI Flush Knife BTS®
（富士胶片公司）

c
Tech Knife®
[微创（南京）公司]

d
Jet B-knife®（Zeon medical公司）

刀片式

e
一次性高频电刀 KD-611L
IT Knife2®
（奥林巴斯公司）
（图像提供：奥林巴斯公司）

f
Mucosectom®（宾得医疗）

图7-38　高频电刀

间是有效的。由于不能做标记，最初的切开（所谓的预切开）需要一起使用前端型刀。

剪刀型刀：像剪刀一样夹着组织进行切开、剥离。剥离速度较慢，但是在通电时不需要移动内镜，初学者也能比较安全地进行治疗。

■ 止血钳

用电刀止血不仅困难，由于反复烧灼还会增加穿孔的风险，建议使用止血钳（图7-39a）。也可以使用可重复使用的热活检钳止血。由于止血钳可以旋转及变换角度正确夹持出血点，我们医院使用较细的、旋转性能也好的 Kaneka 高频电止血钳 RAICHO2®（Kaneka 医学公司，图7-39b），以及可减少周围组织热损伤并发挥凝固止血作用的双极止血钳 HemoStat-Y®（PENTAX Medical 公司，图7-39c）等，减少对肌层的热损伤。

第7章 内镜治疗精粹

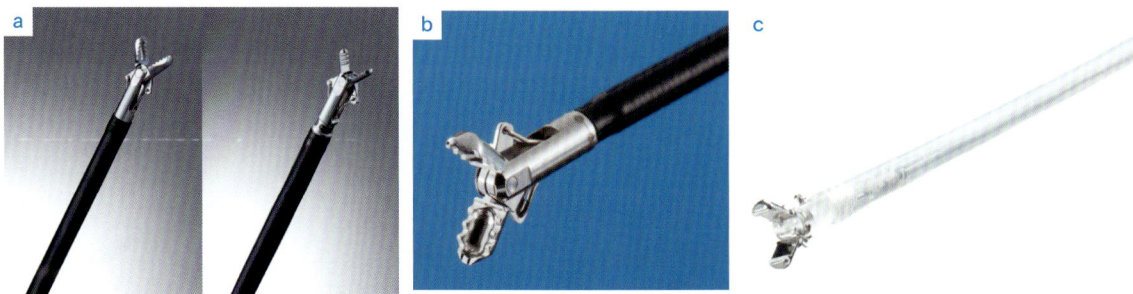

（图像提供：奥林巴斯公司）

图7-39　止血钳

a. 一次性高频电止血钳 Coagrasper（钳杯大的FD-410LR和钳杯小的FD-4110R，奥林巴斯公司）；b. Kaneka高频电止血钳 RAICHO2®（Kaneka 医学公司）；c. H-52518　HemoStat-Y®（PENTAX Medical公司）。

ESD 的流程

为了做好 ESD 助手，需要掌握 ESD 的大概流程（图 7-40，视频 7-4）：①标记（图 7-40a）；②局部注射（图 7-40b）；③黏膜切开（图 7-40c）；④黏膜下层剥离（图 7-40d）；⑤止血（图 7-40e）。①→②→③→④→（适当重复③④，出血时⑤）。

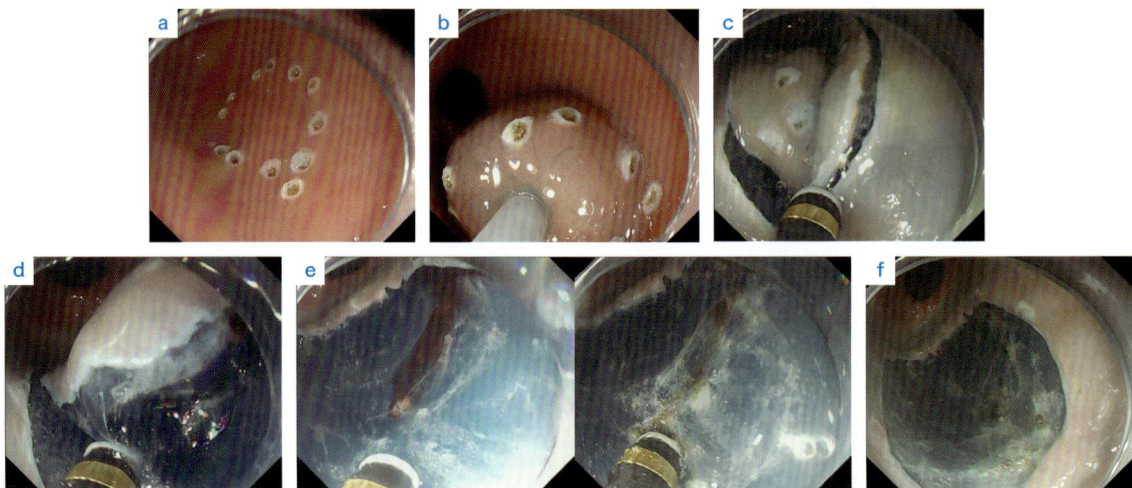

图7-40　ESD的流程

a. 标记；b. 局部注射；c. 黏膜切开；d. 黏膜下层剥离；e. 确认血管，用凝固波处理；f. 切除后的溃疡底。

■ 标记

在 ESD 之前进行术前内镜检查，确认病变的性状、浸润深度、边界，根据这些信息进行标记。如果边界不清时，边用放大内镜观察边标记。在标记的时候，用前端型刀在收刀的状态下顶着黏膜轻踩高频电脚踏板。高频电装置的设定根据标记的情况进行调整，好的标记是指比较清晰的、没有贯通黏膜肌层的标记。如

视频 7-4
ESD 的流程

果黏膜肌层被贯通，注射液会从那个开口流出。因此，如果黏膜肌层可能被贯通，要调整高频电装置的设置。

■ 局部注射

局部注射会影响其后整个过程，这么说一点都不过分。首先用穿刺针穿到黏膜肌层，然后由助手开始注射。在贯通肌层的状态下打入局部注射液会造成穿孔，因此助手要边确认形成良好的隆起边局部注射。

■ 黏膜切开

对注射后的黏膜用切开电流。黏膜下层的表浅部位血管较多，在切开时常伴有出血，因此在切开时要切到黏膜肌层，不切过深在一定程度上可以预防出血。

■ 黏膜下层剥离

剥离黏膜下层（因局部注射液而变成蓝色）。最佳的剥离深度是固有肌层的上方，黏膜下层的深层。在没有血管的部位用切开波、有血管的部位用凝固波剥离。在脂肪较多的部位剥离容易使镜头被污染，这时候可以拔出内镜，用棉签沾上镜头清洁剂（Cleash，富士胶片公司，图7-41）擦拭，以使视野变清晰。另外，当重力方向不佳致导致缺乏反向牵引力、不能进行高效剥离时，使用牵引装置也是有效的。

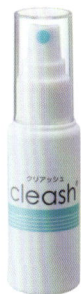

图7-41 镜头清洁剂
（富士胶片公司）

■ 止血

发现血管后要做预防性处理，发生出血时要以止血为目的进行烧灼。

基本上是用电刀接触血管并用凝固波止血，若未能成功止血则使用止血钳止血。在止血时，如果附件沾上炭化的组织，要在更换附件时尽快用纱布去掉。

> **指导医师的观点**
>
> 要想成为好的助手就要掌握各种场合下的策略，懂得各种附件的使用方法。能够做好助手的年轻医师实际上成为术者时往往会做得很好。因此，要先学会当个好助手（视频7-5）。
>
> 视频7-5
> ESD助手的工作

住院医师的提问

Q 发生术中穿孔的患者是否使用抗生素？

A 我们医院对于ESD患者不常规使用抗生素。即使有明确的术中穿孔，如果很好地闭合了创面，我们医院也几乎不使用抗生素，当然允许饮水和服药。当出现发热、腹部检查有压痛等腹膜炎表现时考虑使用抗生素。

\ 住院医师的提问 /

Q 局部注射时，和术者配合的时机不好，辅助工作不顺利怎么办？

....

A 我们医院是用局部注射针贯通黏膜肌层后，一边退针一边注射。好的注射是注射到黏膜下层的浅层，因此不要在针处于较深的部位时注射过多的液体。有些助手会间断注入液体，但是如果用同样的速度推注射器，术者调整更容易。

\ 笔 记 /

在做助手时，事先了解策略是重要的。不同的术者使用的局部注射剂及附件等各不相同，需要事先向上级医师确认的事项如下。

- 局部注射液
- 高频电刀
- 高频电装置的设定
- 前端帽
- 止血钳
- 是否使用牵引装置

参考文献

[1] 桑井寿雄，ほか：ハサミ型ナイフを使用した大腸 ESD のコツ（動画付き）．日本消化器内視鏡学会雑誌．2019; 61: 295–308.

[2] Oyama T：Counter traction makes endoscopic submucosal dissection easier. Clin Endosc. 2012; 45: 375–378.

向专家学习内镜的心得②
平时内镜检查的积累很重要

山本阳一，小野裕之

　　静冈县立静冈癌研究中心内镜科是在 ESD 的先锋小野裕之先生的指导下，在自由轻松的氛围下进行内镜检查和治疗。以 ESD 为首的治疗自不必说，还有很多治疗前检查、治疗后随访、筛查等内镜检查。为了提高内镜诊疗水平，在平时的内镜检查中有意识地多进行观察是很重要的。平时能稳定地实施内镜检查与以后的内镜治疗能力的提升也是密切相关的。一流的运动员为了总是在最佳的状态下进入比赛，非常重视平时的练习。因此，想在这里给大家介绍一下我们常规进行的胃内观察法。

　　我院在做胃的检查时，统一采用"高位反转"观察法。这样做的目的是：①有效地观察整个胃；②不遗漏地观察、发现病变；③采用统一的摄影法，使日后的图像回顾更容易。

　　拍摄顺序如下。进入胃后，为了确认是否存在胃壁变形以及皱襞集中等，在保持空气较少的状态下观察胃体～胃窦大弯侧，并进入十二指肠，在观察十二指肠之后，一边退镜一边充分送气到不会过度伸展胃壁的程度，在俯视下观察胃窦～胃体小弯、前壁、大弯、后壁。然后在胃体上部一边观察穹隆部一边反转，仰视观察穹隆部、贲门、胃体小弯、胃角、胃体前后壁。特别是胃角、贲门、胃体后壁是容易漏诊病变的部位，要有意识地观察。另外，由于空气量的影响，大弯侧的病变也容易被埋没在胃皱襞之间，需要以充分的空气量伸展胃壁后观察。我们常规进行靛胭脂染色，在白光下观察后接着进行全胃的色素染色观察。即使白光下观察很难观察到的病变喷洒靛胭脂后也可以被发现（图 7-42）。

　　日本国立癌研究中心一直提倡的好的内镜图片的标准包括：①不被某一个病变吸引，有意识地无缝拍摄整个胃；②镜头没有黏液附着，与病变保持适当距离，照片鲜明；③由于连续

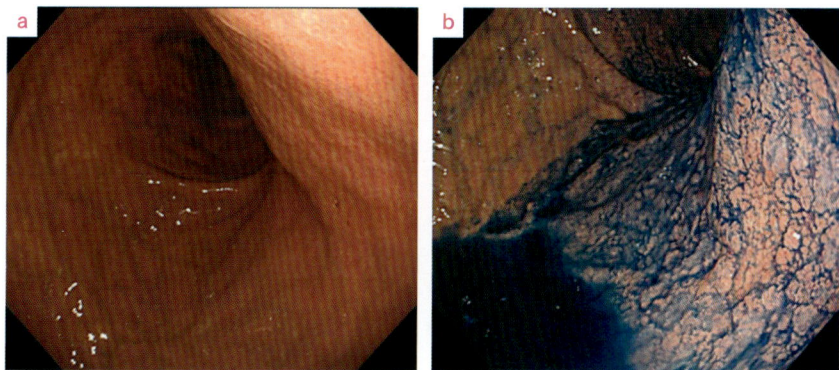

图7-42　靛胭脂染色后发现的早期胃癌

a. 白光下观察图像；b. 靛胭脂染色图像。
白光下观察时没有发现病变，靛胭脂染色后在胃体上部后壁发现早期胃癌（早期胃癌：U.Post.0-Ⅱc, cT1a (M). UL0.16 mm）。

拍片，可以掌握病变的解剖位置以及病变特点；④附有随送气量变化的照片。我认为在平时的内镜检查中要意识到这些再进行观察及拍片是重要的。

我院有住院医师制度，以小野老师为首的前辈们将从日本国立癌研究中心传承来的知识和技术在我院努力持续发展的同时，以屋顶和瓦的方式一代代传下来。为了提高内镜技术，从平时的内镜检查开始有意识地观察是很重要的。内镜技术并不是一朝一夕就能掌握的，正是一点一滴的积累才能进步。如果有机会，近距离观察和学习内镜达人的内镜操作一定是进步的捷径。我自己也观摩过小野老师和其他医师进行的内镜检查和治疗，需要引起自己注意的细节还有很多。我院也随时接待参观学习的人，每年也会面向外部年轻内镜医师举办研讨会。百闻不如一见，如果您愿意，我们欢迎您的到来。

在呼叫上级医师之前⑥
吸引到止血用的钛夹后内镜堵塞时 ……

细谷隆一

　　现介绍急诊内镜下止血治疗时因吸引到脱落的钛夹内镜堵塞而不能吸引时的处理方法，吸引血块时也可能出现同样的现象。

内部吸引管路的构成

　　内镜的内部吸引管路如图 7-43 所示，不按压吸引钮时吸引器从吸引钮吸引空气，按压吸引钮后就会开通内镜前端的吸引口，吸引器可以从内镜前端吸引口完成吸引。吸引钮带有侧孔，压下去时吸引物可以通过侧孔流出，如果吸引器吸引了脱落的钛夹或血块而堵在这个侧孔时，会造成吸引钮压不下去，从而不能从内镜前端吸引出胃内液体。

对策

　　要解决不能吸引的状态，需要使用如图 7-44 的工具，即一根剪短的吸引管连接到 50 ml 带有导管的注射器上。使用前将其放在清洁的环境保管以免被污染，推荐在急诊内镜前准备好以应对突发堵塞的状况。

　　在内镜光源侧的内镜连接部的吸引接口处连接上准备好的、带有导管的注射器（图 7-45），在注射器内充满水（蒸馏水或者清洁的水），使水逆流到内镜内。这时候，逆流水会从吸引

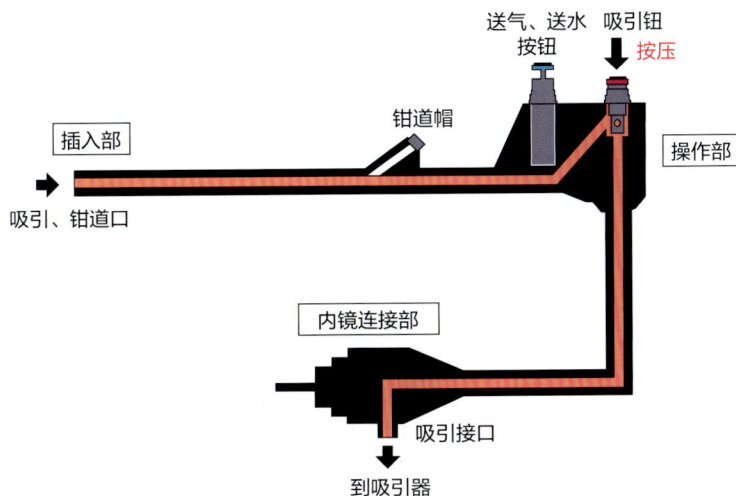

图7-43　内镜内部吸引管路的构成

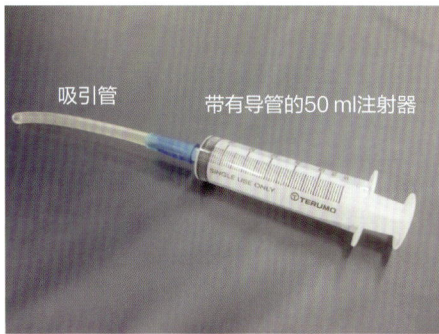

图7-44 去除堵塞的工具

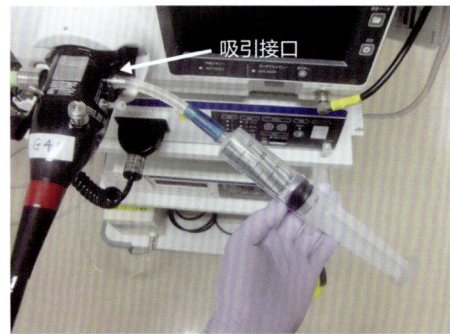

图7-45 去除堵塞的方法

钮漏出，一定要维持吸引钮在压下去的状态。如果吸引钮压不下去，要一边从注射器注入水一边将吸引钮连续按压、抬起，使吸引钮能够按压下去。通过这样的操作，可以使在吸引钮附近和活检钳道口内堵塞的钛夹以及血块从内镜前端的吸引口被推出，恢复吸引功能。

这是一系列去除堵塞的操作。在内镜厂家的说明书中写的是把内镜退出体外后在体外操作。但是在结肠镜等检查中，有时候再次进镜不容易，大家会遇到需要在内镜插入的状态下解决问题的场面。我们要注意，钛夹等堵塞的物品和逆流的水会排入体内，应使用清洁的物品以确保患者安全。

参考文献

[1] オリンパスメディカルシステムズ：OLYMPUS GIF-XZ1200 取扱説明書（操作編）. 東京，2020，p.67.
[2] 大圃 研，ほか：大圃組はやっている！！消化器内視鏡の機器・器具・デバイスはこう使え！金芳堂，京都，2017，p.11.

向专家学习内镜的心得③
内镜技术进步的"三支箭"

藤城光弘

接触超一流的前辈

我决定以内镜技术谋生是在日立制作所日立综合医院做初期住院医师的时候。按现在的话说是作为进修医师，在给很多患者带来麻烦的同时获得了做内镜的机会。被内镜的趣味性和难度所吸引，当时想着"我要做好内镜"。但是，真正理解内镜的深层奥义是从成为国立癌研究中心中央医院消化内科的住院医师开始的。

当时食管、胃的诊断医师山口肇先生，结肠镜医师藤井隆广先生、斋藤丰先生，还有ESD的先驱者小野裕之先生、后藤田卓志先生等举足轻重的各位医师，不仅让我学到了超一流的内镜技术，还让我学到了内镜相关的学问和思考方法。另外，在国立癌研究中心以住院医师优先的指导方针下，获得了同一时期内镜医师得不到的数量众多的经验，不仅是相关病例的积累，还包括在学会学习以及发表论文。

做医师第6年，我进入母校的大学院，回归到日本消化内镜学会的教研室，在对内镜开发、发展及普及发挥重要作用的各位前辈的宽阔视野下逐渐掌握了内镜技术。同时接受了具有独立观点、为ESD的开发及发展做出重大贡献的矢作直久先生的直接指导，这是非常珍贵的经验。俗话说"打铁要趁热"，如果在内镜学习的早期接触超一流的前辈是内镜技术进步的捷径。

沉溺于内镜

在日立时代，只要有时间我就会跑到内镜室做内镜，同时重新审视自己拍摄的内镜图片，独立思考如何拍出更清晰的图片。

在国立癌症研究中心做住院医师的时候，承担了约1年的胃癌内镜下表现术前讨论的解说工作。由于这个会议基本上是用英文进行，周六、日我会到内镜室一边看自己拍的图片一边练习如何解说。当时被安排做胃癌术前病例的精查，由于还是用胶片拍照，在按照国立癌症研究中心拍片方式拍的40帧（2个胶片）上部消化道常规照片中选取20帧（1个胶片）来解说。选取白光观察下病变的远景、近景、俯视、仰视照片等，向其他医师传递病变性质、深度诊断的信息，也做了色素内镜观察下的拍摄。还拍了包含影响手术方式的特征性信息的照片，例如与幽门轮的距离、胃食管交界区的距离等。当时我认为没有拍到具有说服力的照片和正确的靶向活检就没有完成作为精查医师的责任，同时也会因为自己的一个活检会改变手术方式（次全胃切除还是全胃切除）而感到紧张。

就这样，在国立癌症研究中心学到了内镜诊断的精髓后，我为了学习 ESD 回到了母校。回到医局时对内镜诊断我是有自信的，对以 ESD 为首的内镜治疗也有勇气去面对。回到医局后承担普通的上下消化道检查，因 ESD 等择期内镜治疗后出现呕血、黑便、便血等的急诊内镜工作，有时候夜间也被叫来医院，常常是每天的大半时间都在内镜室度过。在各位前辈的保护下，虽然有时会感到懊恼，但潜心学习的经验让我成长了很多，内镜技术也有了很大的提升。

客观地评价自己

内镜检查发现癌后，对检查中拍摄的一系列内镜图片用活检结果以及切除的病理结果判读，日复一日，重新审视 2 ~ 3 次，确认自己的内镜诊断是否偏离了病理诊断，是否用一连串的内镜照片正确表达了病理诊断结果。另外，如果曾给目前诊断了癌的患者做过内镜，就会重新审视当时的一系列内镜图片，确认当时是否真的没有癌的迹象，是否漏诊了病变。通过这样重新审视自己的工作，就可以客观评价自己的内镜诊断能力。

在 2000 年上半年，我的 ESD 技术尚未成熟时，会把自己做的 ESD 病例全部录像，在治疗结束后 1 周以内将全部治疗过程编辑成 10 分钟、5 分钟长的视频。通过这样的操作，反省自己的技术特征、习惯，提取自己应该反省和改善之处，从而使自己的 ESD 技术有了飞速进步。内镜治疗报告书尽可能在治疗当日详细记录治疗策略和实际操作（什么样的思路，从哪里开始切的，是否按照计划实施等）。通过这些可以知道自己描绘的策略和实际治疗的顺序是否有偏离，对下一次治疗起了非常大的作用。我个人希望即使是第三方，也就是没有参与治疗的医师也可以通过读我写的报告书提升自己的技术。

以上，按照 N=1 的病例报告形式介绍了我个人认为的提升自己内镜技术水平的 3 个要点。希望对大家有所帮助。

第8章

对助手有帮助！

研修中需要掌握的胆管检查及治疗的基础

1 ERCP 的目的、适应证、禁忌证

加藤博也

> **要 点**
>
> （1）ERCP 的目的是对胆管 - 胰腺疾病进行诊断及治疗。
> （2）实施 ERCP 之前，尽可能进行腹部超声及腹部 CT、MRI（MRCP）等检查。
> （3）要关注 ERCP 的严重并发症——ERCP 术后胰腺炎。

内镜逆行胰胆管造影术（endoscopic retrograde cholangiopancreatography，ERCP）是使用内镜进行胰管及胆管造影的操作。实际上造影后接着会进行胆管结石取出以及胆管支架置入等经十二指肠的胰胆管各种检查及治疗，将这些概括起来称为 ERCP 相关诊疗。本节将 ERCP 相关诊疗概括为 ERCP 进行介绍。

ERCP 的目的

ERCP 的目的是对胆管疾病、胰腺疾病进行诊断和治疗。首先 ERCP 诊断是采用胰胆管造影，近年来随着磁共振胰胆管成像（magnetic resonance cholangiopancreatography，MRCP）图像质量的提高，如果单纯为了看胆管及胰管的图像，也可以用 MRCP 取代 ERCP，但是更详细的评价依然是 ERCP 更优，因此有时候胰胆管造影也会成为重要的图像检查方法。另外，以诊断为目的的 ERCP 中，不仅要造影，还会为了病理学诊断采取胆汁和胰液。为此需要在造影时从插入的导管吸取胆汁及胰液，也可以行内镜鼻胆管引流术［endoscopic nasobiliary drainage，ENBD（图 8-1）］或内镜鼻胰管引流术（endoscopic nasopancreatic drainage，ENPD）。另外还可以将专用的细胞刷通过胆管和胰管的狭窄部进行刷检或者直接插入活检钳获取组织。插入专用的超细内镜还可以直接观察胆管和胰管，也可以进行活检（图 8-2）。

以治疗为目的的 ERCP 大半是胆管及胰管结石取出术及引流术。胆管及胰管结石取出术是使用球囊或者网篮等工具将结石清扫出或者夹持后取出的手术（图 8-3）。胆管及胰管引流术主要是针对恶性肿瘤、结石、炎症性疾病伴发的胰胆管狭窄造成的胆汁及胰液淤积的胰胆管支架置入（图 8-4、8-5）。

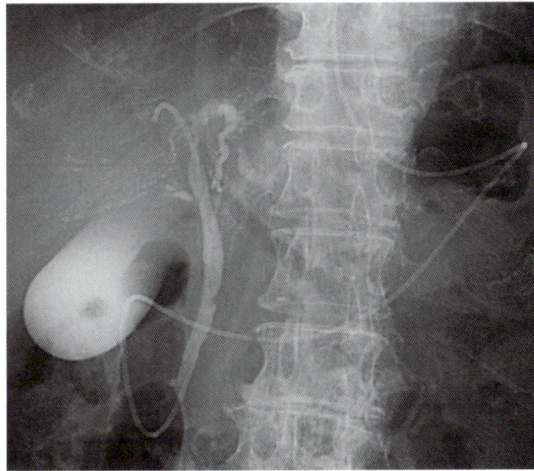

图8-1　内镜鼻胆管引流术（endoscopic nasobiliary drainage，ENBD）

引流管前端放在右肝内胆管。

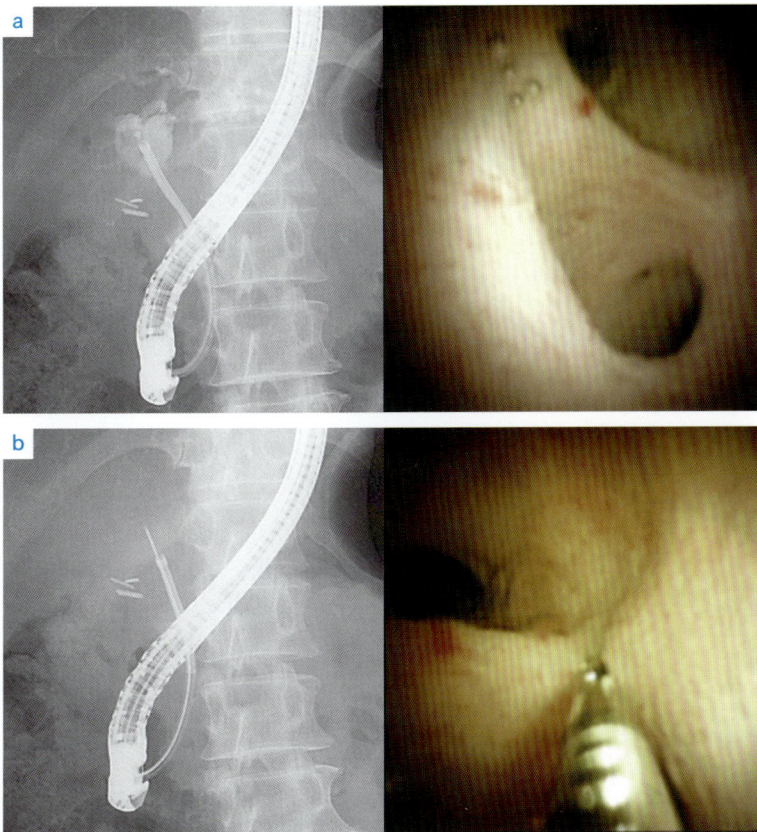

图8-2　超细内镜的胆道镜

a. 肝门部的观察；b. 一边直接观察胆管一边进行胆管黏膜活检。

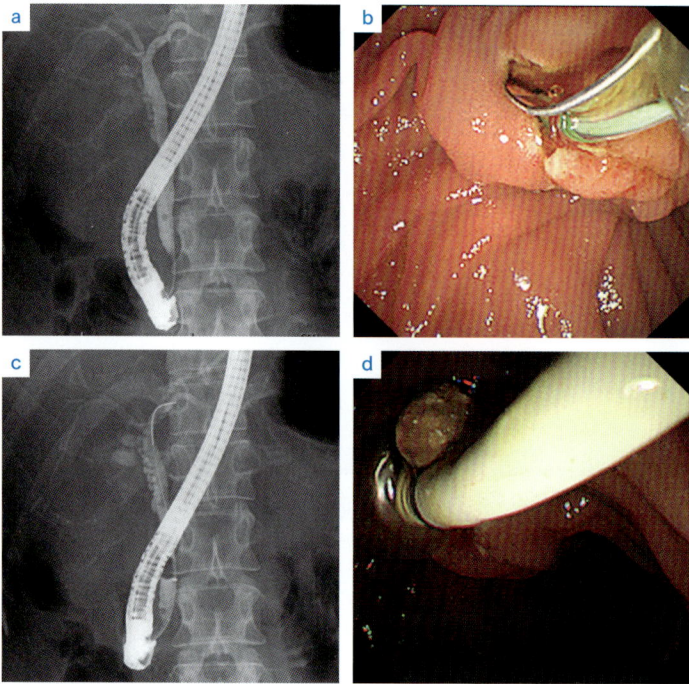

图8-3 胆总管结石的取出

a. 胆管造影确认结石；b. 切开十二指肠乳头；c、d. 用取石球囊取出结石。

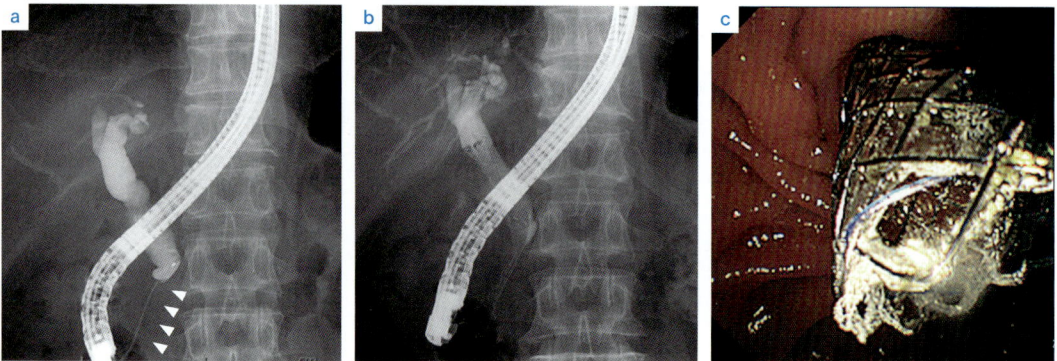

图8-4 胰腺癌伴有远端胆管狭窄的金属支架置入术

a. 胆管造影确认胆管远端狭窄（箭头）；b、c. 胆总管内留置金属支架。

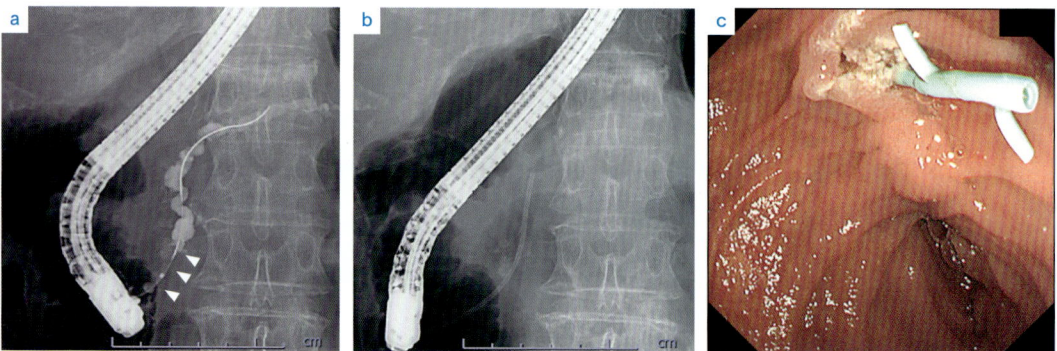

图8-5 慢性胰腺炎伴有胆管狭窄的塑料支架置入术

a. 胰管造影下胰头部胰管狭窄（箭头）；b、c. 主胰管放置塑料支架。

ERCP 的适应证

ERCP 的适应证是根据临床表现、血液检查、影像表现怀疑由于某种原因导致胰胆管闭塞、狭窄。具体包括梗阻性黄疸和胆管炎，即使没有这些临床表现，在影像上观察到胆管扩张也是适应证。关于胰管，怀疑为上皮内胰腺癌等恶性肿瘤造成的胰管狭窄需要做病理学诊断，胰管结石和肿瘤等造成胰管闭塞、狭窄，需要引流等是适应证。但是，ERCP 有 ERCP 术后胰腺炎等各种并发症风险，除了因胆管炎而处于休克状态的情况以外，尽可能进行腹部超声、腹部 CT、腹部 MRI（MRCP）等检查，在明确 ERCP 的目的和策略后再进行。

ERCP 的禁忌证

ERCP 的禁忌证原则上同上消化道内镜检查的禁忌证。但是 ERCP 原则上是在镇静下进行，如果患者禁用内镜操作使用的镇静药物，就不应该实施 ERCP。即使不是禁忌，如果有使用镇静药物后出现呼吸抑制以及血压下降等并发症的病例，要积极地与麻醉科共同讨论。

ERCP 的并发症

ERCP 的操作一般是上消化道内的操作，并发症也和上消化道内镜检查相同。但是，由于 ERCP 是使用后斜视镜，因此不能在直视下观察内镜前端的位置进行内镜操作，需要注意。在将内镜从推进的状态拉直时以及从乳头部取出结石时容易造成十二指肠穿孔，因此要时刻注意内镜前端的位置，避免勉强的内镜操作。

另外，ERCP 的并发症还包括 ERCP 术后胰腺炎。在以诊断为目的的 ERCP 中，并发症的发生率约为 0.3%，其中 80% 左右为 ERCP 术后胰腺炎；在以治疗为目的的 ERCP 中，并发症的发生率约为 1.0%，其中 60% 左右为 ERCP 术后胰腺炎。另外，发生 ERCP 术后胰腺炎时的死亡率为 1.8%，需要引起注意。

\ 笔 记 /

ERCP中助手的重要性

ERCP相关诊疗的成功与否与术者的能力相关是毋庸置疑的，但同时与助手的关系也非常大。建议大家多做助手，熟练掌握导丝的操作以及大量附件的使用方法。

参考文献

[1] 後藤田卓志，ほか：内視鏡診療における鎮静に関するガイドライン（第 2 版）（解説）. Gastroenterological Endoscopy. 2020; 62: 1635–1681.
[2] 古田隆久，ほか：消化器内視鏡関連の偶発症に関する第 6 回全国調査報告 2008 年 ～ 2012 年までの 5 年間（解説）. Gastroenterological Endoscopy. 2016; 58: 1466–1491.

2 安全插入侧视镜，胰胆管插管成功的技巧

中井阳介

要 点

（1）在侧视镜进镜时，容易发生并发症，严禁强行进镜。

（2）直视十二指肠乳头，使造影导管的轴与预计的胆管和胰管的走行保持一致。

（3）调整侧视镜与十二指肠乳头的距离、角度以及轴，使其与胰胆管保持一致。

笔 记

初学者不能完成深部插管时，转交给上级医师的时机在各家医院都不一样。指导医师应该在初学者尝试同样的方法插管失败，没有新的手段时接手。另外，那些可以自己判断何时应该转交给上级医师的初学者可能更有进步的可能。

进镜到十二指肠

ERCP 使用的是后斜视镜，与能看到前进方向的直视镜不同，如果强行操作会造成出血以及穿孔，需要使用正确的进镜方法进行轻柔的操作（视频8-1）。

视频 8-1
进镜到十二指肠

■ 从咽部到食管

ERCP 的基本体位是俯卧位，术者站在患者的正对面进镜。进镜时助手要将患者右肩抬起成半卧位，在抬头的状态下展开梨状窝的空间，内镜会更容易通过咽部。十二指肠镜的前端硬性部较长，进入口腔后尽快打向上的镜角并进镜，进入咽喉部后阻力会消失。在咽部确认左侧梨状窝（图8-6a）后顺时针旋镜就会通过咽喉部。如果在这个步骤花费较长时间会造成咳嗽反射，加大进镜难度，因此有经验的医师一般不确认梨状窝直接进镜。但是在无经验时建议还是确认一下梨状窝。在高龄者的咽喉周围常有较多的唾液残留，容易造成误吸，因此在进镜时要充分吸引。

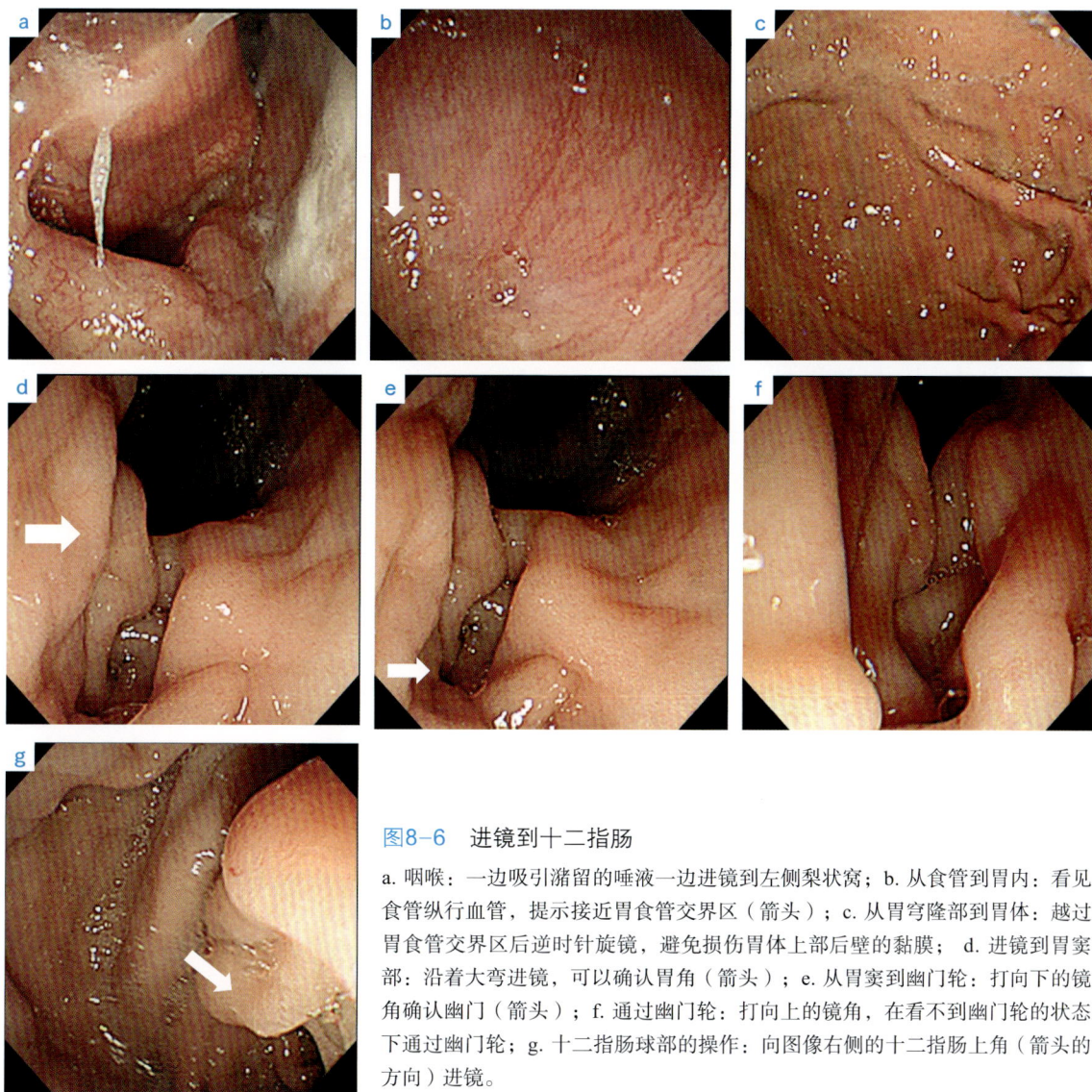

图8-6 进镜到十二指肠

a. 咽喉：一边吸引潴留的唾液一边进镜到左侧梨状窝；b. 从食管到胃内：看见食管纵行血管，提示接近胃食管交界区（箭头）；c. 从胃穹隆部到胃体：越过胃食管交界区后逆时针旋镜，避免损伤胃体上部后壁的黏膜；d. 进镜到胃窦部：沿着大弯进镜，可以确认胃角（箭头）；e. 从胃窦到幽门轮：打向下的镜角确认幽门（箭头）；f. 通过幽门轮：打向上的镜角，在看不到幽门轮的状态下通过幽门轮；g. 十二指肠球部的操作：向图像右侧的十二指肠上角（箭头的方向）进镜。

■ 从食管到胃内

在通过食管时，要边确认没有阻力边进镜，间断送气确认内镜图像。由于高龄患者可能有食管扭曲，要通过向下的镜角确认前进方向，避免黏膜损伤及穿孔。进入胃食管交界区后可以看到纵行血管（图 8-6b），在这里要略逆时针旋镜通过。如果直线性推进内镜，容易损伤胃体上部后壁，逆时针旋镜确认内镜进入胃内是非常重要的。另外，食管裂孔疝患者也容易出现黏膜损伤及穿孔，需要谨慎操作。

■ 从胃到十二指肠

通过逆时针旋镜进镜到胃的穹隆部（图 8-6c）后，吸引穹隆部的胃液及空气。尤其是要做胰腺尾部胰管造影的患者，由于穹隆部的空气与胰管重叠，必须吸引。从这里确认向胃体的前进方向后，沿着大弯进镜，可以到达胃角的水平（图 8-6d）。接着进入胃窦部，打向下的镜角确认幽门轮（图 8-6e）。在接近幽门轮后，用向上的镜角于图像上看不到幽门轮的状态（图 8-6f）下再打向下的镜角进镜并通过幽门轮。当胃窦部展开不佳时，助手抬高患者右侧腰部使其变成侧卧位，这样往往会更容易通过幽门轮。另外，初学者在进镜到胃窦和通过幽门轮时会扭镜身，不必要的扭动反而会增加进镜的难度，需要注意。如果有了进镜到胃窦以及通过幽门轮的感觉，几乎不需要扭转内镜的操作。

■ 从十二指肠球部到降部

在进镜到十二指肠球部后，先确认十二指肠上角（superior duodenal angle，SDA），它一般位于图像右下的位置（图 8-6g），因此要顺时针旋镜进镜到 SDA。其后做拉直内镜操作，包括两种操作方法：①在锁定向右的镜角后，边打向上的镜角边右手旋镜边回拉内镜的方法（图 8-7a）；②还有一种不锁定镜角，右手调整左右镜角、左手调整向上镜角，通过身体的动作一边调整一边回拉内镜的方法（图 8-7b）。拉直内镜的操作容易引起穿孔，无论哪个方法，重要的共同点是不要机械地、盲目地回拉内镜，而是要在获得十二指肠内腔空间的状态下拉直内镜。尤其是胰头癌等造成十二指肠浸润、变形的患者，不经意地拉直内镜是造成穿孔的原因，需要十分注意，谨慎实施。完全拉直内镜后，内镜前端会进入 SDA，在这里缓慢回拉内镜就会看到十二指肠乳头。

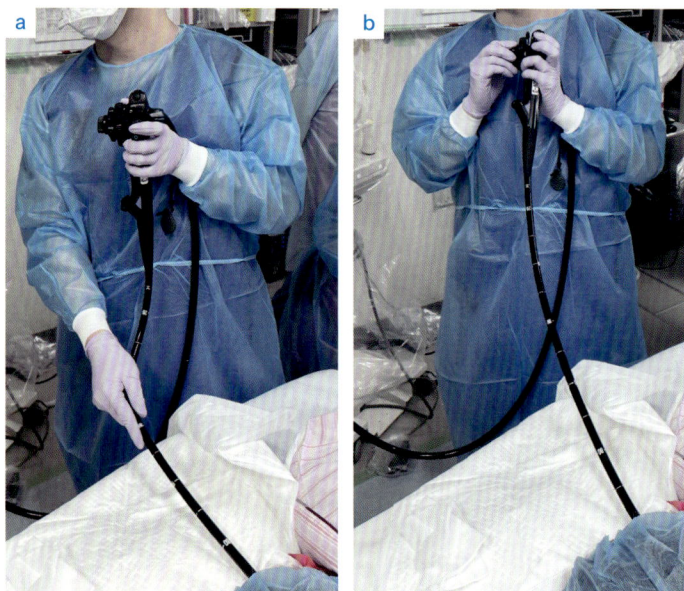

图8-7　两种拉直内镜的操作

a. 锁定右旋镜角，用右手拉直内镜的方法；b. 通过身体的轴调整，用两手拉直的方法。

深部插管的技巧

■ 所谓的直视乳头

深部插管前，直视乳头是很重要的。看到乳头并不是指远眺乳头，而是观察到胰胆管的开口部和口侧隆起，预估乳头深部的胰胆管走行以及乳头的活动性。通过做到直视乳头，将导管对上乳头开口部（图8-8a的虚线），沿着胆管的轴前进（图8-8a箭头）。如果未能直视乳头，就不能使导管前进的轴（图8-8b虚线）和胆管的轴（图8-8b箭头）保持一致。

为了完成胰胆管的深部插管，专家对乳头形态做了分类。尤其是开口型、圆葱型，由于胰胆管的开口部不同，对这两种乳头的认识是非常重要的。为了估计胰胆管走行，要观察口侧隆起的大小与走行。在口侧隆起较大的患者以及乳头旁憩室患者，由于乳头的活动性较大，如何不用导管压着乳头而直接插管是重点。胆管插管是操作的目的，当乳头活动性大，难以直视时，如果导丝进入胰管，可以在胰管留置导丝，采用双导丝法或胰管导丝法固定乳头，降低胆管插管的难度。

深部插管的方法包括造影法和导丝引导插管（wire guided cannulation，WGC）法。在实际的临床中WGC法实施困难时常使用联合造影的所谓的导丝负载插管（wire loaded cannulation）法。无论用什么方法，都是要在造影导管对上乳头开口部后确认口侧隆起，使造影导管与胆管走行一致，也就是创造造影导管与胆管轴或者胰管轴正对上的、可以直视内镜的位置。初学者经常搞错的是在将造影导管对上开口部后，不考虑轴的方向推进造影导管。没有口侧隆起的患者（图8-9a）要以近乎垂直于十二指肠的角度插管，而口侧隆起较大的患者（图8-9b）不是做依次对上轴的操作，而是要反复对上胆管轴来越过远端狭窄段（narrow distal segment）从而完成深部插管。

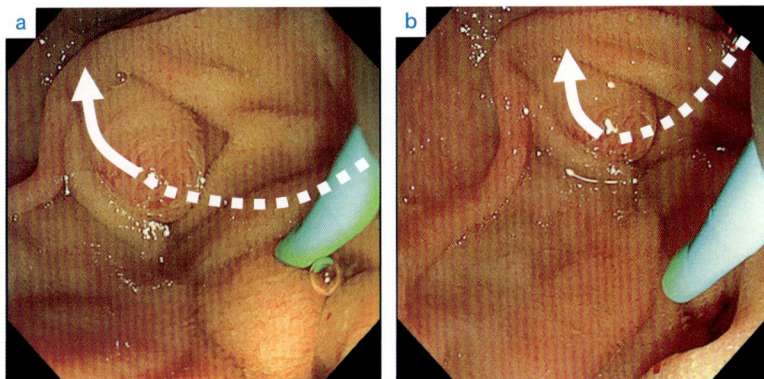

图8-8 直视乳头

a. 合适的乳头位置，导管的方向（虚线）与胆管轴（箭头）一致；b. 不合适的乳头位置，导管的方向（虚线）与胆管轴（箭头）不一致。

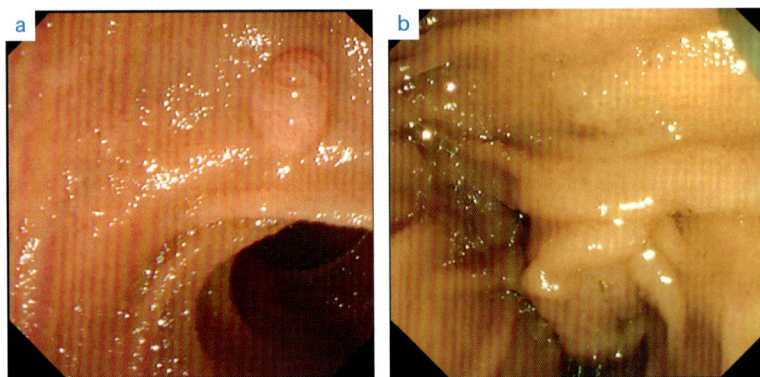

图8-9 考虑到对上轴的进镜

a. 没有口侧隆起的患者，乳头固定良好，以接近垂直于十二指肠的角度插管；

b. 口侧隆起较大的患者，乳头固定性不好，或者存在长的远端狭窄段（narrow distal segment），需要从仰视的位置反复对上胆管轴。

■ 深部插管的操作

为了对上深部插管的轴进行的操作包括调整内镜与乳头的距离（近距离、中距离、远距离）、相对于十二指肠的导管的角度（仰视、垂直方向）、左右轴（胆管 11 ~ 12 点钟方向，胰管 12 ~ 1 点钟方向）3 个组合操作，重要的是要和估计的胆管、胰管方向对上。实际操作包括用左手操作抬钳器和上下镜角钮，通过身体的旋转操作左右轴，右手进行造影导管的操作。需要熟练到无意识地进行这种协调动作，这种熟练过程可在离体模型上训练。

WGC 法的导丝操作也不仅仅是推进，要一边感受手的阻力一边向胆管及胰管推进。如果忽视阻力而推进导丝有造成穿通管壁的风险，需要助手比术者更熟练。尤其是初学者做术者的时候，助手应该是熟练者。另外，当导丝出现阻力时，可以使用造影剂诱导导丝的方向，通过调整造影导管来对上胆管轴。

无论选择什么样的方法，重要的是不单单要将造影导管前端对上乳头开口部，要估计存在于开口部深部的胆管及胰管，努力将造影导管的轴对上胆管和胰管的轴。掌握这些内镜及附件的操作技术是 ERCP 的第一步深部插管成功的技巧。

3 内镜十二指肠乳头括约肌切开术（EST）

土屋贵爱

要　点

（1）要了解在胆管插管时和 EST 时，在图像上乳头的位置是不同的。

（2）了解乳头切开刀（EST 刀）的种类。

（3）EST 的切开长度原则上是中切开，可根据不同的情况进行调整。

（4）不要线性切开，要点状切开。

（5）EPBD 的适应证是希望保留乳头功能、出血风险高的小结石。

在本节中介绍 ERCP 治疗的基础以及助手必须掌握的技术之一内镜十二指肠乳头括约肌切开术（endoscopic sphincterotomy，EST）。

EST 是内镜下胆胰疾病诊疗中不可缺少的技术。实际操作是从十二指肠乳头胆管开口部插入胆管高频电刀（括约肌切开刀／乳头切开刀），切开胆管开口部及十二指肠乳头括约肌。可能会出现出血、穿孔、急性胰腺炎等严重并发症，对于胆胰内镜医师来讲，能够熟练地进行 EST 是永恒的主题。参考 EST 诊疗指南，需要掌握十二指肠乳头部解剖、EST 使用的附件、实际操作方法、并发症的对策等。

EST 的操作

■ 再次确认乳头部位

"切得不是很顺利，抬钳器已经抬到极限了……"，这时候需要再次确认乳头的位置。是不是感觉内镜图像上乳头的位置和实际插管时不是相同的地方呢？这是因为在胆管插管时和 EST 时乳头的直视状态不同（图 8-10、8-11）。我认为，胆管插管时的直视乳头应该是推进造影导管或者打向上的镜角时造影导管自然地朝向胆管深部插管的位置。一般情况下，乳头位于内镜图像的中央略向右上方的位置（图 8-10a）。而 EST 时的直视乳头应该是乳头位于图像中心的略下方的位置（略微回拉内镜的感觉）（图 8-11），刀会有一定的张力，踩踏高频电脚踏板可以自然地朝着胆管方向切开。另外，如果在这个位置，可以上抬镜角或者使用抬钳器切开，选择余地较大。

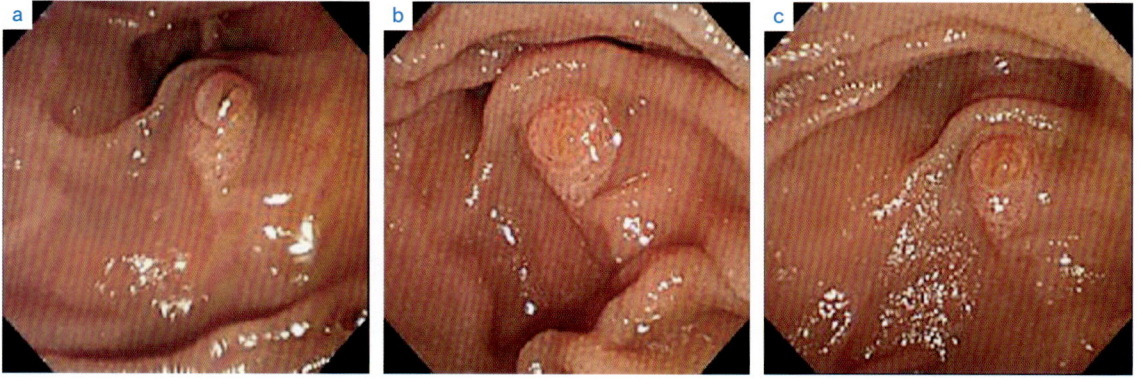

图8-10 胆管插管前直视乳头

a. 胆管插管前；b. 拉直内镜后；c. 通过送气和向下的镜角确认口侧隆起。

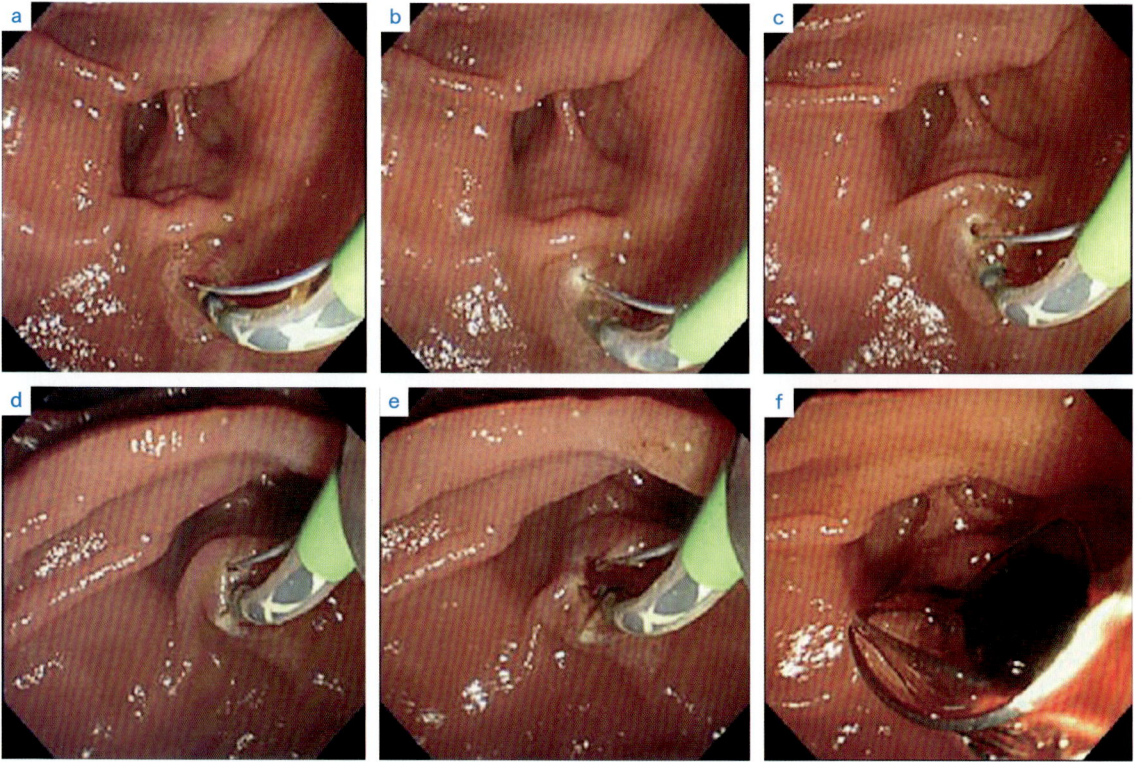

图8-11 EST的操作

a. 回拉内镜，俯视乳头；b. 稍微张开刀，开始EST；c、d. 一边抬起抬钳器一边切开；e. 切到乳头皱襞中部的小切开；
f. 用网篮取出5 mm左右的小结石。

■ 切开的方向和观察

推进切开的方向是乳头切开刀（EST 刀）向胆管内前进的方向，建议以口侧隆起的顶点和胆管开口的连线为标准。需要注意的是要确认刀是否和黏膜呈线状接触。如果是线状接触，会造成切开面过大，不能很好地通电。在这种情况下稍微回拉内镜就可以以点状接触切开部位，很好地完成通电及切开。

图 8-10a 是在插管前拍摄的内镜图片，可见从胆管开口流出胆汁。图 8-10b 是拉直内镜后乳头的内镜图片，这时候乳头的口侧隆起全貌并不清晰，乳头旁憩室也看不清楚。如果在这时候送气或者打向下的镜角（图 8-10c），就可以明确乳头周围的状况。

图 8-11 是实施 EST 的内镜图像。通过回拉内镜可以俯视乳头，使乳头位于内镜图像中心略下方的位置（图 8-11a）。EST 刀的刀刃位于 10 点钟稍过一点钟方向，稍微张开刀开始进行 EST（图 8-11b），一边稍微抬举抬钳器一边切开（图 8-11c，d）。EST 的切开长度原则上是切到乳头皱襞上缘的中切开，这个病例如图 8-11f 所示，由于是直径为 5 mm 左右的小结石，切到了乳头皱襞的中部（小切开）（图 8-11e）。

\ 笔 记 /

EST是什么时候开始的?

EST作为胆管结石的治疗方法，1973年由Kawai等、Classen等开始使用，1974年由相马等报道，是已经有50年历史的技术。EST作为ERCP的后续相关技术，适应证不断扩大，现在已成为胆胰疾病诊疗中不可或缺的技术。

■ 适应证及禁忌证

在 EST 的诊疗指南中，有针对适应证、操作方法，以及特殊病例的处理、并发症、治疗效果、术后随访等 6 个项目的 23 个建议。在胆道疾病中，EST 的适应证包括胆管结石、急性胆管炎和梗阻性黄疸的胆管引流、胆道疾病的诊断、插管困难的病例等。通过 EST 扩大胆管开口，可以取出胆管结石。另外，对于梗阻性黄疸，放置大口径的塑料支架或金属支架有可能引起梗阻性胰腺炎时预先行 EST 可以避免胰腺炎的发生。对于嵌顿结石使用标准的 EST 刀（图8-12 左、中）或针型刀（图 8-12 右）切开肿大的口侧隆起是有效的。该方法由 Schapira 等人于 1982 年提出，称其为乳头括约肌开窗术（fistulo-sphincterotomy），1985 年藤田等人将其命名为 infundibulotomy 并进行了报道。

一般来说，有出血倾向、口服抗血栓药物、急性胰腺炎（胆石性胰腺炎除外）是 EST 的禁忌证，但如果状况得到改善、纠正，应将其从禁忌证中去除。对服用抗血栓药物的病例，由于 EST 被认为是出血高风险操作，原则上建议遵照指南进行处理。另外，在全身状态明显不良的情况下也应避免实施 EST。

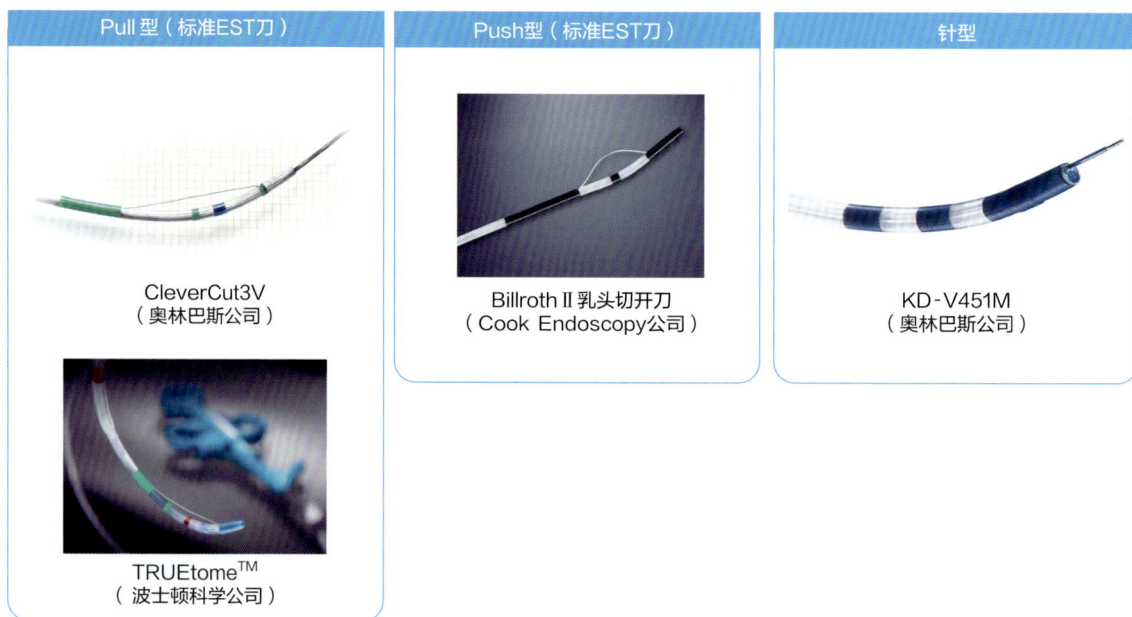

Pull 型（标准EST刀）	Push型（标准EST刀）	针型
CleverCut3V（奥林巴斯公司） TRUEtome™（波士顿科学公司）	Billroth Ⅱ乳头切开刀（Cook Endoscopy公司）	KD-V451M（奥林巴斯公司）

图8-12　EST刀的种类

使用的附件

EST 使用的刀，根据刀的形态分为 Pull 型、Push 型、针型（图 8-12）。一般使用 Pull 型刀，在 Billroth Ⅱ式术后以及 Roux-en Y 重建术后等情况下使用 Push 型刀。针型刀于插管困难病例直接暴露胆管开口时（即所谓的 "预切开法"）和结石嵌顿于乳头时使用。近年来，具备可过导丝的腔并可以事先导丝引导插管（over the wire）的刀成为主流。

图 8-13 显示的是标准 EST 刀的特征。刀的前端有刀丝，用它切开乳头开口部。刀丝的长度为 10 ～ 30 mm。刀丝的前端叫鼻部，它的长度有 0 ～ 30 mm，可以根据自己的喜好做选择。一般使用前端长度为 7 mm、刀丝长度为 20 mm 的类型。在刀的 1/3 处有蓝色标记，这个部位

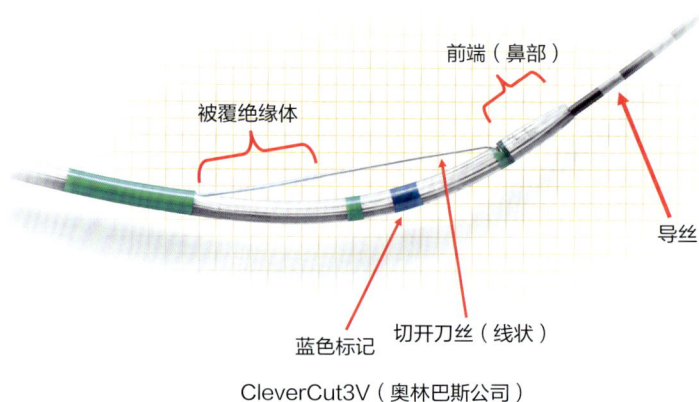

CleverCut3V（奥林巴斯公司）

图8-13　标准EST刀的特点

是切开的点。另外，刀丝的后半部分有绝缘体覆盖。有可以安全切开的 CleverCut3V（奥林巴斯公司），以及刀丝可以上下、左右变换的 TRUEtome™ 插管切开刀（波士顿科学公司）等可以选择（图 8-12）。

高频电发生器根据输出电流具备切开波、凝固波及混合波 3 种模式。切开波是单纯的切开，较锋利但是出血风险高。凝固波的出血风险低，但是热和组织损伤会引起乳头水肿，有发生胰腺炎的风险。在我们医院使用可以电脑调控切开波及凝固波的 endo-cut 模式（ERBE 社制 VIO3；endoCUTl，Effect 1，Duration 3，Inter- val 3）进行 EST。

在实施 EST 时需要掌握的知识

在进行 EST 时，需要熟悉十二指肠乳头部的解剖和切开长度、方向。切开到口侧隆起上缘为大切开，切到乳头皱襞上缘叫小切开，两者之间叫中切开。在 EST 中安全切开的范围是到口侧隆起的上端，超过上端就会增加出血和穿孔的风险。乳头皱襞上缘以内需要关注对胰管开口的影响（术后胰腺炎），超过上缘要关注出血及穿孔。有的患者的口侧隆起较小，需要根据不同的情况调整切开的长度。

与乳头部相关的动脉是由后上胰十二指肠动脉和后下胰十二指肠动脉的动脉弓分支组成，这些分支在前支和后支分叉后，从胆总管的末端到乳头形成乳头动脉丛，这个部位变异较多。另外，由于前支和后支的血管较粗，切开接近该部位时会出现凝固不全，出血的风险高。因此，在把乳头长轴定位在 12 点钟的情况下，11 ～ 12 点钟方向（乳头动脉的前支和后支到最近的口侧隆起的顶部附近）的穿孔和出血并发症较少。但是，实际上十二指肠乳头大多倾斜，需要看清真正的 12 点钟方向（胆管方向）。调整内镜的抬钳器和镜角的操作、调整刀丝的朝向以及张开方向很重要。

近年来，随着取石用具的进步以及内镜下乳头大球囊扩张术（endoscopic papillary large-balloon diation，EPLBD）的开发，对于大结石的大切开做得越来越少，几乎都是做小切开和中切开。

利用刀的张力切开会出现意想不到的快速切开（拉链式切开），需要引起注意。不要将刀张开过大或者压乳头的力量过大，否则会增加出血及穿孔的风险。要联合使用向上的镜角、抬钳器、内镜轴的操作进行缓慢切开。踩踏高频电脚踏板时如果像 ESD 切开一样一下一下重复踩下和离开，则不能自动调控切开和凝固，会造成出血、乳头水肿等问题，因此如果确定了方向，要持续踩踏脚踏板进行切开。

对于乳头旁及乳头内憩室的 EST，由于憩室壁薄，胆管轴不清楚，穿孔的风险会增加，因此需要引起注意。刀要进出，掌握胆管轴是重要的，可以先小切开后进行内镜下乳头球囊扩张术（endoscopic papillary balloon dilation，EPBD），以安全地进行胆管开口的扩张，这对于口侧隆起不明显的病例是有效的。另外，乳头隐藏在憩室内的患者，插管及 EST 操作困难，有时候不得不放弃。

并发症及其对策

EST 引起的早期并发症包括出血、穿孔、胰腺炎、胆管炎等，发生率为3% ~ 11.8%。对 EST 引起的出血的处理以内镜下止血术为首选，但在怀疑穿孔时要做 CT 检查，在被诊断为穿孔时要与外科医师密切合作，采取最佳的治疗方法。此外，EST 术后胰腺炎可以按照常规的 ERCP 术后胰腺炎处理。对选择性胆管插管困难的患者，预切开后的插管成功率高达77% ~ 100%，但要知晓这时出血、穿孔、胰腺炎等早期并发症的发生率为2.6% ~ 20%。

■ 出血

发生出血时，要看清是什么样的出血（搏动性、涌出性）后再处理。如果是少量的出血几乎都是可以自然停止的。但如果持续出血，在留置导丝的状态下可以用切开刀采用凝固波止血或者尝试用取石球囊压迫止血。即使这样也不能止血时，可以考虑使用钛夹止血，或者采用止血钳进行凝固止血，此外还可以局部注射 HSE。另外，喷洒冰水、肾上腺素＋生理盐水和凝血酶也可能有效。近年来，使用可吸收局部止血材料的止血方法受到关注。

可吸收局部止血材料是由氨基酸和水构成的透明肽类水溶液，通过与体液接触发生自动组织化（凝胶化）而物理性覆盖出血部位。出血点位于切开的深处时，利用金属支架的压迫止血是有效的。在内科止血困难的情况下，不要犹豫请放射科进行介入性血管造影或考虑外科治疗。

■ 穿孔

穿孔常发生于切开超过口侧隆起的最上端、偏离了正确的切开方向切到后腹膜或做了小切开而网篮强行进入时。术中如果确认有腹膜后气肿（右肾周围多）以及腹膜后造影剂漏出，要立即终止治疗，留置经内镜鼻胆管引流（ENBD）管，CT 检查的同时请外科会诊。

■ 急性胰腺炎

急性胰腺炎常由乳头水肿造成，与 EST 相关的因素包括预切开以及切开时间长，或者刀偏向胰管方向，乳头部胰管部分被切开造成人为损伤以及乳头水肿。在操作中判断可能有胰腺炎风险时，要留置胰管支架，术后确认胰酶、炎症反应，通过关注症状（腹痛、呕吐、恶心）来观察病情变化。

EST 是内镜下胆胰疾病诊疗中不可或缺的技术。我们需要在掌握 EST 的适应证、附件使用方法、乳头部的解剖、手术操作方法，以及应对并发症的策略的基础上实施 EST。

内镜下乳头球囊扩张术（EPBD）的选择

　　EPBD由于操作简单、出血风险低，自20世纪90年代中期开始到 2000年代被广泛普及，其后由于和EST相比术后胰腺炎增加，欧美国家近些年使用较少。日本从保留乳头功能的角度限定适应证使用。EST是切开乳头括约肌，基本上难以保留乳头的功能。而EPBD会使部分乳头括约肌断裂，但是治疗后乳头功能可以恢复，在一定程度上功能是保留的。由于EPLBD扩张后胆管开口部的大小大于EST，因此乳头肌的功能几乎丧失。

　　EPBD的适应证是直径在1 cm以下、数量1～2个、可以简单取出的小结石。另外，儿童等需要尽力保护乳头功能的患者、血液透析患者、肝硬化患者、有出血倾向的患者、不能停用抗血栓药物的患者，为了降低出血风险需要考虑使用本方法。因憩室内乳头、术后重建肠管等实施EST困难也是较好的适应证。

参考文献

[1]　良沢昭銘，ほか：EST 診療ガイドライン．Gastroenterol Endosc. 2015; 57: 2721-2759.

[2]　Kawai K, et al：Preliminary report on endoscopical papillotomy. J Kyoto Pref Univ Med. 1973; 82: 353-355.

[3]　Classen M, et al：Choledocholithiasis：Steinextraktion aus dem Gallengang endoscopisch moglich. Med Tribune. 1973; 27: 1-5.

[4]　相馬　智，ほか：内視鏡的乳頭切開術および遺残胆道結石摘出の試み（第 1 報）. Gastroenterol Endosc. 1974; 16: 446-452.

[5]　祖父尼淳，ほか：EST（内視鏡的乳頭括約筋切開術）. 臨床消化器内科．2016; 32: 29-36.

[6]　Schapira L, et al：Endoscopic fistulo-sphincterotomy：an alternative method of sphincterotomy using a new sphincterotome. Endoscopy. 1982; 14: 58-60.

[7]　藤田力也：総胆管結石の内視鏡的切石術．臨床医．1985; 11: 118-119.

[8]　加藤元嗣，ほか：抗血栓薬服用者に対する消化器内視鏡診療ガイドライン　直接経口抗凝固薬（DOAC）を含めた抗凝固薬に関する追補 2017. Gastroenterological Endoscopy. 2017; 59: 1547-1558.

[9]　Stolte M, et al：Vascularization of the Papilla Vateri and bleeding risk of papillotomy. Lebber Magen Darm. 1980; 10: 293-301.

[10]　系井隆夫，ほか：EST, EPLBD 診療ガイドライン：The GI Forefront. 2019; 14: 130-133.

[11]　安田一朗，ほか：肝外/肝内胆管結石症　ERCP による総胆管結石治療のベストプラクティス（解説）. 肝胆膵．2020; 81: 221-227.

4 介入性超声内镜（IV-EUS）的基础及助手需要掌握的知识

肱冈 范

要点

（1）术者最关键的操作是穿刺胆管和放置支架，也就是操作的开始和结尾。如果不能做穿刺就不要开始。

（2）助手的任务是要全力保证导丝不脱出来，导丝是关键。

（3）保持内镜图像是关键，视线不要从 EUS 图像上离开，保持内镜稳定。要用最小的动作完成穿刺以及导丝和支架置入，不要让目标从 EUS 画面中消失。

住院医师的提问

Q 有穿刺细的胆管和胰管的技巧吗？

A "视线要放远！"这和开车是一样的，高手即使在弯路或者曲折的道路上也会把视线放在远处，轻松开车。而初学者会只看眼前的道路，动作僵硬。EUS 穿刺也是一样的，如果只看穿刺对象，总是会失去动作的流畅性。要观察包括穿刺对象在内的整体，要瞄准比穿刺对象稍微远一点的部分进行穿刺。

IV-EUS

过去说起胆管/胰管的引流，都是经 ERCP，即经乳头途径的引流。但是在十二指肠狭窄以及术后肠管等到达乳头部困难的时候，我们胆胰内镜医师就束手无策了，不得不进行经皮引流。但是这样的病例通过 EUS 穿刺引流就可以对胆管/胰管包裹性坏死等多种疾病状态进行微创的经消化道的引流（图 8-14）。像这样采用 EUS 进行引流等的介入治疗称为 IV-EUS。

近年来，IV-EUS 在胆胰内镜领域取得了显著的进步，是年轻医师需要掌握的技术。但是，IV-EUS 是集 EUS-FNA、ERCP、助手对导丝的操作等所有技术于一体的，甚至被称为"胆胰内镜的综合格斗技术"。

因此 IV-EUS 不是轻易就能掌握的，是要完成基本操作后才能开始操作的内镜技术。

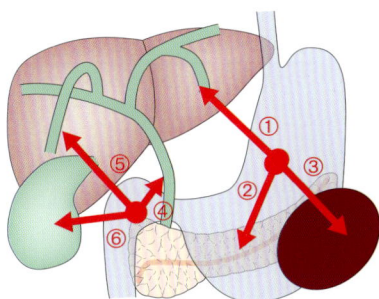

①超声内镜引导肝胃吻合术（EUS-HGS）
②超声内镜引导胰管引流术（EUS-PD）
③超声内镜引导胰腺囊肿引流术（EUS-CD）
④超声内镜引导胆总管十二指肠吻合术（EUS-CDS）
⑤超声内镜引导肝管十二指肠吻合术（EUS-HDS）
⑥超声内镜引导胆囊引流术（EUS-GBD）

图8-14　各种 EUS引导下的引流

IV-EUS 的种类

　　IV-EUS 中使用最多的是超声内镜引导胆管引流术（EUS-BD）。根据穿刺胆管的路径不同，EUS-BD 有多种方法（图 8-15）。在 EUS-BD 中，EUS-HGS 是治疗适应证最广的技术，也是 IV-EUS 的基础。EUS-HGS 的操作步骤包括：①穿刺目标；②造影以及诱导导丝；③扩张瘘口以及导管吸引；④放置支架。本节按步骤介绍 EUS-HGS 的基础以及助手的操作技巧。

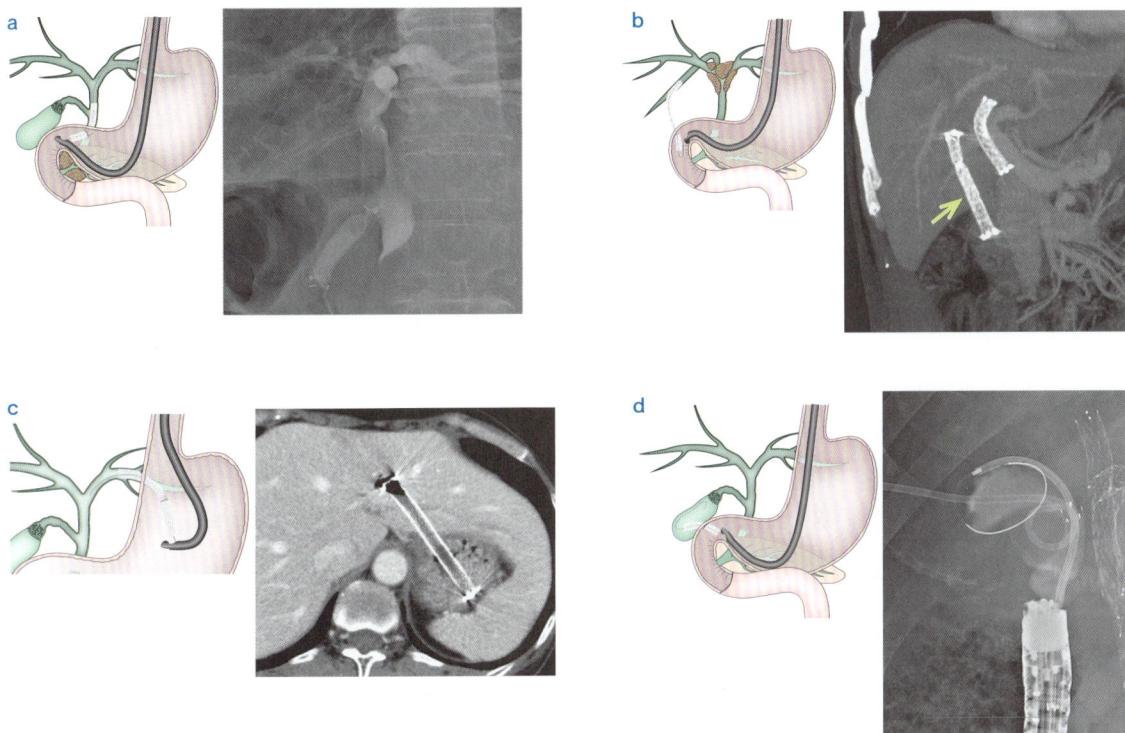

图8-15　EUS引导胆管引流术（EUS-BD）

a. EUS-CDS；b. EUS-HDS；c. EUS-HGS；d. EUS-GBD。

EUS-HGS 的基础及助手的操作技巧

■ 准备（图8-16）

19 G 穿刺针 + 0.025 英寸导丝的套装是基础。近年来，更纤细的 0.018 英寸导丝已上市并可以使用，如果穿刺对象的胆管比较细，可以使用 22 G 穿刺针 + 0.018 英寸导丝来完成穿刺。另外，建议将 Y 形连接器安装于穿刺针，可以边造影边插入导丝，一起完成操作（图 8-16）。

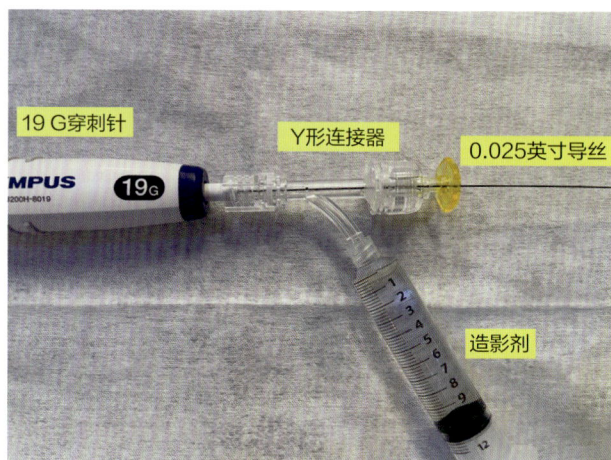

图8-16 穿刺的准备：19 G穿刺针 + 0.025英寸导丝 + Y形连接器

■ 穿刺（图8-17）

术者：操作时，除了术者、助手以外，还需要保持内镜图像稳定的扶镜者（图 8-17a）。术者用 19 G 或者 22 G 的穿刺针穿刺目标，穿刺时使用多普勒超声确认门静脉、动脉等，避免穿刺到血管。

另外，有时候可能会无意中穿刺到左肝静脉（LHV），一定要先将 LHV 扫查出来（图 8-17b），有意识地避开 LHV 是重要的。如果是穿刺 B2 位置，有可能需要经食管穿刺，所以尽可能穿刺 B3 位置（图 8-17c）。在穿刺胆管时，感觉穿到了，但是有时候胆管壁并没有被穿通，只是被推过去了。可通过穿刺手上微妙的突破感以及 EUS 图像上胆管和针的关系等推测针尖是否在胆管内（图 8-17d）。如果是细的胆管，不得已时也可使用 Seldinger 法。如果术者不能穿刺到胆管内就不应该开始操作，着急是不可取的（参照专科医师的问题栏）。

■ 诱导导丝以及造影（图8-18）

从这个阶段开始助手以及扶镜者起着重要的作用。

助手：在 EUS 下确认针在胆管内后，进行胆管造影以及导丝引导（图 8-18a、b）。如果穿刺对象的胆管较细，我们医院会使用导丝先行法，确认导丝在胆管内后造影（图 8-18c、d）。

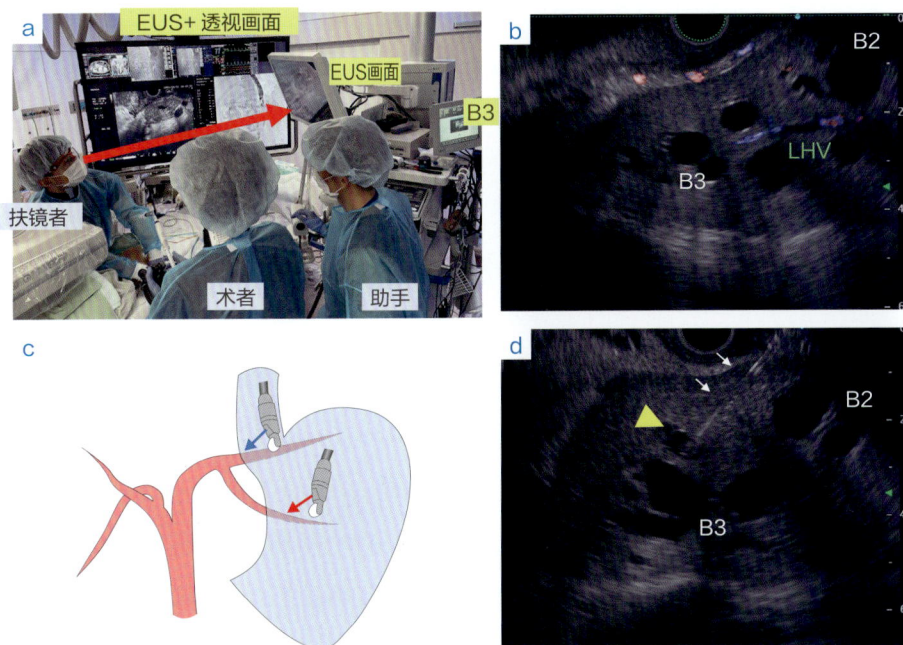

图8-17 穿刺

a. 术者、助手、扶镜者之间的位置关系及各自的视线；b. 扫查到左肝静脉（LHV），有意识地避开；c. 在B2、B3位置穿刺时内镜的位置；d. 在B3位置穿刺。

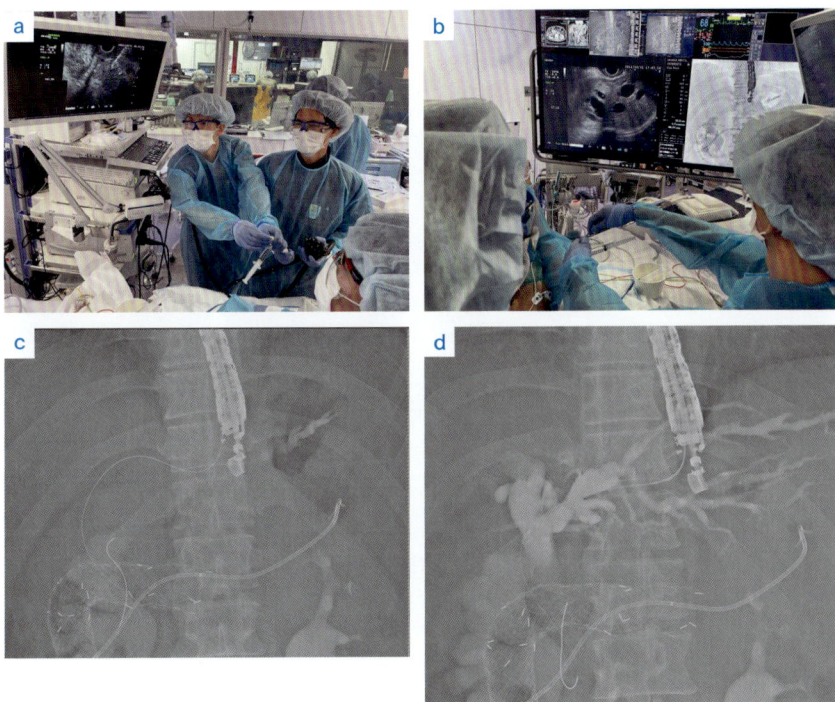

图8-18 诱导导丝、胆管造影

a、b. 助手将导丝诱导到胆管内；c、d. 导丝先行后造影。

这是为了避免过多注射造影剂造成造影剂溢出到胆管周围，使胆管不能在 EUS 上被扫查出来的风险。如果胆管较细，有可能只有一次穿刺机会，因此最初的造影要缓慢地施加注射的压力。有时候有觉得导丝进入了胆管，实际上进入了门静脉的情况，因此在造影的时候要反复确认是胆管还是门静脉。

扶镜者：视线不要从 EUS 画面上离开，要始终通过轻微地推拉镜子、顺时针 / 逆时针旋镜，保持扫查处的针以及后续的 G/W、支架等始终在 EUS 画面上清晰可见，以协助术者（图 8-17a）。如图 8-17a 一样准备两个显示器，使扶镜者可以容易地观察到 EUS 画面。扶镜者不要过于专注术者和透视画面，以免不经意间丢掉在穿刺路径上的视线。

■ 扩张瘘口和插入导管（图8-19）

术者：沿着导丝插入瘘口扩张器（以机械式扩张器和球囊导管为主）。机械式扩张器张大后就可以使通过胆管壁更加顺畅。另外，这个时候要把穿刺时拿掉的钳道口帽和扩张器一起安装上再收纳好。最近的支架释放器变得更细，经常会省略掉扩张瘘口这个步骤。在扩张瘘口后，留置导管，充分吸引胆汁。留置导管这个步骤可以使瘘口的胆汁漏出量降到最低，减少治疗后胆汁性腹膜炎的发生。

助手：配合术者的插入操作，保持导丝的"牵拉张力"很重要。要和术者保持一致的操作，但是如果牵拉过度有可能使导丝从胆管脱出，需要仔细操作。导丝是这个步骤的生命线，如果脱出会造成穿孔以及腹膜炎，必须要死守，这是助手最重要的任务。

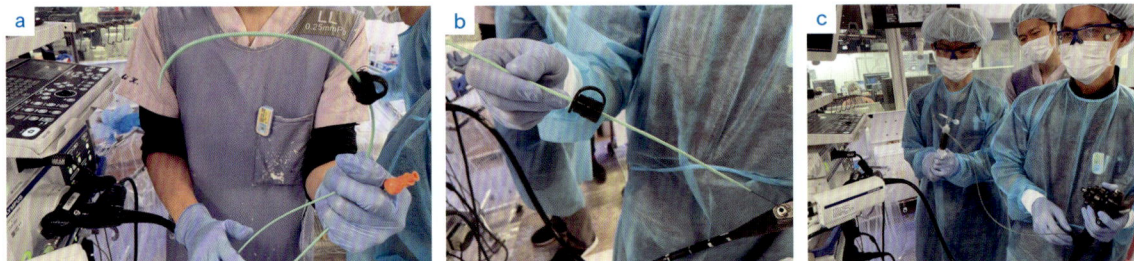

图8-19　扩张瘘口和插入导管
a. ES扩张器（Zeon medical公司）调整后插入；b. 不要忘记安装ES扩张器钳道口的帽；c. 留置导管，吸引胆汁。

■ 放置支架（图8-20）

术者：沿着导丝插入支架释放器。一边观察胆管图像一边决定释放的位置。关于放置支架的位置，除了胆管图像以及梗阻起点以外，和支架的种类也有关系（支架是金属的还是塑料的，如果是金属的，是激光刻制的还是编织的，支架前端是全覆膜还是部分覆膜）。不同的支架种类术者需要给予支架的牵拉张力也有所不同，因此，需要掌握金属支架的种类、特性。一步出错就可能发生支架移位到腹腔等非常严重的不良事件，因此在展开支架时，不仅是术者，所有参与治疗的人员都要确认支架的动态，这是非常重要的（图 8-20a）。

助手：放置支架的部位和术者达成一致后，进入释放支架的阶段。这时候和术者保持一致是非常重要的，有时候会出现支架意想不到的弹开，因此，在最初的释放阶段要缓慢打开支架（图8-20b），最终在内镜内部展开支架（图8-20c、d）。

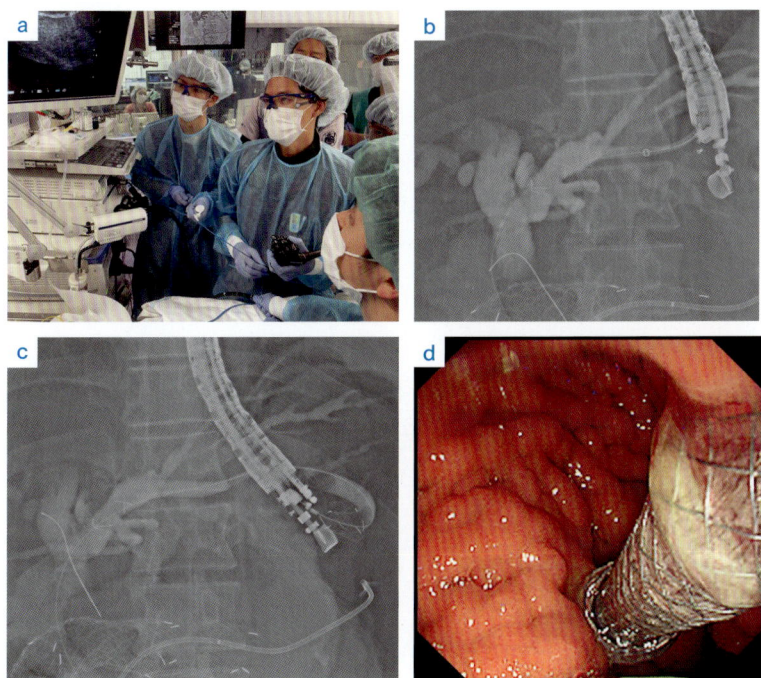

图8-20　放置支架

a. 全员确认支架的动态；b. 将支架前端放置在B4的根部，开始释放支架；c、d. 在内镜内部展开后，推出支架。

向专家学习内镜的心得④

什么是 ERCP？为何选择成为胆胰内镜医师？今后想成为什么样的人？

小嶋启之，土屋贵爱，系井隆夫

与 ERCP 的缘分

ERCP 是指内镜逆行胰胆管造影术，在医学生学习的课程中会出现在消化道、肝脏检查之后。和其他的内容相比，ERCP 在教科书中所占的比例很少，当时我对这个检查只是有点印象，甚至被问到这个检查的全称时也不能准确地回答出来。

成为一名实习医师后在消化内科轮转，第一次遇到实际的 ERCP 操作。当时我研修所在的医院是中等规模的市中医院，专科医师不做 ERCP，每周都有一次外部的胆胰内镜医师来做 ERCP。那时候做助手是住院医师的职责，操作导丝是住院医师的工作。因处于这样的环境，比起其他的内镜检查，做 ERCP 助手的机会更多一些。当时的我不知道 ERCP 术后胰腺炎的患者较多，关于 ERCP 术后胰腺炎预防的知识也很少。因此，那位医师能完成好几例治疗，能够很好地应对 ERCP 术后并发症并安全地处理这些并发症，让我感觉到"ERCP 很厉害"。

基于这些经验，我决定进入现在的消化内科，在各种各样的诊疗中我感受到了 ERCP 的最大魅力。例如，急性胆管炎如果引流顺利，患者就会恢复健康，很有治疗成就感。对于梗阻性黄疸，可以改善预后，减轻患者的自觉症状。胆绞痛的患者通过引流能改善生活质量（QOL），减轻痛苦。在我看来，与 ERCP 相关的内镜诊疗很有"价值"。

实施 ERCP 之前的心得

做治疗必须要对患者有益。为了感受 ERCP 治疗的价值，必须了解 ERCP 到底是什么。

实施 ERCP 的准备包括获得知情同意，掌握患者的信息（年龄、性别、诊断、严重程度、基础疾病、既往史、是否服用抗血栓药物等）。要思考这个治疗是否必要，什么时候实施，做什么，需要治疗的次数，单纯靠图像诊断就可以吗，并发症会怎样等各种问题并获得患者及家属的知情同意书。这些都是开始治疗前的要点，也是其后构筑医－患关系的重要之处。患者往往会带着很多不安来到医院，家属也是一样，我们应该确切地告知患者（及家属）目前的诊断、治疗方案、预后等。住院是要患者中断迄今为止的社会生活，是人生中的大事件，此时我们应减轻他们的不安情绪，这在构筑相互信赖关系方面具有重要作用。

ERCP 的指导方法

实话讲，ERCP 是深奥的。一直有各种教科书，有明了的图解，也有录像，教会我们解决遇到的问题。在各个学会以及内镜演示中，也可以学习到各家医院的处理方法，但是各家医院的治疗选择及指导方法各不相同。

因此我记录了我在我们医院的经历。作为消化内镜医师，首先学习上消化道内镜，能够完成上消化道筛查内镜后就会被派到其他医院。我在被派出之前没有 ERCP 相关经验。在被派出的医院经历的第一例 ERCP 和当时自己做过的内镜完全不同。用后斜视镜不能完成进镜，即使完成了进镜，不能从胃内到十二指肠……终于进入十二指肠，也不能完成拉直的操作……拉直内镜后不能直视乳头……存在很多的问题。能轻松完成 ERCP 的前辈们到底是如何做到的呢？

让我立志做胆胰内镜医师的是各位前辈对 ERCP 的热情以及患者的笑脸。我院是采用循序渐进的方式进行 ERCP 的指导。首先在开始 ERCP 之前掌握各种附件在治疗的哪个阶段使用，不能拿出术者要的附件就不能开始内镜操作。开始内镜操作后，逐渐开始进镜→EST 后乳头插管→置入支架→初次乳头插管→EST，可以做的操作逐渐增加。上级医师必须做助手，一边踩透视踏板一边监督、指导。通过对初学者的指导，将自己做的操作用语言表达出来，这样指导医师也会思考并进步。对上级医师说过的事情当时没有明白，而在数年后自己处于指导医师的位置时，就会明白当时所说的含义。要复习自己没有完成而上级医师完成的录像，思考自己为什么没能完成，也可以向上级医师请教没有成功的理由等。在第 1 年做胆胰内镜操作时，甚至在梦中也出现了 ERCP，那时候甚至觉得自己着魔了。

为什么选择成为胆胰内镜医师

为什么选择了这条道路，我经常被这样问起。一句话，那就是"自己想做"。无论是大学还是在市中医院，住院医师都是在病房忙着，但是我还是尽量找时间去治疗室，因为如果不亲自参与治疗就不会明白其价值。和我同期的住院医师也是由于以上原因成为胆胰内镜医师的。这个世界有各种缘分，遇见也是重要的缘分，我希望有更多的胆胰内镜医师的出现。

在呼叫上级医师之前⑦

胰胆管插管困难的解决方法

中井阳介

思考插管困难的原因

插管困难的原因各种各样，只有了解困难的原因才能解决问题。正是自己插管失败才有机会看上级医师成功插管的过程，是提升自己解决问题能力的机会。

表 8-1 为插管困难的原因及其对策。

表8-1　插管困难的原因及其对策

插管困难的原因	对策
十二指肠狭窄、乳头肿胀	利用经皮经肝胆汁引流（PTBD）、EUS 等其他途径
乳头活动性大	留置胰管导丝
胆管远端狭窄弯曲	留置胰管导丝、置入胰管支架
难以对上乳头和胆管轴	内镜半长镜身或者长镜身
十二指肠降部以深的乳头	弯曲导管，用 EST 刀对上胆管轴
憩室内乳头	单钳道双导丝（Two devices in one channel）法

插管的流程

对于插管困难的病例，我们医院认为制定自己医院的流程是非常重要的。我们医院的流程如图 8-21 所示。在胰管留置导丝在很多场合有助于胆管插管成功，但是胰管导丝留置也会成为 ERCP 术后胰腺炎和胰管损伤的风险因素，需要十分注意。在胰管留置导丝后，其后的操作有可能使导丝前端碰到胰管分支和胰尾末端，引起胰腺炎（图 8-22a），建议努力使导丝前端打圈（图 8-22b）。

在留置胰管导丝后进行胆管插管时，使用不太硬的导丝会减少对造影导管的干扰，更容易操作。对于乳头口侧隆起发达、弯曲，乳头活动性大的患者（图 8-23a），通过在胰管留置导丝（图 8-23b）固定并使乳头直线化。从留置的胰管导丝的左上方接近乳头处插管（图 8-23c），插管更容易成功。另外，确认留置在胆管、胰管的导丝可以确认胆管及胰管的轴（图 8-23d）。

对于插管困难的患者（图 8-24a），通过使用向下的镜角在远景状态下利用造影导管的弯曲来对上胆管方向的轴是有效的方法（图 8-24b）。

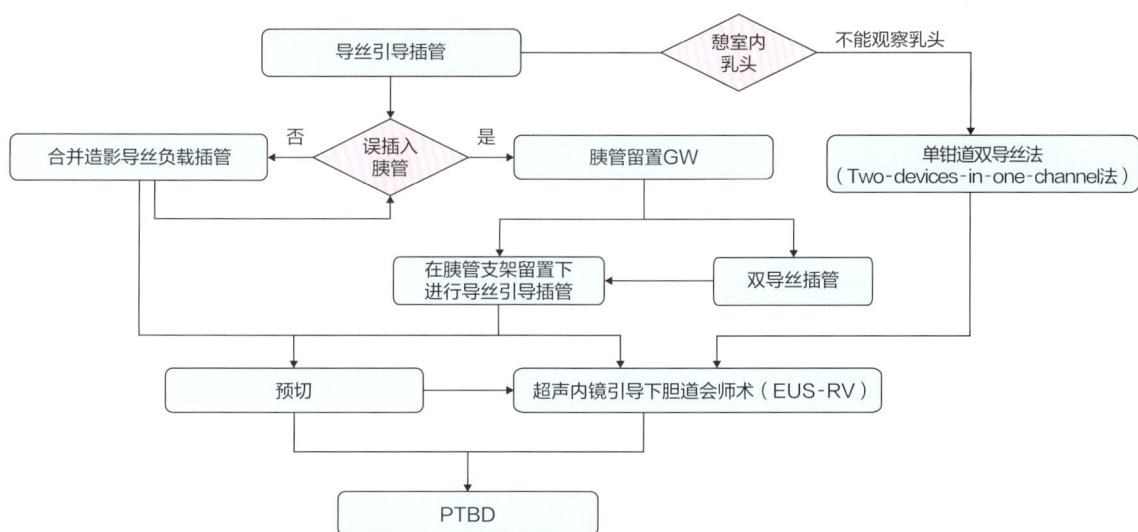

图8-21　我们医院的胰胆管插管流程

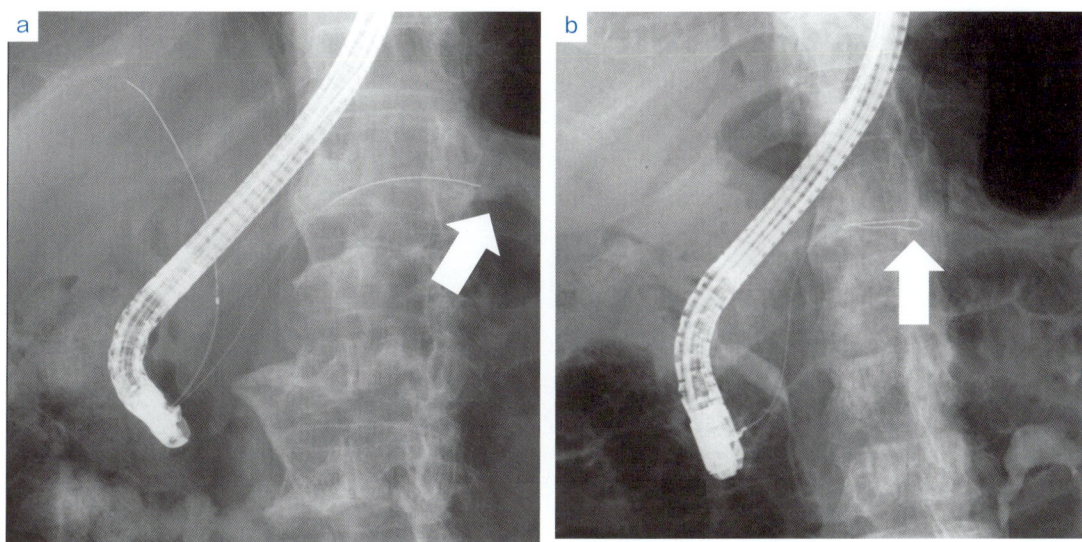

图8-22　留置胰管导丝时的注意点

a. 留置胰管导丝时，导丝前端直线性插入深部，需要避免导丝前端穿通胰管； b. 胰管内留置导丝，导丝前端打圈后，不要放置在过深的位置是安全的。

　　我们医院倾向使用胰管支架预防胆管插管、ERCP术后胰腺炎。和留置胰管导丝相比，内镜的自由度高是其优点，但是在小乳头，会出现造影导管难以对上乳头开口部的情况，需要使用导丝先行等插管技巧（视频8-2，图8-25）。这种导丝先行的插管对乳头旁憩室等伸出造影导管时因乳头移动而胆管轴偏离的患者（图8-26）也是有效的。超声内镜引导经消化道和

视频8-2
留置胰管支架下的胆管插管

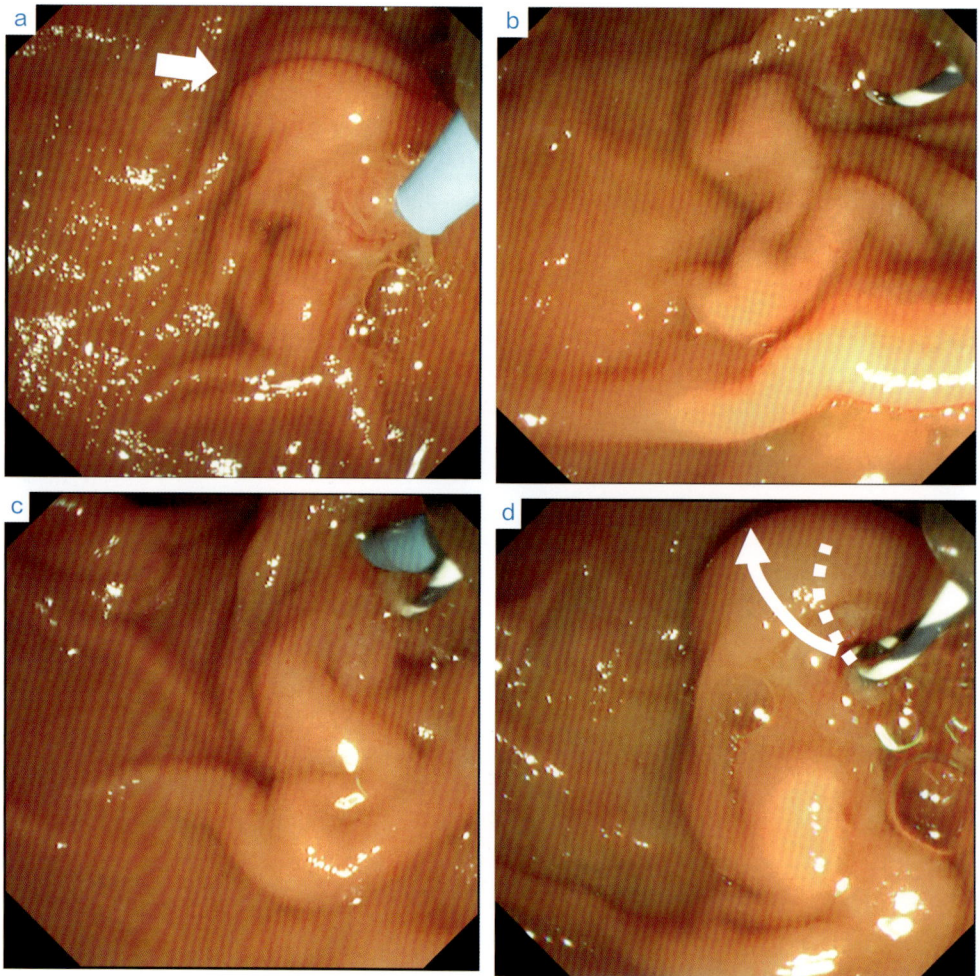

图8-23 口侧隆起较大的患者的双导丝法

a. 乳头固定性差，难以从开口部对上胆管轴；b. 通过在胰管留置导丝，固定乳头并使口侧隆起直线化；
c. 从留置在胰管内的导丝的左上方进行胆管插管；d. 留置了胆管、胰管内导丝的乳头；胆管的导丝从左
上插入，胆管轴朝向11点钟方向（箭头）；胰管的导丝从下方插入，胰管轴朝向1点钟方向（虚线）。

超声引导经皮胆管穿刺的路径不同，ERCP经乳头的胆管路径的最大优势是可以中途撤退。
了解操作本身的极限，在深部插管遇到困难时，可以选择合适的时机撤退，可以说这也是
需要掌握的技能之一。

　　最后总结一下要点。

（1）确定深部插管的流程，可以提高对困难病例的应对能力。

（2）插管不成功是技术进步的机会，要仔细观察上级医师的操作。

（3）找准适当的机会也是进步之路。

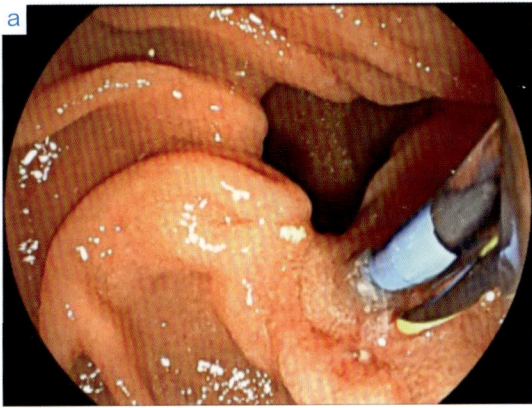

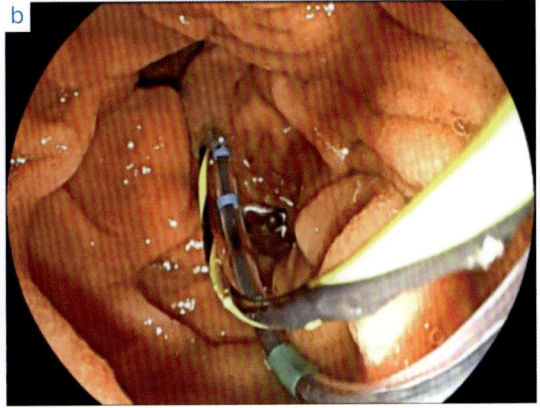

图8-24　乳头旁憩室患者的双导丝法

a. 由于憩室，从留置在胰管内的导丝的左上方插管，依然失败；b. 打向下的镜角，从远景、俯视的状态下利用造影导管的弯曲成功对上胆管轴，切开刀也是有帮助的。

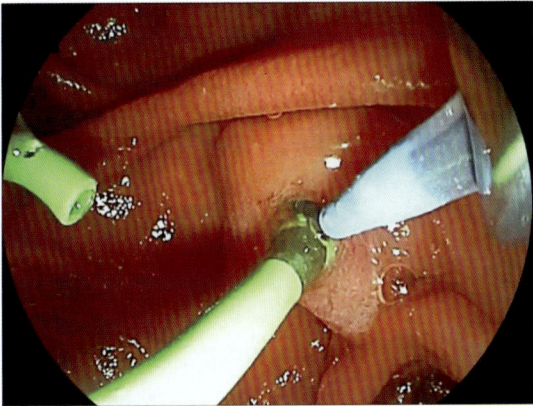

图8-25　胰管支架留置下的胆管插管

通过胰管支架的轴估计胆管方向从而进行胆管插管。开口部小的病例可采用导丝先行的方法。

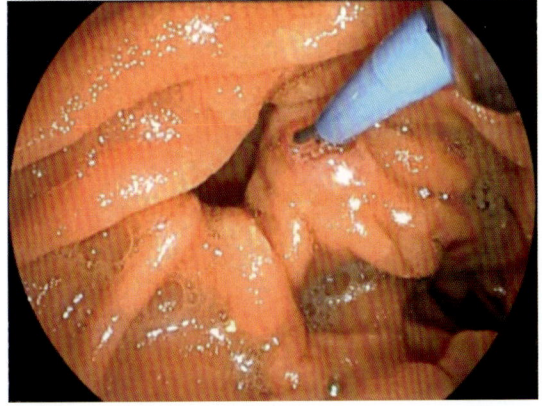

图8-26　乳头旁憩室患者

乳头固定不良，单单接触造影导管乳头就倒向憩室内。通过导丝先行的方法，在不移动乳头的情况下完成插管。

向专家学习内镜的心得 ⑤

熟能生巧

斋藤　丰

空手道部和留级

我在大学时代加入了空手道部，在我是大将的时候，获得了东医体的团体优胜奖。在大学时代，我几乎不去听课，而是沉溺于空手道部的练习中。在从预科二年级升入本科时，由于物理实验课的出勤和学分不足留级了。当时我非常失落，现在回头看这些事情，觉得其实人生并没有什么大不了的事情。

人生只有感恩、快乐生活

大学毕业后马上进入了母校群马大学临床检查医学教研室的内科学系研究生院。当时的教授主要研究内分泌疾病、糖尿病，我也曾打算专攻内分泌疾病、糖尿病和临床检验医学。在大学院研究生期间因为到相关医院工作，被消化内镜的魅力所吸引。我感觉自己的胃镜很快就做到了一定的水平，但是结肠镜确实很难。

在大学院期间，我完成了英语论文（包括 2 篇相关基础研究的原创文章），还在临床上发表了 2 篇病例报告，看起来能顺利完成大学院的学业，因此想把内镜的临床工作做到极致，于是瞒着当时的教授参加了国立癌症研究中心中央医院（NCCH）的内镜部住院医师的考核，幸运的是我拿到了合格通知书。但当时的医务局长多次劝说我重新考虑，说离开医务局就像在黑社会洗手不干一样。虽然教授一度给我打上"叛徒"的烙印，但现在他却反过来支持我。现在我只有感谢，对了，教授的座右铭是"人生只有感恩"和"快乐生活"。

熟能生巧

在 NCCH 做住院医师的报酬很少，但是有很多的临床研究及其准备工作，非常忙碌。由于是自己决定的喜欢的道路，当时的我是快乐的，但是家人当时应该是比较艰难的。

比我早一年成为住院医师的是当时内镜已经做得相当好的后藤田卓志先生，他选择了上消化道专业，我虽然结肠镜率还不到 50%（对于初学者这是当然的事情），但是我自然而然地选择了自己希望的下消化道专业。

任住院医师第 2 年，虽然我的结肠镜技术还在进步的过程中，但是当时的结肠镜医师横田敏广医师建议我到其他住院医师开的诊所打工做结肠镜，我开始了每月 1 次周六下午的诊疗。当时使用的内镜是东芝内镜，比较落后，镜角也不好用，简直就像培养大联盟时用石膏球一样。

下午 24 人左右预约结肠镜检查，但是由于喜欢做结肠镜，还可以拿到打工的报酬，我完全没有觉得很苦。现在想起来，那时候的经历对于积累自己的经验起到了很大的作用。我想从技术提升的角度来讲，每天做较少的病例不如一次做很多的病例效率高。当然重视每一例检查是毋庸置疑的。

后来由于横田医师开了诊所，藤井隆广老师从 NCCH 东医院来到 NCCH 中央病院。我从藤井医师那里全面学习了放大内镜的基础和 EMR 以及分片 EMR。当时的放大内视镜是 200Z，粗而且硬。那时候我和现在成为东邦大学医疗中心大森病院教授的松田尚久医师、成为群马大学教授的浦冈俊夫医师等著名医师成为了结肠组的住院医师和朋友。低一年的东大的希望之星藤城光弘医师和松田医师是同期的住院医师。藤城光弘虽然选择了上消化道专业，但当时受到藤井老师的熏陶，选择了研究结肠进展期癌的内镜下 PG（pit pattern，腺窝样式）/ NPG（non-pit pattern，非腺窝样式）的诊断等。

换个话题，当时的内镜报告是手写的，病理申请单也是手写的。为了在学会发表，我和低我一年的结肠组的永田和弘医师每周末都躲在图书室里输入病理报告。那时候很辛苦，同时也深切地感受到数据库的重要性，从而想到 JED，完成了将病理数据自动导入内镜报告中的工作。年轻时的辛苦一定会发挥作用，如果所有人都是最聪明的就再好不过了，但包括我在内的很多人如果不做辛苦的工作就不会有结果，也不会得到意想不到的珍贵发现。现在是可以在网上检索文献的方便的时代，以前在图书馆挖掘英语文献时，可以在意想不到的地方找到珍贵的文献，这在日本令和时代是无法体验到的，也不会有共鸣（感觉有点寂寞）。

人间万事如塞翁失马

我的内镜培训只是在 NCCH 一个地方，用 5 年时间完成了住院医师、专科医师的培训，然后在三井纪念病院工作了 2 年。NCCH 的毕业生在毕业时都被提醒不要成为"NCCH 之神"（到了其他医院就开始说"在 NCCH 是这么做的"），然后就各自踏上了自己的道路。2 年后，我再次被 NCCH 召唤回来，但是在三井纪念病院的 2 年，不仅做了下消化道检查工作，还做了上消化道的检查及治疗工作，因此重新认识到 ESD 的重要性，后来这成为我技能的一大支柱。

这是后来的话题，在我从 NCCH 到三井纪念病院的时候，小野裕之医师给我的建议是"如果要去一般医院，稍微学习一下 ESD 后再去更好"，但是当时的我想"我是结肠专业，不需要做 ESD"，就不自觉地拒绝了这一建议。我想如果当时的我结束专科医师的培训后直接留在NCCH 做医师，有可能甚至还没有开始做结肠 ESD。人间万事如塞翁失马。

天线一定要常保持多频道（接收信息）

现在，我以结肠专业为主，但是有时候也会做食管和十二指肠的治疗。在我做住院医师时，参与了武藤学医师有关咽喉、食管 NBI 的多中心随机对照研究，这些研究对之后内镜诊断学、治疗学的提高有很大的帮助。当时由于在日常诊疗中一直做结肠放大内镜观察而得到参加这个研究的机会，不得不感叹人生什么事都不会是白费的。现在，除了放大内镜诊断之外我还把 EMR、ESD 作为专业，同时也关注胶囊内镜、AI、JED 的进展（把天线放在多频道上）。我至今还记得田尻久雄医师给我的建议，不拘泥于一个专业方向对于开拓自身的可能性是必要的。

通过了解世界，拓展自己的世界

这篇原稿是在参加了杜赛尔多夫的内镜直播课程后写的。这是 Horst Neuhaus 先生退出第一线，将接力棒转交给 Torsten Beyna 医师的值得纪念的第 25 届课程。我由于在 NCCH 工作，在相当年轻的时候接受了第一次邀请，这次是第五次参会，我觉得在大学等机构里很难有这样的机会。放大观察和 ESD 是在日本被开发并不断普及到全世界的，不过近距离看日本及海外专家的操作、近距离交换意见对拓展自己的世界有很大的帮助。作为 ESD 大本营的日本，也举办了横滨内镜演示会、东京演示会、东京大都会演示会、佐久演示会等众多被世界称赞的内镜演示会，请大家积极参加这些演示会，学习高手的技能。由于新冠疫情的原因日本有段时间没有举办演示会，希望下一代的内镜人能有更多这样珍贵的机会。

用我开始学习空手道时，敬爱的 Bruce Lee 先生的一句话"Practice makes Perfect"结束我的这篇文章。

第9章

从大局的视角！

如何应对今后内镜的进步

要　点

（1）内镜设备是日本的研究者与企业联合研发的。

（2）新开发的设备需要临床试验等科学性评价。

（3）今后的进步是不可预测的，需要不断摸索、创新。

内镜设备是由日本研究者和企业共同开发的，以胃镜为起点，其后不断进步。迄今为止的进步主要是为了应对消化道癌更精细观察的临床需求，开发了高清内镜、放大内镜、图像增强内镜、超放大内镜等以形态学诊断为主的模式并经临床试验评价，提高了消化内镜医师的临床能力。在治疗领域，根据希望经内镜治疗无转移风险的早期癌的临床需求，开发了息肉切除术、EMR、ESD，现在进入了对很多早期消化道癌实施内镜治疗的时代。期待今后内镜设备及其诊疗也会在研究者和内镜厂家优秀的技术人员的共同努力下得到持续发展。另外，胶囊内镜和人工智能（AI）等全新技术正在被引入内镜诊疗中，改变着内镜的未来。本节从另一个视角介绍我认为的有可能改变内镜诊疗的新技术。

功能内镜

现有的内镜是基于强调早期癌的颜色、凹凸变化、微小血管以及黏膜形态的变化为着眼点进行不断更新的。癌在进展过程中生物学背景以及形态发生多样性改变，即使是相同的形态，每个病例的病变是否转移、对放化疗的反应都是不同的。在临床肿瘤领域，利用经内镜从肿瘤表面采取的标本进行各种分析，测试癌对各种治疗方法的效果，得到了很多研究成果。如果在内镜下实时评价肿瘤在体内的生物学背景，也许可以预测治疗效果。

我们基于癌的生物学背景关注了氧饱和度这一生物学功能，实时测定氧饱和度并图像化，开发了氧饱和度内镜成像技术（oxygen saturatian endoscopic imaging，OXEI）（图 9-1）。我们知道在癌组织内部由于未成熟的血管、不均匀的血流分布以及肿瘤的压迫会造成低氧。也有报道称癌的低氧状态会使抗肿瘤药物以及放疗效果欠佳。通过 OXEI 评价的氧饱和度是否与抗肿瘤治疗效果相关，我们正在（2023 年 4 月）进行临床研究。

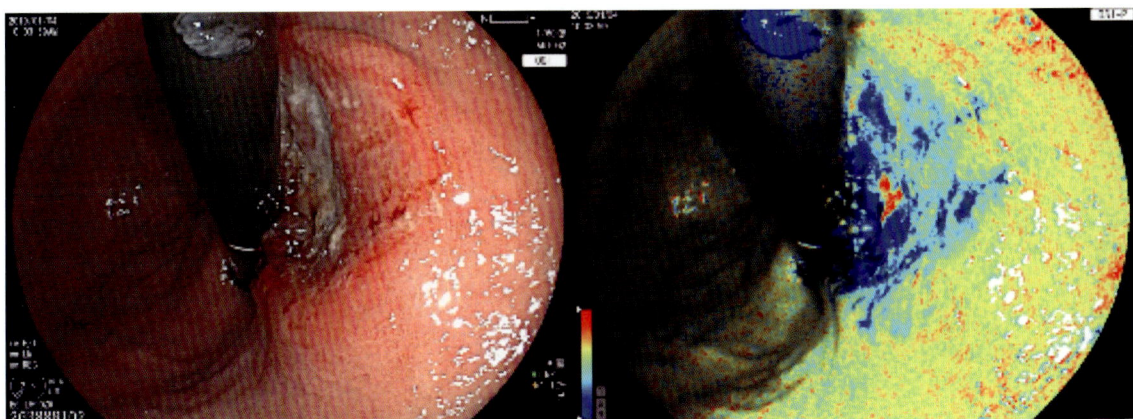

图9-1　氧饱和度内镜成像技术（OXEI）

进展期胃癌的内镜图像（左侧：普通内镜图像；右侧：OXEI图像，蓝色为低氧部分）。

一次性内镜

2013 年，美国疾病预防管理中心（CDC）向美国食品药品监督管理局（FDA）发出警告，十二指肠内镜前端部清洗不良有可能成为多药耐药菌感染暴发的原因。以这个警告为契机，FDA 为了减轻清洗后再利用的内镜的感染风险，强化了各个相关行业的监管。推进了企业以十二指肠内镜为中心的消化道内镜方面一次性内镜的开发。先行开发的一次性支气管镜在急救现场和麻醉插管时使用。与常规支气管镜的随机对照研究结果提示，临床应用以及画质没有差异。由于新冠状疫情暴发，一次性内镜的应用得到普及;在美国支气管镜学会的指南中也提出，新型冠状病毒感染者做支气管镜时，推荐首选一次性支气管镜。日本也有一部分医院开始引进使用一次性支气管镜。

今后，很难预测会有什么样的感染性疾病暴发，在消化内镜领域对于一次性内镜的需求有可能增加。另外，有人对重复使用十二指肠镜、使用一次性内镜、置换前端帽进行了比较，分析了这三者从制造到废弃的塑料含量和 CO_2 排放量等对环境的负荷，我们有必要进行不拘泥于现有价值观的临床试验来探讨一次性内镜的存在价值。

使用药物和光进行癌症内镜治疗

光动力疗法（photodynamic therapy，PDT）是使用药物和激光选择性治疗癌的独特的治疗方法。对于消化道癌的 PDT 治疗在保险中仅限于放疗后残留复发的食管癌，因此可以使用这个疗法的患者是有限的。在 PDT 中使用的药物是亲肿瘤性的光敏物质（PS），具有容易聚集在癌中的特点，但是肿瘤选择性并不是那么高，患者有遮光等生活上的限制。今后随着 PDT 的普及，开发选择性更高、不需要遮光的药物，以及锁定临床价值高的治疗对象极其重要。在基础研究中，为了提高对肿瘤的选择性，正在积极尝试应用 PS 和抗体复合体、纳米粒子等药物递送系统的新药。其中使用 EGFR 抗体和 PS 复合体的光免疫疗法在头颈部癌中的临床应用有了进展，在日本积累了治疗经验，于 2020 年获得药事认证并被纳入了保险。目前（2023 年 4 月）正在尝试将其应用于消化道癌的内镜治疗。如果能克服 PDT 的最大缺点（光敏感），实现选择性更高的治疗，就可以将其作为理想的治疗方法应用于各种消化道癌的内镜治疗。

总结

本节介绍了消化内镜今后的发展，这仅仅是我个人的观察，请大家注意我们通常是不能预见未来的。通过本书向年轻医师传递以下信息。

（1）要了解将前辈内镜医师以及内镜厂家持续创新带来的内镜器材的进步，通过临床试验等方法进行科学评价后应用到临床的重要性。

（2）在更广阔的视野下阅读其他领域的论文，关注海外的报告，和各行各业的人进行沟通及交流，要享受改变以往内镜诊疗、探索创新的乐趣。

参考文献

[1] Sasaki A, et al：Enhanced tumor response to radiotherapy after PD-1 blockade in metastatic gastric cancer. Gastric Cancer. 2020; 23: 893-903.

[2] Mishima S, et al：Clinicopathological and molecular features of responders to nivolumab for patients with advanced gastric cancer. J Immunother Cancer. 2019; 7: 24.

[3] Kaneko K, et al：Hypoxia imaging endoscopy equipped with laser light source from preclinical live animal study to first-in-human subject research. PLoS One. 2014; 9: e99055.

[4] Carmeliet P, et al：Principles and mechanisms of vessel normalization for cancer and other angiogenic diseases. Nat Rev Drug Discov. 2011; 10: 417-427.

[5] Fyles A, et al：Tumor hypoxia has independent predictor impact only in patients with node-negative cervix cancer. J Clin Oncol. 2002; 20: 680-687.

[6] Lee GW, et al：Hypoxia-inducible factor-1α and excision repair cross-complementing 1 in patients with small cell lung cancer who received front-line platinum-based chemotherapy：a retrospective study. J Thorac Oncol. 2012; 7: 528-534.

[7] Ofstead CL, et al：Duodenoscope-associated infection prevention：A call for evidence-based decision making. Endosc Int Open. 2020; 8: E1769-E1781.

[8] Infections Associated with Reprocessed Duodenoscopes. https://www.fda.gov/medical-devices/reprocessing-reusable-medical-devices/infections-associated-reprocessed-duodenoscopes （2023 年 3 月閲覧）

[9] Chan JK, et al：Randomised controlled trial comparing the Ambu® aScope™ 2 with a conventional fibreoptic bronchoscope in orotracheal intubation of anaesthetised adult patients. Anaesth Intensive Care. 2015; 43: 479-484.

[10] Momen M W, et al：American Association for Bronchology and Interventional Pulmonology（AABIP）Statement on the Use of Bronchoscopy and Respiratory Specimen Collection in Patients With Suspected or Confirmed COVID-19 Infection. Journal of Bronchology & Interventional Pulmonology. 2020; 27: p e52-e54.

[11] Nhat Thu Le N, et al：Environmental and Health Outcomes of Single-Use versus Reusable Duodenoscopes. Gastrointest Endosc. 2022; S0016-5107（22）01765-5.

[12] Yano T, et al：A multicenter phase Ⅱ study of salvage photodynamic therapy using talaporfin sodium（ME2906）and a diode laser（PNL6405EPG）for local failure after chemoradiotherapy or radiotherapy for esophageal cancer. Oncotarget. 2017; 8: 22135-22144.

[13] Mew D, et al：Photoimmunotherapy：treatment of animal tumors with tumor-specific monoclonal antibody-hematoporphyrin conjugates. J Immunol. 1983, 130: 1473-1477.

[14] Vrouenraets MB, et al：Development of meta-tetrahydroxyphenylchlorin-monoclonal antibody conjugates for photoimmunotherapy. Cancer Res. 1999; 59: 1505-1513.

[15] Mitsunaga M, et al：Cancer cell-selective in vivo near infrared photoimmunotherapy targeting specific membrane molecules. Nat. Med. 2011; 17: 1685-1691.

[16] Tahara M, et al：A phase Ⅰ, single-center, open-label study of RM-1929 photoimmunotherapy in Japanese patients with recurrent head and neck squamous cell carcinoma. Int J Clin Oncol. 2021; 26: 1812-1821.

胶囊内镜的进步

细江直树

要 点

（1）胶囊内镜（CE）是 2000 年由 Iddan 等在 *Nature* 杂志上发表的，并在全世界被广泛使用。

（2）现在开发了食管、胃、小肠、结肠用的 CE。

（3）小肠 CE 和结肠 CE 在日本已被纳入了保险适应证。

CE 的现状

胶囊内镜（endoscopy，CE）是在 2000 年以观察之前不能通过内镜直接观察的小肠为目的而开发并在 *Nature* 杂志上发表的。现在业界已开发了食管、胃、小肠、结肠用的 CE 并在世界范围内广泛使用。在日本，小肠 CE、结肠 CE 已被纳入保险适应证。在日本可以使用 Medtronic 公司、奥林巴斯公司以及新认证的 CapsoVision 公司（日本的代理商：长濑产业）的小肠 CE。奥林巴斯公司和 CapsoVision 公司的 CE 的保险适应证为"经过上部及下部消化道检查（消化道造影、内镜检查）依然未能明确消化道出血原因"。在小肠 CE 的临床试验中，对克罗恩病患者实施了小肠 CE，由于胶囊滞留（被定义为胶囊在消化道狭窄的口侧至少停留 2 周以上）等原因，保险适应证仅限于原因不明的消化道出血。后来 Medtronic 公司使用了确认消化道通畅性的探路胶囊（Patency 胶囊），可以避免大部分的胶囊滞留，因此只有 Medtronic 公司的小肠 CE 将适应证范围扩大为"已知或怀疑小肠疾病"。如果存在消化道狭窄或可疑狭窄，要使用探路胶囊。CE 的禁忌证包括植入起搏器及妊娠。

小肠 CE

CE 系统包括胶囊、内镜主体（图 9-2）、接收并记录 CE 发送来的图像信息的数据记录仪、贴在患者体表的天线（图 9-3，在结肠 CE 中如图 9-4 一样贴着使用，取得位置信息），以及被称为工作站的解析、读片的计算机及其附属软件。Medtronic 公司的小肠 CE 如图 9-2 所示，Medtronic 公司的小肠 CE 现在已经是第 3 代产品，胶囊大小约为 11 mm × 26 mm，这个大小能被吞咽，而且可以推开由于没有送气而收缩的肠管来拍摄图像。

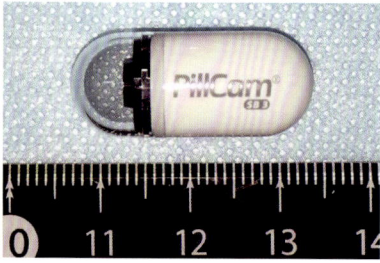
图9-2 小肠CE的主体（Medtronic 公司）

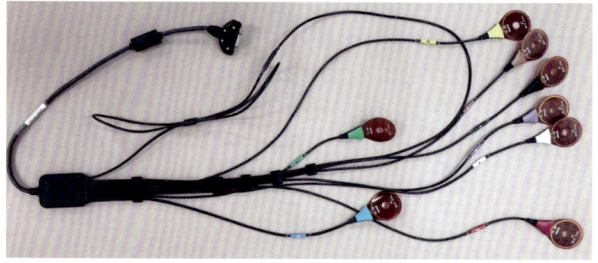
图9-3 贴在体表的天线

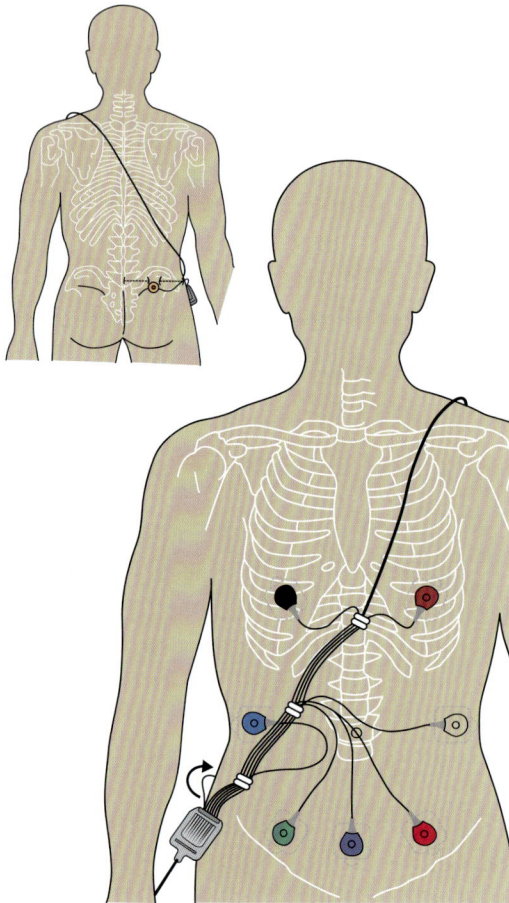
图9-4 结肠CE贴在体表的天线

考虑到 CE 在消化道快速移动会造成漏诊，为了减少漏诊，安装在身体的数据记录仪可以和 CE 相互通信，自动识别胶囊的移动速度，具有将拍摄帧数从 2 张 / 秒调整到 6 张 / 秒的功能（自适应帧率，adaptive frame rate，AFR）。从数据记录仪将图像数据下载到工作站进行图像分析。小肠 CE 必须要读共计 50 000 张以上的图像，在读片软件中有为了缩短读片时间而设置的各种读片模式，它们包括检查红色的功能（检查出血部位的功能）、和紧邻的图像比较计算差异性的功能、显示疑似病变图像的功能等。现在（2023 年 4 月）开发出了使用人工智能（artificial intelligence，AI）的图像分析软件，虽然尚未有销售，但是已有使用 AI 可以显著缩短读片时间的报道。

AI 带来的诊断策略的变化及今后的发展

三泽将史

要 点

（1）AI 毕竟还是辅助诊断。
（2）辅助发现病变的 AI 可以提高肿瘤性病变的发现率。
（3）辅助诊断病变性质的 AI 可以提高医师的诊断信心。

在消化内镜诊疗中，存在漏诊病变，对病变的性质、浸润深度诊断错误的局限性。作为打破这种局限性的工具，近年来备受瞩目的是 AI。现在（2023 年 4 月）在实际临床中没有限制、可以使用的内镜 AI 包括支持发现病变的计算机辅助发现（computer-aided detection，CADe）和支持鉴别诊断的计算机辅助诊断（computer-aided diagnosis，CADx）两种。在本节中将介绍 AI 的现状和地位。

AI 能做的和不能做的事情

使用 AI 时，重要的是要清楚 AI 能做什么，不能做什么。截至 2023 年 4 月，已经应用的 AI 全部是采用深度学习法开发的。在这里不展开讲述，但是用这个方法开发的 AI 无法超过对学习用图像赋予了正确答案的内镜医师的能力！也就是 AI 不能比专家医师做出更准确的诊断。因此，AI 毕竟还是辅助诊断，最终的诊断由内镜使用者做出。另外，需要说明的是训练有素的内镜 AI 对于与学习中使用过的图像类似的图像的诊断能力和内镜专家是一样的。也就是说内镜 AI 对结肠息肉等变异较少的一般性病变的诊断是有帮助的，而对患病率低的疾病和病变，诊断准确度低。

AI 对发现病变的帮助

日本有 4 个 CADe 被国家认可并被应用于实际临床中，分别是 EndoBRAIN-EYE（奥林巴斯公司服务器网络系统公司）、Wise Vision（NEC 公司）、CAD-EYE（富士胶片公司）、EIRL Colon Polyp（LPixel 公司）。Ishiyama 等使用 EndoBRAIN-EYE 进行的前瞻性研究结果显示可以显著提高腺瘤检出率（ADR）。荟萃分析结果表明，使用 CADe 可以提高约 10% 的 ADR，显示出 CADe 的明显作用。图 9-5 是使用 CADe 的实例。但还是有需要注意的地方。前期研究提示使用 CADe 组可以发现更多的直径为 5 mm 以下的微小息肉，但是并不增加进展期肿瘤的发现率。 另外，现在（2023 年 4 月）只有在内镜图像上出现息肉等病变时才能发挥辅助发现功能，对于死角（弯曲部或者皱襞背侧）的病变是无效的。因此，使用医师一定要极力避免操作时出现死角，否则不能充分享受 CADe 带来的便利。

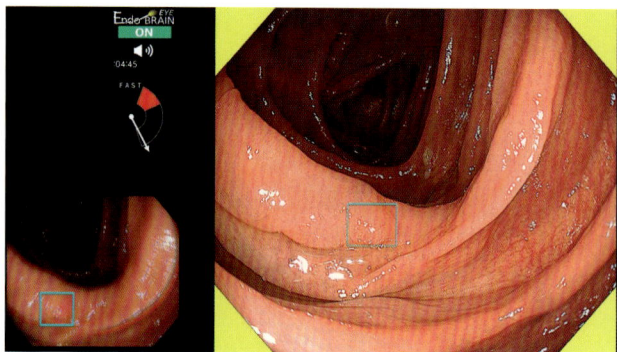

图9-5　AI发现的一例病变

一般CADe发现病变时会用四边形包围病变，告知内镜医师病变的位置。图像是EndoBRAIN-EYE（2022 年版）。

AI 对鉴别诊断的帮助

截至 2023 年 4 月，日本有 4 种 CADx 在临床使用，分别是 EndoBRAIN（肿瘤与非肿瘤 2 种）、EndoBRAIN-Plus（非肿瘤、肿瘤、浸润癌 3 种）、EndoBRAIN-UC（溃疡性结肠炎炎症活动度评价）和富士胶片公司的 CAD-EYE（肿瘤和非肿瘤 2 种）。其中已经有关于使用 EndoBRAIN 的国际前瞻性临床研究报告。 这个研究是在实际临床中让非专科医师使用 EndoBRAIN 进行诊断，验证能提高多少诊断准确度。研究结果显示，对于肿瘤性病变的诊断敏感性没有显著差别，但是显著提高了诊断特异性以及高诊断信心的比例。即现阶段的 CADx 可提高诊断信心，但不能完全替代医师的诊断。图 9-6 ～ 9-8 是使用 CADx 的实例。

AI 的出现会使诊断策略发生什么样的改变？

AI 的性能在逐年提高，期待目前销售的 AI 带来的变化以及上消化道内镜用 AI 的临床使用。由于具有提高病变的发现率和医师的诊断信心等优点，我想其会被逐渐普及到诊疗中。那么 AI 会对诊断策略带来什么样的变化呢？我个人认为不会有太大的变化。很显然无论是病变发现还是鉴别诊断都是停留在辅助的地位，因此不会带来诊疗的变革。AI 的定位应该是在内镜医师的能力下降或者信心不足的时候能够悄悄提出建议的第二个医师。

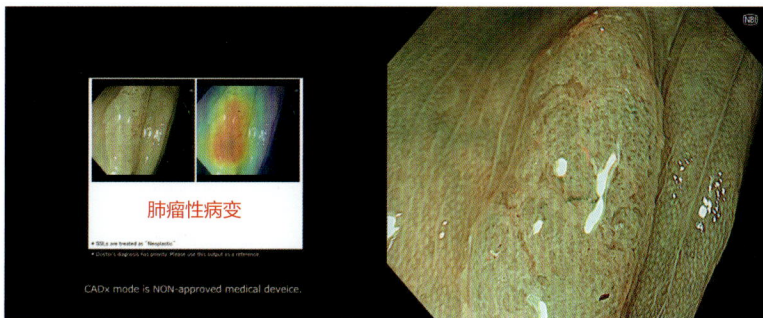

图9-6 AI对结肠病变的肿瘤与非肿瘤的鉴别

我院开发的CADx。拍摄NBI静止图像，可以瞬间给出性质的诊断。可以鉴别包括SSL在内的肿瘤性病变和非肿瘤性病变。图中的病变为SSL。

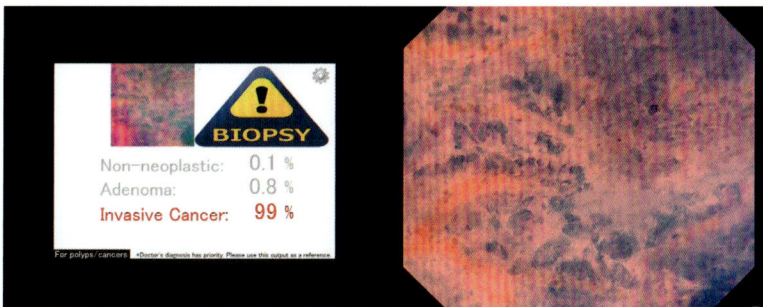

图9-7 AI对于浸润深度的辅助诊断

使用EndoBRAIN-Plus的实例。EndoBRAIN-Plus是对美蓝染色后进行超放大内镜图像分析，可以鉴别这个病变的性质［非肿瘤、腺瘤（包括黏膜内癌）、浸润癌］。

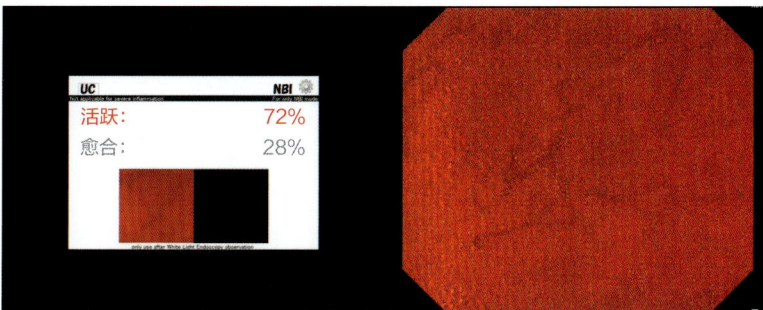

图9-8 AI对溃疡性结肠炎炎症活动度的评价

使用EndoBRAIN-UC的实例。EndoBRAIN-UC拍摄超放大内镜NBI静止图像后，可输出是哪个部位的炎症以及活动度。

参考文献

[1] Liu Y, et al：How to Read Articles That Use Machine Learning：Users' Guides to the Medical Literature. JAMA. 2019; 322: 1806-1816.

[2] Ishiyama M, et al：Impact of the clinical use of artificial intelligence-assisted neoplasia detection for colonoscopy：a large-scale prospective, propensity score-matched study（with video）. Gastrointest Endosc. 2022; 95: 155-163.

[3] Barua I, et al：Artificial intelligence for polyp detection during colonoscopy：a systematic review and meta-analysis. Endoscopy. 2021; 53: 277-284.

[4] Barua I, et al：Real-Time Artificial Intelligence-Based Optical Diagnosis of Neoplastic Polyps during Colonoscopy. NEJM Evidence. 2022; 0: EVIDoa2200003.